高等职业教育中医药类创新教材

中医内科学

（供中医学、针灸推拿、中医骨伤等专业用）

主　编　李勇华　周小琳　王　旭
副主编　王大伟　简亚平　杨　勤　张　晶
编　委　（以姓氏笔画为序）
于鹏龙（重庆三峡医药高等专科学校附属医院）
王　旭（菏泽医学专科学校）
王　淞（山东中医药高等专科学校）
王大伟（山东中医药高等专科学校）
杨　勤（重庆三峡医药高等专科学校）
李勇华（重庆三峡医药高等专科学校）
沈梦玥（重庆三峡医药高等专科学校）
张　晶（江苏医药职业学院）
张亚军（内蒙古医科大学）
周小琳（南阳医学高等专科学校）
简亚平（永州职业技术学院）
魏　潇（江苏卫生健康职业学院）

中国健康传媒集团
中国医药科技出版社

内容提要

本教材是高等职业教育中医药类创新教材之一，根据《中医内科学》教学大纲的基本要求和课程特点编写而成，内容上涵盖中医内科学绪论、各论45个常见病证及附录等内容。本教材力求体现中医药职业教育特点，在基本理论和基本知识的基础上，突出基本技能的培养。重点考虑了中医执业助理医师资格考试的要求，以临床常见病、多发病为重点进行编写，注重融入和强化中医临床思维，尤其是中医内科临床最为常用的脏腑证治临床思维。本教材为书网融合教材，配套有“重点知识回顾”思维导图、PPT课件与题库等数字资源，使教学资源更加多样化、立体化。本教材供高等职业教育中医学、针灸推拿、中医骨伤等专业使用。

图书在版编目（CIP）数据

中医内科学 / 李勇华，周小琳，王旭主编．—北京：中国医药科技出版社，2022.8

高等职业教育中医药类创新教材

ISBN 978-7-5214-3189-6

Ⅰ.①中…　Ⅱ.①李…②周…③王…　Ⅲ.①中医内科学－高等职业教育－教材　Ⅳ.①R25

中国版本图书馆CIP数据核字（2022）第078616号

美术编辑　陈君杞

版式设计　南博文化

出版　**中国健康传媒集团**｜中国医药科技出版社

地址　北京市海淀区文慧园北路甲22号

邮编　100082

电话　发行：010-62227427　邮购：010-62236938

网址　www.cmstp.com

规格　889×1194mm $^{1}/_{16}$

印张　23 $^{3}/_{4}$

字数　663千字

版次　2022年8月第1版

印次　2023年9月第2次印刷

印刷　三河市万龙印装有限公司

经销　全国各地新华书店

书号　ISBN 978-7-5214-3189-6

定价　72.00元

《高等职业教育中医药类创新教材》

建设指导委员会

代爱英（菏泽医学专科学校教务处处长）

刘　亮（遵义医药高等专科学校教务处副处长）

兰作平（重庆医药高等专科学校教务处处长）

王庭之（江苏医药职业学院教务处处长）

张炳盛（山东中医药高等专科学校教务教辅党总支原书记）

张明丽（南阳医学高等专科学校中医系党委书记）

苏绪林（重庆三峡医药高等专科学校中医学院院长）

王　旭（菏泽医学专科学校中医药系主任）

于立玲（山东医学高等专科学校科研处副处长）

冯育会（遵义医药高等专科学校中医学系副主任）

万　飞（重庆医药高等专科学校中医学院院长）

周文超（江苏医药职业学院医学院党总支书记）

办公室主任

范志霞（中国医药科技出版社副总编辑、副经理）

徐传庚（山东中医药高等专科学校中医系原主任）

数字化教材编委会

主　编　李勇华　周小琳　王　旭

副主编　王大伟　简亚平　杨　勤　张　晶

编　委　（以姓氏笔画为序）

于鹏龙（重庆三峡医药高等专科学校附属医院）

王　旭（菏泽医学专科学校）

王　淞（山东中医药高等专科学校）

王大伟（山东中医药高等专科学校）

杨　勤（重庆三峡医药高等专科学校）

李勇华（重庆三峡医药高等专科学校）

沈梦玥（重庆三峡医药高等专科学校）

张　晶（江苏医药职业学院）

张亚军（内蒙古医科大学）

周小琳（南阳医学高等专科学校）

简亚平（永州职业技术学院）

魏　潇（江苏卫生健康职业学院）

出版说明

中医药职业教育是医药职业教育体系的重要组成部分，肩负着培养中医药行业多样化人才、传承中医药技术技能、促进就业创业的重要职责。为深入贯彻落实国务院印发的《中医药发展战略规划纲要（2016—2030年）》《国家职业教育改革实施方案》和教育部等九部门印发的《职业教育提质培优行动计划（2020—2023年）》等文件精神，充分体现教材育人功能，适应“互联网+”新时代要求，满足中医药事业发展对高素质技术技能中医药人才的需求，在“高等职业教育中医药类创新教材”建设指导委员会的指导下，中国医药科技出版社启动了本套教材的组织编写工作。

本套教材包含21门课程，主要特点如下。

一、教材定位明确，强化精品意识

本套教材认真贯彻教改精神，强化精品意识，紧紧围绕专业培养目标要求，认真遵循“三基”“五性”和“三特定”的原则，在教材内容的深度和广度上符合中医类专业高职培养目标的要求，与特定学制、特定对象、特定层次的培养目标相一致，力求体现“专科特色、技能特点、时代特征”。以中医药类专业人才所必需的基本知识、基本理论、基本技能为教材建设的主题框架，充分体现教材的思想性、科学性、启发性、先进性和适用性，注意与本科教材和中职教材的差异性，突出理论和实践相统一，注重实践能力培养。

二、落实立德树人，体现课程思政

党和国家高度重视职业教育事业的发展，落实立德树人是教材建设的根本任务。本套教材注重将价值塑造、知识传授和能力培养三者融为一体，在传授知识和技能的同时，有机融入中华优秀传统文化、创新精神、法治意识，弘扬劳动光荣、技能宝贵、创造伟大的时代风尚，注重加强医德医风教育，着力培养学生“敬佑生命、救死扶伤、甘于奉献、大爱无疆”的医者精神，弘扬精益求精的专业精神、职业精神、工匠精神和劳模精神，以帮助提升学生的综合素质和人文修养。

三、紧跟行业发展，精耕教材内容

当前职业教育已经进入全面提质培优的高质量发展阶段。教育部印发的《“十四五”职业教育规划教材建设实施方案》强调：教材编写应遵循教材建设规律和职业教育教学规律、技术技能人才成长规律，紧扣产业升级和数字化改造，满足技术技能人才需求变化，依据职业教育国家教学标准体系，对接职业标准和岗位能力要求。本套教材编写以学生为本，以岗位职业需求为标准，以促进就业和适应产业发展需求为导向，以实践能力培养为重点，增加实训内容和课时的设置，力争做到课程内容与职业标准对接、教学过程与生产过程对接，突出鲜明的专业特色。内容编写上注意与时俱进，注重吸收融入行业发展的新知识、新技术、新方法，以适应当前行业发展的趋势，实现教材与时代的融合，以提高学生创造性解决实际问题的能力。

四、结合岗位需求，体现学考结合

为深入贯彻执行《国家职业教育改革实施方案》中推动的1+X证书制度，本套教材充分考虑学生考取相关职业资格证书、职业技能等级证书的需要，将岗位技能要求、劳动教育理念、国家执业助理医师资格考试等有关内容有机融入教材，突出实用和实践。教材理论内容和实训项目的设置涵盖相关考试内容和知识点，做到学考结合，满足学生在学习期间取得各种适合工作岗位需要的职业技能或资格证书的需求，以提升其就业创业本领。

五、配套数字教材，丰富教学资源

本套教材为书网融合教材，编写纸质教材的同时，重视数字资源配套增值服务的建设，通过教学课件PPT、思维导图、视频微课、题库等形式，丰富教学资源，利用中国医药科技出版社成熟的“医药大学堂”智能化在线教学平台，能够实现在线教学、在线评价、在线答疑、在线学习、在线作业、在线考试、在线互动等功能，极大提升教学手段，满足教学管理需要，为提高教育教学水平和质量提供支撑。

六、以学生为本，创新编写形式

本套教材在编写形式上坚持创新，在内容设置上注重模块化编写形式，整套教材设立相对统一的编写模块，模块设计分为“必设模块”和“选设模块”两种类型。“必设模块”是每本教材必须采用的栏目，使整套教材整齐划一。“选设模块”是每本教材根据课程的特点自行设计，目的是增强课堂互动和教材的可读性，提高学习的目的性和主动性。模块设置注重融入中医经典，融入课程思政，融入职业技能与中医助理执业医师资格考试内容，凸显本轮中医学专业教材编写的“传承创新”特色。

为编写出版一套高质量的精品教材，本套教材建设指导委员会的专家给予了很多宝贵的、建设性的指导意见，参编的几十所院校领导给予了大力支持和帮助，教材的编写专家均为一线优秀教师，他们业务精良，经验丰富，态度认真严谨，为本套教材的编写献计献策、精益求精、无私奉献，付出了辛勤的汗水和努力，在此一并表示衷心感谢。

本套教材目标明确，以满足高等职业院校中医药类专业教育教学需求和应用型中医药学人才培养目标要求为宗旨，旨在打造一套与时俱进、教考融合、特色鲜明、质量优良的中医类高职教材。希望本套教材的出版，能够得到广大师生的欢迎和支持，为促进我国中医类相关专业的职业教育教学改革和人才培养做出积极贡献。希望各院校师生在教材使用中提出宝贵意见或建议，以便不断修订完善，为下一轮教材的修订工作奠定坚实基础。

中国医药科技出版社
2022年6月

中医内科学是中医类专业的主干课程之一，也是其他中医临床课程的基础，是运用中医学理论和中医临床思维方法，阐述内科病证的病因病机、辨证论治及其预防康复规律的一门临床学科。学习中医内科学，需要掌握中医内科学的基本理论、基本知识和基本技能，掌握内科常见病、多发病的一般处理原则。

本版教材的编写，牢固树立精品意识，力求体现中医药职业教育特点，在“必须、够用”的基本理论和基本知识的基础上，突出基本技能的培养。保证教材的思想性、科学性，尤其重视教材的适用性、先进性和启发性。重点考虑了中医执业助理医师资格考试的要求，以临床常见病、多发病为重点进行编写，但也结合了中医内科临床实际，比如纳入了耳鸣耳聋、阳痿和汗证等病证。编写中注重中医临床思维，尤其是中医内科临床最为常用的脏腑证治临床思维的培养和训练。“岗位情景模拟”中的病例选择，并非完全符合教材中某一证型表现的病例，而是符合临床实际的多证型组合较复杂的病例。案例后的设问，亦为按照临床思维的程序设问，启迪思维，强化训练。书后附录，设置了中医内科疾病脏腑证治临床思维专题，阐述了脏腑证治的问诊思路、处方思路和医嘱交代思路，并设置了临床思维综合实训。

在教材编写中落实“立德树人”的教育根本任务，于章概论中插入一个贴切的、具有时代意义的“思政课堂”案例，有助于课程思政的实施。为配套丰富的学习资源，采用“互联网+”的形式，利用国医药科技出版社建设的“医药大学堂”在线教学平台，为教材中每个病证配套了“重点知识回顾”思维导图、PPT课件与题库。

全书分绪论、各论与附录三部分。各论分为七章，按肺系、心脑系、脾胃系、肝胆系、肾膀胱系、气血津液、肢体经络病证顺序排列。这七章，每章概论首先根据中医执业助理医师考试要求列出学习提要，然后简要介绍本章所属病证共同的证候特点、基本病机、治疗特点和注意事项等内容，再附有一个课程思政案例。选取45个农村基层和城镇社区的常见病与多发病，分设学习目标、岗位情景模拟、概述、病因病机、诊断要点、鉴别诊断、辨证论治、其他疗法、预防调护、重点难点、临证备要以及知识拓展，每个病证后设有目标检测。书末附录有中医内科疾病脏腑证治临床思维、常用方剂、主要参考书目等，冀以利于学生中医临床思维的培养和临床能力的提升。

本教材的编写分工：绪论、肺系病证概述、感冒、咳嗽、哮病、喘证、附录由李勇华编写；肺痈、肺痨、肺胀、痴呆由沈梦玥编写；心脑系病证概述、心悸、胸痹、不寐、头痛由王旭编写；眩晕、中风、痫病、阳痿由于鹏龙编写；脾胃系病证概述、胃痛、痞满、呕吐、噎膈由周小琳编写；呃逆、腹痛、泄泻由张亚军编写；痢疾、便秘、耳鸣耳聋由魏潇编写；肝胆系病证概述、黄疸、胁痛、积聚、鼓胀由王大伟编写；肾膀胱系病证概述、水肿、淋证、癃闭由简亚平编写；气血津液病证概述、郁证、血证、痰饮、消渴由杨勤编写；汗证、内伤发热、虚劳、癌病由王淞编写；肢体经络病证概述、痹证、痿证、颤证、腰痛由张晶编写。本书主编和副主编共同参与了审稿，最后由主编统稿、审修、定稿。数字教材分工同纸质教材。

在本书编写过程中，编者参考了多种相关教材、著作中的资料，得到了各编写单位的大力支持，在此一并致以衷心的感谢。

由于编者水平有限，参编院校较多，不足之处在所难免，祈望各院校师生和广大读者提出宝贵意见，以便进一步修订完善。

《中医内科学》编委会

2022年5月

CONTENTS 目录

附　录

绪　论

中医内科学是运用中医学基本理论阐述内科所属病证的病因病机及其证治规律的一门临床学科。它以中医脏腑、经络、气血津液等病理、生理学说为指导，系统反映了辨证论治的特点，是中医学学科的主干课程，也是临床其他各科的基础。

一、中医内科学的概述

中医内科学是在中医学理论指导下，运用辨证论治的法则，系统地阐述和治疗内科病证的一门学科。中医内科学既是一门临床学科，又是学习和研究中医其他临床学科的基础，为中医学的一门主干学科，具有非常重要的学科地位。其内容极为广泛，主要包括外感时病和内伤杂病两大类疾病，二者各有其病因病机、临床特点、诊治方法，但又相互联系、相互转化。

中医内科学是中医基础理论课与临床各学科的桥梁课程，具有承上启下的作用。学习中医内科学，有一个重要的任务就是培养、树立中医临床思维。基础理论知识只有经过内科学的进一步讲授和临床实习，才能达到深入理解和掌握；中医临床各学科则必须以内科学作为基础，才能更好地熟悉本学科的特点和技能。

中医内科古称“疾医”“杂医”“大方脉”，可见中医内科学涉及的范围甚广，传统将其研究的疾病分为外感病和内伤病两大类。一般来说，外感病主要指《伤寒论》及《温病学》所说的伤寒、温病等热性病，多由外感风、寒、暑、湿、燥、火六淫及疫疠之气所致，其辨证论治以六经、卫气营血和三焦的生理、病理理论为指导。内伤病主要指《金匮要略》及后世内科专著所述的脏腑、经络、气血津液等杂病，常由七情、饮食、劳倦等内伤因素所致，其辨证论治以脏腑、经络、气血津液的生理、病理理论为指导。随着时代的进步，学术的发展，学科的分化，原属中医内科学范畴的外感病如伤寒、温病等热性病已另设专科。本书所讨论的内容主要是内伤杂病和部分外感病，即以脏腑、经络、气血津液疾病为主要研究对象，按其体系分为肺系病证、心脑系病证、脾胃系病证、肝胆系病证、肾膀胱系病证、气血津液病证和经络肢体病证。

中医内科学研究和阐明的内容包括每系统疾病共同的主要证候及特征、病因病机、治疗要点；每病证的基本概念、历史沿革、本病证与西医疾病的关系、病证的证候特征、病因病机、诊断及鉴别诊断、辨证论治规律及方法、病证的转归预后、预防与调摄规律及方法等内容。

二、中医内科学的学术发展源流

（一）奠基时期

自战国迄秦汉这一时期，为中医学理论体系的奠基时期。《黄帝内经》形成了比较系统的理论体系，已见理、法、方、药的雏形，成为内科学理论的渊源。另外，《黄帝内经》还记叙了200多种内科病证，从病因、病理、病性转化及预后等方面作了简要的论述，从而为内科学的发展打下了基础。

东汉张仲景著成《伤寒杂病论》，以六经论伤寒，以脏腑论杂病，提出了包括理、法、方、药比较系统的辨证论治理论体系，创造性地发展了《黄帝内经》的医学理论，使其辨证论治的思维方法与临床实践密切结合。张仲景开创了辨证论治的先河，临证时因证立法，以法系方，按方遣药，而且注意剂型对治疗效果的影响。书中共制375首方剂，有诸多功效卓著的名方，一直沿用至今，疗效显著。

（二）继承发展时期

隋唐时代，对内科多种疾病已有详细的论述，如对伤寒、中风、天行、温病、脚气病、地方性甲状腺肿等都积累了一定的治疗经验，对绦虫病、麻风、恙虫病、狂犬病的预防和治疗亦具有较高的水平。隋·巢元方编著的《诸病源候论》是一部公认的我国现存最早的中医病因病理学及证候学专著，其中记载内科病27卷，内科症状784条，对每一个病证的病因、病理、证候分类进行了深入的探讨和总结。唐代《备急千金要方》和《外台秘要》是两部大型临床医学全书，所载内科病证的治疗方法丰富多彩。

宋代《太平圣惠方》《圣济总录》是国家颁行的大型方书，收载了大量的内科方药。从宋代起，金、元、明三代均设有大方脉科，为治疗成人各种内科疾病的专科，促进了内科的发展。特别值得提出的是金元时代四大医家的出现，他们各自结合当时的社会形势、人体状况及发病特点，总结了具有特色的理论和治疗方法。刘完素认为“火热”是引起疾病的重要原因，故力倡火热致病的机理，创立“火热论”；在治疗上，善于使用寒凉药物，后人称之为“寒凉派”。张子和受刘完素的学术影响并加以发挥，认为疾病发生的根本原因在于病邪之侵害，不论外因、内因致病，一经损害人体，即应设法祛邪外出，勿使滞留体内为患。他将汗、吐、下三法广泛运用于临床，并有独到的见解。因其治病以攻邪为主，后人称为“攻下派”。李杲生活于金元混战、社会动荡之年，人们饥寒交迫，民不聊生，体质虚弱，从而使脾胃在人体发病中的地位更加突出，由此指出“内伤脾胃，百病由生”，治病时则多用补气升阳的药物。因其擅长温补脾胃，后世称为“补土派”。朱丹溪研究了先世医家的学术思想和著作，熔各家学说于一炉，独树“相火论”“阳有余，阴不足”之观点。在治疗上，竭力主张滋阴降火之法，故后世称他为“滋阴派”。此四者形成了对后世影响极大的四大学派。

（三）系统完善时期

明代继承了金元的学术成就并有所发展。如薛己的《内科摘要》在学术上受李杲善于温补的影响而有所发展，是我国最早用内科病名的医书。虞抟的《医学正传》则发展了朱丹溪的学说。王纶明确指出“外感法仲景，内伤法东垣，热病用河间，杂病用丹溪”，是对当时内科学术思想的总结。另外，龚廷贤所著《寿世保元》，先基础，后临床，先论述，后列方，并附医案，取材丰富，立论精详，选方切用，适于内科临床参考。《景岳全书》为纠正金元刘、张嗜用寒凉攻伐之偏，倡导人之生气以阳为主，指出人体“阳非有余，阴常不足”，力主温补之法。

明清时代，温病学说的形成和发展在医学史上具有突出的贡献，使内科学之外感病的实践与理论更为完善。吴又可的《温疫论》，是我国传染病学中较早的专科论著，认为瘟疫有别于其他热性病，其不因感受“六气”所致，而以感染“戾气”和机体机能状况不良为发病主因；并指出“戾气”的传染途径是与其人体接触，自口鼻而入，无论老少强弱，触之皆病。这一认识，是我国医学发展史上的突破性见解。叶天士的《温热论》为温病学的发展提供了理论与辨证的基础。吴鞠通在叶氏学说的基础上著成

《温病条辨》，使温病学说更趋系统和完整，建立了温病辨证论治体系。其后，薛生白著《湿热病篇》，对湿温病进行了深入研讨；王孟英著《温热经纬》，将温病分为新感与伏气两大类进行辨证施治。诸家的发挥和补充，促进了温病学的发展。

在内科杂证方面，明清也有一定发展。王清任著的《医林改错》，论述了血瘀证和其他有关杂证，创用血府逐瘀汤、补阳还五汤等行气活血、补气活血的方剂，至今仍有很大的实用价值。唐容川的《血证论》是论述血证的专著，对血证的认识进一步深入，并提出治血证四大要法，对后世影响较大。

（四）传承创新时期

新中国成立后，在党和政府的重视和关怀下，继承发扬中医学的工作不断取得新进展，中医内科学的发展进入了一个崭新的历史时期。各类中医院校和中医医院像雨后春笋般地成立，中医药队伍不断成长，造就出一大批中医内科专业人才，使中医内科学同其他各学科一样，取得了日新月异的发展。

在大批全国名老中医与学者的共同努力下，对历代古典医籍和内科文献进行了系统搜集、整理，编写出版了一批中医内科学专著和教材。诸如《实用中医内科学》《中国百年百名中医临床家丛书》《中医内科常见病诊疗指南》等对内科临床产生了较大影响。围绕中医内科辨证思路与方法，许多名医都进行了卓有成效的探索。如秦伯未先生创十四纲要辨证，方药中教授提出七步法辨证论治方法，黄柄山教授提出十四项虚实辨证法，国医大师周仲瑛以“病机十三条”为纲创建病机辨证新体系等。此外，沈自尹院士等提出“微观辨证”“辨证微观化”，王永炎院士提出“证候要素，应证组合”方法，朱文锋教授创立证候辨证方法，王琦院士提出辨体质、辨证、辨病相结合的辨证思路等。近年来，仝小林院士提出通过“宏观辨证”以调理疾病状态、“微观打靶”以解决理化指标，二者有机结合称为“态靶辨治”思路。这些医家从不同角度拓展、深化或丰富了中医辨证论治理论，更好地指导临床，提高疗效。

在中医内科理论传承与创新及中药复方临床新药的研制等方面，涌现一批创新性成果。如中医对毒邪致病、湿热内蕴、瘀热相搏、痰瘀互结等病机理论的深入研究，促进了当今中医内科病证临床疗效的提高。又如陈可冀院士开展血瘀证及活血化瘀法的系列研究，取得的一系列成果有效地指导临床应用；吴以岭院士在前人从络论治思想和“气血相关”理论的基础上，系统构建了“络病证治”体系，包括指导血管病变防治的脉络学说和指导神经-内分泌-免疫类疾病防治的气络学说两大学科分支。近年来，张伯礼院士着力推动了对经典名方的研发，促进了中药新药创制的步伐，进一步满足了临床的客观需求，标志着中医内科学的发展进入新阶段。

三、中医内科疾病的辨证论治思路与原则

（一）以病机为核心的辨治思路

“审察病机”是辨证论治的关键环节。病机是指由各种致病因素作用于人体引起疾病的发生、发展与变化的机理。“审证求机”是根据“有诸内必形诸外”理论，在收集四诊资料的基础上，采用取象比类的思辨方法，通过辨析疾病内在病变的外在表现，把握疾病本质，获得辨证结论。“审察病机”是辨证论治的前提，“谨守病机”则是论治必须遵守的原则。“求机”的过程，就是辨证的过程，“审证求机”是辨证的基本要求。

重视脏腑病机。脏腑病机在辨证论治中起着主导作用，临证必须熟练掌握，准确运用，尤应明确常用脏腑病机的基本概念、类证之间的联系和鉴别，治疗才有较强的针对性。认识脏腑病机，应从生理功能和特性入手，结合脏腑相关理论等加以归纳，从而指导临床治疗。

（二）病证结合的辨治思路

1. 病、证、症的关系 病即疾病，是由一组具有特征性的临床症状所构成，不同疾病有其各自不同的发生、发展、转化、传变等病理过程和变化规律。证是归纳分析患者某阶段出现的各个症状、体征而做出的诊断，即“证候”。症指“症状”而言，是人体因患病而表现出来的种种异常状态和不适。证是多种临床症状和体征的综合表现，是辨证论治的主要依据，又是疾病某一阶段的特征性改变，包括病因、病性、病位、病机、病势等。疾病的本质和属性，往往是通过“证”的形式表现于临床，而病又是各种证的综合表现，临床还常见同病异证和异病同证的情况。

2. 辨证与辨病的区别与联系 辨证是指从整体观念出发，把通过望、闻、问、切四诊方法所得的各种资料，对疾病进行综合分析、归纳、推理、判断，进而获得对疾病某一阶段病情的综合认识。辨证是中医独特的诊断方法，是对疾病临床表现及其动态变化的综合认识，具有较强的个性，体现中医证、因、脉、治，理、法、方、药的系统性。证在横的方面涉及许多中医或西医的病，反映了辨证论治的诊疗体系和同病异治、异病同治的基本精神。辨病是对疾病本质和特异性的认识，有利于掌握病变发生发展的特殊规律，把握疾病的重点和关键，加强治疗的针对性，也有助于治疗无症状的疾病，避免单纯辨证的局限性。

3. 辨证与辨病相结合 中医内科临证时既要辨证，亦要辨病。其中辨证论治，是认识和解决某一疾病过程中主要矛盾的手段；辨病论治，是认识和解决某一疾病过程中基本矛盾的手段。因此，辨证与辨病两者相辅相成，在辨证的基础上辨病，在辨病的同时辨证，辨证与辨病相结合，有利于全面、准确地认识病性质，提高临床疗效。临证必须注意西为中用，这种辨病与辨证的双重诊断只可并存，切忌简单地对号入座，生搬硬套。

（三）中医内科疾病的辨治原则

1. 辨证原则 收集符合实际的“四诊”信息，参考相关理化检查结果，取得对疾病客观情况的全面认识，全面分析病情。在辨证时要把握病证，重视患者的整体和不同个体的特点，以及自然环境对人体的影响。从整体观念出发，全面考虑和分析病情。

掌握不同病证的特点和病机，有利于对各种不同病证进行鉴别。外感时病主要应按六经、卫气营血和三焦进行证候归类。内伤杂病中肺系病证主要按肺气失于宣发肃降，脾（胃）系病证主要按中焦气机升降失常，心脑病证按血脉血行障碍和神明失司及髓海功能失常，肝系病证主要按肝气疏泄不畅、肝阳升发太过、肝风内动，肾系病证主要按肾阴、肾阳不足的病机特点进行辨证论治；气血津液病证、肢体经络病证应按其寒热虚实，隶属脏腑的不同进行辨证。

2. 治疗原则

（1）调节整体平衡 立法选方，既要注意局部，更须重视整体，应通过整体调节以促进局部病变的恢复，使阴阳达到相对平衡，此即调节整体平衡原则。其方法不外去其有余与补其不足。去其有余，即去其阴阳之偏盛，有温、清、利、下等各种具体治法；补其不足，即补其阴阳之偏衰，有补阴与补阳之不同。

（2）审证求机论治 审证求机，是从整体出发动态地分析疾病的各种复杂征象，综合归纳推论出疾病发生发展的原因、病变的机理。证与病机皆为疾病本质的反映，是疾病的主要矛盾。审证求机论治，是从疾病的根本入手，以解决疾病的关键问题。“同病异治”与“异病同治”是审证求机论治的基本理念，“证同治亦同，证异治亦异”，说明“证”是决定治法方药的最可靠依据。

（3）明辨标本缓急　本是事物的主要矛盾，标是事物的次要矛盾。疾病的发生发展过程极其复杂，表现有邪正盛衰、病情缓急、旧病未愈新病又起、表证与里证并见，在临证时必须分清疾病的标本主次、轻重缓急。急则治其标，缓则治其本，在标本俱急的情况下，必须采取标本同治的原则。

（4）把握动态变化　疾病的过程是邪正斗争，此消彼长，不断变化发展的过程，疾病的每个阶段都有不同的病理特点。因此，必须把握其动态变化，分阶段进行治疗。如内伤病证，初病之时，一般不宜用峻猛药物；进入中期，大多正气渐虚，治当轻补；或有因气、血、痰、火郁结而成实证，需用峻剂而治者，亦只宜暂用；及至末期，久虚成损，则宜调气血，养五脏，兼顾其实。

（5）顺应异法方宜　疾病的发生、发展受多种因素影响，如时令气候、地理环境等，尤其是患者体质因素的影响更为明显。因此，在治疗疾病时，必须根据季节、气候、地区、患者的体质、年龄等不同特点而选用适宜的治疗方法。即顺应异法方宜的治疗原则，具体包括因时、因地、因人制宜三个方面。

（6）据证因势利导　同一疾病有不同的治疗方案，如何制定最佳方案，须遵守因势利导的原则。因势利导要求顺其病势，就近祛邪，以获得最佳治疗效果。如饮食积滞，应积极祛除，但须注意食在膈下（亦即入肠）方用泻法；若食尚在胃，又当选用探吐或用消食药，才能取得理想的效果，否则反伤正气，贻误病情。

（7）先期治未病　包括未病先防和既病防变两个方面。未病先防，是指对有可能发生疾病的个体和人群，及早提出预防措施，运用药物培补人体正气，预防疾病发生的方法。既病防变，是指医者可根据疾病传变规律，防其传变，对可能受到传变的脏腑和可能受到影响的气血津液，采取预防措施，阻断和防止病变的发展和传变，把病变尽可能控制在较小范围内，以利于疾病的彻底治疗，取得最好的疗效。

（8）重视调摄护理　恰当的调护，有利于正气恢复、邪气祛除和促进患者早日康复。忽视调摄护理，不仅会延误康复时间，还会出现“食复”“劳复”等情况，以致病情反复。调摄护理内容十分丰富，如饮食护理、生活护理、精神护理、服药护理等。护理措施的采用同样应以辨证论治为指导，当辨证施护，随证而异。此外，还应重视精神护理，使患者保持心情舒畅；在饮食护理方面要注意忌宜；在配合药物治疗时，可加用如针灸、推拿、拔火罐、熨法等其他治疗护理方法，以增强治疗效果。

（四）中医内科疾病辨证论治的步骤

1. 收集四诊资料　用望、闻、问、切四诊对患者做周密的观察和全面的了解，收集四诊资料。四诊合参，还应结合西医学实验室的理化检查，使中医四诊的范围和深度得以深化和拓展，有助于病证结合，提高辨证论治的水平。

2. 辨病　辨识疾病，包括辨清疾病的类别。临床上有显著特征的疾病，一般比较容易辨识，而有些疾病要通过对病因病机的分析，才能识别。辨中医病证名称对指导辨证论治具有较大意义，不能因重视疾病的西医诊断而忽略中医辨病。

3. 辨病性　辨病性，就是辨别病证的性质。寒热虚实是一切病变中最基本的性质，因为疾病的发生，根本在于邪正斗争引起的阴阳失调。故病性无非阴阳的偏盛偏衰，阳盛则热，阴盛则寒；阳虚则寒，阴虚则热，而虚实又是邪正消长盛衰的反映。

4. 辨病位　辨病位是指判定病变的部位。辨表里病位，多用于外感病；辨脏腑、经络病位，多用于杂病。通常杂病要分气分、血分；温病要辨清卫、气、营、血与三焦。辨脏腑病位，不仅用于杂病，也可用于外感病，故处于核心地位。

5. 辨病因　辨病因即审证求因，本质上是求病机，亦即进行病机分析，重点分析病理因素。它是辨证的进一步深化，是根据患者一系列具体证候，包括患者的自觉症状、客观体征和某些理化检查结果，加以综合分析，以求得疾病的症结所在。

6. 治病求本 治病求本，是指在分析发病的病理机转中，根据疾病发生、发展、变化的全过程，来探求哪一个脏腑或哪一种病理变化在其中起主导作用，从而为治病求本指明方向。治病求本是针对病机而“求因”的具体化，使病机的主次以及因果关系得以明确，是确定治则的直接依据。

7. 确立治则治法 确立治则治法，是根据辨证的结果而确立的。每一种证候都有其相应的治法，是对疾病提出治疗处理的原则，要依据标本、主次、缓急而立法。通常以对基本病机立法为主，而针对兼夹病机的治法作为辅助。

8. 选方 选方是根据治疗法则而选用适当的方剂。通常是依据基本病机而确立治法、选择方药。方剂是针对证候而设，有固定的组成配伍，有一定的适用范围。因此，要选择恰当的方剂，必须熟悉方剂的组成、方义、药物配伍及适应范围，同时做到随症加减化裁。

9. 用药 用药是在选定方剂的基础上，随症加减药物。因为病证复杂多变，很难有一定的成方与具体病情完全吻合，所以应根据病证的具体情况加减药物。这是对方剂的灵活应用，使之更切合病情。

辨病论治着重于病的特殊性治疗及发展演变规律，但针对患者的个体差异性不够；而辨证论治，则是考虑到患者的年龄、性别、体质强弱和患病的季节气候、地理环境等多种因素的影响，从而弥补了辨病论治的不足。因此，辨证论治、辨病论治、对症治疗三者既有区别，又有联系。临床诊疗过程中，要在分析症状的基础上识病和辨证，治疗宜辨证与辨病相结合，对症治疗作为补充。

四、中医内科学的学习要求与方法

中医内科学是中医学科的主干课程，也是学习和研究中医其他临床各科的基础，在中医类专业中占有极其重要的地位。明确学习要求与方法，有助于学好中医内科学。

（一）学习中医内科学的总体目标和要求

根据高等职业教育对中医医疗专业的培养目标和要求，中医内科学的学习总体要求是熟练掌握本学科的基本理论、基本知识和基本技能。即通过中医内科学的学习，能掌握中医内科疾病的病因学、发病学、治疗学的基本理论及常见疾病的病因病机、证候特征、辨证论治等基本知识；树立中医临床思维，具有独立思考和初步临床工作的能力，能初步诊断、辨证论治内科常见病、多发病，为今后独立临床实践打下坚实的基础。

（二）明确中医内科学各章节的要点和要求

中医内科的45种常见病证按肺系病证、心脑病证、脾胃病证、肝胆病证、肾膀胱病证、气血津液病证、肢体经络病证顺序排列。各个病证学习内容包括概论、病因病机、诊断与鉴别诊断、辨证论治、预防调护、重点难点、临证备要、目标检测等。在学习各病证章节内容时需明确以下要求。

掌握概念（定义）或临床特征，了解历史沿革，明确讨论范围，尤其是中西医病名之间的对照联系。明确病因，掌握病机，包括病变部位、病理性质、病理因素、脏腑病机及病理演变等。掌握诊断依据，熟悉病证鉴别，了解相关检查。掌握辨证要点、治疗原则和证治分类。了解疾病预防调护方面的相关知识。重点难点提示了病证的核心内容，应重点掌握。了解临证备要内容，其体现了临床实践所具有的实用性、创新性和指导性。目标检测习题，主要为中医执业医师考试题型，有促进复习和检测知识掌握程度的作用，应及时完成。

（三）中医内科学的学习方法

1. **温故而知新** 中医内科学是中医基础理论和临床各学科的桥梁，其理论知识建立在中医基础理论、中医诊断学、中药学、方剂学等前期基础课程之上。因此，为了加深对中医内科学理论知识的理解和掌握，必须紧密联系中医基础理论、中医诊断学、中药学、方剂学的内容，这样才能融会贯通。

2. **熟读中医经典** 从《黄帝内经》到《神农本草经》，从仲景《伤寒论》《金匮要略》到孙思邈《备急千金要方》，从金元各大家学术争鸣，到明清温病各家学派学说，在中医数千年的发展历程中，前人不断丰富和完善了中医理论体系这一宝库，经典古籍浩如烟海。要学好中医，需以严谨求知的态度去深入理解和诵读经典著作，领会其精神实质，不断充实自身理论基础，对全面认识中医内科疾病的病因病机、发展转归、证治规律、预防调护、创新发展皆十分有益。

3. **树立中医临床思维** 中医思维是中医师在整个医疗过程中，运用思维工具对患者、病证及相关事物和现象进行一系列调查研究、分析判断，形成决策、实施和验证，以探求疾病本质与治疗规律的思维活动过程。中医临床思维体现在整个辨证施治过程中，包括对通过四诊合参得来的临床资料进行思考分析，确立疾病的病因、病位、病性、病势、正邪双方的对比情况，正确地诊断、辨证、立法、处方用药。中医临床思维建立的好坏直接影响对疾病的诊疗水平。因此，培养中医临床思维对于中医临床人才培养至关重要。中医内科学是所有临床课程的基础，在学习时应该注意树立好中医临床思维，尤其是最常用的脏腑证治临床思维。

4. **重视临床实践** 中医内科学是一门与实践密切联系的临床学科，最好的学习方法离不开理论联系实际。理论指导实践。理论学习时如能与该疾病患者的临床实际相联系，则能达到事半功倍的学习效果。实践是理论的基础和检验标准。实践学习是通过观看，动手协助，在老师指导下独立操作等步骤，由浅入深、循序渐进地掌握临床思维和初步处理疾病的技能。

（李勇华）

第一章 肺系病证

学习提要

1. 感冒、咳嗽、哮病、喘证的概述、病因病机、诊断与鉴别诊断、辨证论治、转归预后、预防调护。
2. 肺痈的概述、病因病机、诊断与鉴别诊断、辨证论治、转归预后。
3. 肺痨的概述、病因病机、诊断与鉴别诊断、辨证论治、预防调护。
4. 肺胀的概述、病因病机、诊断与鉴别诊断、辨证论治。

肺的主要生理功能是主气司呼吸，主行水，朝百脉，主治节。肺气以宣发肃降为基本运行形式，肺气宣发，浊气得以呼出；肺气肃降，清气得以吸入。肺开窍于鼻，外合皮毛，且其位最高，风、寒、湿、燥、热等外感六淫之邪易从口鼻或皮毛而入，首先犯肺。肺为娇脏，故无论外感、内伤或其他脏腑病变，皆可病及于肺，主要病理变化为肺气宣降失常。如六淫侵袭，肺卫受邪则为感冒；内外之邪干肺，肺气上逆、宣降失常则病为咳嗽或喘证；伏痰遇感引触，痰壅气道，肺气宣降失常则为哮；邪热郁肺，肺叶生疮则成肺痈；正气虚弱，感染痨虫则病肺痨；肺虚久病，肺气胀满，不能敛降则为肺胀；肺叶痿弱不用则成肺痿。

由于“肺为气之主”，可助心治节，并且肺能通调水道，下输膀胱，而脾土为肺金之母，肝肺升降相因，金水相生，因此，肺系病证可涉及心、脾、肝、肾、膀胱、大肠等脏腑，从而出现脏腑相兼为病。

肺系病症的治疗应遵循“治上焦如羽，非轻不举”的原则。肺为娇脏，多气少血，清旷而位高，故用药多选清轻而忌重浊。肺不耐寒热而恶燥，所以用药又宜甘润，润则肺气清肃自降。治肺不唯肺，尚需注意五脏之间生克有序，相互影响，临床常用培土生金法、滋肾养阴法、平肝泻木法及通腑泻肺法等。

思政课堂

吴鞠通传承创新研制银翘散

银翘散是吴鞠通博采诸家之说，参合己意而创制的一首温病经典名方，颇受后世推崇。它在创立之初，吴鞠通根据温邪属热的病性，细研医宗经典《黄帝内经》的论述，以“风淫于内，治以辛凉，佐以苦甘”“热淫于内，治以咸寒，佐以甘苦”为配伍原则，找到“辛凉甘苦”配伍法的理论基础，谓“肺病治法，微苦则降，过苦反过病所，辛凉所以清热”。故银翘散选用薄荷、牛蒡子、金银花等辛凉药以解风热之邪。吴鞠通学习前代医家喻嘉言预防温疫的特点，即“未病前，预饮芳香正气药，则邪不能入”，推崇“芳香化浊”之法，在治疗温病初起的银翘散方中，加入多味芳香之品，如薄荷、淡豆豉以逐秽解毒。此外，为了增加银翘散的退热效果，仿效李东垣的清心凉膈散配伍，由薄荷、连翘、黄芩、栀子、桔梗、甘草、竹叶组成，但吴鞠通去掉苦寒入里的黄芩、栀子，加轻清走肺达表的金银花、牛蒡子、芦根、芥穗、淡豆豉，以使药力作用于上焦肺及肺表，而勿犯中焦。

吴鞠通师古而不泥古，推陈致新，创造性地加减化裁古方。因病位是在上焦，治宜“纯然清肃上焦，不犯中下”，故用药多为花、叶、茎等质轻味薄之品，方用为散剂、用药量较轻、煎煮时间短、少量频服，共使银翘散“无开门揖盗之弊，有轻以去实之能”。又因温邪易伤津液的性质，治疗时就要“预护其虚”，故加芦根清热生津，用玄参滋阴护虚并以清热解毒。可见，银翘散博采诸家之长，大胆创新配伍，被誉为“温病第一方”。

吴鞠通对中医药的传承创新精神值得我们学习。

第一节 感 冒

PPT

学习目标

知识要求：

1. 掌握感冒的治则及各证型的辨证要点、治法、代表方剂。
2. 熟悉感冒的定义、病因病机及鉴别诊断。
3. 了解感冒的历史源流、其他疗法及预防调护。

技能要求：

1. 熟练掌握辨析感冒各证型、处方用药及适当调护的技能。
2. 学会运用辨证论治的方法治疗感冒这一常见病证的轻、中症。

岗位情景模拟 1

王某，男，46岁。2018年2月1日就诊。

恶寒发热、头身疼痛6天。患者素来体虚，动则汗出，当风则易感冒，每发则痊愈较慢。前又不慎，出差奔波，汗出后受凉，感冒至今，自服感冒药不效，遂来就诊。刻下症见：恶寒较甚，发热，体温38.3℃，头痛，周身酸痛，鼻塞流清涕，喷嚏，咽痛，口干苦，轻微咳嗽，咯痰，痰少色白而黏，倦怠，短气，乏力，腹胀，纳呆，便溏。舌边尖红，苔薄白，脉细。

问题与思考

1. 本病的临床特征是什么？

2. 患者为虚证还是实证，寒证还是热证？虚有什么病理因素，实有什么病理因素？这些病理因素所在的病位在哪里？这些病理因素的主次？

3. 当前的中医治法是什么？如何选方用药？患者此次感冒痊愈后如何调养？

答案解析

感冒是感受触冒风邪，邪犯肺卫，导致卫表不和，肺失宣肃，出现鼻塞、流涕、喷嚏、恶寒、发热、头身疼痛、脉浮等主要临床表现的一种常见外感疾病。风邪是引起感冒的最主要病因，病情轻者，又称为伤风、冒风、冒寒。若感受非时之邪，病情重者，称为重伤风。若由时行疫毒引起，在某个时期内广泛流行、证候相类似者，称为时行感冒。本病四季均可发生，尤以春冬两季为多。

《素问·骨空论》曰："风者百病之始也……风从外入，令人振寒，汗出头痛，身重恶寒。"论述了外感风邪而致感冒的表现。汉代张仲景《伤寒论》中论述太阳病，以桂枝汤治太阳中风之表虚证，以麻黄汤治太阳伤寒之表实证，提示了感冒风寒证的细微辨证，这为感冒的辨证治疗奠定了基础。北宋《仁斋直指方·诸风》篇，在论及参苏饮时谓其："治感冒风邪，发热头痛，咳嗽声重，涕唾稠黏。"这是感冒病名的最早出处。元代朱丹溪《丹溪心法·中寒》提出本病病位在肺，分列辛温、辛凉两大治疗法则。明清多将感冒与伤风互称，深化了对虚人外感的认识，并提出扶正达邪的治疗原则。随着温热病学说的发展，不少医家逐渐认识到时行感冒与时行疫毒相关，林珮琴在《类证治裁·伤风》中明确提出了"时行感冒"的病名。

西医学中普通感冒（伤风）、流行性感冒（时行感冒）及其他上呼吸道感染而表现感冒证候者，均可参照本病辨证论治。

【病因病机】

1. 病因

（1）风邪为主，常有兼夹　"风为百病之长""风者，百病之始也"，风为外感病致病之先导。气候骤变，淋雨受凉，汗出当风，易致风邪侵袭患病，故风邪是引起本病的主要外因，且常兼夹当令之气相合为病。冬季多夹寒，春季多夹热，夏季多夹暑，秋季多夹燥，合而为风寒、风热、风暑、风燥等证。

（2）时行疫毒　时行疫毒具有强烈传染性，致病性强，从口鼻而入，所致时行感冒，易于流行。四时六气失常，非时之气伤人，人体抗御外邪的能力相对减弱，造成在同一时间、同一地区大面积发病，季节性不明显。时行疫毒常兼夹风寒、风热之邪。

2. 病机　感冒的基本病机为邪犯肺卫，卫表不和，肺失宣肃。外邪从口鼻而入，或从皮毛内侵。肺主皮毛，故外邪为病，肺卫首当其冲。邪犯肺卫，随即出现卫表失和及上焦肺系症状，其中尤以卫表失和为主。

外邪侵袭人体，发病与否取决于卫气强弱及感邪轻重，其中卫气强弱为关键。生活起居不当，寒温失调，以致肌腠不密，营卫失和，外邪乘袭。外界环境变化，乍寒乍暖，冷热失常，六淫病邪猖獗，人体未能应变，卫外之气失于调节，即可受邪发病。若属时行疫毒为患，可造成广泛流行。过度劳累，正气耗损，肌腠不密，卫外不固，感受外邪，或体质偏弱，正气虚弱，卫表不固，稍有不慎，即易感邪，而成体虚感冒。

感冒的病理性质总属表实证。感受风寒湿邪，则皮毛闭塞，邪郁于肺，肺气失宣；感受风热暑燥，则皮毛疏泄不畅，邪热犯肺，肺失清肃。感受时行疫毒，则病情多重，甚或变生他病。正气与外邪争斗过程中，可以出现寒热转化、错杂或本虚标实等证。

【诊断与鉴别诊断】

1. 诊断

（1）主症为鼻塞流涕、喷嚏、咽痒、咳嗽、恶风或恶寒、发热、无汗或少汗、头痛、身体酸楚等。

（2）时行感冒多呈流行性，症状相似，多突然起病，恶寒、发热（多为高热）、周身酸痛、疲乏无力，病情一般较普通感冒为重。

（3）可有气候骤变、淋雨受凉、劳倦、汗出当风等诱因。

（4）四季皆可发病，而以冬、春季为多。

（5）血常规检查可出现白细胞计数正常或减少，中性粒细胞减少，淋巴细胞相对增加，单核细胞增加。

2. 鉴别诊断

（1）普通感冒与时行感冒　普通感冒病情较轻，全身症状不重，初起一般多见鼻塞、流涕、喷嚏、声重、恶风，继则发热、咳嗽、咽痒或痛、头痛、身楚不适等；少有传变；在气候变化时发病率可以升高，但呈散发性，无明显流行特点。时行感冒病情较重，发病急，全身症状显著，常突然恶寒，甚则寒战、高热、周身酸痛；可以发生传变，化热入里，继发或合并他病；具有广泛的传染性、流行性。

（2）感冒与风温初起　风温初起症状，与感冒颇为相似，但风温发病急，常有寒战高热，热势较壮，汗出后亦不易迅速清退，咳嗽胸痛，头痛较剧，甚至出现神志昏迷、惊厥、谵妄等症，治疗不当者，可导致严重后果；普通感冒则始终停留在表证阶段，少有传变，发热多不高或不发热，服解表药后汗出热退，身凉脉静。

（3）感冒与鼻渊　均可见鼻塞、流涕，或伴头痛等症。鼻渊多流浊涕腥臭，感冒流涕一般无腥味；鼻渊一般无恶寒发热，感冒多见外感表证；鼻渊病程漫长，反复发作，不易根除，感冒一般病程短暂，治疗后症状可较快消失。

【辨证论治】

1. 辨证要点

（1）辨风寒与风热　风寒者，恶寒重，发热轻，流清涕，咳痰清稀，咽喉痒，无汗，苔薄白，脉浮紧；风热者，发热重，恶寒轻，流黄涕，痰黄稠，咽喉多疼痛，少汗或有汗，苔薄黄，脉浮数。二者区分的关键在于涕与痰之色质、汗之有无、咽喉之痛痒及舌脉之象。

（2）辨不同兼夹　夹湿者多见于梅雨季节，以身热不扬、身重、头痛如裹、困倦、胸闷、口淡或甜等为特征；夹暑者多见于夏天，以身热有汗、心烦口渴、小便短赤、舌红苔黄腻等为特征；夹燥者多见于秋季，以身热头痛、鼻燥咽干、咳嗽无痰或少痰、口渴、舌红等为特征。

（3）辨虚实　发热，汗出，恶风者，属表虚。发热，无汗，恶寒，身痛者，属表实；体虚感冒之气血阴阳亏虚应有其相应正虚的表现，为虚实相兼。表虚者宜疏风解表，不宜过用辛散；标实者宜发汗解表，汗出则身热自退。体虚外感者，须根据感邪之不同而施用不同的解表法，且须时时顾护正气。

知识拓展

中医药防治人感染H7N9禽流感疗效好

人感染H7N9禽流感属中医“时行感冒”范畴。国家中医药管理局组建的人感染H7N9禽流感疫情防控工作专家组在中医医疗救治人感染H7N9禽流感经验的基础上，形成了如下共识。

中医药早期、全程参与治疗，可显著改善症状，对阻断病程发展、减少重症病例发生率和降低患者死亡率具有积极作用。

中医认为人感染H7N9禽流感发病早期主要为风热犯卫证和热毒袭肺证，前者推荐选用金银花、连翘、桑叶、菊花、桔梗、牛蒡子、竹叶、芦根、薄荷（后下）、生甘草，后者推荐选用炙麻黄、杏仁、生石膏（先煎）、知母、浙贝母、桔梗、黄芩、柴胡、生甘草。推荐方剂为银翘散、白虎汤、宣白承气汤、清营汤等，推荐使用连花清瘟胶囊、蒲地蓝消炎口服液、痰热清注射液、热毒宁注射液、血必净注射液等中成药。

2. 治疗原则 《素问·阴阳应象大论》曰："其在皮者，汗而发之。"针对感冒邪犯肺卫，卫表失和之病机，治疗当因势利导，从表而解，宜解表达邪为原则。风寒证治宜辛温发汗；风热证治宜辛凉清解；兼夹暑湿，又当清暑祛湿解表。至于体虚感冒，则属正虚邪实，治当扶正解表；对于时行感冒，因其常易化热，发生传变，故清热解毒是常用之法。

3. 分证论治

（1）实证

①风寒束表

证候：恶寒重，发热轻，鼻塞，流清涕，咽痒，咳嗽，痰稀薄，无汗，头痛，肢节酸疼。舌淡红，苔薄白，脉浮紧。

辨证要点：恶寒重，发热轻，头身痛，流清涕，咽痒，脉浮紧。

基本病机：风寒外束，卫阳被郁，腠理闭塞，肺气不宣。

治法：辛温解表，宣肺散寒。

方药：荆防败毒散（《摄生众妙方》）加减。常用药：荆芥、防风、川芎、羌活、独活、杏仁、前胡、桔梗、甘草、橘红。

加减：若表寒重，头痛、身痛、憎寒、发热、无汗者，配麻黄、桂枝；表湿较重，肢体酸痛、头重头胀、身热不扬者，用羌活胜湿汤加减；风寒夹湿兼内热者，用九味羌活汤；湿邪蕴中，脘痞、食少、呕恶，或有便溏，苔白腻者，加苍术、厚朴、半夏；头痛甚者（前额），加白芷；鼻塞重者，加苍耳子、辛夷。

②风热犯表

证候：身热较重，微恶风，汗泄不畅，头胀痛，面赤，咳嗽，痰黏或黄，咽干，或咽喉乳蛾红肿疼痛，鼻塞，流黄浊涕，口干欲饮。舌边尖红，苔微黄，脉浮数。

辨证要点：热重寒轻，头胀痛，流黄浊涕，口干咽痛，舌苔薄黄，脉浮数。

基本病机：风热犯表，热郁肌腠，卫表失和，肺失清肃。

治法：辛凉解表。

方药：银翘散（《温病条辨》）加减。常用药：银花、连翘、豆豉、薄荷、荆芥、竹叶、芦根、牛蒡子、桔梗、甘草、贯众。

加减：若风热上壅，头胀痛较甚，加桑叶、菊花、蔓荆子；痰阻于肺，咳嗽痰多，加浙贝母、前胡、杏仁；痰热较盛，咯痰黄稠，加黄芩、知母、瓜蒌皮；热毒壅阻咽喉，乳蛾红肿疼痛，加射干、马勃、板蓝根；肺热素盛，风寒外束，热为寒遏，烦热恶寒、少汗、咳嗽气急、痰稠、声哑，可用石膏合麻黄；时行感冒热毒症状重者，高热、恶寒或寒战、头身痛、咽喉肿痛、咳嗽气粗等，常加贯众、重楼、板蓝根、大青叶等。

③暑湿伤表

证候：身热，微恶风，汗少，肢体酸重或疼痛，头晕重胀痛，咳嗽痰黏，鼻流浊涕，心烦口渴，或口中黏腻，渴不多饮，胸闷脘痞，泛恶，腹胀，大便或溏，小便短赤。舌红，苔黄腻，脉濡数。

辨证要点：外感表热证兼暑湿症。

基本病机：暑湿伤表，表卫不和，肺气不清。

治法：清暑祛湿解表。

方药：新加香薷饮（《温病条辨》）加减。常用药：金银花、连翘、香薷、鲜荷叶、鲜芦根、厚朴、白扁豆。

加减：若暑热偏盛，可加黄连、栀子、黄芩、青蒿；湿困卫表，肢体酸重疼痛较甚，加藿香、佩兰等；里湿偏盛，口中黏腻，胸闷脘痞，泛恶，腹胀，便溏，加苍术、白蔻仁、半夏、陈皮；小便短赤加滑石、淡竹叶、赤茯苓。

（2）正虚邪实证

①气虚感冒

证候：恶寒重，发热轻，头痛身楚，咳嗽，痰白，咯痰无力，平素神疲体弱，气短懒言，反复易感。舌淡，苔白，脉浮而无力。

辨证要点：风寒表证伴气虚证。

基本病机：素体气虚，卫外不固，风邪侵袭。

治法：益气解表。

方药：参苏饮（《太平惠民和剂局方》）加减。常用药：党参、甘草、茯苓、苏叶、葛根、前胡、半夏、陈皮、枳壳、桔梗。

加减：若表虚自汗，易伤风邪者，可常服玉屏风散加灵芝；恶寒重，发热轻，四肢欠温，语音低微，舌质淡胖，脉沉细无力，为阳虚外感，当助阳解表，用再造散加减，药用党参、黄芪、桂枝、附子、炙甘草、细辛、防风、羌活。

②阴虚感冒

证候：身热，微恶风寒，少汗，头晕，心烦，口干，干咳少痰。舌红，少苔，脉细数。

辨证要点：风热表证伴阴虚内热证。

基本病机：阴津亏虚，外受风热，表卫失和。

治法：滋阴解表。

方药：加减葳蕤汤（《重订通俗伤寒论》）加减。常用药：玉竹、豆豉、薄荷、葱白、桔梗、白薇、甘草、大枣。

加减：若阴伤较重，口渴咽干明显，加沙参、生地黄、麦冬；若素体血虚，或失血之后，复感外邪而致血虚外感，症见身热、无汗、头痛、面色无华、唇甲色淡、心悸头晕、舌淡苔白、脉细弱，治以养血解表，方用七味葱白饮，药用：鲜葱白、葛根、生地黄、淡豆豉、麦冬、生姜；恶寒较重者，加苏叶、荆芥、防风；身热较甚者，加金银花、连翘。

4. 其他疗法

（1）中成药疗法　风寒感冒，选风寒感冒颗粒；风热感冒，可服用风热感冒颗粒、连花清瘟胶囊；风热感冒咽喉肿痛明显者，服用银黄口服液、双黄连口服液、蒲地蓝消炎口服液、蓝芩口服液；正气不足，易患感冒用玉屏风颗粒；风寒暑湿外感用藿香正气丸（水、液、软胶囊）；时行感冒，可服用抗病毒颗粒、板蓝根颗粒等。

（2）刮痧疗法　用边缘平滑的陶瓷小汤匙蘸润滑油（花生油或麻油等植物油）刮颈背。颈部自风池穴而下，刮背部从脊柱两旁自上而下，刮时用力均匀，不要太重，防止刮破皮肤，刮至出现紫色出血点为止。本法对风寒、风热、暑湿感冒均适用。

（3）药浴疗法　用艾叶、荆芥、防风、羌活、独活、生姜、白芷、柴胡各30g，熬水熏洗或泡澡，每日1~2次，适用于风寒感冒。用金银花、连翘、荆芥、薄荷、桑叶、菊花、板蓝根、甘草各30g，熬水熏洗或泡澡，每日1~2次，适用于风热感冒。

【预防调护】

注意防寒保暖，随时增减衣服，避免受凉、淋雨及过度疲劳。应多饮水，饮食宜清淡，富营养的半流质，以新鲜蔬菜水果为宜，忌油腻之品。

感冒流行季节，应避免到公共场所活动，防止交叉感染。选择药物预防，冬春风寒当令，可用贯众、紫苏、荆芥、甘草等水煎，顿服，连服3天；夏月暑湿当令，可用藿香、佩兰、薄荷煎汤以代茶饮；时行感冒流行期间，可用贯众、板蓝根煎服或泡水代茶饮，连用2~3日。素体虚弱者，待感冒痊愈后，可用黄芪、西洋参、灵芝等中药，玉屏风颗粒、党参生脉饮、六君子丸、金匮肾气丸、附子理中丸等中成药辨证使用，以扶助机体正气，抵御外邪，预防感冒。

治感冒的汤药不宜久煎，药应温服，服后加衣被取汗，或吃热粥、热米汤以助药力，冀其汗出，均以微汗为度。

【重点难点】

1．感冒是感受风邪或时行疫毒，导致肺卫功能失调，临床以鼻塞，流涕，喷嚏，咳嗽，头痛，恶寒，发热，全身不适等为主要特征的常见外感病证。

2．因六淫、时行之邪，侵袭肺卫，以致卫表失和，肺失宣肃而为病。

3．本病邪在肺卫，属表实证，临床辨证应区别风寒、风热及其兼夹。

4．治疗宜采用解表达邪的治疗原则。风寒证治以辛温发汗；风热证治以辛凉清解；兼夹暑湿，又当清暑祛湿解表。体虚感冒，治当扶正解表。

5．临床以风寒束表、风热犯表及气虚感冒等证型较为常见。

【临证备要】

1．**治疗禁忌**　风寒者误用辛凉，汗出不易，病邪难以外达，反致不能速解，甚或发生变证；风热者误用辛温，则有助热燥液动血之弊，或引起传变。除体虚感冒外，一般忌补敛之品，以免闭门留寇。

2．**寒热夹杂，温凉并用**　若风寒未解，内郁化热，或肺有蕴热，复感风寒，又属寒热夹杂，治当温凉合用，解表清里，宣肺清热，方如麻杏石甘汤、大青龙汤等。

3．**银翘散的煎服法特点**　银翘散出自吴鞠通《温病条辨》，原文描述："上杵为散，每服六钱，鲜苇根汤煎，香气大出，即取服，勿过煎，肺药取轻清，过煎则味厚而入中焦矣。病重者，约二时一服，日三服，夜一服；轻者，三时一服，日二服，夜一服。病不解者，作再服。"可见，其煎服法特点为：不可过煎、煮散剂、频服取效。

4．**注意老人、婴幼儿感冒的并发症**　感冒病在卫表，一般不传变，但老人、婴幼儿感冒，体虚者病情易发生传变，化热入里犯肺，逆传心包（如并发肺炎，流感的肺炎型、中毒型），当以温病辨证施治处理。

5．**名医经验**　李寿彭治疗外感发热用青柴石知二黄汤，药用青蒿12g，柴胡15g，生石膏30g，知母12g，黄芩12g，生大黄6g。先将前5味药煮沸10分钟，滤出药汁入细碎的生大黄浸泡，温后顿服，以泻为度。恶寒甚者，加麻杏石甘汤。热退后不过用。（陈代斌，王恩元.中国现代百名中医临床家丛书——李寿彭.北京：中国中医药出版社，2006.）

答案解析

目标检测

A1 型题

1. 下列哪项不属于感冒辨寒热表证的要点（ ）
A. 发热恶寒的轻重　B. 咳痰清稀与黄稠　C. 有无汗出
D. 口渴与否　E. 脉象的浮沉

2. 下列哪项是感冒的基本治疗原则（ ）
A. 解表达邪　B. 辛温解表　C. 辛凉解表　D. 滋阴解表　E. 益气解表

3. 治感冒的汤药煎服法是（ ）
A. 不宜久煎，温服　B. 凉服　C. 饭前服　D. 饭后服　E. 以上均不是

A2 型题

4. 男，40岁。时值盛夏，身热，微恶寒，肢体酸重疼痛，头重，无汗，咳嗽痰黏，口中黏腻，渴不多饮，小便短赤，舌苔薄腻，脉濡数。治宜（ ）
A. 辛凉解表，宣肺清热　B. 辛温解表，宣肺散寒　C. 清暑祛湿解表
D. 润燥解表　E. 益气解表

5. 男，23岁。身热较著，微恶风，汗出不畅，头胀痛，咳嗽，咳黄黏痰，咽喉肿痛，鼻流浊涕，口渴，舌边尖红，苔微黄，脉浮数。此病方宜选用（ ）
A. 桑菊饮　B. 香薷饮　C. 葳蕤汤　D. 银翘散　E. 止嗽散

6. 女，48岁。恶寒重，发热轻，四肢欠温，汗出恶寒更甚，头痛，关节疼痛，面白，语声低微，舌质淡胖，苔白，脉浮大无根。方选（ ）
A. 参苏饮　B. 荆防败毒散　C. 麻黄汤
D. 桂枝加附子汤　E. 麻黄附子细辛汤

A3 型题

郑某，男，22岁。恶寒甚，发热轻，自汗出，头身疼痛，鼻塞，咳嗽痰白，声低息短，倦怠乏力，舌质淡，苔白，脉浮无力。

7. 该患者的证候属于（ ）
A. 风寒感冒　B. 暑湿感冒　C. 血虚感冒　D. 阴虚感冒　E. 气虚感冒

8. 其治法是（ ）
A. 辛温解表　B. 化湿解表　C. 滋阴解表　D. 养血解表　E. 益气解表

9. 其治疗首选方是（ ）
A. 参苏饮　B. 荆防败毒散　C. 麻黄附子细辛汤　D. 桂枝加附子汤　E. 桂枝汤

B1 型题

A. 银翘散　B. 桑菊饮　C. 止嗽散　D. 荆防败毒散　E. 参苏饮

10. 风热感冒宜选用（ ）

11. 风寒感冒宜选用（ ）

A. 参苏饮　　B. 新加香薷饮　　C. 葱豉桔梗汤　　D. 加减葳蕤汤　　E. 玉屏风散

12. 气虚感冒，宜选用（　）

13. 阴虚感冒，宜选用（　）

（李勇华）

书网融合……

知识回顾　　习题

第二节　咳　嗽

PPT

学习目标

知识要求：

1. 掌握咳嗽各证型的辨证要点、治法、代表方剂。
2. 熟悉咳嗽的定义、病因病机、鉴别诊断及治则治法。
3. 了解咳嗽的历史源流、西医病症、其他疗法及预防调护。

技能要求：

1. 熟练掌握辨析咳嗽各证型、处方用药及适当调护的技能。
2. 学会辨析咳嗽的西医病症，并会运用辨证论治的方法治疗咳嗽。

岗位情景模拟 2

谭某，女，52岁。2019年3月15日就诊。

咳嗽3天。患者素体虚弱，容易感冒。5天前受凉感冒后，自服中、西药物，鼻塞、流涕、喷嚏等诸症好转，但余咳嗽为甚。刻下症见：咳嗽，白天、晚上均甚，阵发呛咳为主，有痰，较多，痰色白，清稀，泡沫样，咽喉痒，稍恶风。身重，胸闷，短气，乏力，自汗，手足心热，偶有潮热，心烦。纳呆，便溏，腹胀。腰酸软，耳鸣。绝经半年。舌淡胖有齿痕、苔腻，脉弦细。

问题与思考

1. 本病的主症是什么？有什么特点？

2. 患者为虚证还是实证，寒证还是热证？虚有什么病理因素，实有什么病理因素？这些病理因素所在的病位在哪里？这些病理因素的主次？

3. 当前的中医治法是什么？如何选方用药？如何给患者交代养生保健？

答案解析

咳嗽是指外感六淫或内伤脏腑功能失调等多种因素导致肺失宣降，肺气上逆，以咳嗽或咯吐痰液为主要临床表现的病证。古代曾将无痰有声称为咳，无声有痰谓之嗽，既有痰又有声者，称为咳嗽。究之临床，痰声并见者为多，且难以截然分开，故以咳嗽并称。

咳嗽病名始见于《黄帝内经》。《素问·咳论》论述咳嗽的病因，认为是由于"皮毛先受邪气"所致；论述病位，强调"五气所病……肺为咳""五脏皆令人咳，非独肺也"，说明其他脏腑受邪，皆可影响到肺，引起咳嗽。对于咳嗽的分类，《素问·咳论》篇以脏腑命名分为肺咳、心咳、肝咳、脾咳、肾咳等；隋代《诸病源候论·咳嗽候》又有十咳之称，除五脏咳外，尚有风咳、寒咳、久咳、胆咳、厥阴咳等。明代张景岳执简驭繁地将其分为外感、内伤两大类，这种分类方法，具有较强临床实用性，故为今所沿用。

咳嗽多见于西医学中急、慢性支气管炎及上呼吸道感染、肺炎、支气管扩张、肺癌、慢性咽炎等病，以咳嗽为主要临床表现者，均可参照本病进行辨证论治。另外，咳嗽变异性哮喘、鼻后滴漏综合征、胃食管反流性咳嗽、ACEI类降压药不良反应引起的咳嗽等，在中医临床中需引起重视。

知识拓展

喉源性咳嗽与鼻后滴漏综合征

喉源性咳嗽的临床特征是以咽喉瘙痒、干咳无痰或极少白痰，日间常有清嗓动作为主症。大多数患者，可见咽喉部充血，咽后壁淋巴滤泡增生，并以咽喉瘙痒，不痒则不咳，干咳无痰为主要症状。喉源性咳嗽需用清咽利喉之品，使药力直达病所。在辨证论治的基础上，可适当选用蝉蜕、僵蚕、青果、木蝴蝶、牛蒡子等药物。

鼻后滴漏综合征是指因鼻腔和鼻窦的变态反应性或非变态反应性引起的慢性炎症，炎症部位的分泌物经鼻腔向后倒流，进入口咽部位，长期刺激而引起以慢性咳嗽和咽异物感，以及咽部黏痰附着感等症状为主要特点的病证，是临床上儿童慢性咳嗽的常见病因。西医学主要是针对各种病因进行治疗，对保守治疗无效及鼻息肉患者可行功能性鼻内镜手术，清除病变部位，通过重建鼻腔鼻窦的通气引流，促进病变黏膜生理功能恢复。中医应辨证论治，对于久咳患者，应注意补虚治疗，以增强其免疫力。

【病因病机】

1. 病因

（1）感受外邪　风、寒、暑、湿、燥、火六气皆能致咳，临床以风、寒、燥、热常见。因天气突变、淋雨、贪凉等原因，肺失卫外，外邪从口鼻或皮毛入侵，导致肺气失清，宣肃不利，肺气上逆，发为咳嗽。另外，吸入烟尘、秽浊之气，亦可引起肺失宣肃，气机上逆而为咳嗽。

（2）饮食不节　嗜食辛辣刺激、肥甘厚味、烟酒等，伤及脾胃，脾失健运，水湿不化，痰浊内生，痰邪干肺，肺气上逆，乃生咳嗽。痰浊久郁，或可化热，而成痰热壅肺。

（3）情志内伤　七情失调，尤其是郁怒伤肝，肝气郁结，气郁化火，气火循经犯肺，发为咳嗽。

（4）肺脏自病　多由于肺系久病，耗气伤阴，肺气虚弱，肺主气司呼吸功能失常，而致肃降无权，或肺阴亏耗，娇脏失润，宣肃不利，肺气上逆而咳。

2. 病机　咳嗽的基本病机为内外之邪犯于肺，肺失宣肃，肺气上逆。肺体清虚，不耐寒热，为娇脏，易受内外之邪侵袭而致病。肺主气，司呼吸，开窍于鼻，外合皮毛，内为五脏六腑之华盖，朝百脉而通他脏。内外之邪干肺，肺失宣肃，肺气上逆，发为咳嗽。

咳嗽的病位在肺，涉及肝、脾、肾等多个脏腑。外感六淫，邪犯于肺，肺气不利，这种外感咳嗽属于邪实。若外邪未能及时宣散，还可发生演变转化，如风寒久郁化热，风热灼津化燥，肺热蒸液成痰等。内伤咳嗽，病理因素主要为痰与火。痰有寒热之别，火有虚实之分。痰火可互为因果，痰可郁而化火（热），火能炼液灼津为痰。迁延日久，反复发作，脏气多虚，故病理性质属邪实正虚。虚实之间尚有先后主次的不同。他脏有病而及肺者，多因实致虚。肺脏自病者，多因虚致实。

咳嗽之外感与内伤，可互为因果，相互为病。外感咳嗽迁延不愈，伤及肺气，更易反复感邪，咳嗽频作，肺脏日益耗伤，可成内伤咳嗽。若夹湿夹燥，病势更为缠绵，难以痊愈。内伤咳嗽，肺虚卫外不固，更易感受外邪，侵袭肺脏，而致咳嗽加重。

【诊断与鉴别诊断】

1. 诊断

（1）主症为咳逆有声，或伴咽痒咯痰。

（2）外感咳嗽起病急，病程短，常伴恶寒发热等外感表证；内伤咳嗽病势缓，病程长，常反复发作，常伴其他脏腑功能失调症状。

（3）血常规、胸部X线检查有助于诊断。

2. 鉴别诊断

（1）咳嗽与肺痨　咳嗽是肺痨的主要症状之一。但肺痨由痨虫犯肺引起，以咳嗽、咯血、潮热、盗汗、消瘦、乏力等为主要症状。应结合血沉、结核菌素试验、痰菌涂片、细菌培养以及胸部X线等检查，以协助鉴别。

（2）咳嗽与肺胀　肺胀有久患咳、喘、哮等病证不愈的病史。在咳嗽的同时，并有胸中烦闷、胸部胀满、上气咳喘，甚至面目晦暗、唇舌紫绀、颜面四肢浮肿等症，且病情缠绵，经久难愈。

（3）咳嗽与哮病、喘证　哮病及喘证虽然也会兼见咳嗽，但各以哮、喘为其主症。哮病主要表现为发作性的喉中哮鸣有声，呼吸气促困难，甚则喘息不能平卧；喘证主要表现为呼吸困难，甚则张口抬肩，鼻翼煽动，不能平卧，是多种急、慢性疾病的一个症状。

（4）咳嗽与肺癌　肺癌常以阵发性呛咳或痰中带血为主要症状，多发于40岁以上吸烟男性，及时进行胸部CT检查及痰细胞学检查等有助于确诊。

（5）咳嗽与感冒　外感咳嗽与感冒均可有表证与咳嗽。但感冒表证明显，咳嗽较轻；咳嗽则咳嗽较重，而恶寒发热之表证较轻。肺系症状中，感冒以鼻塞、流涕、喷嚏为主，咳嗽则以咳嗽为主，鼻塞、流涕、喷嚏症状较轻或无。

【辨证论治】

1. 辨证要点

（1）辨外感与内伤　外感咳嗽多是新病，起病急，病程短，伴有鼻塞流涕、喷嚏、咽痒、头胀痛、全身酸楚、恶风寒、发热等症。内伤咳嗽多是久病，起病缓慢，往往有较长的咳嗽病史，或有其他脏腑病证。内伤咳嗽由于肺虚容易感受外邪者，往往受到外邪侵袭而使咳嗽加重，这时咳嗽是由外感、内伤两方面的原因造成的。

（2）辨咳嗽的特点　咳声高扬者属实，低弱者属虚。咳嗽时作，发于白昼，鼻塞声重者，多为外感咳嗽。晨起咳嗽阵发加剧，咳嗽连声重浊，多为痰浊咳嗽。夜卧咳嗽较剧，持续难已、短气乏力者，多为气虚或阳虚咳嗽。午后或黄昏咳嗽加重，多属肺燥阴虚。

（3）辨咯痰的特点　痰少或干咳无痰者，多属燥热、阴虚。痰多者，常属痰湿、痰热、虚寒。痰白而稀薄者属风、属寒，痰白而稠厚者属湿。痰黄而黏稠者属热。痰中带血多属热伤肺络或阴虚肺燥。

2. 治疗原则　外感咳嗽，治当宣肺祛邪。用药宜清扬，所谓“治上焦如羽，非轻不举”。宜重视化痰顺气，痰清气顺，肺气宣畅，则咳嗽易于治愈。需注意，外感咳嗽，大忌敛肺止咳，或病起即予补涩，反使肺气不畅，外邪内郁，痰浊不易排出，导致咳嗽加剧或迁延难愈。也要注意宣肺不可太过，以免损耗正气。

内伤咳嗽，正虚邪实者，当祛邪止咳，兼以扶正；正虚为主者，则当根据虚之所在而着重扶正。

3. 分证论治

（1）外感咳嗽

①风寒袭肺

证候：咳嗽声重，咯痰稀薄色白，咽痒，常伴有鼻塞流清涕，或兼恶寒，发热，无汗，头身酸楚等。舌淡红，苔薄白，脉浮或浮紧。

辨证要点：咳嗽，咯痰清稀色白，咽痒伴风寒表证。

基本病机：风寒束表，内郁肺气，肺卫失宣。

治法：疏风散寒，宣肺止咳。

方药：三拗汤（《太平惠民和剂局方》）合止嗽散（《医学心悟》）加减。常用药：麻黄、杏仁、甘草、荆芥、桔梗、白前、陈皮、百部、紫菀、款冬花。

加减：若咽痒甚加防风；鼻塞声重加辛夷、苍耳子；夹痰湿，痰黏、胸闷、苔腻者，加半夏、厚朴、茯苓、苍术；表寒未解，郁里化热，即“寒包火咳”，出现咳嗽音嗄，气急似喘，咳痰黏稠，口渴心烦，或有身热者，加生石膏、桑白皮、黄芩；素有寒饮伏肺，兼见风寒表证者，治宜疏风散寒，温化寒饮，改投小青龙汤。

②风热犯肺

证候：咳嗽频剧，气粗或咳声嘶哑，口干，咽痛，咯痰不爽，痰黏稠或稠黄；常伴鼻流黄涕，头痛，汗出，恶风，身热等表证。舌边尖红，苔薄黄，脉浮数。

辨证要点：咳嗽、痰黄伴风热表证。

基本病机：风热犯肺，肺失清肃。

治法：疏风清热，宣肺止咳。

方药：桑菊饮（《温病条辨》）加减。常用药：桑叶、菊花、连翘、薄荷、杏仁、甘草、桔梗、芦根。

加减：若咳嗽较重者，加前胡、牛蒡子、浙贝母；咽痒者，加蝉蜕、刺蒺藜；咽痛声哑者，加板蓝根、山豆根、木蝴蝶；痰黄稠，加黄芩、鱼腥草、天竺黄、金荞麦；风热伤络，鼻衄，痰中带血，加白茅根、侧柏叶；热伤肺津，口燥咽干，加南沙参、麦冬、天花粉；夹暑，合六一散、荷叶。

③风燥伤肺

证候：干咳，连声作呛，喉痒，咽喉干痛，唇鼻干燥，无痰或痰少而黏，不易咯出，或痰中带血丝，口干；初起或伴鼻塞，头痛，微寒，身热等表证。舌红少津，苔薄白或薄黄而干，脉浮数或小数。

辨证要点：干咳，或痰少而黏，口咽鼻干燥，喉痒，伴风热表证，多见于初秋。

基本病机：风燥伤肺，肺失清润。

治法：疏风清肺，润燥止咳。

方药：桑杏汤（《温病条辨》）加减。常用药：桑叶、杏仁、南沙参、川贝母、麦冬、天花粉、栀子、百部、桔梗、芦根。

加减：若燥热明显，加知母、石膏；咽痒甚者，加蝉蜕；咽痛明显，加玄参、马勃；鼻衄，加侧柏叶、生地黄、白茅根；温燥伤肺之重证，可用清燥救肺汤加减治疗。

另有凉燥犯肺，乃燥证与风寒并见，证候为干咳少痰或无痰，咽干鼻燥，兼有恶寒发热，头痛无汗，苔薄白而干。辨证要点为燥的特征加风寒表证，基本病机为凉燥犯肺，肺气失宣，表卫失和。治宜疏风散寒，润肺止咳。方用杏苏散合止嗽散加减。注意切不可用发汗峻剂，或过于滋腻之品；喉痒甚者，加地肤子、防风，既疏散风寒，又祛风止痒。

（2）内伤咳嗽

①痰湿蕴肺

证候：咳嗽反复发作，咳声重浊，痰多，因痰而嗽，痰出咳缓，痰黏腻或稠厚成块，色白或带灰色，每于晨起或食后则咳甚痰多，进甘甜油腻食物加重，胸闷脘痞，呕恶，纳呆，困倦，大便时溏。舌淡红，苔白腻，脉濡滑。

辨证要点：咳嗽痰多，色白黏稠，晨起为甚，苔白腻。

基本病机：脾湿生痰，上渍于肺，壅遏肺气。

治法：燥湿化痰，理气止咳。

方药：二陈平胃散（《症因脉治》）合三子养亲汤（《韩氏医通》）加减。常用药：陈皮、法半夏、茯苓、甘草、苍术、厚朴、桔梗、紫菀、款冬花、苏子、白芥子。

加减：若寒痰较重，痰黏白如泡沫，怯寒背冷者，加细辛、干姜；脾虚明显者，加党参、焦白术；兼有表寒者，加羌活、荆芥、防风；病情稳定后服六君子丸或杏苏二陈丸以资巩固。

②痰热郁肺

证候：咳嗽气粗，喉中可闻痰声，痰多，质黏厚或稠黄，咯吐不爽，或有热腥味，或痰中带血，胸胁胀满，咳时引痛，面赤，或有身热，口干欲饮。舌红，苔黄腻，脉滑数。

辨证要点：咳嗽气粗，痰多黄稠，舌红，苔黄腻，脉滑数。

基本病机：痰热壅肺，肺失肃降。

治法：清热化痰，肃肺止咳。

方药：清金化痰汤（《医学统旨》）加减。常用药：黄芩、栀子、桔梗、麦冬、桑白皮、浙贝母、知母、瓜蒌壳、橘红、茯苓、甘草。

加减：若痰黄如脓，或腥臭，加鱼腥草、金荞麦、薏苡仁、天竺黄；胸满，咳逆，痰壅，便秘，加葶苈子、大黄、枳壳；痰热伤津，口干咽燥，舌红少津，加南沙参、玉竹、天花粉；痰中带血，加白茅根、侧柏叶。痰热咳嗽，临床亦常用清气化痰丸。

③肝火犯肺

证候：气逆作咳，咳则连声，咳时面红目赤，急躁易怒，口苦咽干，痰少质黏，咽喉痰滞，咯之难出，甚则痰中带血，胸胁胀痛，咳时引痛，症状常随情绪波动而增减。舌红，苔薄黄少津，脉弦数。

辨证要点：气逆作咳，咳则连声，面红目赤，急躁易怒，口苦，脉弦数。

基本病机：肝郁化火，上逆侮肺。

治法：清肝泻肺，降气止咳。

方药：加减泻白散（《医学发明》）合黛蛤散（《医说》）加减。常用药：青黛、海蛤壳、桑白皮、地骨皮、知母、粳米、甘草、青皮、陈皮、北沙参。

加减：若肝火旺，加山栀子、牡丹皮；咳频，痰稠难咯者，加旋覆花、代赭石、浙贝母、枇杷叶；胸胁痛甚者，加郁金、延胡索、丝瓜络、瓜蒌皮；火郁伤津，口干咽燥者，加南沙参、天冬、天花粉；咯血，加白茅根、侧柏叶。

④肺阴亏虚

证候：干咳，咳声短促，痰少黏白，或痰中带血丝，或声音逐渐嘶哑，口干咽燥，或午后潮热，颧红，手足心热，夜寐盗汗，日渐消瘦，神疲乏力。舌红，少苔，脉细数。

辨证要点：干咳少痰兼见阴虚内热证。

基本病机：肺阴亏虚，虚热内灼，肺失润降。

治法：滋阴润肺，止咳化痰。

方药：沙参麦冬汤（《温病条辨》）加减。常用药：北沙参、麦冬、玉竹、桑叶、甘草、天花粉、生扁豆。

加减：若咳嗽较甚，加紫菀、款冬花、百部、川贝、桔梗；痰中带血，加丹皮、栀子、白茅根、侧柏叶；潮热盗汗明显者，加知母、地骨皮、青蒿、五味子、乌梅；咯吐黄痰者，加黄芩、鱼腥草、胆南星；五心烦热，腰膝酸软者，加知母、黄柏、女贞子、墨旱莲。

⑤肺气亏虚

证候：咳嗽声低无力，痰多稀薄色白，气短乏力，面白无华，自汗，畏风，易于感冒。舌淡，苔白，脉虚弱。

辨证要点：咳嗽声低无力，痰多稀白，气短乏力，自汗，畏风，易感冒。

基本病机：肺气亏虚，气失所主，肺失宣肃。

治法：补益肺气，化痰止咳。

方药：补肺汤（《永类钤方》）合玉屏风散（《究原方》）加减。常用药：党参、黄芪、紫菀、桑白皮、熟地黄、五味子、白术、防风、仙鹤草、灵芝。

加减：若兼见食少便溏，脘腹痞满等脾虚者，加六君子汤；病久肺虚及肾，致肾阳虚衰，水饮内停，水饮上泛，凌心射肺，症见咳嗽痰多清稀，喘促心悸，水肿，形寒肢冷，苔白滑，脉弦滑沉弱者，用真武汤加细辛、干姜、桂枝；属气阴两虚咳嗽者，则可合用生脉散。

4. 其他疗法

（1）中成药疗法　风寒咳嗽，可服杏苏止咳糖浆、风寒咳嗽颗粒、通宣理肺丸；风热咳嗽，可服风热咳嗽颗粒、川贝清肺糖浆、蛇胆川贝枇杷液、急支糖浆；风燥咳嗽，可服雪梨膏、蜜炼川贝枇杷膏、川贝雪梨膏；痰湿咳嗽，可服二陈丸、半夏露；痰热咳嗽，可服蛇胆川贝液、清肺化痰丸；阴虚久咳无痰者，可服咳特灵胶囊、强力枇杷露、百合固金丸；肺气虚咳嗽，可服肺宝冲剂、金水宝胶囊、玉屏风颗粒等。

（2）单验方　①佛耳草15g，苏子、莱菔子各6g，煎服，治疗慢性痰湿咳嗽；②桑叶、枇杷叶、胡颓叶各12g，煎服，治疗慢性咳嗽；③白毛夏枯草、一枝黄花各15g，煎服，治疗痰热咳嗽；④矮地茶30g，祛痰止咳；⑤川贝母10g，梨子1个，煮汁饮服，适用于干咳少痰者。

（3）外治法　取胡椒粉适量，白醋调成糊状，取硬币大一份放脐内、手足心，胶布固定，睡前用，适用于寒性咳嗽。

【预防调护】

加强卫生宣传教育，改善环境卫生，积极消除烟尘和有害废气的危害，加强劳动保护。戒烟，锻炼身体，增强体质，提高机体抗病能力。

咳嗽患者，应忌食辛辣香燥、炙煿肥腻及过于寒凉之品。注意气候变化，预防感冒。感冒是引起咳嗽发生、复发和加重的重要原因，应极力避免。体虚易感冒者，尚可服玉屏风散之类方药以益气固表。内伤咳嗽，应积极针对原发病因进行治疗及护理。如就肝火与湿痰而言，每与情志、饮食有关，须嘱患者戒郁怒、薄滋味，方能收到预期效果。

有些特殊药物，如ACEI类降压药用后可出现干咳，当停药后观察病情变化。

【重点难点】

1. 咳嗽是指外感六淫或内伤脏腑功能失调等多种因素导致肺失宣降，肺气上逆，以咳嗽或咯吐痰液为主要临床表现的病证。

2. 外感咳嗽为六淫外邪犯肺，有风寒、风热、风燥等不同；内伤咳嗽为脏腑功能失调，累及于肺或肺脏自病所致，有痰湿、痰热、肝火、肺虚等区别。

3. 基本病机为肺失宣肃，肺气上逆。

4. 外感新病咳嗽多属邪实，治当祛邪宣肺，肺气宣通，其咳自止，忌用补涩之品；内伤久咳多属邪实正虚，治当祛邪止咳，扶正补虚，分清虚实主次处理，慎用宣散伤正之剂。

5. 临床以风寒袭肺、风热犯肺、痰湿蕴肺、痰热郁肺、肺阴亏虚等证型较为常见。

【临证备要】

1. **桂枝加厚朴杏子汤治疗咳喘**　桂枝加厚朴杏子汤来源于《伤寒论》，“喘家，作桂枝汤，加厚朴杏子佳”。由桂枝、甘草、生姜、芍药、大枣、厚朴、杏仁组成。有解肌祛风，降气定喘之功。主治风寒迫肺，肺寒气逆，宣降失常的咳喘症，以发热、汗出，恶风，气急喘息，胸满闷，苔薄白，脉浮缓等为主症。

2. **咳嗽从风论治**　咳嗽变异性哮喘是支气管哮喘的一种特殊表现形式。临床表现以干咳为主，少痰或无痰，具有阵发性、痉挛性、顽固性特点，常突然发作，骤然而止，符合风邪的致病特点。其他原因引发的咳嗽，若表现为痉挛性呛咳，亦可认为是“风咳”。治疗可辨证选用麻黄、前胡、荆芥、白鲜皮、乌梅、地肤子、蝉蜕、地龙、全蝎、蜈蚣等药物祛风以解痉止咳。

3. **活血法在咳嗽治疗中的应用**　若肺气虚弱或壅塞，不能助心行血，则可导致心血运行不畅，甚至血脉瘀滞。肺叶娇嫩，不耐寒热，易被六淫之邪侵入，使肺气失宣，气机不畅，导致血瘀。因此外感内伤均可致血瘀。肺失宣肃，肺气不利而致咳嗽，在辨证论治的基础上适当加用活血化瘀药物，使得气血调畅，有助于肺气宣肃的恢复，加速咳嗽痊愈，常用赤芍、丹参、郁金等药物。

4. **咳嗽的治上、治中、治下**　治上，是指治肺，主要是用温宣、清肃两法。治中，是指治脾，即健脾化痰和补脾养肺等法。健脾化痰适用于治疗痰湿偏盛，标实为主，咳嗽痰多者。补脾养肺适用于治疗肺脾两虚，咳嗽神疲食少者。治下是指治肾，咳嗽日久，咳而短气，则可考虑治肾（补肾）之法，如苏子降气汤的应用。

5. **名医经验**　岳美中治疗外寒内热兼痰的咳嗽，用锄云止咳汤：荆芥6g，前胡9g，白前6g，杏仁9g，贝母9g，化橘红6g，连翘9g，百部9g，紫菀9g，桔梗6g，甘草3g，芦根24g。水煎服，每日1剂，早晚温服。（隋殿军，王迪.国家级名医秘验方.长春：吉林科学技术出版社，2008.）

目标检测

答案解析

A1型题

1．咳嗽的病理因素关键在于（ ）

A．外邪犯肺 B．痰浊犯肺 C．肝火犯肺 D．肺脏功能失调 E．水寒射肺

2．治疗外感咳嗽，下列哪项不妥（ ）

A．疏散外邪，宣通肺气 B．不宜早用苦寒 C．不宜早用收涩
D．不宜早用滋腻 E．及时调理其他脏腑

3．最早将咳嗽分为外感、内伤的著作是（ ）

A．《证治准绳》 B．《景岳全书》 C．《医学入门》 D．《河间六书》 E．《脾胃论》

A2型题

4．女，70岁。形体肥胖，嗜食肥甘，咳嗽反复，咳声重浊，痰多稠厚，胸闷纳呆，身重肢倦，苔白腻。宜用何法治疗（ ）

A．健脾燥湿，化痰止咳 B．清热化痰肃肺 C．清肝泻火
D．滋阴清热，调脾止咳 E．补肺益气，止咳化痰

5．男，42岁。咳嗽气息粗促，痰多质稠色黄，不易咯出，喉间有腥味，胸胁胀满，咳时引痛，伴身热，面赤，口渴引饮，舌红苔黄腻，脉滑数。选用何方治疗（ ）

A．银翘散 B．桑杏汤 C．沙参麦冬汤 D．百合固金汤 E．清金化痰汤

6．女，30岁。咳嗽气粗，喉燥咽痛，痰黄稠，咯吐不爽，鼻流黄涕，发热微恶寒，汗出口微渴。治宜（ ）

A．疏风散寒，宣肺止咳 B．疏风清热，宣肺化痰 C．疏风清肺，润燥止咳
D．清热化痰肃肺 E．健脾燥湿，化痰止咳

A3型题

某女，50岁。干咳日久，痰少质黏色白，时或痰中带有血丝，声哑，口干咽燥，伴潮热，盗汗，消瘦，舌红少苔，脉细数。

7．该患者证属（ ）

A．温燥咳嗽 B．凉燥咳嗽 C．阴虚咳嗽 D．风热咳嗽 E．肝火咳嗽

8．其治法是（ ）

A．滋阴清热，润肺止咳 B．清肝泻火，肃肺止咳 C．疏风清热，宣肺止咳
D．疏风润燥，润肺止咳 E．以上都不是

9．其治疗首选方是（ ）

A．杏苏散 B．泻白散 C．沙参麦冬汤 D．百合固金汤 E．桑杏汤

B1型题

A．久咳，干咳少痰或痰中带血，午后潮热
B．久咳气逆，干咳少痰，咳引胸胁痛
C．久咳痰多，痰白易出，胸脘痞闷
D．咳嗽新起，咳声粗亢，痰稠色黄
E．咳嗽新起，咽干鼻燥，咳声嘶哑，痰少稠黏，难以咳出

10．痰热郁肺咳嗽主症为（　）

11．风燥伤肺咳嗽主症为（　）

（李勇华）

书网融合……

知识回顾　　习题

第三节　哮　病

PPT

学习目标

知识要求：

1．掌握哮病的治则及各证型的辨证要点、治法、代表方剂。

2．熟悉哮病的定义、病因病机及鉴别诊断。

3．了解哮病的历史源流、其他疗法及预防调护。

技能要求：

1．熟练掌握辨析哮病各证型、处方用药及适当调护的技能。

2．学会运用辨证论治的方法治疗哮病发作期的病证。

3．学会综合应用中医药各疗法在哮病缓解期预防哮病的发作。

岗位情景模拟 3

付某，女，30岁，2008年10月9日初诊。

痰鸣气喘发作1天。患者自幼有发作性痰鸣气喘病史，多在秋季发病。今晨突然出现鼻痒，咽痒，喷嚏，鼻塞，流涕，胸部憋塞，遂来就诊。刻下症见：喉中痰涎壅盛，声如拽锯，喘急胸满，但坐不得卧，咯吐白色泡沫痰液，无恶寒发热，面色青暗。舌苔厚浊，脉滑实。

问题与思考

1．本病的临床特征是什么？

2．患者处于病证的发作期还是缓解期？当前的主要治法与方药？

3．若患者服药后病情很快缓解，如何给患者建议一些中医药综合措施以治未病？

答案解析

哮病是由于宿痰伏肺，因感受外邪、饮食不当或情志失调而诱发，以致痰阻气道，肺失宣肃，痰气搏结所引起的发作性痰鸣气喘疾患。临床以喉中哮鸣有声，呼吸急促困难，甚则喘息不能平卧为特征。哮以声响名，喘以气息言，由于哮必兼喘，故哮病又称哮喘。

《黄帝内经》中有“喘鸣”的记载，其临床特征与本病发作特点相似，如《素问·阴阳别论》篇曰：“起则熏肺，使人喘鸣。”《金匮要略·肺痿肺痈咳嗽上气病脉证并治》将本病称为上气，如“咳而上气，喉中水鸡声，射干麻黄汤主之”即指哮病发作的证治。《金匮要略·痰饮咳嗽病脉证并治》篇指出：“膈上病痰，满喘咳吐，发则寒热，背痛，腰疼，目泣自出，其人振振身瞤剧，必有伏饮。”在病理上将哮病归于痰饮中的“伏饮”。元代朱丹溪首创哮喘病名，认为“哮喘必用薄滋味，专主于痰”，提出“未发以扶正气为主，既发以攻邪气为急”的治疗原则。明代虞抟《医学正传》谓：“大抵哮以声响名，喘以气息言。夫喘促喉中如水鸡声者，谓之哮；气促而连属不能以息者，谓之喘。”进一步对哮与喘做了明确的区别。

西医学的支气管哮喘、喘息性支气管炎、嗜酸性粒细胞增多症，或其他肺部过敏疾患所致以哮喘为主要表现者，均可参照本节辨证论治。

【病因病机】

1. 病因

（1）外邪侵袭　气候变化为哮病发作的主要诱因。外邪侵袭，内合于肺，“伏痰”遇感引触，痰随气升，气因痰阻，相互搏结，壅塞气道。或寒温失调，失于表散，邪蕴于肺，阻塞肺气，气不布津，聚液生痰而发，或因吸入花粉、烟尘、异味气体等，影响肺气宣发，津液凝聚，痰浊内生，亦为致哮的常见诱因。

（2）饮食不当　或过食生冷，寒饮内停，或嗜食酸咸甘肥，积痰蒸热，或禀赋异常者，进食海膻发物，以致脾失健运，痰浊内生，上干于肺，壅塞气道而发。故又有“食哮”“鱼腥哮”“卤哮”“糖哮”“醋哮”等名者。

（3）情志刺激　忧郁恼怒、思虑过度等情志刺激，使肝失条达，气机不畅，气郁化火，气火循经上逆犯肺，或肝气郁结，疏泄失职，津液失布，凝而成痰，或肝郁化火，郁火灼津，炼液成痰，或肝气郁滞，横克脾土，脾失健运，酿液为痰，上贮于肺，以致肺失肃降，发为哮喘。

（4）体虚病后　体质虚弱，易发哮病。如幼儿哮病往往由于禀赋不足所致，故又称为“幼稚天哮”。若病后体弱，如幼年患麻疹、顿咳，或反复感冒、咳嗽日久等，以致肺气亏虚，气不化津，痰饮内生，或病后阴虚火旺，热蒸液聚，痰热胶固而致哮。素体不强者多以肾虚为主，而病后所致者多以肺脾虚为主。

2. 病机　哮病的基本病机为宿痰伏肺，遇诱因引触，痰随气升，气因痰阻，痰气搏结，壅阻气道，肺管狭窄，通畅不利，肺失宣降。

哮病的主要病位在肺，同时与肝、脾、肾密切相关，重症可影响到心。哮病为本虚标实之病，标实为痰浊，本虚为肺脾肾虚。

哮病发作时为痰阻气闭，病理性质以邪实为主，有寒痰、痰热之分。若长期反复发作，寒痰伤及脾肾之阳，痰热耗灼肺肾之阴，则可从实转虚。在平时表现为肺、脾、肾等脏气虚弱之候。若哮病大发作，或发作呈持续状态，邪实与正虚错综并见，肺肾两虚而痰浊又复壅盛，严重者因肺不能治理调节心血运行，命门之火不能上济于心，则心阳亦受累，甚至发生由哮致脱之危候。

【诊断与鉴别诊断】

1. 诊断

（1）主症为喉中哮鸣有声，呼吸困难，甚则张口抬肩，不能平卧，或口唇指甲发绀，约数分钟、数小时后缓解。

（2）呈反复发作性。常因气候突变、饮食不当、情志失调、劳累、花粉烟尘等因素而诱发，发作前多有鼻痒、喷嚏、咳嗽、胸闷等症状。

（3）多与先天禀赋有关，家族中可有哮病史。

（4）发作时两肺可闻及哮鸣音或伴湿性啰音。

（5）血常规显示嗜酸性粒细胞可增高，痰液涂片可见嗜酸性粒细胞、晶体及黏液栓。

2．鉴别诊断

（1）哮病与喘证　喘证以气息喘急迫促为主要表现，多并发于多种急、慢性疾病病程中。而哮病是一个独立的疾病，除了气息喘促外，以发作时喉中哮鸣如水鸡声为其特点。“喘以气息言，哮以声响名”，两者以此为辨。实喘中的痰喘，也可能出现气息喘促、哮鸣有声，有类似于哮病，但不若哮病有反复发作的特点。

（2）哮病与支饮　两者均有痰鸣气喘的症状。支饮大多由于慢性咳嗽经久不愈，逐渐加重而成咳喘，病势时轻时重，发作与间歇的界限不清，以咳嗽和气喘为主；与哮病之间歇发作，突然起病，迅速缓解，喉中哮吼有声，轻度咳嗽两者明显不同。

【辨证论治】

1．辨证要点

（1）辨发作期与缓解期　发作期往往有诱因，为新病，气粗声高，呼吸深长，呼出为快，体质不虚，脉象有力；缓解期为久病，喘哮气怯声低，呼吸短促难续，吸气不利，体质虚，脉沉细或细数。

（2）辨寒热　寒证喉中哮鸣如水鸡声，咳痰清稀，或色白如泡沫，口不渴，舌质淡，舌苔白滑，脉象浮紧。热证喉中痰声如拽锯，胸高气粗，咳痰黄稠胶黏，咯吐不利，口渴喜饮，舌质红，苔黄腻，脉象滑数。

（3）辨肺、脾、肾之虚　哮病在缓解期，肺气虚者，症见自汗畏风、少气乏力；脾气虚者，症见食少、便溏、痰多；肾气虚者，症见腰酸耳鸣、动则喘甚。

2．治疗原则　以“发时治标，平时治本”为基本原则。发时邪实为主者，治当攻邪治标，祛痰利气。寒痰宜温化宣肺，热痰当清化肃肺，寒热错杂者，当温清并施，属风痰者当祛风涤痰。虚哮，邪实与正虚并见者，又当兼顾，不可单纯拘泥于祛邪。若发生喘脱危候，当急予扶正救脱。平时以正虚为主者，应扶正治本，宜补肺、健脾、益肾，并参入祛风化痰之品。

知识拓展

治疗风痰哮重视虫类药祛风止痉

部分哮病患者起病突然，时发时止，反复发作，与风邪“善行数变”之性质相符，辨病属过敏性，辨证属风痰为患，治疗颇为棘手。此时如单用一般草木之品，难以收效，可在辨证治疗的基础上，加用祛风通络止痉的虫类药。虫类药能走窜入络，搜剔逐邪，可祛肺经伏邪，增强平喘降逆之功；并擅长祛风解痉、活血化瘀，能够疏通气道壅塞和血脉瘀痹；且大多具有抗过敏、调节免疫功能作用，对缓解支气管痉挛、改善缺氧现象有显著疗效，药如僵蚕、地龙、全蝎、蜈蚣、蝉蜕等。但需注意，部分患者为高过敏体质，亦可能对虫类药过敏，用虫类药宜谨慎。

3. 分证论治

（1）发作期

①寒哮

证候：呼吸急促，喉中哮鸣有声，胸膈满闷如窒，咳不甚，痰少，咯吐不爽，面色晦滞，口不渴或渴喜热饮，天冷或受寒易发，形寒怕冷，或兼恶寒发热，头痛无汗等。舌淡，苔白滑，脉浮紧或弦紧。

辨证要点：呼吸急促，喉中哮鸣有声，痰清稀，形寒畏冷，口不渴，苔白滑，脉弦紧。

基本病机：寒痰伏肺，遇感触发，痰升气阻，肺失宣畅。

治法：温肺散寒，化痰平喘。

方药：射干麻黄汤（《金匮要略》）或小青龙汤（《伤寒论》）加减。常用药：射干、麻黄、细辛、紫菀、款冬花、半夏、五味子、桂枝、生姜、大枣。

加减：若痰壅喘逆不得卧，加葶苈子、苏子、杏仁、白前、陈皮；表寒明显，寒热身痛，加羌活、独活、姜黄；咳逆上气、汗多，加白芍。

②热哮

证候：气粗息涌，喉中痰鸣如吼，胸高胁胀，咳呛阵作，咳痰色黄稠厚，咯吐不利，烦闷不安，汗出，面赤，口苦，口渴喜饮，不恶寒。舌红，苔黄腻，脉滑数或弦滑。

辨证要点：喘促气急，喉中痰鸣如吼，痰黄黏稠，舌红，苔黄腻，脉滑数。

基本病机：痰热蕴肺，壅阻气道，肺失清肃。

治法：清热宣肺，化痰定喘。

方药：定喘汤（《摄生众妙方》）加减。常用药：白果、麻黄、桑白皮、款冬花、半夏、杏仁、苏子、黄芩、甘草。

加减：若痰稠胶黏，加天竺黄、金荞麦、胆南星、浙贝母、鱼腥草；气息喘促，加葶苈子、地龙；便秘，加大黄、芒硝、全瓜蒌；内热偏盛，加生石膏、鱼腥草、蒲公英。

③寒包热哮

证候：喉中哮鸣有声，胸膈烦闷，呼吸急促，喘咳气逆，咯痰不爽，痰黏色黄，或黄白相兼，烦躁，发热，恶寒，无汗，身痛，口干欲饮，大便偏干。舌尖边红，苔白腻、微黄，脉弦紧。

辨证要点：喉中哮鸣有声，痰黏色黄，或黄白相兼，发热、恶寒、无汗、头身痛，脉弦紧。

基本病机：痰热壅肺，复感风寒，客寒包火，肺失宣降。

治法：解表散寒，清化痰热。

方药：小青龙加石膏汤（《金匮要略》）或厚朴麻黄汤（《金匮要略》）加减。常用药：麻黄、石膏、厚朴、杏仁、细辛、法半夏、五味子、桂枝、白芍、生姜、甘草、大枣。

加减：若表寒重者，加荆芥、防风；喘哮痰鸣气逆，加射干、葶苈子、苏子；痰吐稠黄胶黏，加黄芩、鱼腥草、瓜蒌壳等。

④风痰哮

证候：喉中痰涎壅盛，声如拽锯，或鸣声如吹哨笛，咯痰黏腻难出，或为白色泡沫痰液，喘急胸满，或胸部憋塞，但坐不得卧，无明显寒热倾向，面色青暗，起病多急，常倏忽来去；病发前自觉鼻、咽、眼、耳、发痒，喷嚏，鼻塞，流涕，随之迅速发作。苔厚浊，脉滑实。

辨证要点：喉中痰涎壅盛，声如拽锯，或鸣声如吹哨笛，无明显寒热倾向，面色青暗，起病多急，常倏忽来去，苔厚浊，脉滑实。

基本病机：痰浊伏肺，风邪引触，肺气郁闭，升降失司。

治法：祛风涤痰，降气平喘。

方药：三子养亲汤（《韩氏医通》）加味。常用药：白芥子、苏子、莱菔子、麻黄、杏仁、僵蚕、厚朴、半夏、陈皮、茯苓。

加减：若痰壅喘急，不能平卧，加葶苈子、旋覆花；感受风邪而发作者，加苏叶、防风、刺蒺藜。

⑤虚哮

证候：喉中哮鸣如鼾，声低，气短息促，动则喘甚，发作频繁，甚则持续喘哮，口唇爪甲青紫，咳痰无力，痰涎清稀或质黏起沫，面色苍白或颧红唇紫，口不渴或咽干口渴，形寒肢冷或烦热。舌淡或偏红，或紫暗，脉沉细或细数。

辨证要点：喉中哮鸣如鼾，声低，气短息促，动则喘甚，咯痰无力。

基本病机：哮病久发，痰气瘀阻，肺肾两虚，摄纳失常。

治法：补肺纳肾，降气化痰。

方药：平喘固本汤（验方）加减。常用药：党参、黄芪、胡桃肉、沉香、五味子、苏子、半夏、款冬花、橘皮、鹿角片、紫河车。

加减：若肾阳虚加制附片、杜仲、补骨脂；肺肾阴虚，配北沙参、麦冬、生地黄；痰气瘀阻，口唇青紫加川芎、红花；气逆于上，动则气喘加蛤蚧、紫石英、磁石。

（2）缓解期

①肺脾气虚

证候：气短声低，喉中时有轻度哮鸣，痰多质稀，色白，自汗，怕风，常易感冒，倦怠无力，食少便溏。舌淡，苔白，脉细弱。

辨证要点：自汗，恶风，易感冒及痰多稀白、食少便溏。

基本病机：哮病日久，肺脾气虚，气不化津，痰饮蕴肺，肺气上逆。

治法：健脾益气，补土生金。

方药：六君子汤（《笔花医镜》）合玉屏风散（《究原方》）加减。常用药：党参、白术、山药、茯苓、白扁豆、莲子、法半夏、橘皮、生黄芪、焦白术、防风、灵芝、仙鹤草。

加减：若表虚自汗，加浮小麦、麻黄根、煅牡蛎；怕冷，畏风，易感冒，可加桂枝、白芍、防风、制附片；痰多者加紫菀、款冬花、百部。

②肺肾两虚

证候：喘短息促，动则为甚，吸气不利，咯痰质黏起沫，脑转耳鸣，腰酸腿软，心慌，不耐劳累；或五心烦热，颧红，口干；或畏寒肢冷，面色苍白。舌红，少苔，脉细数；或舌胖，苔淡白，脉沉细。

辨证要点：短气息促，动则为甚，吸气不利，五心烦热，口干及肺肾阴虚见症。

基本病机：哮病久发，精气亏乏，肺肾摄纳失常，气不归元，津凝为痰。

治法：补肺益肾，纳气平喘。

方药：生脉地黄汤（《医宗金鉴》）合金水六君煎（《景岳全书》）加减。常用药：熟地黄、山茱萸、胡桃肉、人参、麦冬、五味子、茯苓、甘草、半夏、陈皮。

加减：若气阴两虚为主者，加黄芪、北沙参、百合；肾阳虚为主者，加补骨脂、淫羊藿、鹿角片、制附片、肉桂；肾阴虚为主者，加龟甲胶、鳖甲胶。另可常服紫河车粉、参蛤散补益肾精。

4. 其他疗法

（1）中成药疗法　外感风寒，内有痰饮所致者，用寒喘丸；外感风热引起者，用哮喘片；风寒或痰湿阻肺引起者，用桂龙咳喘宁胶囊；脾肾亏虚者，用固本咳喘片。

（2）穴位埋线 选取定喘、大椎、肺俞、厥阴俞、中府、尺泽等穴，埋植羊肠线，20~30日1次，连续数次。

（3）穴位贴敷法 ①三建膏贴敷：三建膏方出《张氏医通》卷十三，由天雄、川乌、川附子、桂心、官桂、桂枝、细辛、川椒目、干姜等药物组成。麻油熬，加黄丹收膏，摊贴肺俞穴，3日一换。

②白芥子（研末）、延胡索各30g，甘遂、细辛各15g，入麝香1.5g，研末杵匀，以姜汁调涂肺俞、膏肓、百劳等穴，10日更换1次，最好在夏月三伏天涂治。

【预防调护】

哮喘每因气候突然变化、特别是寒冷空气的刺激而诱发，故患者应注意避免感冒，并可以根据具体情况，做适当的体育锻炼，如打太极拳、跑步等，以增强体质。青壮年患者，可逐渐试作冷水浴，洗冷水脸，以适应寒冷刺激，减少发病。饮食宜清淡，忌肥甘厚味，如酒、鱼、虾、肥肉、浓茶等。勿过饮过饱。居住环境的空气宜新鲜，避免异味和烟尘刺激。有吸烟嗜好者，应坚决戒烟。

哮喘发作时应及时治疗；缓解期可辨证长期服用扶正固本中药，以增强机体抗病能力，减少发作；可用山药、莲子、薏苡仁、芡实、白扁豆等食疗或黄芪、灵芝代茶饮，以健脾补肺，扶助正气。

【重点难点】

1. 哮病是一种发作性的痰鸣气喘疾患，以喉中哮鸣有声，呼吸急促困难，甚则不能平卧为特征。

2. 发病内因以痰伏于肺为关键。其发作的基本病理变化为“伏痰”遇感引触，痰随气升，气因痰阻，相互搏结，壅塞气道，肺管挛急狭窄，调畅不利，肺气宣降失常，引动停积之痰所致。

3. 病性有寒热虚实之不同，发时以邪实为主，治当攻邪治标，祛痰利气；未发时以正虚为主，治当扶正固本，采用补肺、健脾、益肾等法，尤以补肾为要。

4. 临床发作期以寒哮、热哮、寒包热哮，缓解期以肺肾两虚等证型较为常见。

【临证备要】

1. **平喘要药首选麻黄** 哮喘的发生主要责之肺之气机升降出入失其常度，而麻黄既善于宣通肺气，又长于降逆平喘，故为宣肺平喘的首选药物。麻黄辛温，功用宣肺平喘、发散表邪，适用于寒实肺闭之证，但通过适当配伍，能较广泛用于多种证型。

2. **哮病治本不忘降气祛痰化瘀** 哮病有宿痰内伏的夙根，导致哮病反复发作，难以根治。在缓解期，虽无喘哮，但宿痰的病机仍然存在，只不过是伏而潜隐，待时而动。顽痰胶结，久则可致痰气瘀阻，故在扶正固本治疗的同时，应加入降气化痰和血之品，以清除内伏之顽痰，方能减少复发。

3. **类固醇激素样作用的中药在哮病治疗中的应用** 糖皮质激素为西医学治疗支气管哮喘的常用药物。部分中药亦具有糖皮质激素样作用，如甘草、细辛、秦艽、五加皮、雷公藤、附子、冬虫夏草、何首乌、杜仲、补骨脂、枸杞子、鹿茸、麝香、淫羊藿、知母、延胡索、三七、人参、党参、肉桂、柴胡等。这些中药亦可在哮病辨证论治理论的指导下适当选用。

4. **名医经验** 陈世安治疗支气管哮喘缓解期，属肺肾不足者，用补肺定喘散：人参10g，大蛤蚧1对，川贝母10g，杏仁10g，藏红花10g，桃仁10g。将上药研细末，装入胶囊，每服1~2g，日服1次。（隋殿军，王迪.国家级名医秘验方.长春：吉林科学技术出版社，2008.）

目标检测

答案解析

A1型题

1. 哮病发作的病机关键是（　）

A. 宿痰内伏于肺　B. 外邪侵袭，触动伏痰　C. 痰气相击，气道被阻
D. 邪袭于肺，肺气不利　E. 肺脏虚弱，气失所主

2. 哮病病性总属于（　）

A. 邪实　B. 正虚　C. 邪实正虚　D. 邪不实正虚　E. 邪实正不虚

3. 治疗哮病缓解期肺脾气虚证，应首选（　）

A. 理中汤　B. 六君子汤　C. 黄芪建中汤　D. 苏子降气汤　E. 补中益气汤

A2型题

4. 女，27岁。既往为冷哮患者，用小青龙汤治疗后，表解而哮喘渐平，现喘则面白汗出，四肢不温，疲惫无神，气短难续，舌质淡胖，脉沉弱。其治疗的主方是（　）

A. 小青龙汤　B. 射干麻黄汤　C. 定喘汤　D. 苏子降气汤　E. 三子养亲汤

5. 男，58岁。喘咳胸满，但坐不得卧，痰涎壅盛，喉如拽锯，咯痰黏腻难出，苔厚浊，脉滑实者，治宜（　）

A. 温肺散寒，化痰平喘　B. 清热宣肺，化痰定喘　C. 化痰利窍，降气平喘
D. 温阳补虚，降气化痰　E. 清热肃肺，化痰降逆

6. 男，45岁。呼吸急促，喉中哮鸣有声，胸膈满闷，咳嗽痰少，形寒畏冷，舌苔白滑，脉弦紧。其治法是（　）

A. 温肺化痰，纳气平喘　B. 温肺散寒，化痰平喘　C. 温肺散寒，止咳化痰
D. 温肺化痰，散寒解表　E. 散寒温脾，化痰平喘

B1型题

A. 射干麻黄汤　B. 三子养亲汤　C. 定喘汤　D. 厚朴麻黄汤　E. 麻杏石甘汤

7. 治疗哮病寒包热哮证，应首选（　）

8. 治疗哮病风痰哮证，应首选（　）

A. 脓腥臭　B. 稠黄胶结　C. 稀薄多沫或痰白而黏
D. 少黏稠难出　E. 如白沫量多

9. 冷哮之痰是（　）

10. 饮犯胸肺之痰是（　）

11. 肺痈之痰是（　）

（李勇华）

书网融合……

知识回顾　习题

第四节　喘　证

PPT

学习目标

知识要求：

1. 掌握喘证的治则及各证型的辨证要点、治法、代表方剂。
2. 熟悉喘证的定义、病因病机及鉴别诊断。
3. 了解喘证的历史源流、其他疗法及预防调护。

技能要求：

1. 熟练掌握辨析喘证各证型、处方用药及适当调护的技能。
2. 学会运用辨证论治的方法治疗喘证。

岗位情景模拟 4

赵某，男，70岁。2017年3月18日就诊。

慢性咳喘10余年，复发并加重7天。患者平时常见气短喘促，晨起咳嗽，痰多稀薄，色白。1周前饮酒后致咳喘加剧，咯痰质稠色黄，自服抗生素未见好转，昨天又因气候突变而致加重，遂来就诊。刻下症见：咳喘上逆，胸部胀闷而痛，息粗，鼻煽，咳而不爽，痰黏稠，伴形寒，身热，烦闷，身痛，有时汗出，口渴。舌苔薄黄，脉浮滑。

问题与思考

1. 本病的临床特征是什么？
2. 患者为虚证还是实证，寒证还是热证？具体证型是什么？
3. 当前的中医治法是什么？如何处方用药？

答案解析

喘证是指由于外感或内伤，导致肺气升降出纳失常，以呼吸困难，气息迫促，甚至张口抬肩，鼻翼煽动，难以平卧为主要临床表现的一种病证。喘证的症状轻重不一，轻者仅表现为呼吸困难，不能平卧；重者稍动则喘息不已，甚则张口抬肩，鼻翼煽动；严重者则喘促持续不解，烦躁不安，面青唇紫，肢冷，汗出如珠，脉浮大无根，发为喘脱。

《黄帝内经》对喘病的症状、体征、病因、病位论述甚详。如《灵枢·五阅五使》说："肺病者，喘息鼻张。"《灵枢·本脏》有："肺高则上气肩息。"汉代张仲景《金匮要略·肺痿肺痈咳嗽上气病脉证并治》篇中言"上气"即是指气喘、肩息、不能平卧等症状，包括"喉中水鸡声"的哮证和"咳而上气"的肺胀。根据病因不同，列有辛温祛寒化饮的射干麻黄汤，祛邪蠲饮、寒温并用的越婢汤、小青龙加石膏汤，豁痰祛浊的皂荚丸等方药，为治喘提供了丰富的临床经验。明代张景岳把喘病归纳成虚实两大证，并指出喘病的辨证纲领。如《景岳全书·喘促》曰："实喘者有邪，邪气实也；虚喘者无邪，元气虚也。"清代叶天士《临证指南医案·喘》在前人基础上进一步总结喘病的证治纲领，认为："在肺为实，在肾为虚。"

西医学中的肺炎、慢性阻塞性肺疾病、肺源性心脏病、心源性哮喘等属于本病范畴，肺结核、矽肺等发生呼吸困难时，亦可参照本病辨证论治。

【病因病机】

1. 病因

（1）外邪侵袭　外感风寒或风热之邪，侵袭肺卫，未能及时表散，内蕴于肺，肺气壅阻，宣降失司，上逆作喘。

（2）饮食不当　过食生冷肥甘，或因嗜酒伤中，脾运失健，水谷不化，反而聚湿生痰，痰浊上干，壅阻肺气，升降不利，发为喘促。如复加外感诱发，可见痰浊与风寒、邪热等内外合邪的错杂证候。若痰湿久郁化热，或肺火素盛，痰受热蒸，则痰火交阻于肺，痰壅火迫，肺气不降，上逆为喘。若痰湿转从寒化，可见寒饮伏肺，常因外邪袭表犯肺，引动伏饮，壅阻气道，发为喘促。

（3）情志不调　情志不遂，忧思气结，肺气闭阻，气机不利；或郁怒伤肝，肝气上逆于肺，肺气不得肃降，升多降少，气逆而喘。

（4）劳欲久病　慢性咳嗽、哮病、肺痨等肺系病证，久病肺虚，气失所主，气阴亏耗，不能下荫于肾，肾元亏虚，肾不纳气而短气喘促。劳欲伤肾，精气内夺，肾之真元伤损，根本不固，不能助肺纳气。气失摄纳，上出于肺，出多入少，逆气上奔为喘。若肾阳衰弱，肾不主水，水邪泛滥，干肺凌心，肺气上逆，心阳不振，亦可致喘。

2. 病机　喘证的基本病机为肺气上逆，宣降失职，或其无所主，肾失摄纳。病变脏腑主在肺肾，涉及肝脾。肺司呼吸，为气机出入升降之枢纽。肺失宣降，肺气胀满，呼吸不利而致喘；肺虚气失所主，亦可少气不足以息而为喘。脾经痰浊上干以及中气虚弱，土不生金，肺气不足；或肝气上逆乘肺，升多降少，均可致肺气上逆而为喘。肾主摄纳，有助于肺气肃降，肾元不固，摄纳失常，则气不归元，阴阳不相接续，亦可气逆于肺，入少出多而为喘促。

喘证病理性质有虚实之分。实喘在肺，为外邪、痰浊、肝郁气逆，邪壅肺气，宣降不利所致；虚喘责之肺、肾两脏，因阳气不足、阴精亏耗，而致肺肾出纳失常，且尤以气虚为主。实喘病久伤正，由肺及肾，或虚喘复感外邪，或夹痰浊，则病情虚实错杂，每多表现为邪气阻塞于上（外邪、痰浊塞阻肺气），肾气亏虚于下（肾不纳气）的上盛下虚证候。

若喘证长期迁延，反复发作，可造成肺脾肾虚损严重，最后可累及于心，导致心气、心阳衰惫，血行瘀滞，出现面青，唇绀，指甲青紫，甚至喘脱之亡阴、亡阳危证。

【诊断与鉴别诊断】

1. 诊断

（1）主症为气息急促，呼吸困难，甚则张口抬肩，鼻翼煽动，不能平卧，口唇发绀。

（2）多有慢性咳嗽、哮病、肺痨、心悸等病史，每遇外感、情志刺激或劳累而诱发。

（3）胸部影像学检查、心电图检查、血常规检测、痰培养、血气分析、肺功能测定等检查有助于本病的诊断与鉴别诊断。

2. 鉴别诊断

（1）喘证与哮病　喘证是一个临床症状，可见于多种急、慢性疾病过程中；哮病是一个独立的疾病，哮必兼喘，故称哮喘，以反复发作、喉间哮鸣有声为特点而区别于喘证。

（2）喘证与肺胀　肺胀为多种慢性肺部疾病长期反复发作，肺脾肾三脏虚损，痰瘀互结，致使肺气壅滞，肺体胀满，肺不敛降而成，以喘促，咳嗽，咯痰，胸部膨满、憋闷如塞等为临床特征。而喘促是肺胀的一个症状，喘证日久可致肺脾肾三脏虚损，发展为肺胀。

（3）喘证与短气　短气即呼吸微弱而浅促，状若不能接续，似喘而无声，亦不抬肩，但卧为快。但气短进一步加重可呈虚喘表现。

【辨证论治】

1. 辨证要点

（1）辨虚实　青壮年发生喘证多为实证，中、老年则多见虚证。既往体健，多属于实；平素多病，喘证遇劳、遇寒即发，多属于虚。一般受寒或饮食不当而喘者，多属于实；精神紧张，或因疲劳而喘者，多属于虚。喘而呼吸深长，面赤身热，舌质红，苔厚腻或黄燥，无浮肿，脉象浮大滑数者为实证；呼吸微弱浅表，呼多吸少，慌张气怯，面色苍白或青灰，额有冷汗，舌质淡，舌上无苔或有苔而白滑或黑润，明显消瘦或浮肿，脉象微弱或浮大中空者为虚证。如气喘痰鸣，张口抬肩，不得卧，四肢厥冷，面色苍白，汗出如珠如油，六脉似有似无，为元气欲脱的危候。

（2）辨寒热　属寒者咯痰清稀如水或痰白有沫，面色青灰，口不渴或渴喜热饮，舌质淡、苔白滑，脉象浮紧或弦迟；属热者咳痰色黄、稠黏或色白而黏，咯吐不利，面赤，口渴引饮或腹胀便秘，舌质红、苔黄腻或黄燥，脉象滑数。

（3）辨病位　咳嗽喘息，胸闷胀满，气短怕风，稍劳即著，病位在肺；哮喘胸满，脘痞痰多，倦怠乏力，病位在脾；哮喘气短，动则喘甚，呼多吸少，病位在肾；咳逆上气，心慌气短，唇舌紫绀，病位在心。

2. 治疗原则　实喘治肺为主，祛邪利气。在表解之，在里清之；寒痰则温化宣肺，热痰则清化肃肺，湿痰则燥湿理气。虚喘治在肺肾，培补摄纳。或补肺，或健脾，或补肾；阳虚则温补之，阴虚则滋养之。至于虚实夹杂、上实下虚、寒热兼见者，又当分清虚实，权衡标本。由于喘证多继发于各种急慢性疾病中，所以应积极治疗原发病。

> **知识拓展**
>
> **喘证据时辨证、择时服药和冬病夏治**
>
> 喘证的发作与时间相关，一年中冬春多发，一日中夜晚频作。因此，可采用据时辨证、择时服药和冬病夏治法进行治疗。如根据卯时气血注于大肠，又为阳明燥金当令之时，以小承气汤合小陷胸汤治疗卯时咳喘患者；基于亥时为三焦主时，辨证为三焦气化不利，以四磨饮加减治疗亥时咳喘；治肺脾肾三虚之五更咳喘，用四君子汤加黄芪、桂枝、蜈蚣，每日于晨5时，晚5时分服一、二煎，择肺、肾气血运行时辰服药；以春夏养阳、冬病夏治法，采用从春至夏服当归四逆汤，自夏至秋服附子汤治疗入冬咳喘等。

3. 分证论治

（1）实喘

①风寒壅肺

证候：喘咳气促，胸部胀闷，痰多色白而清稀，口不渴，初起多兼恶寒发热，头痛无汗。舌淡红，苔薄白而滑，脉浮紧。

辨证要点：喘咳气促，痰多色白而清稀，兼恶寒发热，脉浮紧。

基本病机：风寒上受，内舍于肺，邪气壅实，肺气不宣。

治法：疏风散寒，宣肺平喘。

方药：麻黄汤（《伤寒论》）合华盖散（《博济方》）加减。常用药：麻黄、桂枝、杏仁、炙甘草、紫苏子、赤茯苓、陈皮。

加减：若表证明显，寒热无汗，头身疼痛者，加羌活、独活；寒痰较重，痰白清稀，量多起沫者，加细辛、生姜；咳喘重，胸满气逆者，加射干、前胡、厚朴、旋覆花。

②表寒肺热

证候：喘逆上气，息粗鼻煽，咯痰黏稠不爽，胸胀或痛，伴恶寒身热，烦闷身痛，口渴，有汗或无汗。舌红，苔薄白或黄，脉浮数或滑。

辨证要点：喘逆上气，咳吐稠黏痰，形寒，身热，口渴。

基本病机：寒邪束表，热郁于肺，肺气上逆。

治法：解表清里，化痰平喘。

方药：麻杏石甘汤（《伤寒论》）加减。常用药：麻黄、生石膏、杏仁、甘草。

加减：若表寒重，加桂枝；痰热重，加瓜蒌、贝母；痰鸣息涌，加葶苈子、射干；伤津渴甚，加天花粉、北沙参、麦冬、芦根。

③痰热郁肺

证候：咳逆喘息气粗，胸满，烦躁，目胀睛突，痰黄或白，黏稠难咯；或伴身热，微恶寒，有汗不多，口渴欲饮，溲赤，便干。舌边尖红，苔黄或黄腻，脉数或滑数。

辨证要点：喘息气粗，痰黄黏稠，伴表里实热见症。

基本病机：邪热蕴肺，蒸液成痰，痰热壅滞，肺失清肃。

治法：清热化痰，宣肺平喘。

方药：桑白皮汤（《景岳全书》）加减。常用药：桑白皮、杏仁、半夏、苏子、贝母、黄芩、黄连、山栀子。

加减：若痰多黏稠，加海蛤粉、鱼腥草、冬瓜仁、薏苡仁；喘不能卧，大便秘结，加大黄、葶苈子；痰有血色或带腥味，加鱼腥草、金荞麦、芦根。

（4）痰浊阻肺

证候：喘而胸满闷塞，甚则胸盈仰息，咳嗽痰多，黏腻色白，咯吐不利，呕恶纳呆，口黏不渴。舌淡，苔白腻，脉象滑或濡。

辨证要点：咳喘痰多，黏腻色白，舌苔白腻。

基本病机：中阳不运，积湿生痰，痰浊壅肺，肺失宣降。

治法：祛痰降逆，宣肺平喘。

方药：二陈汤（《太平惠民和剂局方》）合三子养亲汤（《韩氏医通》）加减。常用药：法半夏、陈皮、茯苓、苏子、白芥子、莱菔子、杏仁、紫菀、旋覆花。

加减：若痰多壅盛，加苍术、厚朴；脾虚而纳呆，神疲，便溏者，加党参、白术；痰从寒化，色白清稀，畏寒者，加干姜、细辛；痰转黄稠，咽干，便秘，加黄芩、桑白皮、竹茹。

（5）肺气郁痹

证候：每遇情志刺激而诱发，发时突然呼吸短促，息粗气憋，胸闷胸痛，咽中如窒，但喉中痰鸣不著，平素常多忧思抑郁，或失眠，心悸；或心烦易怒，面红目赤。舌红，苔薄白或黄，脉弦。

辨证要点：每遇情志刺激而诱发，发时突然呼吸短促，息粗气憋，胸闷胸痛，平素常多忧思抑郁。

基本病机：肝郁气逆，上冲犯肺，肺失宣降。

治法：开郁降气平喘。

方药：五磨饮子（《医便》）加减。常用药：乌药、沉香、槟榔、枳实、木香。

加减：若肝气郁滞重，加柴胡、郁金、青皮；气滞腹胀，便秘，加大黄；心悸失眠，加百合、酸枣仁、合欢皮、远志；精神恍惚，悲伤欲哭，合甘麦大枣汤。

（2）虚喘

①肺气虚耗

证候：喘促短气，气怯声低，喉有鼾声，咳声低弱，痰吐稀薄，自汗畏风，或见咳痰少质黏，烦热而渴，咽喉不利，面颧潮红。舌淡红或舌红，少苔，脉软弱或细数。

辨证要点：喘促气短，声低，自汗恶风。

基本病机：肺气亏虚，气失所主，或肺阴亦虚，虚火上炎，肺失清肃。

治法：补肺益气养阴。

方药：生脉散（《医学启源》）合补肺汤（《永类钤方》）加减。常用药：人参、黄芪、党参、熟地黄、五味子、麦冬、桑白皮、紫菀。

加减：若咳逆，咯痰清稀，加款冬花、苏子、百部、枇杷叶；痰黏难咯，加贝母、瓜蒌、桔梗、百部、桑白皮；阴虚者，加北沙参、玉竹、百合、诃子。

②肾虚不纳

证候：喘促日久，动则喘甚，呼多吸少，呼则难升，吸则难降，气不得续，形瘦神惫，腰膝酸软，跗肿，汗出肢冷，面青唇紫；或见喘咳，面红烦躁，口咽干燥，足冷，汗出如油。舌淡，苔白或黑而润滑，或舌红，少津，脉沉弱或细数。

辨证要点：喘促，动则尤甚，呼多吸少，腰膝酸软。

基本病机：肺病及肾，肺肾俱虚，肾不纳气。

治法：补肾纳气。

方药：金匮肾气丸（《金匮要略》）合参蛤散（《御药院方》引《博济方》）加减。常用药：附子、肉桂、山茱萸、山药、胡桃肉、紫河车、熟地黄、当归、蛤蚧。

加减：若肾阴虚，症见口燥咽干，喘则面红足冷，加生地黄、麦冬、天冬、龟甲胶、五味子、诃子；肾阳不足，心失温养，血脉瘀滞，症见面唇、舌质青紫者，加桃仁、红花、川芎、水蛭、僵蚕；肾虚于下，痰浊壅盛于上，喘咳痰多，气急胸闷，苔腻，为“上盛下虚”之候，用苏子降气汤。

③正虚喘脱

证候：喘逆剧甚，张口抬肩，鼻煽气促，端坐不能平卧，稍动则咳喘欲绝，或有痰鸣，心悸烦躁，四肢厥冷，面青唇紫，汗出如珠。脉浮大无根，或见歇止，或模糊不清。

辨证要点：喘逆剧甚，鼻煽气促，端坐不能平卧，汗出如珠，四肢厥冷，脉浮大无根，或见歇止。

基本病机：肺气欲绝，心肾阳衰，气失所主。

治法：扶阳固脱，镇摄肾气。

方药：参附汤（《济生方》）送服黑锡丹（《太平惠民和剂局方》），配合蛤蚧粉。常用药：人参、黄芪、炙甘草、山茱萸、紫河车、五味子、蛤蚧、龙骨、牡蛎。

加减：若呼吸微弱，间断难续，或叹气样呼吸，汗出如洗，烦躁内热，口干颧红，舌红无苔，或红绛而紫赤，脉细微而数，或散或芤，宜益气救阴防脱，用生脉散加生地黄、山茱萸、西洋参；阴竭阳脱，加附子、干姜、肉桂；神志不清者，加丹参、远志、石菖蒲；浮肿者，加茯苓皮、炙蟾皮、万年青根。

4．其他疗法

（1）中成药疗法　痰热壅肺证，用蛇胆川贝液；咳嗽气喘，夜不能卧，咯吐白痰者，用海珠喘息定片；虚喘，用固肾定喘丸；风寒或痰湿阻肺而引起的咳嗽、气喘、痰多色白，胸闷不舒，用桂龙咳喘宁；肺肾阳虚，心阳衰微者，用参茸黑锡丹。

（2）单验方　葶苈子粉，1次1.5g，1日2次，泻肺平喘，用于痰浊壅肺的咳喘；地龙，焙干研粉，1次3g，1日2次，清肺定喘，用于痰热所致咳喘；紫河车粉，1次1.5g，1日2~3次，补肾益精，益气养血，用于精血亏虚之喘病。

（3）穴位贴敷法　取穴第1组为大椎、肺俞、定喘、肾俞等穴，第2组为天突、膻中、肾俞、膏肓俞等。两组穴位交换贴敷。将白芥子、芫花、延胡索、干姜、细辛、椒目、肉桂等制成软膏贴敷，一般6~12小时后取下。每7~10天贴敷1次，2个月为1疗程。

【预防调护】

本病发作每有外感引发，故重在预防。未病要慎风寒，适寒温，节饮食，薄滋味，并积极参加体育活动增强体质；青年、中年人，可试行冷水浴，以增强机体对寒冷的适应能力。已病则应注意早期治疗，力求及早根治，避免受凉，冬季要特别注意背部和颈部的保暖；有吸烟嗜好者应戒烟；房事节制；饮食宜清淡而富有营养，忌油腻、荤腥，保持大便通畅；室内空气要新鲜，避免烟尘刺激；痰多者要注意排痰，使呼吸通畅。

适当选用食疗。贝母粉10g熬粥，用于痰热遏肺型喘证；柚子皮茶，用于肝郁侮肺型喘证；人参6g，大枣10枚，代茶饮，适用于肺脾气虚型喘证。

【重点难点】

1．喘证是以气息急促，呼吸困难，甚至张口抬肩，鼻翼煽动，不能平卧为临床特征的一种病证，严重者可致喘脱。

2．其病位主要在肺、肾，亦与肝、脾等脏有关。病理性质有虚实之分。

3．实喘为邪气壅肺，气失宣降，治予祛邪利气。祛邪指祛风寒、清肺热、化痰浊（痰饮）等，利气宣肺平喘，亦包括降气解郁等法。

4．虚喘为精气不足，肺不主气，肾不纳气所致，治予培补摄纳，但应分阴阳，培肺气，益肺阴，补肾阳，滋肾阴等，并佐摄纳固脱等法。

5．表现为肺实肾虚的“上盛下虚”证，治当疏泄其上，培补其下。

6．临床实喘以风寒、痰浊、痰热，虚喘以肺脾两虚、肾虚等证型较为常见。

【临证备要】

1．**虚喘尤重治肾，补正当辨阴阳**　虚喘有补肺、补肾、健脾及养心的不同治法。每多相关，应联系治疗，但肾为气之根，故必须重视治肾，纳气归元，使根本得固。扶正除辨别脏腑所属外，须进一步辨清阴阳。阳虚者温养阳气；阴虚者滋阴填精；阴阳两虚者根据主次酌情兼顾。一般而论，以温阳益气为主。

2．**从肺与大肠关系论治喘证**　肺主肃降，“行气于腑”，肺气肃降则六腑之气皆通。若肺气为邪所壅，肺失宣降，则大肠传导失司，腑气不通引起大便秘结；大肠热结，循经上扰，熏灼肺金，肺气不利，可出现咳嗽气喘等证。临床可应用平喘通腑、肃肺缓下、表里双解等法治喘。

3．**从肺络癥瘕论治喘证**　喘证多病程日久，缠绵难愈，符合“久病入络”理论。“微型癥瘕，痹阻肺络”，气机升降失常而致喘。络以通为用，根据“微型癥瘕”有形之邪深伏络脉的特点，在补虚荣络的基础上软坚散结、消癥通络，使肺络有形之邪逐渐消散，肺络通畅，恢复气机升降和气血灌渗滋养功能。用药可宗叶天士“络以辛为泄”之旨，使用辛味走窜之品内入肺络，外透皮毛腠理，引药达病。对于有形久积之邪以缓攻为主，在补虚荣络之时配用搜剔经络的虫类药，在此基础上辨证应用行气、化痰、祛瘀、软坚、散结之法。

4. **名医经验** 邵长荣治疗慢性阻塞性肺疾病，脾肾两虚、痰阻血瘀者，症见气急、气喘，呼吸困难，咳嗽痰多色白，伴畏寒，纳少，腰酸，耳鸣，舌质暗，苔薄腻，脉弱，方选三桑肾气汤：桑白皮9g，桑椹12g，桑寄生12g，矮地茶12g，功劳叶12g，半夏9g，陈皮9g，茯苓12g，五味子4.5g，补骨脂9g，川芎9g，石菖蒲9g。（隋殿军，王迪.国家级名医秘验方.长春：吉林科学技术出版社，2008.）

目标检测

答案解析

A1 型题

1. 喘证属虚者的发病机制是（ ）
   A. 肾精不足，气失摄纳　B. 肺阴亏虚，阴虚火旺　C. 肺不主气，肾失摄纳
   D. 肺气不足，气失所主　E. 痰浊内生，上干于肺
2. 与喘证的发病无直接关系的是（ ）
   A. 外邪侵袭　B. 饮食不当　C. 情志不调　D. 腑气不通　E. 劳欲久病
3. 下列哪项不是虚喘的特征（ ）
   A. 呼吸短促难续，吸入为快　B. 气怯声低　C. 脉微弱或浮大中空
   D. 咳吐脓痰　E. 病情时轻时重

A2 型题

4. 男，67岁。风寒袭肺喘证，表寒未解，里热又现，症见喘逆上气，息粗鼻煽，咯痰黏稠，伴恶寒发热，烦热口渴，有汗，舌苔薄白，中心黄，脉浮数。治疗宜选下列何方（ ）
   A. 麻杏石甘汤　B. 小青龙汤　C. 大青龙汤　D. 定喘汤　E. 麻黄汤
5. 男，73岁。喘促日久，动则喘甚，呼多吸少，气不得续，腰膝酸软，汗出肢冷，面唇青紫，舌质淡，脉微细而弱。其治法首选（ ）
   A. 清热化痰，泻肺平喘　B. 宣肺散寒，降气平喘　C. 开郁理气，降气平喘
   D. 补肺益气　E. 补肾纳气
6. 男，42岁。多年喘促史，现呼多吸少，动则喘甚，气不得续，咽干口燥，喘时面赤足冷，舌红，脉细，选何方（ ）
   A. 七味都气丸　B. 生脉散　C. 真武汤
   D. 苏子降气汤　E. 七味都气丸合生脉散

B1 型题

A. 肝　B. 心　C. 脾　D. 肺　E. 肾

7. 实喘病位主要在（ ）
8. 肺痈病位主要在（ ）

A. 麻黄汤　B. 二陈汤合三子养亲汤　C. 桑白皮汤

D. 定喘汤　　　　　　　　E. 金匮肾气丸

9. 风寒袭肺喘证宜选用（　）

10. 痰浊阻肺喘证宜选用（　）

11. 痰热郁肺喘证宜选用（　）

（李勇华）

书网融合……

知识回顾　　习题

第五节　肺　痈

PPT

学习目标

知识要求：

1. 掌握肺痈的临床特征及各证型的辨证要点、治法、代表方剂。
2. 熟悉肺痈常见病因病机、类证鉴别及转归预后。
3. 了解肺痈的历史源流、特殊诊断法、预防调护。

技能要求：

1. 熟练掌握辨析肺痈各证型及处方用药的技能。
2. 能够熟练为肺痈患者开展预防与调护指导。

岗位情景模拟 5

王某，女，27岁。2019年4月20日就诊。

咳吐黄绿色脓痰3天。患者1个月前因受凉后出现发热恶寒，鼻塞，咳嗽痰多，经治疗后，咳嗽略减，但间歇性发热恶寒，胸痛渐作，遂来就诊。刻下症见：高热寒战，左胸疼痛剧烈如针刺、咳嗽及呼吸时加重，咯吐黄绿色脓痰，口渴，大便燥结，小便短赤，精神不振。舌红，苔黄腻，脉滑数有力。

问题与思考

1. 本病的临床特征是什么？
2. 本病诊断为何病？当辨证为何证型？
3. 本病当与哪些疾病鉴别？其中医治法是什么？如何选方用药？应如何调养？

答案解析

肺痈是因热毒瘀结于肺，导致肺叶生疮，热壅血瘀，肉败血腐，形成脓疡，以发热，咳嗽，胸痛，咯吐腥臭浊痰，甚则咯吐脓血痰为主要临床表现的一种病证。

肺痈病名首见于《金匮要略·肺痿肺痈咳嗽上气病脉证并治》，指出“咳而胸满振寒，脉数，咽干不渴，时出浊唾腥臭，久久吐脓如米粥”，提出“始萌可救，脓成则死”的预后判断，并以葶苈大枣泻肺汤用于脓尚未成、肺气壅塞、咳嗽喘逆者；以桔梗汤用于脓成、浊唾腥臭、吐脓如米粥者。隋代巢元方《诸病源候论·肺痈候》指出：“肺痈者，由风寒伤于肺，其气结聚所成也……其气虚者，寒乘虚伤肺，寒搏于血，蕴结成痈；热又加之，积热不散，血败为脓。”强调正虚是发病的重要内因。唐代孙思邈《备急千金要方》创苇茎汤以清肺排脓，活血消痈，为后世治疗本病的要方。明代陈实功在《外科正宗·肺痈论》根据病机演变及证候表现，将肺痈分为初起、脓成、溃后三个阶段，提出初起在表者宜表清肺，已有里热者宜降火抑阴，成脓者宜平肺排脓，脓溃正虚者宜补肺健脾等治法。

西医学的多种原因引起的肺组织化脓症如肺脓肿、化脓性肺炎、肺坏疽及支气管扩张继发感染等疾病，均可参照本病辨证论治。

【病因病机】

1. 病因

（1）感受外邪　多为外感风热毒邪，或因感受风寒，未得表散，内郁化热，肺受邪热熏灼，肺气失于清肃，血热壅聚，蕴毒化脓而成痈。

（2）痰热素盛　平素痰热蕴肺，或嗜酒太过、恣食肥甘等，致湿热内盛，蕴结日久，熏蒸于肺，化脓成痈。

若有痰热宿疾，劳倦过度，肺气薄弱，卫外不固，外邪乘虚侵袭，亦是致病的重要内因。

2. 病机　肺痈的基本病机为热毒壅肺，热壅血瘀，血败肉腐而成痈脓。因邪热郁肺，蒸液成痰，邪阻肺络，血滞为瘀，而致痰热与瘀血互结，蕴酿成痈，血败肉腐化脓，肺损络伤，脓疡破溃外泄。其成痈化脓的病理基础，主要在于血瘀，血瘀则热聚，血败肉腐酿脓。

肺痈的病位在肺。其病理性质主要表现为邪盛的实热证候，脓疡溃后方见阴伤气耗之象。在病发之初，肺经痰热素盛，使肺气壅滞，痰热内扰，继则热势亢盛、血败肉腐而化为痈脓，一般均表现为热证、实证。在脓疡破溃时，因热邪熏灼太过，气阴受损，故此时常有气耗阴伤的病机变化，因成虚实夹杂之证。

本病病理演变可根据病机转化过程，分为初（表证）期、成痈期、溃脓期、恢复期等四个不同阶段。初（表证）期风热侵袭肺卫，或风寒化热，导致肺卫同病，出现恶寒、发热、咳嗽等肺卫表证；成痈期为热壅血瘀，蕴酿成痈，表现出高热、振寒、咳嗽、气急、胸痛等气分实热证；溃脓期血败肉腐，脓疡内溃外泄，表现为咳吐大量脓血腥臭痰；恢复期邪毒渐尽，邪去正虚，则病灶趋向愈合；若溃后脓毒不尽或邪恋正虚，阴伤气耗，则致病情迁延，日久不愈，病势时轻时重，而转为慢性。

【诊断与鉴别诊断】

1. 诊断

（1）主症为突然寒战高热，咳嗽胸痛，咯吐黏浊痰，经10日左右，咯吐大量腥臭脓痰，或脓血相兼。若脓血排出，热退症减，病情好转，经数周逐渐恢复。若脓毒不净，持续咳嗽，反复咯吐脓血臭痰，低热，消瘦，则成慢性转变。

（2）有外感或素有痰热病史。

（3）天气变化，恼怒，劳累，暴饮暴食，饥饿，饮食生冷干硬、辛辣，吸烟，嗜酒或服用有损脾胃的药物等均为诱因。

（4）相关检查

1）传统检查三法：①传统的验痰法：脓血浊痰吐入水中，沉者是痈脓，浮者是痰。②验口味：肺痈患者口啖生黄豆或生豆汁不觉有腥味者。③验爪甲：溃后迁延至慢性患者，还可见“爪甲紫而带弯”，指端呈鼓杵样。

2）体征：肺痈患者可见舌下生细粒。迁延不愈之患者，还可见杵状指。脓肿接近胸壁部位者，叩诊可呈浊音，听诊呼吸音减弱，或闻及湿啰音。

3）血常规检查：细菌感染患者白细胞总数及中性粒细胞均显著增加，慢性肺脓肿患者的白细胞可无明显改变，但可有轻度贫血。病原学检查：痰涂片、痰培养、药敏试验，有助于确定病原体和选择有效的抗生素治疗。血源性肺脓肿患者的血培养可发现致病菌。

4）影像学及其他检查：①X线检查，胸片可见大片浓密炎症阴影或透光区及液平面。②胸部CT扫描多呈类圆形的厚壁脓腔，脓腔内可有液平面出现，脓腔内壁常表现为不规则状，周围有模糊炎性影。③支气管镜检查：有助发现病因，若疑为支气管肿瘤，可摘取作活检；如有气道内异物可取出使引流通畅。亦可借助纤维支气管镜防污染毛刷采样细菌培养以及吸引脓液和病变部注入抗生素，促进支气管引流和脓腔愈合。

2. 鉴别诊断

（1）肺痈与风温　二者均属实热证，初起均以发热，咳嗽，烦渴或伴气急胸痛为特征，较难鉴别。但风温经正确治疗后，常于气分而解，多在1周内身热下降，病情向愈。若病经1周，身热不退，或退而复升，并伴有咯吐浊痰，喉中腥味明显，应考虑肺痈的可能。

（2）肺痈与肺癌　二者均有咳嗽、胸痛、咯吐血痰的症状。但肺痈缘于热壅血瘀为基本病机，常急性发作，伴有壮热的热势特点。而肺癌为痰、瘀、毒互结，发病迟缓，热势不高，并伴阵发性呛咳及精神疲劳、消瘦等全身症状，借助胸部X片、CT，气管镜及病理学、组织学检查有助于鉴别。

（3）肺痈与其他疾病的痰热蕴肺证　均可出现发热，咳嗽，胸痛，痰中带血的症状。但后者病机是邪热蕴肺，蒸液为痰，伤及血络所致，以咳吐黄稠浓痰，夹有少许血丝或鲜血为特征，其病情较轻。而前者则为热壅血瘀，肉腐血败，化脓溃破，以振寒，高热或咯吐大量脓血腥臭浊痰为主要特征，其病情较重。

【辨证论治】

1. 辨证要点

（1）辨痰浊　肺痈痰的总特点是腥臭脓痰，根据痰的不同又可分为初期、成脓期、溃脓期、恢复期四期。如初期兼表证，咯白色黏沫痰；成痈期为咯黄稠痰或黄绿色浊痰，喉间有腥味；溃脓期则咯大量脓血腥臭痰或米粥状脓痰；恢复期见热退，咳减，痰由浓变稀者为顺；见脓血痰状如败卤，腥臭异常为逆。

（2）辨虚实　肺痈初期及蕴痈阶段，辨证总属实热之证；溃脓期大量腥臭脓痰排出后，因痰热久蕴，肺之气阴耗伤，表现为实证为主兼有虚象；恢复期则以阴伤气耗为主，兼有余毒不净之虚实夹杂证候。

（3）辨证候顺逆　溃脓期是病情顺逆的转折点，恢复期能观测到本病的顺逆。顺证见溃后声音清朗，脓血稀而渐少，臭味转淡，饮食知味，胸胁少痛，身热退，脉象平缓。逆证见溃后排脓不畅，脓血如败卤，腥味异常，音哑无力，气喘鼻煽，纳差，胸痛，身热不退，指甲青紫，颧红，脉弦涩或弦急。

2. 治疗原则 肺痈的基本治疗原则是清热解毒，化瘀排脓。在肺痈的治疗过程中，无论在各阶段均要给予大剂清热解毒消痈之品以力求消散；已成脓者当解毒排脓，按照“有脓必排”的原则，尤以排脓为首要措施；脓毒消除后，再予以补虚养肺。

针对不同病期，分别采取相应治法。如初期宜清肺散邪；成痈期，当清热解毒，化瘀消痈；溃脓期，宜排脓解毒；恢复期，应配合益气养阴以达到扶正祛邪的目的。

3. 分证论治

（1）初期

证候：恶寒或寒战发热，咳嗽，咯白色黏痰，痰量日渐增多，胸痛，咳则痛甚，呼吸不利。舌苔薄黄，脉浮数而滑。

辨证要点：咳嗽、胸痛，伴风热表证。

基本病机：风热外袭，卫表不和，邪热壅肺，肺失清肃。

治法：疏风散热，宣肺化痰。

方药：银翘散（《温病条辨》）加减。常用药：金银花、连翘、淡豆豉、牛蒡子、薄荷、荆芥穗、桔梗、甘草、竹叶、鲜芦根。

加减：若表证重者加薄荷、豆豉；内热转甚，身热，恶寒不显，咯痰黄稠，口渴者，酌加石膏、黄芩、鱼腥草；痰热蕴肺，咳甚痰多，配杏仁、浙贝母、桑白皮、冬瓜仁、枇杷叶；肺气不利，胸痛，呼吸不畅者，配瓜蒌皮、郁金。

（2）成痈期

证候：身热转甚，时时振寒，继则壮热，汗出烦躁，咳嗽气急，咯黄绿色浊痰，自觉喉间有腥味，胸满作痛，转侧不利，口干咽燥。舌苔黄腻，脉滑数。

辨证要点：壮热，咳吐黄绿色痰，喉间腥臭，苔黄腻，脉滑数。

基本病机：热毒蕴肺，蒸液成痰，热壅血瘀，蕴酿成痈。

治法：清热解毒，化瘀消痈。

方药：《千金》苇茎汤（《备急千金要方》）合如金解毒散（《痈疽神秘验方》）加减。常用药：鲜芦根、薏苡仁、冬瓜仁、桃仁、桔梗、甘草、黄芩、黄连、黄柏、栀子。

加减：另可酌加银花、蒲公英、紫花地丁、鱼腥草、败酱草；若大便秘结者加大黄；热毒瘀结，咯脓浊痰，腥臭味甚者，可合犀黄丸；咯痰黄稠，酌配桑白皮、瓜蒌、射干、海蛤壳；痰浊阻肺，咳而喘满，咯痰浓浊量多，不得平卧者，治宜泻肺泄浊，加葶苈大枣泻肺汤；胸满作痛，转侧不利者，加浙贝母、乳香、没药。

（3）溃脓期

证候：咳吐大量脓血痰，或如米粥，腥臭异常，有时咯血或痰中带血，胸中烦满而痛，甚则气喘不得卧，身热面赤，烦渴引饮。舌红，苔黄腻，脉滑数或数实。

辨证要点：咳吐大量脓血痰，腥臭异常。

基本病机：热壅血瘀，血败肉腐，痈肿内溃，脓液外泄。

治法：排脓解毒。

方药：加味桔梗汤（《医学心悟》）加减。常用药：桔梗、甘草、贝母、橘红、金银花、薏苡仁、葶苈子、白及。

加减：若咯血量多，酌加丹皮、山栀、蒲黄、藕节、三七；痈脓排泄不畅，脓液量少难出，配桃仁、皂角刺，但咯血者禁用；气虚无力排脓者，加生黄芪；津伤明显，口干舌燥者，加玄参、麦冬、天花粉。

（4）恢复期

证候：身热渐退，咳嗽减轻，咯吐脓血日减，臭味亦减，痰转清稀，食欲渐佳，或见咳嗽，咯吐脓血痰日久不净，痰液一度清稀而复转臭浊，伴胸胁隐痛，难以久卧，气短，自汗，或午后潮热，心烦，盗汗，口燥咽干，形体消瘦，精神委顿，面白少华。舌红或淡红，苔白，脉细或细数无力。

辨证要点：咳减热退或咳脓未愈，伴气阴两虚证。

基本病机：邪毒渐去，肺体损伤，阴伤气耗，或为邪恋正虚。

治法：益气养阴，清肺排脓。

方药：沙参清肺汤（《家庭治病新书》）或桔梗杏仁煎（《景岳全书》）加减。常用药：沙参、合欢皮、生黄芪、桔梗、连翘、薏苡仁、甘草、冬瓜仁、阿胶、麦冬、百合、杏仁、贝母。

加减：若阴虚发热，低热不退，加十大功劳叶、青蒿、白薇、地骨皮；脾虚，食纳不佳，便溏，治宜培土生金，配白术、山药、茯苓；肺络损伤，咳吐血痰，加白及、白蔹；正虚邪恋，咯吐腥臭脓浊痰，当扶正祛邪，治宜益气养阴，排脓解毒，加鱼腥草、金荞麦根、败酱草、桔梗等。

知识拓展

鱼腥草——中药“抗生素”

金代名医刘完素有次采药后遇狂风骤雨，回府后即暴病。高热、寒战，频频咳嗽，痰液浓稠。服苇茎汤、桔梗汤均不能奏效，令家人和弟子惊慌失措。

当时，恰逢张元素采药路过，闻之忙入刘府探望，并送一帖草药。刘完素看那药像三白草，念叨它清热利水、消肿解毒尚可，怎能治肺痈重症？正犹豫之间，有一弟子已拿草药去煎汤，刘完素见药汤色如红茶，气味辛香，才知这药并不是三白草，这才将药汤服下。连服3天，热退痰消，咳嗽缓解，化险为夷。

刘完素忙派人请来张元素当面道谢请教所用之妙药为何物。张元素从药筐里取出一束鲜草药，顿时鱼腥气扑鼻。张元素说：“此乃蕺菜，俗称鱼腥草，功能清热解毒，祛痰止咳，消痈排脓。此为鲜品，其气腥臭，阴干后腥气消失。前送老先生者为其干品也。”

600年后，现代药理研究已证明鱼腥草是治疗肺脓肿的有效药物，具有广谱抗菌作用，对G^+球菌、G^-杆菌均有明显的抗菌作用。

4. 其他疗法

（1）中成药疗法　银翘解毒片，每次9g，每日2次，口服，适用于肺痈初期；感冒退热冲剂，每次1~2袋，每日3次，开水冲服，适用于肺痈初起，恶寒、壮热、咳嗽咽痛等。

（2）单方验方

①鲜鱼腥草100~300g，煮沸1~2分钟，干品60~90g，先用水浸泡0.5~1小时，煮沸1~2分钟即可，久煎则有效成分易挥发。适用于肺痈各期。

②金荞麦根茎（洗净晒干，去根须、切碎）250g，用瓦罐，加清水或黄酒1250ml，罐口用竹箸密封，隔水文火煮3小时，得净汁约1000ml，成人每服30~40ml，每日3次，小儿酌减。

③鲜薏苡仁根：60~90g，捣汁，蒸热服，每日2~3次。用于肺痈溃脓期。

（3）茶疗

①肺痈茶（《养生治病茶疗方》）：鲜鱼腥草30~60g（干品20g），山海螺30~60g，金银花15g，绿茶6g。先煎前3味，煮沸10~15分钟后加入绿茶，少沸即可。

②芦根茶（《偏方大全》）：鲜芦根100g，冬瓜子90g，共煎取汁，代茶饮。

（4）针灸　壮热不退者，可针刺大椎、曲池、合谷、太冲等穴，用泻法以透邪泻热。

【预防调护】

凡属肺虚或原有其他慢性疾患，肺卫不固，易感外邪者，当注意寒温适度，起居有节，理应避邪贼风，以防受邪致病；并禁烟酒及辛辣炙煿食物，以免燥热伤肺。一旦发病，则当及早治疗，力求在未成脓前得到消散，或减轻病情。对肺痈患者护理时，应做到安静卧床休息，每日观察记录体温、脉象变化，咳嗽情况，痰色、质、量、味，注意室温的调节，做好防寒保温。在溃脓后可根据肺部病位，予以体位引流；如见大量咯血，应警惕血块阻塞气道，或出现气随血脱之危症，当按“咯血”采取相应的护理措施。

饮食宜清淡，多食蔬菜，忌油腻厚味；高热者可予半流质。可食梨、枇杷、萝卜等，有润肺生津化痰作用的食物。每日可用薏苡仁煨粥食之，并取鲜芦根煎汤代茶。禁食一切辛辣刺激及海腥之品，如辣椒、葱、韭菜、黄鱼、鸭蛋、虾、螃蟹等。吸烟、饮酒者一律均须戒除。

【重点难点】

1. 肺痈以发热、咳嗽、胸痛、咳吐大量腥臭脓痰为特征。

2. 主要因热邪犯肺，内蕴不解，以致热壅血瘀、血败肉腐而化脓成痈。

3. 本病在溃脓之前，一般均属实证，溃脓之后为正虚邪恋的虚实夹杂证。

4. 治疗以清热解毒、化瘀排脓为基本治则，清热解毒宜贯彻病程始终。初期宜清肺散邪；成痈期宜清热解毒，化瘀消痈；溃脓期宜排脓解毒；恢复期宜益气滋阴，扶正托邪。

5. 四期临床特征均有不同，辨痰分期为其特殊的辨证方法。初期兼表证，咯白色黏沫痰；成痈期咯黄稠痰或黄绿色浊痰，喉间有腥味；溃脓期则咯大量脓血腥臭痰或米粥状脓痰；恢复期见热退，咳减，痰由浓变稀者为顺；恢复期见脓血痰状如败卤，腥臭异常为逆。

【临证备要】

1. 肺痈的用药包含四个方面　一是清热解毒类，疾病初期当尽早应用，金银花、连翘是清热解毒的常用药，金银花可用30~50g，连翘可用15~30g；二是祛痰排脓类，溃脓期排脓是否通畅，是治疗成败的关键，桔梗为排脓主药，用量也宜大，可用15~20g；三是活血化瘀类，如桃仁、赤芍、丹皮、乳香、没药、三七等，必须趁正气未衰之机，速战速决，在清热解毒的同时酌加祛瘀散结之品；四是益气养阴类，如生黄芪、太子参、沙参、麦冬等，在疾病恢复阶段不仅以补肺为主，还应适当佐以解毒排脓之品，以防其余毒不净。

2. 明确治疗肺痈“三忌”　一忌发汗，免伤肺气；二忌温补，免助邪气；三忌早涩，以免“闭门留寇”。

3. 加强肺痈溃脓观察，防止发生大咯血　少数患者溃脓后，会出现大量咯血，可出现血块阻塞气道，或气随血脱，汗出肢冷，脉微细数的危象。当按照“血证”急救处理。另外，部分患者脓排不畅，流入胸腔，形成脓胸，病情较重，预后较差。表现为持续高热，呼吸困难，气促胸痛，面色苍白或青紫，甚则神志昏迷，脉细数。当引起高度重视，必要时可作胸腔穿刺引流。若病情迁延至3个月以上，则转为慢性，经内科治疗后，肺部脓腔仍在，有手术指征者，可施外科手术治疗。

4. **名医经验** 马有度治疗肺痈溃脓期用苇茎排脓汤：苇茎30g，桃仁12g，冬瓜仁24g，桔梗12g，甘草9g，鱼腥草60g，柴胡24g，金银花18g。若有咯血、衄血，加茅根；呕吐，加竹茹、代赭石；痰多，加莱菔子；咳甚，加川贝母、橘红、枇杷叶；口渴，加知母、天花粉；便秘，加郁李仁或大黄。（马有度.医方新解.上海：上海科学技术出版社出版，1980.）

目标检测

答案解析

A1型题

1. 下列不属于肺痈主症的是（ ）

A. 恶寒　B. 发热　C. 胸痛　D. 咳吐腥臭浊痰　E. 咳嗽

2. 肺痈之成痈化脓的病理基础是（ ）

A. 热伤肺气　B. 热壅血瘀　C. 肉腐血败　D. 热毒留恋　E. 痰瘀痹阻

3. 千金苇茎汤适用于肺痈（ ）

A. 初期　B. 成痈期　C. 溃脓期

D. 恢复期　E. 以上均不是

A2型题

4. 男，45岁。身热面赤，口渴引饮，胸中烦满而痛，咳吐大量腥臭脓血痰，状如米粥，腥臭异常，带有咯血。此为肺痈（ ）

A. 初期　B. 成痈期　C. 溃脓期　D. 恢复期　E. 以上都不是

5. 男，55岁。阵寒，继而壮热，咳嗽气急，咳吐黄绿色浊痰，腥臭味，烦躁，胸痛不得转侧，口干咽燥，苔黄腻，脉滑数。方药宜选用（ ）

A. 如金解毒散　B. 加味桔梗汤　C. 薏苡仁汤　D. 二陈汤　E. 麻杏石甘汤

6. 男，58岁。发热恶寒，咳嗽，咯白黏痰，痰量由少渐多，胸痛，咳时尤甚，呼吸不利，口干，苔薄黄，脉浮滑数。治法宜用（ ）

A. 清肺散邪　B. 清热解毒　C. 清热排脓　D. 清肺化瘀　E. 排脓解毒

A3型题

陈某，男，24岁。咳吐大量脓血痰，腥臭异常，胸中烦满疼痛，身热烦渴，舌红苔黄腻，脉实。

7. 此为肺痈（ ）

A. 初期　B. 成痈期　C. 溃脓期　D. 恢复期　E. 以上都不是

8. 其治法是（ ）

A. 清肺散邪　B. 清热解毒　C. 清热排脓　D. 益气养阴　E. 排脓解毒

9. 其治疗首选方是（ ）

A. 如金解毒散　B. 加味桔梗汤　C. 薏苡仁汤　D. 千金苇茎汤　E. 麻杏石甘汤

B1型题

A. 热伤肺气　B. 热壅血瘀　C. 血败肉腐　D. 热毒留恋　E. 以上都不是

10. 肺痈初期的主要病理是（ ）

11. 肺痈成痈期的主要病理是（ ）

12. 肺痈溃脓期的主要病理是（ ）

13. 肺痈恢复期的主要病理是（ ）

（沈梦玥）

书网融合……

知识回顾 微课 习题

第六节 肺痨

PPT

学习目标

知识要求：

1. 掌握肺痨的定义、基本治则及各证型的辨证要点、治法、代表方剂。
2. 熟悉肺痨的病因病机、类证鉴别及预防调护方法。
3. 了解肺痨的历史源流、演变及预后。

技能要求：

1. 熟练掌握辨析肺痨各证型及处方用药的技能。
2. 能够熟练为肺痨患者开展预防与调护指导。

岗位情景模拟6

鲁某，男，68岁。2020年6月1日就诊。

反复干咳10年。患者患肺结核病10年，抗结核治疗无效，左肺已毁损，痰涂片培养显示结核杆菌阳性。刻下症见：反复干咳，面色憔悴，肌瘦骨露，左胸廓比右胸廓狭小，神疲喜卧，少气不足以息，语声低微，腰酸肢软，时有低热，午后两颧潮红，纳谷不香，大小便尚可。舌质偏红，光剥无苔，脉细数。

问题与思考

1. 本病的临床特征是什么？

2. 患者是虚证还是实证？最主要的病理因素有哪些？这些病理因素所在的病位在哪里？

3. 当前的中医治法是什么？如何选方用药？应如何调养？

答案解析

肺痨是因正气亏虚，痨虫蚀肺所致，以咳嗽、咯血、潮热、盗汗及身体逐渐消瘦为主要特征，具有传染性的慢性消耗性疾病。临床无特异症状，大多数患者表现不典型，仅少数患者有上述症状并见。

《黄帝内经》《难经》《金匮要略》等医籍中无肺痨病，大多归于"虚损""虚劳"一类病证中，并描述了与肺痨主症相似的临床表现，如《灵枢·玉版》篇曰："咳，脱形；身热，脉小以疾。"华佗《中藏经·传尸》及葛洪《肘后备急方·治尸注鬼注方》已认识到本病具传染性，指出"死后传之旁人，乃至灭门"，并创立"尸注""鬼注"之名。唐代孙思邈《备急千金要方》明确了本病病位在肺，指出其病因为"劳热生虫在肺"。《普济本事方·诸虫尸鬼注》指出本病是由"肺虫"引起："肺虫居肺叶之内，蚀人肺系，故成瘵疾，咯血声嘶。"直到宋代《三因极一病证方论》始以"痨瘵"定名，并指出与"预事而忧则肺痨……世医例以传尸骨蒸为五劳者，非也。彼乃瘵疾，各一门类，不可不知"，从发病学上把痨瘵与一般的虚劳进行了界定。元代葛可久《十药神书》是我国现存第一部治疗肺痨的专著。明代龚居中《红炉点雪》也是一部治疗肺痨的专著。《仁斋直指方》已提出"治瘵疾，杀瘵虫"的重要观点。《丹溪心法》强调"痨瘵主乎阴虚"，确立了滋阴降火的治疗大法。《医学入门》指出本病有六大主症："潮、汗、咳嗽，或见血，或遗精、泄"，并提出"杀虫""补虚"两大治疗原则。

肺痨包括西医学的肺结核病，肺外结核与本病表现相同者，也可参照本篇进行辨证论治。

【病因病机】

1. 病因

（1）痨虫传染　古人所称"肺虫""瘵虫""痨虫"名异而实同，都是指引起肺痨的生物性病原。痨虫具有极强传染性，直接接触本病患者会使痨虫由口鼻侵入肺脏，腐蚀肺叶，而发生干咳、咯血等症。痨虫致病最易伤阴动热，故有"劳瘵主乎阴虚"和"火盛金衰"之说，常伴潮热、盗汗等虚热症状。

（2）正气虚弱　"正气存内，邪不可干"，若禀赋薄弱，或嗜欲无度，酒色劳倦，大病久病失调或营养不良等，耗伤气血津液，正气内虚，抗病力弱，则痨虫乘虚伤人，侵蚀肺叶，发为肺痨。

正气强弱不仅是发病的关键，也是肺痨传变、转归的决定性因素。如正气较强，则能抗御痨虫，使病变局限于肺部，而逐渐趋于好转。如正气虚弱，则由肺的单一病位发展成肺脾肾三脏俱虚，甚则五脏受害，病变由轻转重。

2. 病机　肺痨的基本病机为正气虚弱，感染痨虫，侵蚀肺脏，耗损肺阴。本病在演变过程中，病理性质总以阴虚火旺为主。一般说来，初起病变在肺，肺体受损，肺阴亏耗，肺失滋润，表现为肺阴亏损之候。由于阴阳互根，阴虚则火旺，可发展为气阴两虚，甚则阴损及阳。其病理转变，与病情轻重及病程有关。

本病的发病部位，主要在肺。由于肺开窍于鼻，职司呼吸，痨虫自鼻吸入，直趋于肺而蚀肺，故临床多见肺失宣肃之症，如干咳、咽燥、咯血，甚至喉疮声嘶等。由于脏腑间具有相互资生，互相制约的密切关系，因此肺病日久可以进一步影响到其他脏腑，其中与脾肾两脏的关系最为密切。脾为肺之母，肺痨日久，子盗母气，则脾气亦虚，可伴见疲乏、食少、便溏等症，其甚者可致肺、脾、肾三脏同病。肾为肺之子，肺虚肾失资生之源，或肾虚相火灼金，上耗母气，则可见肺肾两虚，伴见骨蒸、潮热、男子失精、女子月经不调等肾虚症状；若肺虚不能制肝，肾虚不能养肝，肝火偏旺，则见性情急躁，善怒，胁痛；肺肾阴虚，心火上炎还可伴有虚烦不寐，盗汗等症；如肺虚治节失司，血脉运行不畅，病及于心，可见喘、悸、肿、紫绀等症。

【诊断与鉴别诊断】

1. 诊断

（1）以咳嗽、咯血、潮热、盗汗、形体逐渐消瘦为典型表现。病情轻者，诸症未必悉俱，重者则各种症状大多俱呈，或相继发生，或合并出现。

（2）有与肺痨患者密切接触史。

（3）病灶部位呼吸音减弱或闻及支气管呼吸音及湿啰音。

（4）胸部X片可见肺部结核病灶；痰涂片或培养结核菌多呈阳性；血沉增快；结核菌素皮试呈强阳性有助于诊断。

2. 鉴别诊断

（1）肺痨与虚劳　肺痨是一种慢性传染性疾病，虚劳病缘内伤亏损，是多种慢性疾病虚损证候的总称，并无传染性；肺痨病位在肺，不同于虚劳的五脏并重，以肾为主；肺痨的病机主在阴虚，不同于虚劳的五脏气血阴阳俱虚，可资鉴别。

（2）肺痨与肺痿　两者病位都在肺部，均属虚证。但肺痿是肺痈、肺痨、咳嗽日久等多种肺部慢性疾患后期导致肺叶痿弱不用，出现咳吐浊唾涎沫的症状特征。肺痨是因正气虚弱，感染痨虫所致，以咳嗽、咯血、潮热、盗汗、形体逐渐消瘦等虚热特征为主。

（3）肺痨与肺热喘咳　肺热喘咳因风热邪毒为患，起病急剧，病程较短，有高热、寒战、胸痛、咳嗽、吐铁锈色痰或呼吸困难等症状。肺痨由正气不足，感染痨虫引起，具有咳嗽、咯血、潮热、盗汗、形体逐渐消瘦等虚热证表现，病程长，呈慢性经过，可相鉴别。

【辨证论治】

1. 辨证要点

（1）辨病性　肺痨病理性质以本虚为主，亦可见标实。本虚为阴虚，病变进程中可发展为气阴两虚，阴阳两虚；标实为火热，痰浊和瘀血。干咳，痰中带血，口干咽燥，骨蒸盗汗，手足心热，舌红、少苔，病性属阴虚；咳而气短声低，发热不著，恶风自汗，神疲乏力，活动后诸症加剧，舌淡，脉虚，则属气虚；面白无华，唇舌色淡，肢冷便溏，五更泄泻，阳痿精冷，属阳虚；呛咳气急，时时咯血，血色鲜红，口渴心烦，失眠多梦，急躁易怒，舌红绛而干、苔薄黄或剥，病性属火热；咳喘胸闷，咳声不扬、痰色黄或白，舌苔白腻或黄腻，脉滑，属痰浊；胸痛如针刺，咯血色紫暗，面色黧黑，肌肤甲错，舌质紫暗或见瘀斑，则属瘀血。故应辨别虚实的属性，是否相互兼夹及其主次关系。

（2）辨病位　肺痨的主要病位在肺，在病变过程中“其邪辗转，乘于五脏”，故应辨别病位是尚限于肺脏，或已经“辗转”于其他脏，尤其是重点关注肺与脾、肾的关系。若病及于脾可伴见疲乏、食少、便溏等症；若病及于肾，伴见骨蒸、潮热、男子失精、女子月经不调等肾虚症状。

（3）辨证候顺逆　正气未衰，胃气未伤；无短气不续；无大热，或低热较轻；无痰壅咯血；虚能受补；脉来有根。此为肺痨顺证的特征，凡顺证一般均较易治。大肉脱陷，骨枯发焦，潮热持续不解；胃气大伤；大量咯血，反复发作；短气不续，动则大汗，声音低微；虚不受补；脉浮大无根，或细而数疾等。此为肺痨之逆证特征，凡逆证均较难治。

2. 治疗原则　补虚培元、抗痨杀虫为治疗肺痨的基本原则。补虚培元，旨在增强正气，以提高抗病能力，促进疾病的康复。就病理性质而言，补虚以滋阴为主，若合并气虚、阳虚者，则当兼顾益气、温阳；就脏腑而言，补虚重在补肺，并注意脏腑整体关系，同时补益脾肾。抗痨杀虫，旨在针对本病的特异病因进行治疗。另外，还应适时结合清火、祛痰、止血等法进行治疗。

3. 分证论治

（1）肺阴亏损

证候：干咳痰少，或痰少质黏，或痰中带血，如丝如点，血色鲜红，午后手足心热，口干咽燥，或有少量盗汗，胸闷隐痛。舌边尖红，苔薄少津，脉细或数。

辨证要点：干咳痰少，或痰中带血，伴阴虚内热证。

基本病机：阴虚肺燥，肺失滋润。

治法：滋阴润肺，清热杀虫。

方药：月华丸（《医学心悟》）加减。常用药：天冬、麦冬、生地黄、熟地黄、山药、百部、沙参、川贝母、茯苓、阿胶、三七、白菊花、桑叶。

加减：若咳嗽频繁而痰少质黏者，加百合、杏仁、炙枇杷叶；痰中带血丝较多者，加白及、仙鹤草、白茅根、蛤粉炒阿胶；潮热骨蒸甚者，酌加银柴胡、地骨皮、功劳叶、青蒿；盗汗多，加龙骨、牡蛎、玉米须；胸痛，加郁金、丝瓜络。

（2）虚火灼肺

证候：咳呛气急，痰少质黏，或吐痰黄稠，反复咯血，量多色鲜，午后潮热，骨蒸颧红，五心烦热，盗汗量多，心烦口渴，急躁易怒，胸胁掣痛，失眠多梦，男子遗精，女子月经不调，身体日瘦。舌红绛而干，苔薄黄或剥，脉细数。

辨证要点：呛咳气急，反复（时时）咯血，血色鲜红量多，伴肺肾阴虚火旺见症。

基本病机：肺肾阴伤，虚火内灼，肺络受损。

治法：补益肺肾，滋阴降火。

方药：百合固金汤（《慎斋遗书》）合秦艽鳖甲散（《卫生宝鉴》）加减。常用药：生地黄、熟地黄、麦冬、贝母、百合、当归、芍药、玄参、秦艽、鳖甲、地骨皮、柴胡、知母。

加减：若骨蒸劳热，加秦艽、白薇、鳖甲等；痰热蕴肺，咳嗽痰黏色黄，酌加桑白皮、天花粉、知母、海蛤粉；咯血较著者，加丹皮、黑山栀、紫珠草、醋制大黄等，或配十灰丸。

（3）气阴耗伤

证候：咳嗽无力，痰中偶夹有血，血色淡红，潮热，颧红，常伴畏风，自汗与盗汗并见，气短声低，神疲倦怠，身体消瘦，食欲不振。舌质嫩红，边有齿痕，苔薄，脉细数无力。

辨证要点：咳嗽无力，咯血色淡，伴气阴两虚表现。

基本病机：阴伤气耗，肺脾两虚。

治法：养阴润肺，益气健脾。

方药：保真汤（《十药神书》）或参苓白术散（《太平惠民和剂局方》）加减。常用药：人参、黄芪、白术、山药、茯苓、薏苡仁、甘草、五味子、当归、生地黄、熟地黄、天冬、麦冬、赤芍、白芍、银柴胡、地骨皮、黄柏、陈皮、知母、生姜、大枣。

加减：若咳嗽痰稀，加紫菀、款冬花、紫苏子；夹有湿痰症状者，加半夏、陈皮；咯血量多者，治宜止血摄血，可酌加花蕊石、蒲黄、仙鹤草、三七配合补气药；纳少腹胀，大便溏薄等脾虚症状明显者，酌加扁豆、莲子肉、芡实等，并慎用地黄、阿胶、麦冬等滋腻之品，以免妨碍脾之健运，必要时可佐陈皮、麦芽等。

（4）阴阳虚损

证候：咳逆喘息，少气，咯痰色白有沫，或痰中夹血，血色暗淡，潮热形寒，自汗盗汗，形体羸瘦，面浮肢肿，声嘶失音，心悸唇紫，肢冷泄泻，男子滑精、阳痿，女子经少闭经。舌光红少津，或舌淡胖有齿痕，脉微细而数，或虚大无力。

辨证要点：肺痨日久不愈，咳喘少气，伴肺肾阴虚和脾肾阳虚见症。

基本病机：阴伤及阳，精气虚竭，肺、脾、肾三脏俱损。

治法：滋阴补阳。

方药：补天大造丸（《医学心悟》）加减。常用药：人参、黄芪、白术、当归、白芍、山药、茯苓、枸杞子、紫河车、龟甲、鹿角胶、熟地黄、酸枣仁、远志。

加减：若肾虚气逆喘息者，治宜摄纳肾气以定喘，配胡桃仁、冬虫夏草、蛤蚧、五味子等；阳虚血瘀水停者，治宜温阳化瘀行水，可用真武汤合五苓散加泽兰、红花、北五加皮；五更泄泻者，治宜补火暖土，配用煨肉豆蔻、补骨脂，此时忌投地黄、阿胶、当归等滋腻润肠之品。

知识拓展

抗药性肺结核中医治疗效果好

世界卫生组织（WHO）发现：有10%的肺结核患者至少拮抗一种抗结核药，有2%的肺结核患者拮抗两种以上的抗结核药。近年来，抗药性肺结核在我国也有增加的趋势，尤其在老年结核复发患者人群中居多，这类人群采用抗结核的三联、四联药物治疗效果不佳。

中医学认为抗药性肺结核属肺痨的阴阳两虚型范畴，主要临床症状为消瘦、午后潮热、全身乏力、咯痰或痰中带血等。中药具有较强的抑制结核杆菌作用，如百部、黄芩、白及、白芍、冬虫夏草、射干、夏枯草、黄连、黄柏、地榆、鱼腥草、地骨皮、白果、金银花、连翘、款冬花、石榴皮等，配合西药抗结核药物治疗能增强疗效。

针灸或梅花针疗法对抗药性肺结核有辅助治疗作用。针灸可选大椎、肺俞、膏肓、心俞、足三里、三阴交，每周2次，3个月为1个疗程。梅花针疗法，主要选背部脊柱旁的背俞穴进行叩刺，以局部红润为宜，可改善肺结核的诸多症状，如咳嗽、盗汗、潮热、乏力、失眠等。

4. 其他疗法

（1）中成药疗法　肺痨康胶囊可用于阴虚痰热者，阴虚肺燥者可用养阴清肺糖浆，肺肾阴虚者可服用知柏地黄丸。

（2）单方验方

①白及散（南京中医药大学附院方）：白及、百部、牡蛎、炮穿山甲（国家保护动物，已禁用，需用替代品）等份研粉。如病灶有活动，百部加倍，每服3~5g，每日2~3次。

②壁虎粉胶囊：壁虎，又名守宫、天龙，放瓦上焙干研细，装胶囊，每日服3~4丸（每丸含生药1g）。适用于肺、肺门淋巴结核及胸、腰椎结核。

③大蒜对于肺痨颇有效验，内服外用均可，或每次以30g佐餐，日3次，或以鲜大蒜泥，置纱布上贴双涌泉穴20~30分钟，局部疼痛时取下。

（3）贴敷法　五灵脂、白芥子各15g，甘草6g，研末；大蒜泥15g，同捣匀，入醋少量，摊纱布上，敷颈椎至腰椎夹脊旁开1寸半，待皮肤有灼热感，则去之。7日1次。（原方尚有白鸽粪15g，麝香0.3g）。

（4）针刺法　选太渊、肺俞、膏肓、足三里、三阴交、太溪等主穴。肺阴亏损配照海；阴虚火旺配合谷、行间；气阴两虚配脾俞、胃俞、气海；潮热配尺泽、鱼际；盗汗配阴郄；咯血配孔最；遗精配志室；经闭配血海。

【预防调护】

肺痨是一种传染性疾病，应防重于治，肺痨患者应隔离治疗或少到公共场所去，其衣被等应煮沸消毒后清洗，痰液等排泄物应消毒处理。探视患者应戴口罩，气虚、饥饿、劳倦等身体状况欠佳时忌探视，必要时身佩安息香，或用雄黄擦鼻。青少年的有效预防方法是进行灭活卡介苗预防接种，平素保养元气，爱惜精血，注意营养，加强体育锻炼，可以提高抗御痨虫侵袭的能力。

既病之后，不但要耐心治疗，更应重视摄身，戒酒色，节起居，禁恼怒，息妄想，慎寒温，呼吸新鲜空气，并进行气功锻炼。加强食养，可吃甲鱼、雌鸡、老鸭、牛羊乳、蜂蜜，或常食猪羊肺以脏补脏，以及白木耳、百合、山药、梨、藕、枇杷之类，以补肺润肺生津。忌食辛辣刺激、动火燥热之物，如辣椒、葱、姜等。

【重点难点】

1．肺痨是因正气亏虚，痨虫蚀肺所致，以咳嗽、咯血、潮热、盗汗及身体逐渐消瘦为主要特征，具有传染性的慢性消耗性疾病。

2．致病因素主要是感染痨虫和正气虚弱，基本病机为正气虚弱，感染痨虫，侵蚀肺脏，耗损肺阴。

3．病位多在肺，与脾、肾等脏密切相关。病性以阴虚火旺为主，临床辨证应区别病性及其兼夹证。

4．治疗当以补虚培元，抗痨杀虫为原则。以滋阴为主要治法，火旺者兼以清火，合并气虚、阳虚见症者，应同时兼顾。

5．临床以肺阴亏损、虚火灼肺等证型较为常见。

【临证备要】

1．治疗禁忌　禁用燥烈升散、苦寒克伐之品。本病病机之关键在于阴虚，选用附子、细辛、吴茱萸等燥烈、开散之品易动热伤阴；亦不可徒用苦寒逆折，过量或久用会苦燥伤阴，寒凉败胃伤脾，应使用甘寒养阴之法，适当佐以苦寒清火治疗。

2．重视补脾助肺　因脾为生化之源，输水谷之精气以养肺，故当重视补脾助肺，培土生金的治疗措施，以畅化源。脾为肺之母，“瘵虫”伤肺，肺虚耗夺脾气以自养则脾亦虚，脾虚不能化水谷为精微上输以养肺，则肺更虚。终至肺脾同病，气阴两伤，伴见疲乏、食少、便溏等脾虚症状。治当益气养阴，补肺健脾，忌用地黄、阿胶、麦冬等滋腻药，当在甘寒滋阴的同时，兼伍甘淡实脾之药，帮助脾胃对滋阴药的运化吸收，以免纯阴滋腻碍脾，可加陈皮、谷芽、苍术、薏苡仁等。

3．掌握虚中夹实的特殊性　本病虽属慢性虚弱疾病，但因感染“瘵虫”致病，属于“外损”范围，故治疗不可拘泥于补虚，要根据补虚不忘治实的要求，配合“杀虫”抗痨。病情不同，治法各异。如阴虚导致火旺者，当在滋阴的基础上参以降火；若虚火灼津为痰，痰热内郁，咳嗽咯痰稠黏，苔黄腻，口苦，脉弦滑者，当重视清化痰热，配合黄芩、知母、花粉、海蛤壳、鱼腥草等药。见咳嗽痰多，黏稠色白，纳差，胸闷，苔白腻者，当在补益肺脾之气的同时，参以宣化痰湿之品，酌加法半夏、橘红、茯苓、杏仁、薏苡仁等药。若咳血而内有“蓄瘀”，致咯血反复难止，血出鲜紫相杂，夹有暗块，胸肋刺疼或掣痛，舌质紫，脉涩者，当祛瘀止血，药用三七、血余炭、花蕊石、广郁金、醋大黄等品。此外，如急性发病，病情严重，表现“急痨”“百日痨”特殊情况，或出现类似“湿温”“类疟”等证候者，治疗不能囿于补虚一法，必须辨证与辨病结合。

4. 在辨证基础上配合抗痨杀虫药物　根据药理实验结果分析和临床验证，很多中草药有不同程度的抗痨杀菌作用，如百部、白及、黄连、大蒜、冬虫夏草、功劳叶、葎草等，可在辨证的基础上适当选用。

5. 名医经验　国医大师朱良春治疗空洞性肺结核，久治不愈者，给予“抗痨散”开瘀消痈、解毒医疮，促使病灶吸收，空洞闭合，方药：炙全蝎、白及、紫河车各120g，炙蜈蚣、土鳖虫各60g，甘草30g，研为细末，每服4g，1日3次。如属顽固性肺结核或空洞，配合“外敷肺痨膏”，此膏由干蟾皮、壁虎、乳香、没药、蜈蚣共粉碎，用软猪皮废脚料做成膏药备用，用时以微火烘软，敷在肺俞、膻中等穴，3天更换1次。（朱良春.中国现代百名中医临床家丛书·朱良春.北京：中国中医药出版社，2001.）

目标检测

答案解析

A1型题

1. 以下哪一项不是肺痨的主要常见症状（　）
A. 咳嗽　B. 胸痛　C. 咳血　D. 潮热　E. 盗汗

2. 肺痨的病理性质基本以什么为主（　）
A. 阴虚　B. 气阴两虚　C. 肺肾两虚　D. 阴阳两虚　E. 阴虚肺燥

3. 肺痨发病的主要关键是（　）
A. 痨虫传染　B. 正气虚弱　C. 与肺痨患者有密切接触史　D. 内伤久病　E. 营养不良

A2型题

4. 女性，52岁。干咳少痰，痰中带血，潮热盗汗，胸闷隐痛，身体逐渐消瘦，口燥咽干，舌红少苔，脉细数。其诊断是（　）
A. 肺痨　B. 肺痿　C. 咳血　D. 虚劳　E. 肺胀

5. 男性，25岁。咳嗽、咯血、潮热颧红，自汗盗汗，面白神疲，气短声怯，食欲不振。舌尖红苔薄白，脉细数无力。应辨证为（　）
A. 肺脾气虚　B. 阴阳两虚　C. 气阴两虚　D. 阴虚肺燥　E. 阴虚火旺

A3型题

高某，女，45岁。干咳，或咳少量黏痰，有时痰中带血，胸部隐痛，午后手足心热，皮肤干灼，或有盗汗，舌质红苔薄，脉细数。

6. 该患者的证候属于（　）
A. 肺阴亏虚　B. 阴虚火旺　C. 气阴两虚　D. 阴阳两虚　E. 肺肾阴虚

7. 其治法是（　）
A. 滋阴润肺，清热杀虫　B. 补益肺肾，滋阴降火　C. 养阴润肺，益气健脾

D. 温补脾肾，滋养精血　　E. 清热祛湿，化痰止咳

8. 其治疗首选方是（　）

A. 百合固金汤　B. 月华丸　C. 保真汤　D. 补肺汤　E. 知柏地黄丸

B1型题

A.《黄帝内经》　B.《中藏经》　C.《普济本事方》

D.《丹溪心法》　E.《仁斋直指方》

9. 提出"治瘵疾、杀瘵虫"论点的是（　）

10. 提倡"痨瘵主乎阴虚"之说的是（　）

11. 明确指出肺痨的病因为"肺虫"的方书为（　）

（沈梦玥）

书网融合……

知识回顾　习题

第七节　肺　胀

PPT

学习目标

知识要求：

1. 掌握肺胀的临床特征及各证型的辨证要点、治法、代表方剂。
2. 熟悉肺胀常见病因病机、类证鉴别及预防调护方法。
3. 了解肺胀的历史源流、演变及其他疗法。

技能要求：

1. 熟练掌握辨析肺胀各证型及处方用药的技能。
2. 学会应用辨证论治的方法治疗肺胀的轻、中症。

岗位情景模拟7

苟某，男，78岁。2021年12月3日就诊。

反复咳嗽30年，加重1周。患者慢性咳喘史30年，虽屡经中、西医治疗，病情迁延反复，1周前因受凉后咳喘加重，遂来我院求治。刻下症见：咳嗽痰多，色白黏稠，胸闷喘憋，动则喘息气急、心悸气短加重，夜间不能平卧，恶寒身痛，腹胀便溏，尿少肢肿。舌紫暗、有瘀斑，苔白厚腻，脉沉细滑。

问题与思考

1. 本病的临床特征是什么？

2. 患者为虚证还是实证，寒证还是热证？虚有什么病理因素，实有什么病理因素？所在的病位在哪里？标本主次如何划分？

3. 当前的中医治法是什么？如何选方用药？患者此次症状缓解后该如何调养？

答案解析

肺胀是由多种慢性肺系疾患反复发作，日久不愈，肺脾肾三脏虚损，气道滞塞不利，胸膺胀满，不能敛降，出现胸部膨满，憋闷如塞，喘息气促，咳嗽，咯痰，或唇甲紫绀，心悸浮肿，甚至出现昏迷，喘脱为临床特征的病证。

肺胀的病名首见于《黄帝内经》。《灵枢·胀论》云："肺胀者，虚满而喘咳。"《灵枢·经脉》说："肺手太阴之脉……是动则病肺胀满膨膨而喘咳。"指出了本病虚满的基本性质和典型症状。汉代《金匮要略》还观察到肺胀可出现浮肿，烦躁，目如脱状症状，认为本病与痰饮有关，应用越婢加半夏汤、小青龙加石膏汤等方药辨证论治。隋代《诸病源候论·咳逆短气候》记载肺胀的病机是由于"肺虚为微寒所伤则咳嗽，嗽则气还于肺间则肺胀，肺胀则气逆，而肺本虚，气为不足，复为邪所乘，壅否不能宣畅，故咳逆短乏气也"。金元时期，《丹溪心法·咳嗽》曰："肺胀而嗽，或左或右不得眠，此痰挟瘀血碍气而病。"在病理上充实了痰瘀阻碍肺气的理论。清代《张氏医通·肺痿》载："盖肺胀实证居多。"《证治汇补·咳嗽》云："又有气散而胀者宜补肺，气逆而胀者宜降气，当参虚实而施治。"提示肺胀应当分虚实辨证论治。

根据肺胀的临床证候特点，凡慢性咳喘而有胸闷胀满者，如西医学的慢性阻塞性肺疾病、呼吸衰竭、慢性肺源性心脏病和老年性肺气肿等，均可参照本篇辨证论治。至于肺性脑病，可按肺胀的危重变证进行相应的急救处理。

【病因病机】

1. 病因

（1）肺病迁延　肺胀多见于内伤久咳、久喘、久哮、肺痨等肺系慢性疾患，迁延失治，逐步发展所致，是慢性肺系疾患的一种归宿。因此，慢性肺系疾患也就成为肺胀的基本病因。

（2）年老体虚　肺胀虽可见于中青年，但终归少数，而以高龄者居多。年老体虚，肺肾俱亏，体虚不能卫外是外邪反复乘袭的基础，感邪后正不胜邪则滋生水饮、痰浊、瘀血等病理产物使病益重，反复罹病则正更虚，如是循环不已，促使肺胀形成。

（3）外邪乘袭　外邪（含六淫、非时之邪、生物、刺激性理化因子等）既可导致久咳、久喘、久哮、支饮等疾病产生，又可诱发上述病证加重，若反复乘袭，使之迁延难愈，最终逐渐衍化成肺胀。

2. 病机　肺胀的基本病机是肺之体用俱损，肺主气之能失司，气壅于胸，滞留于肺，痰瘀阻结肺管气道，导致肺体胀满，张缩无力，而成肺胀。疾病初期反复感邪，肺气郁滞，久病肺虚，不能布津，则痰、饮、湿（浊）停积日渐加重；痰饮水浊潴留，滞塞肺气，阻塞气道，肺不能吸清呼浊，清气不足而浊气有余，肺气胀满不能敛降，故胸部膨膨胀满，憋闷如塞；痰浊水饮妨碍血脉运行，瘀血又能加重胸中痰饮、气滞，终至痰、瘀、水错杂为患，成为肺胀的重要病理环节；积年不愈，必由肺及肾，使肺肾俱虚，肺不主气而气滞，肾不纳气而气逆，气机当升不升，当降不降，肺肾之气不能交相贯通，以致清气难入，浊气难出，滞于胸中，壅于肺而成肺胀。

肺胀的病理性质多属本虚标实，本虚指肺、脾、肾气虚，晚期则气虚及阳，或阴阳两虚。标实指痰浊、水饮、瘀血和气滞等病理因素互为影响，相间为病，其中痰有寒化与热化之分。肺胀还有偏实、偏虚的不同，且多以标实为急。外感诱发时则偏于邪实，平时偏于本虚。

肺胀的病位首先在肺，继则影响脾、肾，后期病及于心。因肺主气，开窍于鼻，外合皮毛，主表卫外，故外邪从口鼻、皮毛入侵，首先犯肺，导致肺气宣降不利，上逆而为咳，升降失常则为喘，久则肺虚，主气功能失常。若肺病及脾，子盗母气，脾失健运，则可导致肺脾两虚。肺为气之主，肾为气之根，肺伤及肾，肾气衰惫，摄纳无权，则气短不续，动则益甚。且肾主水，肾阳衰微，则气不化水，水邪泛溢则肿，水凌心肺则喘咳、心悸。肺与心脉相通，肺气辅佐心脏运行血脉，肺虚治节失职，则血行涩滞，循环不利，血瘀肺脉，肺气更加壅塞，造成气虚血滞，血滞气郁，由肺及心的恶性后果，临床可见心悸、紫绀、水肿、舌质暗紫等症。心阳根于命门真火，肾阳不振，进一步导致心肾阳衰，可呈现喘脱危候。

【诊断与鉴别诊断】

1. 诊断

（1）典型的症状为咳嗽咯痰，喘息气促，胸部膨满，胸闷如塞等，以咳、痰、喘、胀为特征；常兼水肿、心悸、唇甲紫绀。其病程缠绵，时轻时重，日久可见面色晦暗，唇甲紫绀，脘腹胀满，肢体浮肿，甚或喘脱等危重证候，病重可并发神昏、动风或出血等症。

（2）有长期慢性喘咳病史及反复发作史，经10~20年形成；常因外感而诱发加重，六淫中以寒邪为主，过劳、暴怒、炎热也可诱发本病。

（3）发病年龄多为老年，中青年少见。

（4）肺功能、肺部CT检查有助于本病的诊断。

2. 鉴别诊断

（1）肺胀与哮病、喘证　三者均以咳而上气、喘满为临床特征。但哮病是反复发作的一个独立病种，以喉中哮鸣有声为主症，有时发时止的特点。喘证主要表现为呼吸困难，见于多种急慢性疾病过程中，疾病治愈后不易复发。肺胀是多种肺系疾病反复发作，迁延难愈而成，具有胸部膨满，憋闷如塞，喘息气促，咳嗽，咯痰，或唇甲紫绀，心悸浮肿等特征。三种疾病关系密切，哮病、喘证久病不愈可转为肺胀病。

（2）肺胀与支饮　二者均有咳逆上气，喘满，咳痰等表现。但支饮是由饮邪犯肺，宣降失职，气逆于上，出现短气不能平卧、咳逆喘息、痰多质稀等症状。肺胀因其病机为肺气胀满而得名，多由外邪引动体内伏饮，内外合邪，邪实气闭，影响肺气宣降，令肺气胀满，以胸部膨满，憋闷如塞，气短喘促，咳嗽，痰多，甚则面色晦暗，唇甲紫绀，脘腹胀满，心悸浮肿为其临床特征，肺胀在急性发病阶段，也可以表现为支饮证候。

【辨证论治】

1. 辨证要点

（1）辨标本虚实　肺胀是本虚标实之候，但有偏实与偏虚的不同。平时偏于本虚，有气（阳）虚、阴阳两虚等不同。一般感邪时偏于邪实，常夹有水饮、痰浊、气滞、瘀血等实邪。若见心下悸、气逆、面浮、目如脱者为夹有水饮；黏痰、浊痰壅塞，不易咯出为夹有痰浊；胀满明显者为夹有气滞；面色晦暗、唇舌发青、手足青黑为夹有瘀血。

（2）辨脏腑阴阳 咳嗽喘息，胸闷胀满，气短怕风，稍劳即著，病位在肺；哮喘胸满，脘痞痰多，倦怠乏力，病位在脾；哮喘气短，动则喘甚，呼多吸少，病位在肾；咳逆上气，心慌气短，唇舌紫绀，病位在心。肺胀早期以气虚或气阴两虚为主，病位在肺、脾、肾。后期气虚及阳，以肺、肾、心为主。

（3）辨病情轻重 缓解期无外感，以正虚为主，病情较轻。急性期一般夹杂有外感，并且伴随大量痰、瘀、饮产生，病情较重。在疾病后期，病及于心，则会出现神昏、痉厥、喘脱、出血等危重症。

2. 治疗原则 扶正祛邪兼顾，区分标本缓急，治疗有所侧重为肺胀的基本治则。一般感邪时偏于邪实，侧重祛邪，根据病邪的性质，分别采取祛邪宣肺（辛温、辛凉），降气化痰（温化、清化），温阳利水（通阳、淡渗），活血化瘀，甚或开窍、息风、止血等法。平时偏于正虚，以扶正为主，根据脏腑阴阳的不同，分别以补养心肺，益肾健脾，或气阴兼调，或阴阳兼顾。正气欲脱时则应扶正固脱，救阴回阳。祛邪与扶正只有主次之分，一般相辅为用。

3. 分证论治

（1）实证

①外寒里饮

证候：咳逆喘满不得卧，气短气急，咳痰白稀量多，呈泡沫状，胸部膨满，口干不欲饮，面色青暗，周身酸楚，头痛，恶寒，无汗。舌暗淡，苔白滑，脉浮紧。

辨证要点：咳逆喘满不得卧，咳痰量多，呈泡沫状，恶寒无汗，脉浮紧。

基本病机：风寒束表，卫阳被遏，表寒引动内饮。

治法：温肺散寒，化痰降逆。

方药：小青龙汤（《伤寒论》）加减。常用药：麻黄、芍药、细辛、炙甘草、干姜、桂枝、五味子、半夏。

加减：若见咳而上气，喉中水鸡声，表寒不著者，可用射干麻黄汤；饮郁化热，烦躁而喘，脉浮，用小青龙加石膏汤。

②痰浊壅肺

证候：胸膺满闷，短气喘息，稍劳即著，咳嗽痰多，色白黏腻或呈泡沫，畏风易汗，脘痞纳少，倦怠乏力。苔薄腻或浊腻，脉小滑。

辨证要点：胸满闷胀，短气喘息，咳嗽痰多，色白黏腻，苔薄腻或浊腻。

基本病机：肺脾虚弱，痰浊内生，上逆犯肺，肺失宣降。

治法：降气化痰，健脾益肺。

方药：苏子降气汤（《太平惠民和剂局方》）合三子养亲汤（《韩氏医通》）加减。常用药：紫苏子、前胡、白芥子、陈皮、半夏、厚朴、白术、茯苓、甘草、莱菔子。

加减：若属外感风寒诱发，痰从寒化为饮，喘咳，痰多黏白泡沫，参见外寒里饮证；痰多，胸满不能平卧，治宜泻肺平喘，加葶苈子；痰浊夹瘀，唇甲紫暗，舌苔浊腻者，改用涤痰汤加丹参、地龙、桃仁、红花、赤芍、水蛭等；畏风自汗明显，治宜补肺固表，合用玉屏风散；病情稳定时可用六君子汤调理。

③痰热郁肺

证候：咳逆喘息气粗，胸满，烦躁，目胀睛突，痰黄或白，黏稠难咯；或伴身热，微恶寒，有汗不多，口渴欲饮，溲赤，便干。舌边尖红，苔黄或黄腻，脉数或滑数。

辨证要点：喘息气粗，痰黄黏稠，伴表里实热见症。

基本病机：痰热蕴肺，肺失清肃。

治法：宣肺泻热，降逆平喘。

方药：越婢加半夏汤（《金匮要略》）或桑白皮汤（《景岳全书》）加减。常用药：麻黄、黄芩、石膏、桑白皮、杏仁、半夏、紫苏子。

加减：若邪热内盛，痰质黏稠不易咯出，加鱼腥草、黄芩、瓜蒌皮、贝母、金荞麦、海蛤粉，痰热内盛亦可用桑白皮汤；痰热壅结，便秘腹满者，治宜通腑泄热，加大黄、风化硝；痰热伤津，口干舌燥，加天花粉、沙参、麦冬。

④痰蒙神窍

证候：神志恍惚，表情淡漠，谵妄，烦躁不安，撮空理线，嗜睡，甚则昏迷，或伴肢体瞤动，抽搐，咳逆喘促，咯痰不爽。舌暗红或淡紫，苔白腻或黄腻，脉细滑数。

辨证要点：神志异常如神志恍惚，嗜睡，烦躁不安，苔白腻或黄腻。

基本病机：痰蒙清窍，引动肝风。

治法：涤痰，开窍，息风。

方药：涤痰汤（《奇效良方》）加减。常用药：半夏、茯苓、橘红、胆南星、竹茹、枳实、石菖蒲、远志、郁金。另可配服至宝丹（《太平惠民和剂局方》）或安宫牛黄丸（《温病条辨》）以清心开窍。

加减：若痰浊蒙窍，治宜芳香辟秽，加至宝丹；痰热闭窍，治宜清热解毒，清心开窍，加安宫牛黄丸；伴肝风内动，肢体瞤动抽搐，治宜凉肝开窍息风，可用紫雪丹，加钩藤、全蝎、羚羊角粉。

（2）正虚邪实证

阳虚水泛

证候：心悸，喘咳，咯痰清稀，面浮，下肢浮肿，甚则全身肿，腹胀有水，脘痞，纳差，尿少，畏寒，面唇青紫。舌胖质暗，苔白滑，脉沉细或结代。

辨证要点：面浮肢肿，尿少畏寒，心悸喘咳，面唇青紫，舌胖质暗。

基本病机：心肾阳虚，水饮内停。

治法：温肾健脾，化饮利水。

方药：真武汤（《伤寒论》）合五苓散（《伤寒论》）加减。常用药：附子、桂枝、茯苓、白术、白芍、猪苓、泽泻、生姜、白芍。

加减：若水肿势剧，上凌心肺，心悸喘满，倚息不得卧者，加沉香、黑白丑、川椒目、葶苈子、万年青根；血瘀甚，紫绀明显，加泽兰、红花、丹参、益母草、北五加皮。待水饮消除后，可参照肺肾气虚证论治。

（3）虚证

肺肾气虚

证候：呼吸浅短难续，声低气怯，甚则张口抬肩，倚息不能平卧，咳嗽，痰白如沫，咯吐不利，胸闷心慌，形寒汗出，或腰膝酸软，小便清长，或尿有余沥。舌淡或暗紫，脉沉细数无力，或有结代。

辨证要点：呼吸浅短难续，声低气怯，甚则张口抬肩，倚息不能平卧，腰膝酸软，小便清长。

基本病机：肺肾两虚，气失摄纳。

治法：补肺纳肾，降气平喘。

方药：平喘固本汤（验方）合补肺汤（《永类钤方》）加减。常用药：党参（人参）、黄芪、炙甘草、熟地黄、胡桃肉、五味子、灵磁石、沉香、紫菀、款冬花、苏子、法半夏、橘红。

加减：若肺虚有寒，怕冷，舌质淡，加桂枝、细辛；兼阴伤，低热，舌红少苔，加麦冬、玉竹、知母；见面色苍白，冷汗淋漓，四肢厥冷，血压下降，脉微欲绝等喘脱危象者，治宜补气纳肾，回阳固脱，急加参附汤送服蛤蚧粉或黑锡丹，另参附、生脉、参麦等方也可酌情选用。病情稳定阶段，可常服皱肺丸。

4. 其他疗法

（1）中成药疗法 肺肾不足，痰浊阻肺的肺胀，选用肺气肿片；肺肾气虚肺胀，选用补肺丸，长期易感冒，可合用玉屏风散；急性期痰热咳喘，用喘嗽宁片或肺力咳胶囊等。

（2）灸法：偏于肺气虚者，灸肺俞、风门、定喘、合谷、列缺、膻中各4~6壮；偏于脾气虚者，灸足三里或上巨虚，丰隆，脾俞或胃俞，风门或肺俞，中脘各3~7壮；偏于肾气虚者，灸肾俞或命门，气海或关元，太溪或照海各3~7壮。

（3）穴位贴敷法 取穴双侧定喘，双侧肺俞，双侧膏肓，中府、神道、身柱。将白芥子、细辛、延胡索、甘遂（3∶2∶3∶2）研成细末备用，六神丸研末备用，姜适量（用时捣烂取汁），将四药混合，用生姜汁调和后摊在油纸上，做成小饼状，再将六神丸粉末适量均匀按压在药饼中心处，然后将药饼敷在事先选准的穴位上，用胶布固定。每年夏季的初、中、末3个“伏天”的第1日各贴1次，每次敷药时间：儿童20~30分钟，成人6~8小时，3年为1个疗程。

【预防调护】

预防本病的关键，是重视对原发病的治疗。一旦罹患咳嗽、哮病、喘病、肺痨等肺系疾病，应积极治疗，以免迁延不愈，发展为本病。加强体育锻炼，平时常服扶正固本方药，有助提高抗病能力。既病之后，宜适寒温，预防感冒，避免接触烟尘，保持室内空气新鲜。以免诱发加重本病，对有呼吸困难的病人，遵医嘱给予低流量持续吸氧。如因外感诱发，立即治疗，以免加重。

肺胀患者，应根据体质情况调饮食。虚证患者应加强饮食营养，肺气虚当忌寒凉之品，多进食有温补肺气作用的食物，如羊肉、狗肉、猪肺等。阴虚肺燥者可适当选用百合、莲子、山药、荸荠、鲜藕、雪梨、银耳、甲鱼以滋阴生津润肺。实证患者饮食宜清淡，多食新鲜蔬菜和水果。肺热痰黄者应禁食辛辣、油腻等助火生痰之品，宜选食萝卜、梨、枇杷等以清热化痰。痰浊阻肺者切忌生冷、肥腻厚味及甜食，以防助湿生痰而致咳喘加剧。同时患者应正确面对此疾病，保持乐观开朗的情绪，避免忧思恼怒对人体的不利影响。

【重点难点】

1. 肺胀是由多种慢性肺系疾患反复发作，转归而成，以喘、咳、痰、胀为主症特征，以肿、悸、紫绀为兼症表现，若出现变证可见昏迷、抽搐以至喘脱等危急表现。

2. 病理性质属本虚标实。本虚多为气虚、气阴两虚，甚可发展为阳虚；标实为气滞、痰浊、水饮、瘀血。

3. 病位首先在肺，继则影响脾、肾，后期病及于心。

4. 治疗应祛邪扶正，标本兼顾。感邪时偏于邪实，急者祛邪治标为主；平时偏于正虚，缓者以扶正治本为主。常在祛邪宣肺、降气化痰、温阳行水、活血化瘀、补益肺气、健脾化痰、补肾纳气、滋补阴阳诸法中灵活施治，病危时还须采用开窍、息风、止血、扶正固脱、救阴回阳等法以救急。

5. 临床以痰浊壅肺、痰热郁肺、肺肾气虚等证型较为常见。

【临证备要】

1. 清泻肺热为重要治法 肺胀多因痰热郁肺而加重，甚则进一步引发痰蒙神窍，而致闭、脱之变。痰热壅肺时，清泻肺热有釜底抽薪之功，如枇杷叶、胆南星、瓜蒌皮、桑白皮、鱼腥草、鲜竹沥等清热化痰药用量宜重，酌加大黄、芒硝通腑泄热；阴伤而痰量已少者，酌减苦寒药；若肺热减轻，或为肺肾气虚，或为阳虚水泛，可减轻清泻肺热药味，但不可停用，因肺热可能因气候变化等随时加重而使病情恶化。

2. 高度重视化瘀利水 肺胀是长期肺系病变发展的结果，久病肺朝百脉、心主血脉功能受损，则周身血行瘀滞不畅；血不利则为水，且肺胀病及五脏，肺、脾、肾之水液代谢功能失常，而致饮邪内停，凌心射肺，外溢肌肤。故肺胀的治疗，需在辨证基础上加入泽兰、苏木、益母草等化瘀利水药能起到较好的治疗效果。

3. 及时扶正固本 肺胀日久，将致肺、心、肾三脏俱虚，使卫外不固，易感外邪；血行瘀滞，百病丛生；气化失利，水湿内停，使病情日益恶化。故应及时扶正固本，其中补益心、肺、肾是重中之重。此病冬季易发，夏令小康，采用“三伏贴”冬病夏治能达到预防性治疗效果。

4. 名医经验 国医大师颜正华治疗痰湿阻肺型肺胀，药用炒白术15g，茯苓30g，炒薏苡仁30g，炒枳壳6g，炒神曲12g，紫菀12g，款冬花10g，浙贝母10g，陈皮10g，怀牛膝12g，川续断15g，党参12g，核桃仁15g，清半夏10g。若患者痰多不易咯出，痰质黏或黄白相间时，常以大剂量全瓜蒌、冬瓜仁清热化痰，使肺热从阳明得泻。肺虚则补，气虚者酌加黄芪、党参；阴虚者酌加玄参、麦冬。（卢祥之，国医大师颜正华经验良方赏析．北京：人民军医出版社，2013.）

目标检测

答案解析

A1型题

1．肺胀最特征性的主症是（　）

A．发作性痰鸣气喘　　B．喘促气急　　C．咳嗽咳痰
D．胸部膨满，憋闷如塞　　E．胸胁饱满，咳唾引痛

2．肺胀后期容易波及的脏腑是（　）

A．肝　　B．肺　　C．大肠　　D．心　　E．以上均非

3．肺胀的病理性质为本虚标实，下列不属标实的是（　）

A．痰浊　　B．水饮　　C．瘀血　　D．气滞　　E．食滞

A2型题

4．男，67岁。症见胸部膨满，憋闷如塞，短气喘息，稍劳即著，咳嗽痰多，色白黏腻，恶风易汗，脘闷纳少，倦怠乏力，舌暗，苔薄腻，脉细滑。属肺胀何种证型（　）

A．痰热郁肺　　B．痰浊壅肺　　C．痰蒙神窍　　D．肺肾气虚　　E．阳虚水泛

5．男，61岁。咳喘气粗，烦躁，胸满，痰黄或白，黏稠难咳，小便黄，大便干，口渴，舌红，苔黄腻，脉滑数。此时可诊断（　）

A．痰热咳嗽　　B．风热咳嗽　　C．热哮　　D．痰热喘证　　E．痰热肺胀

6．男，78岁。肺胀病史20年，呼吸浅促难续，声低气怯，倚息不能平卧，胸闷如窒，心悸，咳痰不爽，

脉沉数无力。治疗应首选（　）

A．金匮肾气丸　　B．平喘固本汤合补肺汤　　C．真武汤

D．大补元煎　　E．七味都气丸

A3 型题

余某，男，81岁。喘咳，咳痰清稀，面浮肢肿，脘痞，纳差，尿少，怕冷，口唇青紫，舌暗，苔白滑，脉沉细。

7．该患者的证候属于（　）

A．阳虚水泛证　　B．痰蒙神窍证　　C．痰浊壅肺证　　D．肺肾气虚证　　E．外寒内饮证

8．其治法是（　）

A．温肺散寒，降逆涤痰　　B．清肺泄热，降逆平喘　　C．涤痰祛瘀，泻肺平喘

D．补肺纳肾，降气平喘　　E．温肾健脾，化饮利水

9．其治疗首选方是（　）

A．济生肾气丸　　B．真武汤合五苓散　　C．实脾饮

D．参附汤　　E．金匮肾气丸

B1 型题

A．阳虚水泛证　　B．痰蒙神窍证　　C．痰浊壅肺证　　D．肺肾气虚证　　E．外寒内饮证

10．肺胀宜用真武汤合五苓散治疗的证候是（　）

11．肺胀宜用苏子降气汤合三子养亲汤治疗的证候是（　）

A．真武汤合五苓散　　B．平喘固本汤　　C．参附汤

D．生脉散　　E．金匮肾气丸

12．肾虚型喘证首选方（　）

13．肺肾气虚型肺胀首选方（　）

（沈梦玥）

书网融合……

知识回顾　　习题

第二章 心脑系病证

学习提要

1. 心悸、痴呆的概述、病因病机、诊断与鉴别诊断、辨证论治。

2. 胸痹、眩晕、中风的概述、病因病机、诊断与鉴别诊断、辨证论治、转归预后、预防调护。

3. 不寐的概述、病因病机、诊断与鉴别诊断、辨证论治、预防调护。

4. 头痛的概述、病因病机、诊断与鉴别诊断、根据头痛的不同部位判断其经络归属，辨证论治，根据头痛的不同部位选用不同的引经药，预防调护。

5. 痫病的概述、病因病机、诊断。

心为君主之官，主血脉，主神志。心主血脉功能，是指心具有推动血液在脉道中运行的作用；其主神志功能，是指心为人体精神意识思维活动的中枢。心的病理表现主要体现在血液运行障碍和精神意识思维活动异常。其病理性质有虚、实两端，虚者为气血阴阳亏损，实者有郁、痰、饮、火、瘀等阻滞。正虚邪扰，心失所养，心神不宁，发为心悸；胸阳不展，心脉痹阻，发为胸痹；阳盛阴衰，阴阳失交，阳不入阴，发为不寐。

《灵枢·海论》曰："脑为髓之海。"《本草纲目》提出"脑为元神之府"，在生理上脑具有"喜清而恶浊，喜静而恶躁，喜盈而恶亏，喜通而恶瘀"的特性，在病理上具有髓易虚、神易伤、阳易亢、窍易闭、脉易损的特点。其病理性质有虚实两个方面，虚者多为气、血、阴精亏损，实者多由风、火、痰、瘀及外邪侵扰。如髓海不足，或气血亏虚，致清窍失养，或风、火、痰、瘀等实邪扰及清窍，则发为头痛、眩晕；外感六淫，上扰清窍，而发外感头痛；脏腑阴阳失调，气血逆乱，上犯于脑，或风、火、痰、瘀横窜经络，则发为中风；痰浊闭阻神机，元神失控，则发痫病；髓减脑消，神机失用，则发痴呆。由于脑与心共主神明，故将脑的病证也一并归于心病中讨论。

心主血，肺主气，气血相依，心肺功能密切相关。脾为气血生化之源、主统血，脾气健运则血液充足，心脑皆有所主；肝主藏血、调节血量、调畅气机，心行血功能正常，则肝有所藏，而肝有所藏，则心血充足，行血功能正常；人的情志、精神、意识思维活动与肝密切相关。心属火，肾属水，心肾相交即可维持心肾阴阳升降的动态平衡；肾藏精、主骨，精生髓，脑为髓海。故心脑病证多涉及肺、肝、脾、肾等脏腑。

心脑病证的治疗，宜虚则补之、实则损之。虚者，当补其不足，兼以养心安神。如心之气、血、阴、阳不足者，宜益心气、养心血、滋心阴、温心阳；脑髓空虚者，宜补肾填髓。实者，宜损其有余，兼以重镇安神。如痰火扰心者，当清心豁痰泻火；饮遏心阳者，当温阳化饮；心血瘀阻者，当活血化瘀通络；脑脉受损者，当活血化瘀、化痰开窍。急性发作病证，应密切观察病情，做好各种急救准备，必要时宜中西医结合治疗。

第一节 心 悸

PPT

学习目标

知识要求：

1. 掌握心悸的治则及各证型的辨证要点、治法、代表方剂。
2. 熟悉心悸的定义、病因病机及鉴别诊断。
3. 了解心悸的历史源流、其他疗法及预防调护。

技能要求：

1. 熟练掌握辨析心悸各证型、处方用药及适当调护的技能。
2. 学会运用辨证论治的方法治疗各型心悸。

岗位情景模拟 8

李某，男，43岁。2015年12月6日就诊。

心悸反复发作5年，加重1个月。患者1个月前因饮酒导致心悸加重，口服美托洛尔无明显改善。刻下症见：阵发性心悸，发作次数较前频繁，多于早晨3至6点、傍晚症状较重，明显心慌不适感持续时间短则7、8分钟，长则20分钟左右，形体胖，伴头晕心烦，前胸后背憋闷不适，颈项强硬，纳少眠可，大便黏。舌质紫暗，苔黄腻，脉沉弦。24小时心电图：偶发房性期前收缩，频发室性期前收缩，时呈二联律，其中72948个单发室早，166个阵发室性二联律。

问题与思考

1. 本病加重的病因和临床特征是什么？
2. 患者为虚证还是实证？病位在哪里？
3. 当前的中医治法是什么？如何选方用药？

答案解析

心悸是指患者自觉心中悸动，惊惕不安，不能自主为主要表现的病证。临床一般呈发作性，多因过度劳累或情绪刺激而诱发，常伴有胸闷气短，神疲乏力，不寐健忘，眩晕耳鸣，甚至喘促不能平卧，严重者可致晕厥。心悸包括惊悸和怔忡，其症若因惊恐等精神因素而发，时作时止，病情较轻者为惊悸；若一般与精神因素无关，发作时间较长，甚则终日悸动，全身情况较差者为怔忡。

《黄帝内经》未见心悸（惊悸、怔忡）的病名，但出现了类似症状表现的记载，对其病因和脉象变化有一定的认识。心悸之病名，首见于汉代张仲景的《伤寒杂病论》，称之为“心动悸”“心下悸”“惊悸”等，记载了心悸时的多种脉象表现，提出了心悸的基本治则，并以炙甘草汤等作为心悸治疗的常用方剂。宋代严用和在《济生方》中首次提出“怔忡”之病名。元代朱丹溪认为心悸当“责之虚与痰”，

《丹溪心法·惊悸怔忡》曰："怔忡者血虚，怔忡无时，血少者多；有思虑便动，属虚；时作时止者，痰因火动。"明代张景岳认为怔忡多因阴虚劳损所致，提出在治疗与护理上"速宜节欲节劳，切戒酒色""宜养气养精，滋培根本"。

西医学中由于各种原因引起的心律失常，如心动过速、心动过缓、期前收缩、心房颤动或扑动、病态窦房结综合征、房室传导阻滞、预激综合征及心功能不全、病毒性心肌炎、神经官能症等，凡具有心悸临床表现的，均可参照本节辨证论治。

【病因病机】

1. 病因

（1）感受外邪　风热或疫毒之邪侵袭卫表，内传于心，扰动心脉，经治疗表证虽去而心悸发作；风寒湿三气杂至而为痹，邪气内传于心，痹阻心之气血运行，发为心悸；湿热或风寒之邪，内侵于心，耗伤心之气阴，扰乱心神或心神失养，引发心悸。

（2）七情所伤　情志刺激导致肝气郁滞，气机升降失司，或气郁化火扰心，或气滞血瘀阻塞心脉，均可致心悸；忧思伤脾，脾虚生湿聚痰，痰郁化火，痰火扰心而心悸，或思虑日久，阴血暗伤，心神失养而心悸；平素心虚胆怯，猝遇惊恐，心神动摇而致心悸。

（3）饮食失节　饮食生冷，损伤脾胃之阳，阳虚不能化气行水，水饮内停，上凌于心而发心悸；嗜食膏粱厚味，酿湿生痰化火，痰火扰心致心悸。

（4）体虚劳倦　素体虚弱，劳欲过度，或久病耗损等，致使气血阴阳亏虚，或劳倦太过伤脾，气血生化乏源，心失所养，而致心悸。

（5）药食中毒　某些药物使用过量或不当，或饮酒过量，或误服有毒食物，可损伤心阴，耗伤心气，引发心悸。中药类如乌头、附子、蟾蜍、麻黄等，西药类如洋地黄、奎尼丁、锑剂、肾上腺素、阿托品等。

2. 病机　心悸的基本病机为气血阴阳亏虚，心失所养；或邪扰心神，心神不宁。其病位在心，涉及肝、脾、肾、肺。病理性质有虚实两端，虚者为气血阴阳亏损，心失所养；实者为痰浊、水饮、瘀血阻滞心脉，心神不宁。

心悸临床多表现为虚实夹杂之证，虚实之间可以相互转化。实证日久，耗损正气，可见气、血、阴、阳之亏损；虚证也可因虚致实，而兼见实证表现。如阳虚者易致水饮、痰湿，阴虚者易致热盛或痰热，气血虚弱者易致气血瘀滞。病证进一步发展，心气虚可致心阳虚，心血虚可致心阴虚，心阴虚可致心肾阴虚，心阳虚可致心肾阳虚等。

【诊断与鉴别诊断】

1. 诊断

（1）主症为自觉心慌不安，心中惕惕，不能自主，精神紧张，心搏或快或慢，或忽跳忽止，或跳动过重，呈阵发性或持续不止；可伴有胸闷，心烦，不寐，头晕等，甚则喘促，肢冷汗出，唇甲青紫，晕厥；脉象可见数、疾、促、结、代、沉、迟等变化。

（2）中老年常见，常由情志刺激，如惊恐、紧张等，或者饮酒、饱食、浓茶、劳倦以及药物等因素而诱发。

（3）测血压、心电图、X线胸部摄片、心脏彩超、动态心电图、甲状腺功能、免疫功能和心肌酶谱等检查有助于明确诊断。

2. 鉴别诊断

（1）心悸与真心痛 二者均可有心悸动不能自止、脉结或代的表现。心悸以患者自觉心中悸动、惊惕不安为主要表现，而真心痛以心痛为最突出症状，多表现为心前区或胸骨后刺痛，或牵引肩背左臂，多呈短暂发作，重者疼痛剧烈，持续时间长，唇甲或手足青紫，冷汗淋漓，呼吸急促，甚则晕厥。临证真心痛常兼有心悸，同时出现心悸仅为真心痛临床表现的一个次要症状。

（2）心悸与奔豚 二者均有心胸烦闷不安之症。奔豚气病乃因冲气上逆，表现为少腹之气上冲胸咽；心悸以自觉心中跳动不安为主要表现。

（3）心悸与卑喋 二者均有心慌的症状。但卑喋虽有心慌，一般无促、结、代、疾、迟等脉象出现，主要表现为自卑愧疚，神情疑虑，惊恐胆怯，不能自主等神志异常。

【辨证论治】

1. 辨证要点

（1）辨虚实 虚者为气、血、阴、阳之亏虚，实者为痰饮、瘀血、火热之邪。辨证时，注意分清虚实的程度。一般而言，一脏虚损者轻，多脏虚损者重；在邪实方面，单见一种者轻，多种并见者重。

（2）辨脉象 脉象异常是心悸病的主要临床表现。促、代、结、疾、数，忽强忽弱、乍疏乍数等，均可出现在心悸脉象。辨证时应结合病史、临床表现等，综合判断虚实寒热之真假。一般认为，阳盛则脉数或促，阴盛则结，虚寒则迟而无力；弦脉多有气滞或痰饮内停；脉象结、代、迟者，多属虚寒，而结脉也主气血凝滞，代脉常由脏气衰微、元气虚衰所致。

（3）辨惊悸与怔忡 惊悸和怔忡均为心悸。惊悸是因惊而悸，为心悸之轻症，其发病多与惊恐、悲哀、忧思、恼怒等精神因素过激有关，病来虽速，病情较轻，多呈阵发性，且实证居多，可自行缓解，不发时如常人。怔忡则为心悸之重症，常因久病体虚、心脏受损所致，一般与精神因素无关，呈持续心悸，活动后加重，病情较重，多为虚证或虚中夹实证。惊悸日久不愈，可发展为怔忡。

2. 治疗原则 心悸的治疗当分虚实。虚证宜补气、养血、滋阴、温阳，配合养心安神之品；实证则宜涤痰、化饮、清热、行瘀，配合重镇安神之品。但本病多见虚实夹杂证，且虚实的主次、缓急各有不同，故治当分清主次，相互兼顾。

3. 分证论治

（1）心虚胆怯

证候：心悸不安，易恐善惊，坐卧不宁，稍遇惊即发，恶闻声响，劳则加重，少寐多梦而易惊醒。舌苔薄白，脉细略数或弦细。

辨证要点：心悸不安，易恐善惊，坐卧不宁，遇惊即发。

基本病机：心虚胆怯，心神不宁。

治法：镇惊定志，养心安神。

方药：安神定志丸（《医学心悟》）加减。常用药：人参、远志、龙齿、茯苓、茯神、菖蒲、磁石、牡蛎、琥珀。

加减：若气虚明显，可重用人参，加黄芪、白术；血虚明显，加熟地黄、当归、制首乌；挟瘀者，加三七、延胡索、丹参、赤芍；胸胁胀痛，烦闷善太息，加柴胡、白芍、枳壳、郁金。

（2）心血不足

证候：心悸气短，头晕目眩，面色无华，倦怠乏力，少寐健忘。舌淡红，苔薄白，脉细弱。

辨证要点：心悸、头晕少寐，伴血虚证表现。

基本病机：心血不足，心失所养。

治法：补血益气，养心安神。

方药：归脾汤（《济生方》）加减。常用药：黄芪、人参、白术、当归、木香、龙眼肉、茯苓、远志、酸枣仁、生姜、大枣、炙甘草。

加减：若阴虚者，加麦冬、生地黄、玉竹；阴血虚兼有气虚者，可用炙甘草汤加减；少寐多梦明显者，加合欢花、首乌藤；兼纳呆腹胀者，加陈皮、枳壳。

（3）阴虚火旺

证候：心悸烦躁，少寐多梦，五心烦热，口燥咽干，盗汗，头晕耳鸣，腰膝酸软，思虑劳累加重。舌红少津，苔少或无苔，脉细数。

辨证要点：心悸烦躁，少寐多梦，伴阴虚证表现。

基本病机：肝肾阴虚，水火失济，扰动心神。

治法：滋阴降火，养心安神。

方药：天王补心丹（《校注妇人良方》）合朱砂安神丸（《内外伤辨惑论》）加减。常用药：生地黄、玄参、天冬、麦冬、丹参、当归、人参、茯苓、朱砂、酸枣仁、柏子仁、远志、五味子、桔梗、黄连。

加减：若阴虚而热象不明显者，可单用天王补心丹；伴口舌生疮疼痛、肢冷小便清长等心肾不交证候明显者，可用黄连阿胶汤加味；虚火妄动明显，遗精腰酸者，加龟甲、熟地黄、枸杞子，或加用知柏地黄丸；兼瘀热者，加地龙、牡丹皮、赤芍。

（4）心阳不振

证候：心悸不宁，胸闷气短，活动后或阴雨天加重，面色苍白，畏寒。舌淡，苔白，脉沉迟无力。

辨证要点：心悸不安，胸闷气短，伴阳虚证表现。

基本病机：心阳虚衰，心神失养。

治法：温补心阳，安神定志。

方药：桂枝甘草龙骨牡蛎汤（《伤寒论》）合参附汤（《济生方》）加味。常用药：人参、黄芪、桂枝、炙甘草、生龙骨、生牡蛎、人参、附子、淫羊藿。

加减：若心动过缓明显者，重用桂枝加炙麻黄、细辛；大汗出者，重用人参、黄芪，加山茱萸；兼水饮者，加车前子、白术、泽泻、茯苓、葶苈子；兼血瘀者，加益母草、泽兰、赤芍、红花。

（5）水饮凌心

证候：心悸，面色黧黑，或头晕，胸脘满闷，畏寒，渴不欲饮，小便短少，或下肢浮肿，恶心，吐清水。舌淡胖，苔白滑，脉弦或弦滑。

辨证要点：心悸，伴阳虚水泛表现。

基本病机：脾肾阳虚，水饮凌心。

治法：温阳行水，健脾宁心。

方药：苓桂术甘汤（《金匮要略》）加味。常用药：茯苓、桂枝、白术、炙甘草、党参、远志。

加减：若小便不利，肢冷浮肿，咳喘，甚则不能平卧，为肾阳虚衰，寒水上泛凌心，宜真武汤加味；兼恶心呕吐，加半夏、枳实、陈皮、生姜；兼咳喘胸闷者，加瓜蒌、苦杏仁、桔梗、枳壳；兼血瘀者，加丹参、川芎、延胡索、三七、益母草。

（6）心脉瘀阻

证候：心悸不宁，胸闷，时作心痛，痛如针刺，唇甲青紫。舌质紫暗或有瘀点、瘀斑，脉涩或结或代。

辨证要点：心悸不宁，胸闷心痛，伴血瘀证候。

基本病机：瘀阻心脉，心失所养。

治法：活血化瘀，理气通络。

方药：桃仁红花煎（《陈素庵妇科补解》）加减。常用药：桃仁、红花、川芎、丹参、赤芍、当归、生地黄、延胡索、香附、青皮、乳香、甘草。

加减：若兼气虚者，加黄芪、党参；气滞胸闷重者，加柴胡、枳实、檀香、降香；兼血虚者，加制何首乌、鸡血藤、熟地黄；兼阴虚者，加麦冬、石斛；兼阳虚者，加附子、干姜、肉桂、淫羊藿；胸闷痛，舌苔腻者，加瓜蒌皮、薤白、半夏；胸痛重者，选加延胡索、三七、没药、土鳖虫、水蛭。

（7）痰火扰心

证候：心悸，胸闷心烦，少寐多梦，口干口苦，便秘溲赤，或痰多黏稠。舌质红，苔黄腻，脉弦滑或滑数。

辨证要点：心悸，胸闷、心烦，伴痰热表现。

基本病机：痰郁化火，上扰心神。

治法：清热化痰，宁心安神。

方药：黄连温胆汤（《六因条辨》）加减。常用药：黄连、陈皮、茯苓、半夏、竹茹、枳实、黄芩，栀子、胆南星、瓜蒌、远志、石菖蒲、生牡蛎。

加减：若心悸重者，选加珍珠母、生龙骨、石决明；大便秘结重者，加生大黄、芒硝；兼伤阴者，加玄参、天冬、麦冬、生地黄；兼血瘀者，加赤芍、牡丹皮、生地黄、桃仁。

知识拓展

抗心律失常的中药

现代研究发现，部分中药具有抗心律失常的作用，治疗心悸时可以在辨证论治的基础上适当选用，以提高治疗效果。

室性期前收缩：山楂、黄连、茵陈、常山、万年青、甘草、淫羊藿、半夏、苦参、羌活；房性期前收缩：延胡索、生山楂、汉防己、黄连、茵陈、常山、万年青、半夏、苦参；结性期前收缩：延胡索、常山、山楂；室性心动过速：万年青、常山、淫羊藿；房室传导阻滞：附子、人参；窦性心动过缓：人参、麻黄、附子；心房颤动：生山楂、汉防己、万年青、甘松、延胡索、常山、石菖蒲、茵陈。

4. 其他疗法

（1）中成药疗法　心气不足心悸，可用养心氏、正心泰；心阴虚心悸，宜用滋心阴口服液；心阳虚心悸服用心宝丸；气阴两虚心悸服用生脉口服液；心脉瘀阻型心悸，可选择服用复方丹参滴丸、通心络胶囊、血府逐瘀颗粒、复方丹参片等。

（2）简便验方　小檗碱片，每次4~6片，每日3次，主治室性快速型心律失常；苦参，每日20~30g水煎服，10天为1个疗程，对房性及室性期前收缩疗效较好，对窦性心动过速，房颤有一定疗效；延胡索粉，每次口服3~10g，每日3次，7~10天为1个疗程，用于房性结性期前收缩及阵发性房颤。

【预防调护】

平时注意劳逸适度，保持情绪稳定，心情愉悦，避免过度疲劳和强精神刺激。戒烟酒、浓茶、咖啡。饮食宜清淡而富于营养，宜低盐饮食，忌过饥、过饱。心阳虚者忌生冷，心阴虚者忌辛辣，瘀血、痰浊者忌过食肥甘，水饮凌心者宜低盐饮食。轻症患者可从事力所能及的劳动，重症患者应卧床休息。心悸病势缠绵，应坚持长期治疗，树立战胜疾病的信心。积极治疗原发病，密切观察病情，及早发现变证、坏病之先兆症状，做好急救准备。心悸危重症病情变化迅速，猝死风险较高，应根据临床情况，积极采取中西医结合抢救措施。

【重点难点】

1. 心悸是指患者自觉心中悸动，惊惕不安，不能自主的病证。临床一般呈发作性，每因情志波动或过度劳累而诱发，常伴有胸闷气短，神疲乏力，不寐健忘，眩晕耳鸣，甚至喘促不能平卧，严重者可致晕厥。

2. 主要病因有感受外邪、七情所伤、饮食失节、体虚劳倦、药食中毒等。心悸的主要病机是气血阴阳亏虚，心失所养；或邪扰心神，心神不宁。病位在心，与肝、脾、肾、肺四脏相关。

3. 病理性质有虚、实之分，虚在气血阴阳之不足，实为气滞、血瘀、痰浊、水饮，临床表现以虚实夹杂多见。

4. 辨证应以虚实为纲，细审脉象变化，辨明惊悸、怔忡。临床治疗应分清虚实，并根据虚实之轻重，灵活应用益气温阳、滋阴养血、行气化瘀、化痰涤饮、养心安神及重镇安神之法。

5. 临床以阴虚火旺、心阳不振、心脉瘀阻、痰火扰心等证型较为常见。

【临证备要】

1. 痰瘀阻络为心悸的重要病机 “本虚标实”是心悸的一个重要病因病机，本虚多见于气虚、阴虚、血虚，心、脾、肺虚，标实多见于气滞、血瘀、寒凝、痰浊等。临床诸多病例分析，顽固性病程缠绵反复，持久性发作的心悸患者，大多数是夹痰夹瘀或痰瘀互结见症。许多心脏疾患大多可见有痰饮和血脉瘀滞的病理过程，而痰瘀阻络又往往进而加重病情和症状。在患者血液流变学检测中可找到血瘀的客观证据，并发现经过活血化瘀中药治疗后，使得血液黏滞度得到改善。因此，临床上可用温阳化痰、祛瘀通络功效的瓜蒌桂枝汤合温胆汤加减治疗心悸。

2. 辨证辨病相结合 根据临床医疗规范，心悸的诊治可结合西医学的方法，辨证辨病相结合。西医学诊疗技术可指导中药的使用，如黄连及黄连制剂对室性快速型心律失常效果较好，在明确诊断的情况下可以逐步提高用量。

3. 心悸之气郁病机 肝主疏泄而调气，疏泄太过或不及，均可导致心悸。尤其是患者平素心虚胆怯，突遇惊恐或情志不遂，悲哀过极，忧思不解等七情扰动，易忤犯心神，心神动摇，不能自主而心悸。功能性心律失常，如心脏神经官能症、胆心综合征、交感神经功能亢进等所致心悸者，多与肝胆功能失调有关，多由肝气郁结所致，当在辨证论治的基础上加用郁金、佛手、香附、柴胡、枳壳、合欢皮等疏肝解郁之品。

4. 名医经验 卢尚岭教授辨证治疗室性期前收缩，心气亏虚为主者用益心汤加味，常用药：人参9g（或党参30g），麦冬30g，五味子9g，石菖蒲15g，当归15g，知母12g；肝经郁火者用疏解汤加减，常用药：柴胡20g，白芍24g，枳实15g，郁金15g，莪术15g，白头翁20g，黄连15g，苦参20g，紫石英30g，栀子15g，远志12g，柏子仁20g。［米一鹗.首批国家级名老中医效验秘方精选（续集）.北京：今日中国出版社，1999.］

目标检测

答案解析

A1型题

1. 心悸心虚胆怯证的治法为（　）

A. 镇惊定志，养心安神　B. 补血养心，益气安神　C. 滋阴清火，养心安神

D. 温补心阳，安神定悸　E. 振奋心阳，宁心安神

2. 心悸气短，头晕目眩，少寐健忘，面色无华，倦怠乏力，纳呆食少，舌淡红，脉细弱。病机为（　）

A. 心虚胆怯，心神不宁　B. 心血不足，心失所养　C. 肝肾阴虚，水不济火

D. 心阳虚衰，心失温养　E. 脾肾阳虚，水饮凌心

3. 心悸易惊，少寐多梦，五心烦热，口燥咽干，急躁易怒，盗汗，思虑劳心则症状加重，头晕耳鸣，腰膝酸软，舌红少津，苔少，脉象细数。病机为（　）

A. 气血亏损，心虚胆怯　B. 心血亏耗，心失所养　C. 肝肾阴虚，水火失济

D. 心阳虚衰，心失温养　E. 脾肾阳虚，水饮内停

A2型题

4. 男，57岁。形体肥胖，1周来心悸善惊，烦躁痰多，食少泛恶，舌苔黄腻，脉象滑数。治宜（　）

A. 清化痰热，镇惊安神　B. 补血养心，益气安神　C. 健脾化痰，定惊安神

D. 滋阴清火，养心安神　E. 振奋心阳，化气行水

5. 男，70岁。2日来心中悸动不安，头眩，畏寒肢冷，下肢浮肿，渴不欲饮，恶心，吐清水，舌质淡胖，舌苔水滑，脉弦。方选（　）

A. 桂枝甘草龙骨牡蛎汤　B. 归脾汤　C. 胃苓汤

D. 苓桂术甘汤　E. 炙甘草汤

6. 女，68岁。半年来，心悸不宁，胸闷，时作心痛，痛如针刺，唇甲青紫。舌质紫暗，脉涩。方选（　）

A. 归脾汤　B. 桃仁红花煎　C. 黄连温胆汤

D. 桂枝甘草龙骨牡蛎汤　E. 炙甘草汤

A3型题

王某，男，61岁。去年曾患有“急性广泛前壁心肌梗死”，近5日心悸不安，胸闷，气短乏力，面色苍白，畏寒肢冷，舌淡苔白，脉象沉弱。

7. 此病治宜（　）

A. 温阳行水　B. 补血养心　C. 滋阴补肾　D. 温补心阳　E. 健脾益气

8. 方选（　）

A. 真武汤　B. 温胆汤　C. 桂枝甘草龙骨牡蛎汤加味

D. 桂枝甘草龙骨牡蛎汤合参附汤　E. 苓桂术甘汤加味

9. 假设病证迁延失治，而见心悸头晕，脘痞纳呆，畏寒肢冷，渴不欲饮，小便短少，下肢浮肿，舌淡苔水滑，脉弦滑。方选（　）

A. 桃红四物汤加味　B. 桂枝甘草龙骨牡蛎汤加味　C. 炙甘草汤加减

D. 归脾汤加减　E. 苓桂术甘汤加味

B1型题

A. 安神定志丸　B. 黄连温胆汤　C. 天王补心丹合朱砂安神丸

D. 桂枝甘草龙骨牡蛎汤合参附汤 E. 归脾汤

10. 心悸心虚胆怯证的代表方宜首选（ ）

11. 心悸心血不足证的代表方宜首选（ ）

12. 心悸阴虚火旺证的代表方宜首选（ ）

（王 旭）

书网融合……

知识回顾 微课 习题

第二节 胸 痹

PPT

学习目标

知识要求：

1. 掌握胸痹的治则及各证型的辨证要点、治法、代表方剂。
2. 熟悉胸痹的定义、病因病机及鉴别诊断。
3. 了解胸痹的历史源流、其他疗法及预防调护。

技能要求：

1. 熟练掌握辨析胸痹各证型、处方用药及适当调护的技能。
2. 学会运用辨证论治的方法治疗各型胸痹。

岗位情景模拟 9

李某某，女，48岁。2019年9月14日就诊。

左胸阵痛1个月，加重3天。患者有“风湿性心脏病”史10年，近1个月左胸阵痛，3天前劳累后加重。刻下症见：左胸闷痛，畏寒肢冷，心慌气短，倦怠乏力，自汗，夜不能卧，服用中西药效果不佳。舌暗苔薄白，脉弦数。心电图：房性期前收缩，ST–T改变。

问题与思考

1. 中医诊断为何病？当辨为何证？
2. 本病的临床特征是什么？本病应与哪些病证相鉴别？
3. 中医治法是什么？如何选方用药？

答案解析

胸痹是指以胸部发作性憋闷、疼痛，甚则胸痛彻背，喘息不得卧为主症的一种疾病。轻者仅感短暂轻微的不适感、沉闷感或隐痛，呼吸欠畅，重者则有明显胸痛。严重者胸痛彻背，背痛彻胸，称之为“真心痛”。

胸痹之名，最早见于《灵枢·本脏》，历代文献中的“心痛”“真心痛”“厥心痛”“卒心痛”“心痹”“胸痹心痛”等病名，其描述的证候表现与胸痹基本相同，现大多统一称为“胸痹”。《黄帝内经》记载有胸痹的病因、常见症状及真心痛的表现。汉代张仲景《金匮要略·胸痹心痛短气病脉证治》列专篇予以论述，提出“胸痹缓急”，即胸部疼痛时发时缓为胸痹的特点，阳微阴弦和心气不足为主要病机，所列瓜蒌薤白类方、人参汤等方剂仍为临床常用方。明代王肯堂《证治准绳》强调用大剂的桃仁、红花、降香、失笑散等活血化瘀药物治疗瘀血心痛；清代王清任《医林改错》以血府逐瘀汤治疗胸痹心痛。新中国成立后活血化瘀药物在胸痹的防治中应用较为广泛。

知识拓展

《金匮要略》以脉论胸痹病机

《金匮要略·胸痹心痛短气病脉证治第九》曰：“夫脉当取太过不及，阳微阴弦，即胸痹而痛，所以然者，责其极虚也。今阳虚知在上焦，所以胸痹、心痛者，以其阴弦故也”，这里描述的“阳微阴弦”本为脉象，心、肺同居上焦，左寸口脉候心，右寸口脉候肺，“阳微”即是指寸脉沉细。另张仲景在《伤寒论·辨脉法第一》中指出：“何谓阳不足？答曰：假令寸脉微，名曰阳不足；……何谓阴不足？答曰：假令尺脉弱，名曰阴不足”，故“阴弦”即是指尺脉弦紧。

“阳微阴弦”亦可指病机，“阳微”即心阳虚弱、上焦阳气不足，“阴弦”即寒、痰、瘀等病邪，上乘于胸而成痹，导致心痛。条文中“所以然者，责其极虚也。今阳虚知在上焦，所以胸痹心痛者，以其阴弦故也”，是言“阳微”“阴弦”是胸痹发病的两个必具条件，缺一不可。故曰“阳微阴弦”是张仲景对胸痹病因病机的高度概括。

西医学中的冠状动脉粥样硬化性心脏病（心绞痛、心肌梗死）可参照本节辨证论治。其他如病毒性心肌炎、心肌病、心脏神经官能症等表现胸痹临床特征者，亦可参照本病内容辨证论治。

【病因病机】

1. 病因

（1）寒邪内侵　感受寒邪，或素体阳虚，胸阳不振，阴寒之邪乘虚而入，寒主收引，气血运行不畅，心脉痹阻，不通则痛发为胸痹。

（2）年老体虚　中老年人气血阴阳渐衰，气虚推动乏力，血脉瘀阻；阳虚失于温煦，血脉痹阻不通；阴血虚失于濡养，致使血脉不畅；或因阴虚火旺，灼津成痰，心脉痹阻，皆可发为胸痹。

（3）劳倦内伤　劳倦伤脾，运化不及，气血生化乏源，心脉失于濡养，不荣则痛；劳倦伤精耗气，阴阳衰损，阳虚鼓动无力，阴虚心脉失养，心脉痹阻而发胸痹。

（4）情志失调　郁怒伤肝，肝郁气滞，气机升降失司；忧思伤脾，水液运化不及而致痰浊阻滞，或气郁化火，灼津成痰，痰阻脉道；气滞不能正常推动血行，血瘀脉阻，皆可发为胸痹。

（5）饮食不节　过食肥甘厚味或嗜酒，或脾失健运，生湿聚痰，上犯心胸，气机不畅，心脉痹阻，而成胸痹；或痰浊久留，气血运行阻滞，痰瘀交阻，发为本病。

2. 病机　胸痹的基本病机为心脉痹阻，病位在心，与肝、脾、肾紧密相关。

胸痹的病理性质为本虚标实，虚实夹杂。发作期以实证为主，主要有气滞、寒凝、瘀血、痰浊、热毒痹阻心脉；缓解期以虚证为主，包括气血阴阳的亏虚，血脉失于滋养、温煦，鼓动无力而痹阻不通。虚实可相互转化、兼杂。因实致虚如寒邪凝结心脉，伤及阳气，可致心阳虚衰；瘀阻脉络，阻滞气血的正常运行，瘀血不除而新血难生，可致心气或心血不足；若痰瘀阻滞，病延日久，耗气伤正，可导致心气不足或阴阳虚损。因虚致实如心气不足，运血无力，可致气滞血瘀或痰瘀交阻；心肾阴虚，虚火上炎，炼液为痰，导致痰浊阻心；心阳虚衰，阳虚生寒，转化为寒凝心脉。因实致虚与因虚致实皆可出现虚实夹杂并见的状况。

【诊断与鉴别诊断】

1. 诊断

（1）主症为左胸或膻中处突发憋闷而痛，可表现为隐痛、胀痛、刺痛、绞痛、灼痛等。疼痛可窜及肩背、咽喉、胃脘、胁肋、左上臂内侧乃至手指等部位，常呈反复发作性，伴有心悸、自汗、短气等。一般持续时间短暂，几秒至数十分钟不等，经休息或服药后可缓解。严重者疼痛剧烈，持续不解，面色苍白，肢冷多汗，唇甲青紫，乃至发生虚脱、心衰、猝死等危候。

（2）多见于中年以上，常因情志刺激、劳累过度、感受寒冷、暴饮暴食、烟酒无度等而诱发，亦有安静时或无明显诱因发病者。

（3）心电图、心电图运动负荷试验、动态心电图、心肌损伤标记物、冠状动脉造影、冠状动脉CTA、心脏彩超、心功能测定等检查有助于诊断。

2. 鉴别诊断

（1）胸痹与胃脘痛　两者在疼痛部位、疼痛性质、疼痛持续时间及其兼症均有所不同。胸痹多表现左胸或膻中处疼痛，以闷痛为主，多持续时间短，部分患者发病可能与饮食有关，但经休息、服药后常可缓解。胃脘痛的疼痛部位多在心下胃脘处，以胀痛为主，局部有压痛，持续时间较长，大多与饮食有关，常伴有泛酸、嗳气、呃逆、嘈杂等胃脘部症状。真心痛有时亦表现为持续性胃脘部疼痛，应予以警惕。

（2）胸痹与悬饮　二者均有胸痛。胸痹多表现左胸或膻中处闷痛，持续时间短暂，伴有心悸、自汗、短气等，劳累、情绪波动后加重，经休息、服药后常可缓解。悬饮多表现为胸胁胀痛，持续不解，伴有咳唾引痛，转侧、呼吸时疼痛加重，兼有咳嗽、咯痰、发热等肺系证候。

（3）胸痹与真心痛　真心痛是胸痹中的危重证候，症见心痛剧烈，甚则心痛彻背，背痛彻心，持续不解，伴有汗出、肢冷、面白、唇紫、手足青至节，或有心悸、呕吐、烦躁，脉细或沉细或结代等。

【辨证论治】

1. 辨证要点

（1）辨标本虚实　发作期多属标实，气滞、寒凝、血瘀、痰浊可相互为病，以血瘀为突出；缓解期多属本虚，有阴阳气血的亏虚，多见心气虚，且可阴损及阳，阳损及阴。

（2）辨疼痛性质　冷痛、绞痛多因寒凝；刺痛多因血瘀；闷痛多由气滞或痰浊所致；灼痛多因火热之邪，有虚火实火之别；隐痛多见于缓解期，常与气血阴阳亏虚有关。

（3）辨病势轻重　心痛发作频繁者重，偶尔发作者轻；每次心痛发作持续时间短者轻，疼痛持续时间长者重；疼痛部位固定不移者病情较重，疼痛部位走窜不定者，病情多较轻；休息或服药后即能缓解者轻，服药后难以缓解者重。此外，应结合全身状况综合分析，判定病势轻重。

2. 治疗原则 针对本病的病理性质为本虚标实，虚实夹杂，应在详辨虚实的基础上予以对应治疗。发作期多以标实为主，缓解期以本虚为主，治疗原则一般为先治其标，后治其本，必要时可根据虚实标本主次，灵活兼顾同治。发作期治标根据病邪的不同，常用疏肝理气、温阳散寒、活血化瘀通络、化痰祛饮等法，尤其重视活血通脉；缓解期重视扶正固本，常以补气温阳、滋阴养血、补益肝肾等法，尤其重视补益心气。若虚实夹杂者，在分清主次的基础上，适当兼顾。本病临证多见虚实夹杂，在发作期虽以标实为主，亦常兼本虚；在缓解期以本虚为主，亦可见邪实，所以治疗上可根据具体病情通补兼施，做到补正而不碍邪、祛邪而不伤正。

3. 分证论治

（1）寒凝心脉

证候：猝然心胸冷痛，或心痛彻背，多因气候骤冷、骤感风寒或接触冷水等而发病或加重；伴胸闷气短，形寒肢冷，心悸，面色苍白。舌苔薄白，脉沉紧或沉细。

辨证要点：猝然心胸冷痛及阴寒凝滞表现。

基本病机：阴寒凝滞，气血痹阻。

治法：宣痹通阳，散寒止痛。

方药：瓜蒌薤白桂枝汤（《金匮要略》）合当归四逆汤（《伤寒论》）加减。常用药：瓜蒌、薤白、桂枝、当归、白芍、细辛、炙甘草、通草、大枣。

加减：若症状较重，可合用四逆汤或乌头赤石脂丸，加川椒、肉桂、荜茇、高良姜等，亦可舌下含化苏合香丸。

（2）气滞心胸

证候：心胸满闷，或疼痛阵作，喜太息，情志不遂时易诱发或加重，或兼胃脘胀闷，女性月经不调。舌苔薄或薄腻，脉沉弦。

辨证要点：心胸闷痛及肝气郁滞表现。

基本病机：肝郁气滞，心脉不畅。

治法：疏肝理气，活血通络。

方药：柴胡疏肝散（《证治准绳》）加减。常用药：柴胡、白芍、陈皮、枳壳、川芎、香附、炙甘草。

加减：若兼血瘀，胸闷心痛明显，可合用桃红四物汤；肝郁化火者，加蒲公英、郁金、黄连、黄芩、栀子；便秘重者，选加生大黄、瓜蒌、枳实。

（3）心血瘀阻

证候：心胸疼痛，如刺如绞，痛有定处，入夜较甚，甚至心痛彻背，背痛彻心，或面色晦暗，常因劳累、暴怒、暴食加重。舌紫暗，或有瘀斑、瘀点，苔薄，脉弦涩或沉涩。

辨证要点：心胸疼痛及血瘀表现。

基本病机：心脉瘀阻。

治法：活血化瘀，通络止痛。

方药：血府逐瘀汤（《医林改错》）加减。常用药：桃仁、红花、川芎、当归、生地黄、赤芍、枳壳、桔梗、柴胡、牛膝、甘草。

加减：若胸痛剧烈者，可选加延胡索、三七、乳香、没药、土鳖虫、蜈蚣、全蝎、水蛭等；兼气滞者，加郁金、香附、檀香等；兼寒凝或阳虚者，加桂枝、细辛、附子、延胡索、淫羊藿、高良姜、人参等；兼气虚，用人参养营汤合桃红四物汤。

知识拓展

冠心2号方

1960年，以陈可冀为首的西苑医院课题组在郭士魁老中医活血化瘀治疗冠心病经验的基础上，又通过大量的临床观察，率先提出冠心病的主要病机为“心血瘀阻、血脉不通”，倡导以活血化瘀法为主治疗冠心病。相关研究成果获得了中医药科研成果的首个国家科技进步一等奖。冠心2号方即以此为指导思想所创立。

冠心2号方由丹参、川芎、赤芍、红花、降香等一派活血化瘀药组成。西医认为冠心病是多种原因致冠状动脉粥样硬化，管腔变窄这一病变基础，正符合中医瘀血内阻的认识。说明各型冠心病皆有瘀血内阻这一基本病机存在。临床运用冠心2号方治疗冠心病有效正是切中了这一基本病机，体现了中医辨病论治精神。如果患者以心胸刺痛、痛有定处为主症，结合唇舌暗红或有瘀斑，脉涩或结代，投以该方往往能收到预期的效果。

（4）痰浊闭阻

证候：心胸闷重痛轻，肢体沉重，倦怠乏力气短，纳呆便溏，口黏，恶心，咯吐痰涎，多形体肥胖、嗜食肥甘，遇阴雨天、暴饮暴食后诱发或加重。舌体胖大边有齿痕，苔白腻或白滑，脉滑。

辨证要点：心胸闷重痛轻，肢体沉重及痰浊壅盛表现。

基本病机：痰浊闭阻，气机不畅。

治法：通阳泄浊，豁痰宣痹。

方药：瓜蒌薤白半夏汤（《金匮要略》）合涤痰汤（《奇效良方》）加减。常用药：瓜蒌、薤白、半夏、陈皮、茯苓、枳实、胆南星、石菖蒲、竹茹、党参、甘草、生姜、大枣。

加减：若痰黏而黄，便干或黏，苔黄腻，可选黄连温胆汤合小陷胸汤；大便秘结加瓜蒌、桃仁、生大黄；痰浊与瘀血并见者合桃红四物汤；痰浊闭塞心脉，猝然剧痛，可用苏合香丸。

（5）气阴两虚

证候：心胸隐痛，时作时止，气短乏力，口干心烦，动则益甚，倦怠多汗，心悸失眠，手足心热。舌淡红，或有齿痕，少苔或无苔，脉虚细缓或结代。

辨证要点：心胸隐痛，气短，口干，倦怠等气阴不足表现。

基本病机：气阴不足，心失所养。

治法：益气养阴。

方药：生脉散（《医学启源》）合人参养营汤（《太平惠民和剂局方》）加减。常用药：人参、麦冬、五味子、当归、白芍、熟地黄、茯苓、白术、黄芪、远志、陈皮、生姜、大枣、甘草。

加减：若阴血虚明显兼有气虚，可用炙甘草汤；兼血瘀者，加延胡索、三七、川芎、桃仁、红花；兼痰浊者，加半夏、茯苓、竹茹；纳呆、失眠明显者，加半夏、茯神、远志、柏子仁、合欢花、首乌藤。

（6）心肾阳虚

证候：胸闷痛，动则尤甚，畏寒肢冷，心悸气短，自汗乏力，腰酸，面色㿠白，或男子阳痿早泄，女子月经不调。舌淡或暗，苔白或腻或水滑，脉沉细或沉微。

辨证要点：胸闷痛，心悸，气短，自汗，伴肾阳虚见症。

基本病机：心肾阳虚，气血不畅。

治法：温阳补气，振奋心阳。

方药：参附汤（《济生方》）合右归丸（《景岳全书》）加减。常用药：人参、附子、熟地黄、山药、山茱萸、枸杞子、杜仲、菟丝子、肉桂、当归、鹿角胶。

加减：若水肿、喘促、心悸明显，为阳虚甚水饮凌心，用真武汤加人参、黄芪、泽泻、车前子；兼血瘀者，加延胡索、红花、三七、益母草；四肢厥逆，阳虚欲脱，用四逆汤加人参、山茱萸、生龙骨、生牡蛎。

（7）心肾阴虚

证候：心痛闷痛或灼痛，时作时止，腰膝酸软，头晕耳鸣，心悸盗汗，虚烦眠差，口干便秘。舌红少津，苔少或剥，脉细数或促代。

辨证要点：心痛憋闷或灼痛，时作时止及阴虚表现。

基本病机：心肾阴虚，心脉不畅。

治法：滋养阴血，养心和络。

方药：天王补心丹（《校注妇人良方》）合炙甘草汤（《伤寒论》）加减。常用药：当归、五味子、柏子仁、酸枣仁、炙甘草、大枣、生姜、阿胶、党参、玄参、丹参、生地黄、茯苓、远志、桔梗、桂枝、麦冬、天冬、火麻仁。

加减：若心肾不交，虚火上扰，口舌生疮，虚烦不眠，便秘，舌尖红少津，可用黄连阿胶汤加减；兼头晕易怒，加钩藤、石决明、生龙骨、生牡蛎；腰膝酸软明显，兼头晕目眩，遗精盗汗，用左归丸加减。

4. 其他疗法

（1）中成药疗法　通心络胶囊、复方丹参滴丸、复方丹参片用于心血瘀阻型胸痹；养心氏、正心泰用于心气虚型胸痹；滋心阴口服液用于心阴虚型胸痹；加味逍遥丸用于肝郁化火型胸痹。

（2）简便验方　气虚血瘀之胸痹，以黄芪300g，三七150g打粉混合，每次开水冲服3~5g，日2次。

【预防调护】

预防本病要注重精神调摄，避免大喜、大怒、忧思无度，保持心情平静愉快。多吃水果及富含纤维的食物，保持大便通畅，饮食宜清淡，低盐饮食，食勿过饱，不宜过食肥甘，戒烟，少饮酒。发作期患者应立即卧床休息，缓解期应坚持力所能及的活动，但要注意休息，劳逸适度，保证充足的睡眠。

胸痹若失治、误治，或患者不遵医嘱，失于调摄，则病情进一步发展，可以变生多种疾患。如瘀血闭阻心脉，心胸猝然剧痛，发为真心痛；如心脉瘀阻，阳衰阴盛，阴阳离绝，可发为脱证；如心脾肾阳虚，水饮凌心射肺，可出现咳喘，肢肿，尿少，心悸等重症。故必须严密观察病情，做到既病防变。

【重点难点】

1. 胸痹是由于年老体虚、饮食不当、情志失调、寒邪内侵、劳倦内伤等因素导致寒凝、气滞、瘀血、痰浊等痹阻心脉，以胸部闷痛，甚则胸痛彻背为主症的一种疾病。

2. 病理因素主要有寒凝、气滞、瘀血、痰浊、体虚，基本病机为心脉痹阻。病位以心为主，涉及肝、脾、肾三脏。

3. 病理性质为本虚标实，虚实夹杂。发作期主要是寒凝、气滞、痰浊、血瘀痹阻心脉，标实为主；缓解期主要是气血阴阳亏虚，血脉失于滋养、温煦而痹阻不通，本虚为主。必须严密观察病情，分清标本虚实，治疗上当以补正而不碍邪，祛邪而不伤正为原则，不可猛攻、滥补。

4. 临床以心血瘀阻、痰浊闭阻、气滞心胸、气阴两虚、心肾阳虚等证型较为常见。

【临证备要】

1. 胸痹不可一味活血 胸痹以心脉痹阻为基本病机，临证虽以活血方药应用最为广泛，但辨治不可独重活血化瘀法，而应坚持以辨证论治为基础，详查病机，有的放矢，突出中医思维。胸痹多是本虚标实，其瘀血的形成，多由正气亏损而致，如气虚、阳虚或气阴两虚等，亦可因气滞、寒凝、痰浊而诱发。在活血化瘀方中应适当伍以益气、养阴、化痰、理气之品，以加强祛瘀疗效。

2. 虫类药的应用 虫类药物的作用部位主要在血脉经络，这一特点恰与心主血脉之理相一致，因此能针对胸痹心痛之痰瘀痹阻脉络之病机，发挥其治疗作用。虫类药物治疗胸痹心痛，特异性强，具有植物药无可比拟的优势。水蛭、蛴螬、虻虫等有破血逐瘀、通经之功，具有化瘀血而不伤新血，祛邪不伤正之特点。僵蚕、蜈蚣、全蝎、地龙、白螺壳、青娘子等虫类药物有散结通络、化痰行瘀、宣通胸阳、疏理气机之功。虫类药物又多有息风镇痉、缓急止痛之功效，可以缓解急性疼痛，治疗胸痹心痛如蜈蚣、地龙、九香虫等。其中，胸痹心痛最常用虫类药有九香虫、全蝎、蜈蚣、水蛭。虫类药多打粉后入丸散，或合汤剂吞服，注意勿破血伤正和伤脾胃，故宜配方佐制使用。

3. 名医经验

（1）秦伯未治疗胸痹，用于一般阶段方：麦冬6g，阿胶6g，桂枝1.5g，炙甘草3g，丹参6g，郁金6g，炙远志4.5g，炒枣仁9g，浮小麦9g，红枣3个，三七粉（分冲）0.6g，朝鲜参粉（分冲）0.6g。用于严重阶段方：朝鲜参3g，生地黄6g，丹参6g，桂枝3g，细辛1.5g，藏红花3g，广郁金4.5g，炙甘草3g，三七粉（分冲）1.2g。用于巩固阶段方：朝鲜参1.5g，生地黄4.5g，天冬4.5g，阿胶6g，肉桂0.9g，炙甘草3g，丹参6g，炒枣仁9g，柏子仁6g，龙眼肉6g，麦冬4.5g，熟地黄4.5g。（单书健.重订古今名医临证金鉴（胸痹心痛卷）.北京：中国医药科技出版社，2017.）

（2）丁书文教授认为随着现代生活节奏的加快，相当一部分胸痹患者的病机为热毒与气虚、血瘀、痰浊等相兼为患，治疗中坚持补气是基本原则、活血化瘀是治疗常规、清热解毒是主要治法，选方多以黄连解毒汤为清热解毒基础方与其他活血、补气、化痰类方剂配合应用（丁书文.心系疾病热毒论.济南：济南出版社，2016）。

目标检测

答案解析

A1型题

1. 胸痹心血瘀阻证的治法是（　）

A. 宣痹通阳，散寒止痛　B. 通阳泄浊，豁痰宣痹　C. 滋阴清火，养心安神

D. 温补心阳，安神定悸　E. 活血化瘀，通脉止痛

2. 心胸满闷，疼痛阵作，时欲太息，舌淡红，苔薄白，脉沉弦。病机是（　）

A. 肝郁气滞，心脉不畅　B. 痰浊闭阻，气机不畅　C. 气阴不足，心失所养

D. 心阳虚衰，心失温养　E. 阴寒凝滞，气血痹阻

3. 胸痹日久，气阴两虚证宜用（　）

A. 瓜蒌薤白半夏汤合涤痰汤　B. 天王补心丹　C. 生脉散合人参养营汤

D. 柴胡疏肝散　　E. 黄连温胆汤

A2型题

4. 男，55岁。形体肥胖，3天来心胸窒闷疼痛，闷重痛轻，倦怠乏力气短，纳呆便溏，舌体胖大边有齿痕，苔白腻，脉滑。治宜（　）

A. 益气养阴，和脉止痛　　B. 活血化瘀，通脉止痛　　C. 通阳泄浊，豁痰宣痹
D. 温肾补阳，振奋心阳　　E. 振奋心阳，化气行水

5. 女，71岁。心区憋闷灼痛，时作时止，盗汗，虚烦不寐，腰膝酸软，头晕耳鸣，口干便秘，舌红少津，脉细数。方选（　）

A. 桂枝甘草龙骨牡蛎汤　　B. 生脉散合人参养营汤　　C. 瓜蒌薤白半夏汤合涤痰汤
D. 天王补心丹合炙甘草汤　　E. 柴胡疏肝散

6. 女，68岁。半年来，胸闷，时作心痛，痛如针刺，唇甲青紫。舌质紫暗，脉涩。方选（　）

A. 黄连温胆汤　　B. 血府逐瘀汤　　C. 柴胡疏肝散
D. 瓜蒌薤白半夏汤合涤痰汤　　E. 天王补心丹合炙甘草汤

A3型题

刘某，68岁。嗜食肥甘，形体肥胖，近5日阵发胸闷胸痛，肢重倦息，口黏，恶心，咯吐痰涎，舌体胖大，苔白腻，脉滑。

7. 此病治宜（　）

A. 通阳泄浊，豁痰宣痹　　B. 活血化瘀，通脉止痛　　C. 滋阴清火，养心和脉
D. 温肾补阳，健脾利水　　E. 健脾益气，活血化瘀

8. 方选（　）

A. 真武汤　　B. 生脉散合人参养营汤　　C. 桂枝甘草龙骨牡蛎汤加味
D. 瓜蒌薤白半夏汤合涤痰汤　　E. 天王补心丹合炙甘草汤

B1型题

A. 心血瘀阻　　B. 气滞心胸　　C. 气阴两虚　　D. 寒凝心脉　　E. 心肾阳虚

9. 柴胡疏肝散主治的胸痹证型为（　）
10. 生脉散合人参养营汤主治的胸痹证型为（　）
11. 血府逐瘀汤主治的胸痹证型为（　）

A. 生脉散合人参养营汤　　B. 瓜蒌薤白半夏汤合涤痰汤　　C. 柴胡疏肝散
D. 血府逐瘀汤　　E. 苓桂术甘汤

12. 胸痹心血瘀阻证的代表方宜首选（　）
13. 胸痹气滞心胸证的代表方宜首选（　）
14. 胸痹痰浊闭阻证的代表方宜首选（　）

（王　旭）

书网融合……

知识回顾　　习题

第三节　不　寐

PPT

学习目标

知识要求：

1. 掌握不寐的治则及各证型的辨证要点、治法、代表方剂。
2. 熟悉不寐的定义、病因病机及鉴别诊断。
3. 了解不寐的历史源流、其他疗法及预防调护。

技能要求：

1. 熟练掌握辨析不寐各证型、处方用药及适当调护的技能。
2. 学会运用辨证论治的方法治疗各型不寐。

岗位情景模拟 10

何某，男，36岁。2016年4月11日就诊。

寐差10个月，加重1周。患者素体禀赋不足，不耐烦劳，10个月前因工作压力大出现失眠，时轻时重。近1周因家庭琐事操劳，症状加重。刻下症见：入睡困难，夜寐不宁，多于凌晨3点左右醒，醒后难以再入眠，甚则彻夜不眠，头晕面热，两目干涩，口苦咽干，心烦易怒，倦怠乏力，腰酸腿软，时有早泄。舌红少苔，脉弦细数。

问题与思考

1. 本病临床特征是什么？
2. 病机是什么？
3. 当前的中医治法是什么？如何选方用药？患者此次疾病痊愈后应如何调养？

答案解析

不寐，即“失眠”，是以经常不能获得正常睡眠和睡眠后不能消除疲劳、恢复体力与精力为特征的一类病证。以睡眠时间、深度的不足为主要表现，有入寐困难、寐而不深、寐而多梦、时寐时醒、过早醒后不能复寐等，甚则整夜不能入寐。睡眠效果差，常兼见头痛、头晕、心悸、健忘、倦怠乏力以及心神不安等。

《素问·逆调论》提出“胃不和则卧不安”。《灵枢·邪客》记载了半夏秫米汤治疗“目不瞑”，《灵枢·大惑论》认为“目不瞑”的病机是阳不入阴。《难经·四十六难》中首次出现了“不寐”的病名。汉代张仲景在《伤寒杂病论》中提出了少阴病热化伤阴后的阴虚火旺、肝血虚烦躁等导致的不寐证的治法，所列黄连阿胶汤、酸枣仁汤等方剂仍为当今临床常用方。明代张景岳《景岳全书·不寐》中将不寐分为有邪、无邪两大类。李中梓《医宗必读·不得卧》将不寐原因概括气虚、阴虚、痰滞、水停、胃不和等。戴元礼《证治要诀·虚损门》提出了“年高人阳衰不寐”之论。清代《冯氏锦囊·卷十二》指出老年人与年轻人的睡眠状态有差异，“壮年人肾阴强盛，则睡沉熟而长，老年人阴气衰弱，则睡轻微易知”。

西医学中神经官能症、围绝经期综合征、脑外伤后遗症、高血压、甲状腺功能亢进、贫血、脑动脉粥样硬化症、抑郁症以及焦虑症等疾病，临床以不寐为主要表现时，可参照本病内容辨证论治。

【病因病机】

1. 病因

（1）情志失衡　情志不畅而肝气不舒，郁而化火，火扰心神而不寐；或因喜笑无度而心神涣散，魂不守舍；或情志过极，心火炽盛，扰动心神而不寐；或因惊吓而心虚胆怯，心神不宁而不寐。

（2）劳逸失调　思虑、劳倦太过而损伤气血，或长时间思虑致气结郁滞，或过于安逸，运动不足致使脾弱气血生化不足，心神失养，发为不寐。

（3）饮食不节　过食肥甘厚味，宿食停滞，导致胃气失和，升降失常，或脾胃受损，酿痰生热，痰热上扰心神而不寐；暴饮暴食损伤脾胃，气血生化不足，心神失养而不寐；睡前饮酒、浓茶、咖啡等兴奋之品，也是导致不寐的因素。

（4）年老体衰　年迈气血衰少，或损伤、产后失血，或久病气血亏虚，致心神失养而不寐；素体阴虚，或肾阴亏耗，肾水不能上济心火，心火独亢而扰动心神致不寐。

2. 病机　不寐的基本病机为阴阳失交，阳不入阴，气血失和，以致心神失养或心神不宁。其病位在心，与肝肾脾胃密切相关。

不寐的病理性质有虚有实，病久多虚实兼夹，或久病多瘀。不同证候之间可相互转化，如内火盛者伤阴可转化为阴虚火旺证；心脾两虚证，若脾虚生痰，痰郁化热，可致痰热内扰。

【诊断与鉴别诊断】

1. 诊断

（1）主症为经常不能获得正常睡眠，睡眠后不能消除疲劳、恢复体力与精力。轻者表现为入睡困难，或寐浅多梦，时寐时醒，或过早醒后不能再寐；严重者则彻夜难眠。常伴有头晕头痛，神疲乏力，健忘心悸等。

（2）多数患者有不寐病史，常因情绪刺激、劳逸失调而诱发或加重。

（3）各系统检查未见有妨碍睡眠的器质性病变。

2. 鉴别诊断

（1）暂时性失眠　因一时兴奋、惊恐、悲伤等情志过极而引起；或睡眠环境改变；或睡前饮用浓茶或咖啡等引起，可自行恢复正常。

（2）生理性少寐　因遗传因素，生理性差异，如老年人少寐早醒等，虽睡眠时间较少，但消除疲劳效果较好，白天精神体力正常，亦无感觉其他不适者。

（3）其他病痛引起的失眠　有确定的原发病导致的疼痛不适等影响睡眠，原发疾病治疗痊愈后睡眠亦自行改善者。

【辨证论治】

1. 辨证要点

（1）辨虚实　以实为主者多起病急，病程短，舌苔腻，脉弦、滑、数；以虚为主者多起病较缓，病程较长，舌苔较薄，脉细、沉、弱或数而无力。

（2）辨脏腑　不寐的病位在心，但其他脏腑功能失调，也可扰动心神而致不寐。如伴急躁易怒，多为肝火扰心；脘闷苔腻而不寐，多为痰浊内盛；伴腰膝酸软，五心烦热，多为心肾不交，阴虚火旺；面色少华、倦怠乏力者，多为脾虚不运；多梦易惊，胆怯心悸而不寐，多为心胆气虚等。

2. 治疗原则 治疗以泻实补虚，调整脏腑气血阴阳为原则，佐以安神之品。实证针对不同脏腑泻其有余，如清肝泻火、清化痰热、消导和中等；虚证多由于阴血不足或气血亏虚，治宜滋补肝肾或益气养血。虚实夹杂者，多先去其实，后补其虚，或补泻同施。在此基础上根据辨证不同选用安神定志之法，如清心安神、养血安神、镇静安神等。

3. 分证论治

（1）心火炽盛

证候：心烦不寐，躁扰不宁，口干舌燥，或口舌生疮，小便短赤。舌尖红，苔薄黄，脉数有力或细数。

辨证要点：不寐、燥扰不宁及心火上炎表现。

基本病机：心火炽盛，上扰心神。

治法：清心泻火，安神宁心。

方药：朱砂安神丸（《内外伤辨惑论》）加味。常用药：黄连、朱砂、当归、炙甘草、生地黄、黄芩、连翘。

加减：若便秘溲赤，加栀子、滑石、大黄、淡竹叶。朱砂宜吞服，不宜加热，不宜多服或久服。

（2）肝火扰心

证候：不寐多梦，甚则彻夜不眠，急躁易怒，胸胁胀满，头晕头胀，目赤耳鸣，口干苦，纳呆，便秘溲赤。舌红，苔黄，脉弦数。

辨证要点：不寐多梦，急躁易怒及肝火炽盛表现。

基本病机：肝郁化火，上扰心神。

治法：清肝泻火。

方药：龙胆泻肝汤（《医方集解》）加减。常用药：龙胆草、黄芩、栀子、泽泻、车前子、当归、生地黄、柴胡、甘草。

加减：若胸胁胀闷或痛，善太息者，选加香附、川芎、白芍、牡丹皮、枳实、郁金；头晕头痛欲狂，大便秘结者，加生大黄、青黛、黄连、生牡蛎。

（3）痰热内扰

证候：心烦不寐，头重目眩，痰多胸闷，口苦，或大便秘结，彻夜不寐。舌红，苔黄腻，脉滑数。

辨证要点：不寐及痰热郁阻表现。

基本病机：痰热内阻，上扰心神。

治法：清化痰热，和中安神。

方药：黄连温胆汤（《六因条辨》）加味。常用药：黄连、竹茹、半夏、枳实、陈皮、茯苓、甘草、大枣、瓜蒌、胆南星。

加减：若宿食积滞，脘腹胀痛，嗳腐吞酸，可用保和丸消导和中，甚者合用攻下之剂；心悸惊惕不安者，可加生龙骨、琥珀；大便秘结，甚则彻夜不寐者，合用礞石滚痰丸。

（4）阴虚火旺

证候：心烦不寐多梦，腰膝酸软，五心烦热，口干津少，或头晕耳鸣，健忘，心悸，男子遗精，女子月经不调。舌红，少苔或无苔，脉细数。

辨证要点：不寐烦热及肾阴虚、心火旺的表现。

基本病机：心肾阴虚，心肾不交，虚火扰神。

治法：滋阴降火，交通心肾。

方药：六味地黄丸（《小儿药证直诀》）合交泰丸（《韩氏医通》）加味。常用药：熟地黄、山茱萸、山药、泽泻、茯苓、牡丹皮、黄连、肉桂。

加减：若彻夜不眠，眩晕耳鸣，面热颧红者，可选加生龙骨、生牡蛎、龟甲、磁石；阴虚而火旺不甚者，可选用天王补心丹。

（5）心脾两虚

证候：不寐多梦，时寐时醒，神疲倦怠，头晕目眩，心悸健忘，脘闷纳呆。舌淡，苔薄白，或苔滑腻；脉细弱，或濡滑。

辨证要点：不寐多梦易醒及气血两虚的表现。

基本病机：心脾两虚，心失所养。

治法：补养心脾，养血安神。

方药：归脾汤（《济生方》）加味。常用药：党参、黄芪、白术、炙甘草、大枣、当归、龙眼肉、茯神、酸枣仁、炙远志、木香、生姜、首乌藤、合欢花、柏子仁。

加减：若痰湿内阻较重者，加陈皮、半夏、苍术、薏苡仁；血虚较甚者，加熟地黄、阿胶。

（6）心胆气虚

证候：不寐多梦易醒，胆怯心悸，遇事易惊，气短倦怠，小便清长。舌淡，苔薄白，脉弦细，或弦弱。

辨证要点：不寐易惊，胆怯恐惧及气虚表现。

基本病机：心虚胆怯，神不内守。

治法：益气镇惊，安神定志。

方药：安神定志丸（《医学心悟》）合酸枣仁汤（《金匮要略》）加减。常用药：人参、茯苓、甘草、茯神、远志、龙齿、石菖蒲、川芎、酸枣仁、知母、甘草、合欢花、柏子仁。

加减：若惊悸气短汗出明显，重用人参，加黄芪、当归、白芍、五味子；胸胁胀满，善太息，纳呆腹胀者，加柴胡、白芍、枳实、合欢皮、陈皮；心悸严重，惊惕不安者，加生龙骨、生牡蛎、紫石英、磁石。

知识拓展

半夏、夏枯草“药对”治疗不寐

药对又称对药，是由相对固定的两味药成对相配而成，在方剂配伍中能起到相辅相成或减毒的作用。半夏和夏枯草组成的“双夏”药对可调摄阴阳、化痰泻火，在不寐的治疗中应用较为广泛，在辨证论治的基础上配伍不同方剂多取得良好疗效。

《本草从新》曰：“半夏能和胃气，而通阴阳。”《灵枢》曰：“阳气满不得入阴，阴气虚，故目不得暝，饮以半夏汤，阴阳既通，其卧立至。”半夏生于夏半，能通调阴阳和表里，使阳渐藏于阴，人则能寐。夏枯草，味辛、苦，性寒，有清肝泻火、解郁散结、平肝降压之功。《医学秘旨》曰：“盖半夏得阴而生，夏枯草得阳而长，是阴阳配合之妙也。”夏枯草禀纯阳之气，能使浮散的卫气收于阳气，半夏得阴而生，又可把卫气从阳分引入阴分，故两者相伍为用，一收一引，可使阴阳之气趋于协调，恢复营卫如环无端的正常循行，促进人体睡眠昼夜节律的重建。

4. 其他疗法

（1）中成药疗法　逍遥丸，适用于肝郁脾虚所致的不寐；朱砂安神丸，适用于心火亢盛型不寐；安神补脑液，适用于肾精不足、气血两亏型的不寐；天王补心丹，适用于阴虚血亏、心肾不交型不寐；归脾丸、柏子养心丸，适用于心脾两虚型不寐；健脑补肾丸，适用于肾虚型的不寐。

（2）简便验方　酸枣仁15g，炒香，捣为末，每晚临睡前温开水调服；党参12g，龙眼10g，猪心适量，加调味剂炖熟食用喝汤，可养心健脾、调补气血，适用于心脾两虚证不寐；山茱萸5g，麦冬3g，酸枣仁5g，微煮或泡茶饮，可滋阴安神，适用于心肾阴虚证不寐。

【预防调护】

保持心情愉快和良好的生活习惯，做好精神调摄，消除顾虑与恐惧，避免受惊及情绪激动；作息有序，睡眠环境宜安静；适当运动，增强体质；睡前不饮咖啡、浓茶，避免过度兴奋。按时服用药物，尤其重视睡前服药。

【重点难点】

1. 不寐是以经常不能获得正常睡眠和睡眠后不能消除疲劳、恢复体力与精力为特征的一类病证，以睡眠时间、深度的不足为主要表现。

2. 主要病因有情志失衡、劳逸失调、饮食不节、年老体衰等。主要病机是阴阳失交，气血失和，以致心神失养或心神不宁。其病位在心，与肝肾脾胃密切相关。

3. 病理性质有虚有实，病久多见虚实兼夹。实证多有火盛，有心火炽盛、肝火扰心、痰热内扰等；虚证有心脾两虚、心胆气虚，阴虚火旺等。

4. 治疗以泻实补虚，调整脏腑气血阴阳为原则，佐以安神之品。

5. 临床以痰热内扰、阴虚火旺、心脾两虚等证型较为常见。

【临证备要】

1. 长期顽固性不寐，伴有心烦，舌质偏暗，有瘀点者，临床可从瘀论治，选用失笑散、桃仁红花煎、血府逐瘀汤加减等。

2. 在治疗不寐中应注意安神之法的使用，根据不寐虚实之不同，加用重镇安神或养心安神之品。重镇安神常用生龙骨、生牡蛎、琥珀、磁石、紫石英等；养心安神常用酸枣仁、柏子仁、首乌藤、龙眼肉等。

3. 不寐多与情志因素关系密切，应注重心理疏导，消除患者的紧张情绪，保持乐观的精神状态，让患者睡前放松心情，从思想上缓解对失眠的恐惧与忧虑。

4. **围绝经期妇女不寐的治疗**　围绝经期妇女不寐病机多为精血不足，肝郁肾虚，心神不宁。绝经期妇人肾气渐亏，天癸将竭，冲任两脉亏虚，肾精亦亏。然而肝肾同源，肾精亏虚导致肝血亏虚，妇人又以肝为先天，以血为本，因肝血虚导致心失所养，心神不宁则导致不寐。治宜补肝肾，养心安神。处方酸枣仁汤、天王补心汤等方化裁，注意应用百合、首乌藤、合欢皮等养心安神之品及龙骨、牡蛎、琥珀、珍珠母、石决明等镇心安神之品，并鸡内金、建曲等保护脾胃之品和地骨皮、银柴胡、白薇、青蒿、知母、黄柏等滋阴清热之品。柏子养心丸、枣仁安神胶囊、天王补心丸、知柏地黄丸等中成药可适当选用。

5. **名医经验**　杨百茀教授治疗五脏俱损、痰湿较盛的老年不寐患者，认为其病机虚实夹杂，应祛中焦痰湿与补益安神并用，方选二陈汤合二至丸化裁，常用药：茯苓、半夏、陈皮、郁金、胆南星、石菖蒲、酸枣仁、女贞子、墨旱莲、白蔻仁等。[米一鹗.首批国家级名老中医效验秘方精选（续集）.北京：今日中国出版社，1999.]

目标检测

答案解析

A1 型题

1. 不寐心胆气虚证的治法为（　）

A. 补血养心，益气安神　B. 益气镇惊，安神定志　C. 滋阴清火，养心安神
D. 温补心阳，安神定悸　E. 振奋心阳，宁心安神

2. 不寐多梦，时寐时醒，心悸健忘，头晕目眩，面色少华，肢倦神疲，饮食无味。舌质淡，苔薄白，脉细弱。病机为（　）

A. 心虚胆怯，心神失养　B. 心血不足，心失所养　C. 肝肾阴虚，水不济火
D. 心阳虚衰，心失温养　E. 心脾两虚，心失所养

3. 因情志刺激而不寐多梦，甚则彻夜不眠，急躁易怒，头晕头胀，目赤耳鸣，口干而苦，便秘溲赤；舌红苔黄，脉弦数。病机为（　）

A. 气血亏损，心神失养　B. 心血亏耗，心失所养　C. 肝郁化火，上扰心神
D. 心阳虚衰，心神失养　E. 肝肾阴虚，水火失济

A2 型题

4. 男，57岁。形体肥胖，1周来不寐善惊，烦躁痰多，食少泛恶，舌苔黄腻，脉象滑数。治宜（　）

A. 清化痰热，和中安神　B. 补血养心，益气安神　C. 健脾化痰，定惊安神
D. 滋阴清火，养心安神　E. 振奋心阳，化气行水

5. 男，55岁。心烦不寐，心悸多梦，头晕耳鸣，腰膝酸软，五心烦热，口干津少，舌质红，少苔或无苔，脉细数。方选（　）

A. 安神定志丸合酸枣仁汤　B. 黄连温胆汤　C. 半夏泻心汤
D. 六味地黄丸合交泰丸　E. 朱砂安神丸

6. 女，32岁。近期工作繁忙，1周来心烦不寐，躁扰不宁，口干舌燥，口舌生疮，小便短赤，舌尖红，苔薄黄，脉数有力。方选（　）

A. 黄连温胆汤　B. 朱砂安神丸　C. 血府逐瘀汤
D. 桂枝甘草龙骨牡蛎汤　E. 安神定志丸合酸枣仁汤

A3 型题

苑某，男，45岁。不寐多梦，时寐时醒，心悸健忘，头晕目眩，面色少华，肢倦神疲，饮食无味。舌质淡，苔薄白，脉细弱。

7. 此病治宜（　）

A. 清心泻火，安神宁心　B. 滋阴清火，养心安神　C. 温补心阳，安神定悸
D. 滋阴泻火，交通心肾　E. 补养心脾，养血安神

8. 方选（　）

A. 黄连阿胶汤　B. 黄连温胆汤　C. 天王补心丹
D. 归脾汤　E. 朱砂安神丸

B1型题

A．黄连阿胶汤　　B．黄连温胆汤　　C．安神定志丸合酸枣仁汤
D．归脾汤　　E．朱砂安神丸

9．不寐心胆气虚证的代表方宜首选（　）
10．不寐心火炽盛证的代表方宜首选（　）
11．不寐痰热内扰证的代表方宜首选（　）

A．安神定志丸合酸枣仁汤　　B．六味地黄丸合交泰丸　　C．龙胆泻肝汤
D．黄连温胆汤　　E．归脾汤

12．不寐心脾两虚证的代表方宜首选（　）
13．不寐阴虚火旺证的代表方宜首选（　）
14．不寐肝火扰心证的代表方宜首选（　）

（王　旭）

书网融合……

知识回顾　　习题

第四节　头　痛

PPT

学习目标

知识要求：

1．掌握头痛的治则及各证型的辨证要点、治法、代表方剂。
2．熟悉头痛的定义、病因病机及鉴别诊断。
3．了解头痛的历史源流、其他疗法及预防调护。

技能要求：

1．熟练掌握辨析头痛各证型、处方用药及适当调护的技能。
2．学会运用辨证论治的方法治疗各型头痛。

岗位情景模拟 11

赵某某，女，23岁。2020年11月17日就诊。

发作性右侧偏头痛牵涉颈项痛半年余，加重2天。刻下症见：头部右侧重坠疼痛，牵涉右颈部酸胀疼痛，疼痛部位固定，夜晚较甚，食肥甘厚味后加重，伴头晕目眩，头身沉重，纳呆，腰酸，月经色暗红有血块，白带量多质黏。舌胖色紫暗，苔白滑，脉沉弦滑。

问题与思考

1. 本病临床特征是什么？

2. 病机是什么？

3. 当前的中医治法是什么？如何选方用药？

答案解析

头痛是指以头部疼痛为主要表现的一类病证，多因外感六淫、内伤杂病而引起头部经脉不畅或清窍失养所致。

《黄帝内经》首次出现了头痛的病名，并载有“首风”“脑风”等别称，指出其病因有外感与内伤。因三阳经与厥阴经皆经行于头，邪客诸经易致头痛，汉代张仲景在《伤寒论》中提出了太阳、阳明、少阳、厥阴病头痛的见症及不同治疗方药。后金元时期的李杲补充了太阴头痛和少阴头痛，并列出了六经头痛的分经用药品类。朱丹溪指出治疗头痛“如不愈各加引经药，太阳川芎，阳明白芷，少阳柴胡，太阴苍术，少阴细辛，厥阴吴茱萸”，至今仍为临床所常用。唐代孙思邈《备急千金要方》中列出了古代治疗头痛的一些有效方，其中的头风摩散治疗头风，是外治法在头痛治疗中的应用。历代医家对头痛按病因分类多有发挥，李杲在外感头痛和内伤头痛的基础上，进一步细分为伤寒头痛、湿热头痛、气虚头痛、血虚头痛、气血俱虚头痛、偏头痛、真头痛、厥逆头痛等；朱丹溪记载有痰厥头痛和气滞头痛，清代王清任倡导瘀血头痛并列出主治方剂。

西医学的头痛、偏头痛、血管性头痛、紧张性头痛、脑外伤综合征、三叉神经痛及部分颅内疾病、部分五官科疾病、神经官能症导致的头痛等，均可参照本节内容辨证施治。

【病因病机】

1. 病因

（1）外邪侵袭　风邪善行数变，随季节不同常兼夹寒、湿、热等诸邪，乘机侵袭人体，阻滞经脉，或循经上扰，经脉绌急而引起头痛。

（2）内伤杂病　多因禀赋不足，后天生活饮食失于调摄，气血阴精亏虚，阴阳失衡所致。素体阴虚，饮食劳倦，情志过极，火盛伤阴，或情志不畅，肝郁化火，导致阴虚阳亢，上扰清窍；脾运不健，饮食不节，内生痰湿，上蒙清窍，或阻滞气机，升降失司，脑脉失养；用脑或房劳过度，损耗肾精，精虚则脑髓生化不足，清窍失养；脾胃素虚，气血生化乏源，或久病、失血致气血亏虚，不能充养脑脉而致头痛。

（3）头部外伤或久病入络　各种原因所致头部外伤，引起瘀血阻于脑络，或疾病迁延不愈，久病入络，不通则痛。亦有头部受伤后外伤虽愈，但遗留脑髓受损，肾精亏耗，脑失荣养，不荣则痛者。

2. 病机　头痛的基本病机为不通则痛与不荣则痛。外感头痛的病机为外邪侵袭，阻滞经脉，清窍不利；内伤头痛的病机为脏腑功能失调，风、火、痰、瘀等阻滞经脉或上扰清窍，或气血阴精亏虚，清窍失养。头痛病位在脑，与肝、脾、肾三脏关系密切。

外感头痛以实证为主；内伤头痛多虚证、虚实夹杂证。虚实可以相互转化，各种头痛迁延不愈，病久入络，可转变为瘀血头痛；肝火亢盛，火热伤阴，日久肾虚阴亏，可转为肾精亏虚头痛；痰浊中阻，气机失调，脾胃渐虚，气血生化乏源，头窍失养，可转为气血亏虚头痛。

【诊断与鉴别诊断】

1. 诊断

（1）主症为头部疼痛。可表现为前额、两颞、巅顶、枕项或全头部的疼痛；疼痛性质有跳痛、刺痛、胀痛、灼痛、重痛、空痛、昏痛、隐痛等；可突然暴作，亦可缓慢起病，或时痛时止，反复发作；持续时间长短不一，可数分钟至数周不等，甚则长期疼痛。

（2）发病前多有情志不调、饮食劳倦或感受外邪等诱发因素，或有头部外伤史，或有反复发作病史。

（3）可结合血压、血常规、颅脑CT、颅脑磁共振成像（MRI）、脑脊液、脑电图、经颅多普勒超声等检查，注意排除颅内占位性病变等器质性疾病，疑为五官科疾病引起头痛者做相应检查以明确病因。

2. 鉴别诊断

（1）头痛与眩晕　两者可单独发作，亦可同时出现。头痛主症为头部疼痛，发病与外感六淫、饮食劳倦、情志失调或病后体虚等有关。眩晕主症为头晕、眼花，轻者闭目自止，重者如坐车船，旋转不定，病因多与内伤有关。

（2）头痛与真头痛　真头痛表现为头痛剧烈，起病急，疼痛持续不解而阵发加重，甚至呕吐如喷、肢冷抽搐。本病病情凶险，应与一般头痛相鉴别。

【辨证论治】

1. 辨证要点

（1）辨外感与内伤　外感头痛，发病急，一般痛势较剧，多伴有外感表证；内伤头痛，一般起病缓慢，痛势较缓，多伴有脏腑功能失调的表现。

（2）辨疼痛部位及性质　根据经络循行部位的不同，痛在头后部，下连于项者为太阳头痛；痛在前额及眉棱骨等处为阳明头痛；痛在头部两侧，连及于耳者为少阳头痛；痛在巅顶，或连目系者为厥阴头痛。头痛剧烈而连项背多为外感风寒者；头胀痛如裂多为外感风热；头痛如裹多为风湿袭络；头重坠或胀多因痰湿；头跳痛多因肝火；头胀痛多为肝阳上亢；头痛剧烈且部位固定不移，日轻夜重者多因血瘀；隐痛，空痛，时作时止，绵绵不休，多为虚证。

2. 治疗原则　以祛邪补虚、通经止痛为基本治疗原则。外感头痛以祛风邪为主，兼以散寒、清热、祛湿。内伤头痛属虚者当滋阴补肾，养血和络；实者当泻火、平肝、化痰、行瘀；虚实夹杂者，酌情兼顾并治。

3. 分证论治

（1）外感头痛

①风寒侵袭

证候：头痛，或连及项背，有拘急收紧感，伴恶寒发热，或鼻塞流清涕，口不渴。苔薄白，脉浮紧。

辨证要点：头痛有拘急收紧感兼风寒表证。

基本病机：风寒外袭，上犯巅顶。

治法：疏散风寒。

方药：川芎茶调散（《太平惠民和剂局方》）加减。常用药：川芎、白芷、藁本、羌活、细辛、荆芥、防风、薄荷、甘草。

加减：若恶寒明显者，酌加麻黄、桂枝、附子；头巅顶痛，干呕，吐涎沫，为寒侵厥阴，方用吴茱萸汤加川芎、当归、细辛；症见恶寒发热脉沉，方用麻黄附子细辛汤加川芎、干姜。

②风热侵袭

证候：头胀痛，甚则头胀如裂，发热恶风，或面红目赤，口渴喜饮，咽干痛，大便不畅。舌尖红，苔薄黄，脉浮数。

辨证要点：头胀痛伴见风热表证。

基本病机：风热外袭，上扰清窍。

治法：疏风清热。

方药：芎芷石膏汤（《医宗金鉴》）加减。常用药：川芎、生石膏、菊花、桑叶、薄荷、蔓荆子、藁本、白芷、羌活。

加减：若烦热口渴明显，加大石膏用量，配金银花、黄芩、栀子、知母；大便秘结，脘腹胀满，口舌生疮者，酌加生大黄、芒硝、枳实、黄连、瓜蒌。

③风湿侵袭

证候：头痛头重如裹，肢体困重，脘闷纳呆，或腹胀便溏。苔白腻，脉濡或滑。

辩证要点：头痛如裹，肢体困重，苔腻。

基本病机：风湿之邪，上蒙头窍。

治法：祛风胜湿。

方药：羌活胜湿汤（《内外伤辨惑论》）加减。常用药：羌活、独活、藁本、白芷、防风、细辛、蔓荆子、川芎。

加减：若腹胀便溏明显者，可加薏苡仁、茯苓、苍术、陈皮；恶心或呕吐者，可加紫苏、半夏、生姜。

（2）内伤头痛

①肝阳上扰

证候：头胀痛而眩，两侧为重，心烦易怒，夜寐不宁，或兼胁痛，颧红，口苦。舌红，苔黄，脉弦或弦细数。

辨证要点：头胀而眩，心烦易怒，脉弦。

基本病机：肝阳亢盛，上扰清窍。

治法：平肝潜阳，清热安神。

方药：天麻钩藤饮（《杂病证治新义》）加减。常用药：天麻、钩藤、石决明、栀子、黄芩、牡丹皮、桑寄生、杜仲、茯苓、生地黄、牛膝、益母草、白芍、首乌藤。

加减：若肝肾阴亏明显，阴虚阳亢，伴眩晕耳鸣，健忘失眠，腰膝酸软，遇劳加重者，可加龟甲、山茱萸，亦可用镇肝熄风汤加减，缓解期服杞菊地黄丸；头痛剧烈，口苦目赤，急躁易怒，便秘溲黄者，为肝火亢盛，选加羚羊角、龙胆草、玄参、天冬、大黄。

②痰浊阻滞

证候：头痛昏蒙，胃脘痞闷，呕恶纳呆，或呕吐痰涎。舌苔白腻，脉滑或弦滑。

辨证要点：头痛昏蒙，苔腻及痰湿中阻表现。

基本病机：痰浊上蒙清窍。

治法：健脾燥湿，化痰降逆。

方药：半夏白术天麻汤（《医学心悟》）加味。常用药：半夏、橘红、白术、茯苓、天麻、石菖蒲、白蒺藜、蔓荆子、泽泻、生姜。

加减：可重用泽泻以利湿祛饮；若胸闷呕恶明显，加枳实、厚朴、瓜蒌；口苦心烦，大便不畅，舌苔黄腻者，为痰湿郁久化热，可加黄连、胆南星、竹茹、枳实。

③瘀血阻络

证候：头痛如锥刺，痛处固定，日轻夜重，经久不愈，或有头部外伤史。舌紫暗，或有瘀斑、瘀点，苔薄白，脉细或细涩。

辨证要点：头痛经久不愈，病处固定，痛如针刺，舌脉瘀象。

基本病机：瘀阻脑络，不通则痛。

治法：活血化瘀，通窍止痛。

方药：通窍活血汤（《医林改错》）加减。常用药：川芎、赤芍、桃仁、延胡索、当归、白芷、细辛、红花、生姜。

加减：若头痛较剧，久痛不已，可加乳香、没药或全蝎、蜈蚣、土鳖虫等虫类药；伴气短乏力，神疲自汗，加黄芪、党参。

④血虚失养

证候：头隐痛而晕，心悸神疲，遇劳则重，面色少华，失眠多梦。舌淡，苔薄白，脉细弱。

辨证要点：头隐痛而晕，面色少华，心悸眠差。

基本病机：血虚脑失所养。

治法：养血滋阴，和络止痛。

方药：加味四物汤（《金匮翼》）加减。常用药：当归、熟地黄、白芍、制何首乌、枸杞子、川芎、菊花、蔓荆子、五味子、远志、酸枣仁。

加减：若气短乏力，自汗畏风，为气血两虚，可选八珍汤加味；兼阴虚不敛阳，肝阳上扰者，加钩藤、龟甲、生龙骨。

⑤肾虚失养

证候：头痛而空，多兼眩晕，耳鸣不寐，腰膝酸软，神疲乏力，滑精带下。舌红，少苔，脉细无力。

辨证要点：头空痛，眩晕，兼肾虚证表现。

基本病机：肾精亏虚，脑窍失荣。

治法：养阴补肾，填精生髓。

方药：大补元煎（《景岳全书》）加减。常用药：熟地黄、枸杞子、女贞子、杜仲、川断、龟甲、山茱萸、山药、人参、当归、白芍。

加减：若头面烘热，面赤汗出，为虚火上炎，以太子参代替人参，加生地黄、天冬、知母、黄柏，或选用知柏地黄丸加味；肢冷畏寒明显者，为肾阳亏虚，加附子、肉桂、鹿茸，或选用右归丸加减。

知识拓展

全蝎、僵蚕长于治疗头痛

全蝎味咸、性温、有毒，入肝经，能搜风止痉、通络定痛，是治疗头痛的重要药物。《世医得效方》中论及偏头痛的用药，把全蝎与川芎并列，可见其重视程度。

全蝎治疗头痛，可用于外感新病，亦可用于内伤久病，但以邪实络壅痛甚者为主，虚证较少应用。头痛甚者，常因寒凝或瘀阻脉络，此时，应用辛热开破之品，辛散气血之壅阻，开破结滞，同时配伍全蝎等虫类药，常能收到良好的止痛效果。

僵蚕辛咸而凉，入肺、肝经。能凉散风热、平肝镇惊、化痰散结。僵蚕具凉散走泄、肃杀轻降之性，长于行散走窜以散风热、清头目、利肝气、镇肝风。用僵蚕治头痛，具有祛风止痛、化痰通络、凉肝息风、解痉安神之力。

全蝎和僵蚕同为虫类药，具有善走窜通络、化痰散结、解毒定惊、息风止痉的特点。二药配伍，加强了散风通络、解痉镇痛的治疗效果，可适用于治疗多种头痛。

4. 其他疗法

（1）中成药疗法　复方羊角颗粒、镇脑宁胶囊适用于肝阳头痛；正柴胡饮冲剂适用于风寒头痛；正天丸、血府逐瘀丸适用于瘀血头痛；半夏天麻丸适用于痰浊头痛。

（2）局部热熨法　药用川芎15g，白芷30g，荆芥、薄荷、葱白（切碎）各15g，共研粗末，炒热后布包熨患处，每天1次，每次15分钟左右，适用于风寒头痛；若属风湿头痛则去荆芥，加羌活15g。另方以生川乌、生南星、生白附子各等份，共研细末。每用30g，以连须葱白7根、生姜15g，切碎捣如泥，入药末和匀，用软布包好蒸热后，熨痛处，每日1次，每次15分钟左右。

【预防调护】

外感头痛患者平时当适寒温，慎起居，适度锻炼，增强抵御外邪的能力。内伤所致者，宜调畅情绪，注意休息，避免精神刺激。各类头痛患者均应禁烟戒酒。此外，日常可选择合适的头部保健按摩法以宣通气血、疏经和络。

【重点难点】

1. 头痛是以头部疼痛为主要表现的病证，病因分外感与内伤两类。外感以风邪为主，挟寒、挟热、挟湿等，阻滞经脉，不通则痛，其证属实。内伤头痛有虚有实，或虚实夹杂，虚者责之肾虚、气虚、血虚等，实者有肝阳、痰浊、瘀血等。

2. 头痛首辨外感与内伤，治疗采用补虚泻实、通经止痛。外感头痛以祛风通经为主，并分辨兼挟之邪而分别治之。内伤头痛视其虚实性质，分别治以补肾、益气、养血、化痰、祛瘀、清热等。

3. 临床以风寒侵袭、风湿侵袭、肝阳上扰、肾虚失养、痰浊阻滞等证型较为常见。

【临证备要】

1. 引经药的应用　临床治疗头痛，在辨证论治的基础上，根据头痛部位选择引经药，多可提高疗效。如太阳头痛选羌活、蔓荆子、川芎；阳明头痛选葛根、白芷、知母；少阳头痛选柴胡、黄芩、川芎；厥阴头痛选吴茱萸、藁本等。

2. 川芎的应用　“治风先治血，血行风自灭”，川芎辛温香窜，走而不守，能上行头巅，下达血海，旁通四肢，外彻皮毛，为血中气药，尤为治疗头痛的要药。无论外感还是内伤头痛，只要配伍适当，均可应用。临床用量一般为15~30g或更多，常配以细辛、牛膝、生地黄、赤芍、白芍、虫类药等。

3. 风药的应用　风药具有辛散止痛之功，其性轻扬，易上达巅顶，直抵病所，故临床治疗头痛，无论外感、内伤头痛，多可配伍风药，以达到较好疗效。如羌活、蔓荆子、藁本、葛根、白芷、细辛、防风、荆芥、白蒺藜等。应注意的是同样因为风药辛散性窜，久服易耗气血伤阴津，气血不足、阴精亏虚之人须慎用。

4. 名医经验 杜雨茂教授治疗风寒、瘀或痰瘀夹杂所致的头痛，方选《辨证录》散偏汤加味。基本处方：川芎30g，白芍15g，白芥子6g，香附9g，白芷9g，郁李仁6g，柴胡9g，细辛3g，蔓荆子9g。因感风寒而发，加荆芥、防风；疼痛剧烈，加羌活、延胡索；阴血亏虚，加生地黄、当归；拘挛掣痛，加胆南星、僵蚕、全蝎。（张丰强，郑英.首批国家级名老中医效验秘方精选.北京：中国医药科技出版社，2018.）

目标检测

答案解析

A1型题

1．痰浊头痛的治法为（ ）

A．养血滋阴，和络止痛 B．健脾燥湿，化痰降逆 C．滋阴清火，补肾润燥
D．活血化瘀，通窍止痛 E．疏风清热，和络止痛

2．头痛且空，眩晕耳鸣，腰膝酸软，神疲乏力，滑精带下，舌红少苔，脉细无力。病机为（ ）

A．肾精亏虚，脑窍失荣 B．心血不足，心失所养 C．风热外袭，上扰清窍
D．痰浊中阻，上蒙清窍 E．脾肾阳虚，水饮上泛

3．头痛连及项背，常有拘急收紧感；或伴恶风恶寒，遇风尤剧，口不渴；苔薄白，脉浮紧。病机为（ ）

A．肝阳上亢，上扰清窍 B．气血不足，脑失所养 C．肾精亏虚，脑窍失荣
D．瘀阻脑络，不通则痛 E．风寒外袭，上犯巅顶

A2型题

4．女，36岁。右侧头痛10年，有外伤史，头痛时作时止，位置固定，舌质紫暗有瘀点，脉细涩。治宜（ ）

A．养血滋阴，和络止痛 B．疏风清热，和络止痛 C．活血化瘀，通窍止痛
D．健脾燥湿，化痰降逆 E．养阴补肾，填精生髓

5．男，68岁。头痛1个月，以前额为剧，头眩，倦怠乏力，恶心，吐清水，舌质淡胖，苔白略腻，脉弦。从疼痛部位而论属于（ ）

A．阳明经头痛 B．太阳经头痛 C．厥阴经头痛
D．少阳经头痛 E．太阴经头痛

6．女，68岁。头痛史1年，加重半月，头胀痛两侧为重，心烦易怒，夜寐不宁，面红口苦。舌红苔黄，脉弦。方选（ ）

A．川芎茶调散 B．羌活胜湿汤 C．血府逐瘀汤
D．大补元煎 E．天麻钩藤饮

A3型题

皮某，女，47岁。头痛头晕3年余，头痛隐隐，目花昏晕，遇劳加重，面色少华，神疲乏力，舌淡苔薄白，脉细弱。

7．诊断为（ ）

A．肝阳头痛 B．风寒头痛 C．瘀血头痛 D．血虚头痛 E．肾虚头痛

8. 此病治宜（　）

A. 养阴补肾，填精生髓　B. 养血滋阴，和络止痛　C. 疏风清热，和络止痛

D. 活血化瘀，通窍止痛　E. 健脾燥湿，化痰降逆

9. 方选（　）

A. 大补元煎　B. 羌活胜湿汤　C. 通窍活血汤

D. 天麻钩藤饮　E. 加味四物汤

B1 型题

A. 通窍活血汤　B. 半夏白术天麻汤　C. 血府逐瘀汤

D. 羌活胜湿汤　E. 归脾汤

10. 瘀血头痛的代表方宜首选（　）

11. 风湿头痛的代表方宜首选（　）

12. 痰浊头痛的代表方宜首选（　）

A. 川芎茶调散　B. 半夏白术天麻汤　C. 大补元煎

D. 加味四物汤　E. 天麻钩藤饮

13. 痰浊头痛的代表方宜首选（　）

14. 肝阳头痛代表方宜首选（　）

15. 血虚头痛的代表方宜首选（　）

（王　旭）

书网融合……

知识回顾　微课　习题

第五节　眩　晕

PPT

学习目标

知识要求：

1. 掌握眩晕的辨治原则及各证型的辨证要点、治法、代表方剂。
2. 熟悉眩晕的定义、病因病机及鉴别诊断。
3. 了解眩晕的历史源流、其他疗法、预防调护、衍变与预后。

技能要求：

1. 熟练掌握辨析眩晕各证型、处方用药及适当调护的技能。
2. 学会运用辨证论治的方法治疗眩晕。

岗位情景模拟 12

患者，女，58岁。2016年6月5日就诊。

反复头晕8年，加重1天。患者有高血压病史8年，平素形体肥胖，动则气短，每因劳累过度出现眩晕。昨日与家人吵架后，头晕加重，刻下症见：头晕涨痛，口苦，纳呆，胸胁胀闷，心烦口渴，面红目赤，失眠多梦，神疲倦怠，腹胀，小便黄，大便不爽，便后乏力感加重。舌红，苔黄腻，脉濡数。

问题与思考

1. 本病的临床特征是什么？

2. 患者倾向于寒证还是热证，虚证还是实证？虚证病位主要在哪些脏腑，以何种精微物质亏虚为主？实证主要包括哪些病理因素？当前发病中起主导因素的为何？

3. 当前的中医治法是什么？如何选方用药？患者痊愈后如何调养？

答案解析

眩晕是风、火、痰、瘀等多种病理因素导致清窍受扰或清窍失宁，以头晕眼花、眼前发黑或视物旋转为主要表现的一种疾病。其病情较轻者可闭目即止；严重者可表现为如坐车船，旋转不定，甚则不能站立。根据病理因素的不同可伴有恶心、呕吐、汗出、心悸等症状，甚则可发展为厥证、脱证、中风等疾病。

《内经》将眩晕称为“眩冒”，为眩晕病名最早的记载。在《素问·至真要大论》中指出“诸风掉眩，皆属于肝”，认为该病主要与肝相关，并且可涉及髓海不足、血虚、邪中等多种因素。汉代张仲景将本病称为“头眩”“眩”“目眩”等，认为本病的发生主要由痰饮所致。金元四大家中，刘完素认为眩晕当从风火立论，朱丹溪则提出“无痰不作眩”，认为痰火是导致眩晕的主要病机。明清时代，张景岳强调“无虚不作眩”，以虚立论。虞抟在《医学正传》提出眩晕应当有痰湿及真水久亏之分，所以在治疗时可根据对不同体质及证候辨证论治，并提出“眩晕者，中风之渐也”。

知识拓展

耳眩晕

据国家中医药管理局1994年颁布的《中医病症诊断疗效标准》，耳眩晕诊断依据为：以旋转性眩晕为主要症状，目闭难睁伴有耳鸣及轻度耳聋，恶心呕吐，神志清楚；突然发病，发病时间多为数分钟至数小时，间歇期为数月或更久；发病诱因常有疲劳，思虑过度，情绪波动等；鼓膜检查多无异常发现，发作期有自发性水平性或旋转性眼球震颤，或有偏倒及错指物位等表现；听力检查在发作期有轻度感音神经性耳聋，做甘油实验及重震实验，常呈阳性表现；应与暴聋、听神经瘤、贫血、高血压、颈性眩晕等相鉴别。

中医论述的耳眩晕主要对应西医的梅尼埃病，可根据辨证论治的原则，属实者选用平肝息风潜阳，清热化痰，降逆化痰等法以治其标；偏于虚证者，则可偏于补虚，选用补养气血，益肾，养肝，健脾等法以治其本。

西医学中的梅尼埃病，血压异常（高血压病、低血压），脑动脉硬化，椎-基底动脉供血不足，贫血，神经衰弱等，表现眩晕为主要症状者，皆可参照本节辨治。

【病因病机】

1. 病因

（1）情志所伤 “诸风掉眩，皆属于肝”，情志郁结化火，上扰清窍，可导致眩晕的发生；内火灼伤肝肾阴液，水不涵木，肝阳上亢，上扰清窍，亦可导致眩晕。

（2）肾精不足 先天禀赋虚弱，肾精不足，或年高肾精不足，或房劳过度，肾精耗损等，均可导致精不化髓，髓海生化乏源，清窍失养，发为眩晕。

（3）饮食失调 平素嗜好肥甘厚味，或饮食不节损伤脾胃，脾失健运，痰湿内生，阻滞中焦气机，清阳不升，头窍失养，发为眩晕。

（4）瘀阻脑窍 头部外伤，或跌仆损伤，瘀血停留脑络，导致气血不足，清窍失养，发为眩晕。

（5）久病耗伤 久病耗伤气血，或脾胃损伤，气血生化乏源，或血液损耗，日久不复，可导致清阳不升，或气血不足以濡养清窍，发为眩晕。

2. 病机 眩晕的基本病机可分虚实两端，虚者为清窍失养，多因气血亏虚，或髓海不足所致；实者为风、火、痰、瘀上扰清窍。本病病位在脑，与肝、脾、肾三脏密切相关。

眩晕在临床发病以内伤为主，虚证居多。脾胃不足，气血生化乏源；肾精不足，髓海空虚；肝肾阴虚，阴液不足，均可导致清窍失养发而为眩晕。实证的病理因素主要包括风、火、痰、瘀。因于实者，或因风阳内动上扰清窍，或因痰湿中阻、清阳不升，或因瘀血脑窍，局部失荣，均可发为眩晕。

本病在发病过程中，各证型常见相互错杂或转化。如脾胃虚者，可因气血不足发而为眩，同时可因脾失健运，痰浊内生，故临床上气血亏虚也可兼有痰湿之候；痰浊郁而化热，又可出现痰火上扰之证；痰火内盛，伤及阴液，若兼有肾精不足，可见痰火盛于上，阴亏于下的复杂状况；若阴损及阳，也可兼有阳虚或阴阳两虚之证。若久病入络，则可兼有瘀阻脑窍。故眩晕的病理性质多属虚实错杂。对于中老年人，尤其要注意眩晕向中风、厥证、脱证等危重症转化。

【诊断与鉴别诊断】

1. 诊断

（1）主症为头晕眼花、眼前发黑或视物旋转。其病情较轻者可闭目即止；严重者可表现为如坐车船，旋转不定，甚则不能站立，可伴有恶心、呕吐、汗出、心悸等症状。

（2）眩晕起病多缓，症状可反复发作，或逐渐加重。患者可有心脑血管疾病史；或有劳累、情志不遂、外伤、药物刺激、跌仆损伤、饮食不节等因素诱发。

（3）临床可借助血常规、血压、心电图、眼底检查、肾功能、影像学检查（如X线、CT、MRI）、脑干听觉诱发电位、电测听等明确诊断。排查是否存在贫血、血压异常、颈椎病、梅尼埃病等。

2. 鉴别诊断

（1）眩晕与厥证 厥证以突然昏倒，不省人事，或伴有四肢厥冷，为主要特征。厥证发病一般多移时苏醒，也可因厥而亡，厥证醒后无口眼歪斜、肢体偏瘫等后遗症。眩晕在严重时可出现站立不稳，眩晕欲仆之证，但无昏迷的表现。

（2）眩晕与中风 中风以猝然昏仆、不省人事，或不经昏仆，伴随口眼歪斜、半身不遂等后遗症为主要特点的疾病。眩晕与中风均可出现头晕欲仆之证，但眩晕无半身不遂、口眼歪斜、语謇等后遗症。

【辨证论治】

1. 辨证要点

（1）辨虚实 起病缓慢，遇劳加重者，多属虚证。可结合舌脉及伴随症状辨别。气血不足者，多见神疲乏力，面色淡白，舌质淡嫩，脉细弱。肾虚者多见腰膝酸软，偏阴虚者可见潮热盗汗，五心烦热，舌红少苔，脉细数；偏阳虚者，可见面色㿠白，四肢不温，舌淡胖，脉沉细。起病急骤者，多属实证。痰湿者，多见胸脘痞闷，泛吐痰涎，头重昏蒙，舌苔厚腻，脉滑；阳亢者，可见头部胀痛，面红目赤，急躁易怒，舌红，脉弦；血瘀者，可兼有头部刺痛，舌暗有瘀斑，脉涩。

（2）辨标本　本病多属本虚标实之证。多以脏腑气血不足、肝肾阴虚、髓海失养、脾胃虚损为本虚；风、火、痰、瘀等病理因素为标实。凡病程较长，反复发作，遇劳即发，有肝肾阴虚、气血不足之症者多为本虚；凡病程短，或突然发作，眩晕重，有风、火、痰、瘀表现者多为标实。

（3）辨缓急　凡病程较长，反复发作，病情较轻，以虚损证候为主者，病情多缓；病程较短，发病较快，病情较重，以标实为主者，病情多急。在辨别标本缓急的过程中，尤其要注意肝肾虚损之缓证，可由于水不涵木并发肝阳上亢之急证。

2. 治疗原则　眩晕的治疗原则应当根据标本虚实，虚者补之，实者泻之，调整脏腑阴阳，以平为期。肝肾阴虚者当滋水涵木，肾精不足者当益精填髓，气血不足者以补益气血；标实证阳亢者平肝潜阳，瘀阻者活血通络，痰湿者化痰除湿。

3. 分证论治

（1）肝阳上亢

证候：眩晕，耳鸣，头痛且胀，遇烦劳郁怒而加重，颜面潮红，急躁易怒，失眠多梦，甚则仆倒，肢麻颤动，口苦等。舌红，苔黄，脉弦数。

辨证要点：眩晕，头痛且胀，面红目赤，急躁易怒，舌红，脉弦数。

基本病机：肝阳上亢，上扰清窍。

治法：平肝潜阳，滋养肝肾。

方药：天麻钩藤饮（《杂病证治新义》）加减。常用药：天麻、石决明、钩藤、白蒺藜、珍珠母、杜仲、桑寄生、牛膝、黄芩、栀子、菊花、夏枯草、桑叶、白芍。

加减：若肝火上炎，口苦目赤，烦躁易怒者，酌加龙胆草、牡丹皮、夏枯草；肝肾阴虚较甚，目涩耳鸣，腰膝酸软，舌红少苔，脉弦细数者，可酌加枸杞子、制首乌、生地黄、麦冬、玄参；见目赤便秘，可选加大黄、芒硝或当归龙荟丸；眩晕剧烈，兼见手足麻木或颤动者，加羚羊角、生龙骨、生牡蛎、全蝎、蜈蚣。

（2）痰湿中阻

证候：眩晕，头重昏蒙，或伴视物旋转；胸闷恶心，呕吐痰涎，食少，嗜卧，多寐等。舌淡，苔白腻，脉濡滑。

辨证要点：视物旋转，头重如蒙，伴痰湿困脾证。

基本病机：痰浊中阻，上蒙清窍，清阳不升。

治法：燥湿化痰，健脾和胃。

方药：半夏白术天麻汤（《医学心悟》）加减。常用药：半夏、陈皮、茯苓、苍术、白术、薏苡仁、泽泻、天麻。

加减：若眩晕较甚，呕吐频作，视物旋转，可酌加代赭石、竹茹、生姜、旋覆花；脘闷纳呆，加砂仁、白蔻仁；兼见耳鸣重听，可酌加郁金、菖蒲、葱白；痰郁化火，头痛头胀，心烦口苦，渴不欲饮，舌红苔黄腻，脉弦滑者，宜用黄连温胆汤。

（3）瘀血阻窍

证候：眩晕时作，头痛如刺；耳鸣耳聋，兼见健忘失眠，心悸，面唇紫暗，或面色黧黑，或肌肤甲错等。舌暗有瘀斑或瘀点，脉涩或细涩。

辨证要点：眩晕时作，头痛如刺，伴血瘀证。

基本病机：瘀血阻窍，气血不畅，脑窍所养。

治法：祛瘀生新，活血通窍。

方药：通窍活血汤（《医林改错》）加减。常用药：川芎、赤芍、桃仁、红花、白芷、菖蒲、老葱、当归、地龙、全蝎。

加减：若兼见神疲乏力，少气自汗等症，加入黄芪、党参；兼畏寒肢冷，感寒加重，可加附子、桂枝。

（4）气血亏虚

证候：眩晕，动则加剧，劳累即发；心悸少寐，面色㿠白，唇甲不华，发色不泽，神疲乏力，倦怠懒言，纳少腹胀等。舌淡，苔薄白，脉细弱。

辨证要点：眩晕，动则加剧，遇劳则发，唇甲不华，伴气血亏虚证。

基本病机：气血亏虚，清阳不升，脑窍失养。

治法：补益气血，健运脾胃。

方药：归脾汤（《济生方》）加减。常用药：党参、白术、黄芪、当归、熟地黄、龙眼肉、大枣、白芍、茯苓、炒扁豆、大枣、炙甘草、远志、酸枣仁、茯神、首乌藤。

加减：若兼见气短乏力，纳少神疲，便溏下坠，脉象无力，中气下陷者，可合用补中益气汤；自汗时出，易于感冒，当重用黄芪，加防风、浮小麦。

（5）肾精不足

证候：眩晕日久不愈，精神萎靡，不耐劳累，腰膝酸软，耳鸣齿摇；或遗精，滑泄，或颧红咽干，五心烦热等。舌红，少苔，脉细数。

辨证要点：头晕目眩，耳鸣健忘，腰膝酸软，耳鸣齿摇。

基本病机：肾精不足，髓海空虚，脑失所养。

治法：补肾填精。

方药：左归丸（《景岳全书》）加减。常用药：熟地黄、山茱萸、山药、龟甲、鹿角胶、紫河车、杜仲、枸杞子、菟丝子、何首乌、胡桃肉、桑寄生、牛膝。

加减：若阴虚火旺，症见五心烦热，潮热颧红，舌红少苔，脉细数者，可加鳖甲、知母、黄柏、牡丹皮、地骨皮；阴损及阳，肾阳虚明显，表现为四肢不温，形寒怕冷，精神萎靡，舌淡脉沉者，或予右归丸，或酌配巴戟天、淫羊藿、肉桂。

4. 其他疗法

（1）中成药疗法　肝肾阴虚明显者，可服用杞菊地黄丸；若兼有肢体麻木，属肝风上扰者，可服用全天麻胶囊；血虚肝旺者，可服用养血清脑颗粒。

（2）推拿治疗　若明确眩晕因颈椎病所致，可适当配合手法治疗，以缓解颈椎病的症状。并应嘱患者适当锻炼肩部肌肉。

（3）代茶饮法　肝阳上亢者，可用苦丁茶、钩藤、荷叶、野菊花各6g，代茶饮；痰浊中阻者，可用泽泻、白术各12g，水煎服；气血亏虚者，可用党参、黄芪、枸杞子各6g，代茶饮。

（4）中药外治法　气血亏虚所致眩晕可用黄芪、五味子各10g，清水调膏外敷神阙穴，每日1次。肝阳上亢者，可用石决明、磁石、党参、黄芪、当归、枳壳、桑枝、乌药、白芍、白蒺藜、蔓荆子、牛膝、杜仲各6g，独活20g。水煎取汁泡足20分钟，每日1次。

【预防与调护】

平素生活需注意饮食适量，避免暴饮暴食，过食肥甘醇酒伤阴伤肾之品，尽量戒烟戒酒。患者可根据自身情况进行适度体育锻炼，增强体质；平素保持情绪稳定，避免情绪剧烈波动；注意劳逸结合，避免劳神劳力过度。

眩晕的预防应当避免眩晕的内外致病因素。对于颈椎病患者当避免剧烈的体位改变。有眩晕病史患者，当避免剧烈体力活动，避免高空作业。

【重点难点】

1．眩晕是风、火、痰、瘀等多种病理因素导致清窍受扰或清窍失宁，以头晕眼花、眼前发黑或视物旋转为主要表现的一种疾病。

2．基本病机可分虚实两端，虚者为气血亏虚或髓海不足，清窍失养所致；实者为风、火、痰、瘀上扰清窍。

3．病位在脑窍，与肝、脾、肾三脏密切相关，辨证当区分标本虚实以及发病的缓急。

4．治疗原则应当根据标本虚实，虚者补之，实者泻之，调整脏腑阴阳，以平为期。

5．临床以肝阳上亢、气血亏虚及肾精不足等证型较为常见。

【临证备要】

1．当注重从肝论治 “诸风掉眩，皆属于肝”。肝经循行上至巅顶，风气内盛，肝木偏亢则发为眩晕。根据患者体质及病机变化不同，则会出现肝阳上亢、阴虚生风、血虚生风、肝风挟痰、肝郁化火等不同表现，可选用平肝、柔肝、疏肝、清肝等不同治法。

2．注意眩晕病机的演变 “眩晕者，中风之渐也”。对于眩晕患者要注意预防中风的发生，尤其是肝阳偏亢者，或肝风挟痰者。患者受诱因刺激，易肝阳暴亢，上扰清窍，甚则蒙蔽心神，继发中风。因此，患者当注意平素饮食有节，慎食肥甘厚味，避免情志刺激，定期检测血压。

3．名医经验 国医大师颜正华治疗眩晕属阴虚阳亢者常使用潜降汤化裁。药用熟地黄15g，白芍12g，生石决明30g（打碎，先煎），生牡蛎30g（打碎，先煎），茯苓10~30g，丹参12~15g，益母草15g，怀牛膝12~15g，白菊花10g，首乌藤30g。食欲不振者，去熟地黄，加制何首乌15g，陈皮10g，炒麦芽10g；兼耳鸣者，加磁石30g；兼腰痛者，加杜仲10g，桑寄生30g；兼盗汗者，加五味子6g，浮小麦30g；兼大便黏滞不爽者，加决明子30g，全瓜蒌30g；偏阴虚火旺者，去熟地黄，加生地黄15g，麦冬15g；肝火偏旺，急躁易怒、目赤者，加龙胆草6g，夏枯草15g；头痛较重者，加白蒺藜12g，蔓荆子12g，川芎10g；眩晕较重者，加天麻6~10g，钩藤15g；失眠较重者，加炒枣仁30g，生龙骨30g。（吴嘉瑞，张冰．国医大师临床经验实录——国医大师颜正华．北京：中国医药科技出版社，2011.）

目标检测

答案解析

A1型题

1．“诸风掉眩，皆属于肝”出自（　）

A.《素问》 B.《灵枢》 C.《金匮要略》 D.《证治准绳》 E.《景岳全书》

2. 眩晕常见的病理因素有（ ）

A. 风痰 B. 风火痰 C. 气火痰 D. 风火瘀气 E. 风火痰瘀

3. 眩晕与哪些脏腑功能失调相关（ ）

A. 心肝脾 B. 肺脾肾 C. 心肝肾 D. 肝脾肾 E. 心脾肾

A2型题

4. 女，38岁。眩晕，头重昏蒙，或伴视物旋转，胸闷恶心，呕吐痰涎，食少多寐，舌苔白腻，脉濡滑。治宜（ ）

A. 天麻钩藤饮 B. 黄连温胆汤 C. 藿香正气散
D. 半夏厚朴汤 E. 半夏白术天麻汤

5. 男，64岁。眩晕日久不愈，精神萎靡，腰酸膝软，少寐多梦，健忘，两目干涩，视力减退伴颧红咽干，五心烦热，舌红少苔，脉细数。证属（ ）

A. 肾精不足 B. 痰浊中阻 C. 瘀血阻窍 D. 肝阳上亢 E. 气血亏虚

6. 男，40岁。1年前头部外伤后常自觉头晕头痛，健忘失眠，耳鸣，精神不振，面唇紫暗，舌暗红，脉弦涩。本病治疗方药宜首选（ ）

A. 血府逐瘀汤 B. 身痛逐瘀汤 C. 桃红四物汤 D. 补阳还五汤 E. 通窍活血汤

A3型题

患者，男，34岁。突发眩晕，耳鸣，头目胀痛，口苦，失眠多梦，遇烦劳、郁怒而加重，甚则仆倒，颜面潮红，急躁易怒，肢麻颤动，舌红苔黄，脉弦数。

7. 该患者的证型属于（ ）

A. 肾精不足 B. 痰火上扰 C. 瘀血阻窍 D. 肝阳上亢 E. 气血亏虚

8. 其治法是（ ）

A. 补肾填精 B. 清化痰热 C. 活血祛瘀 D. 平肝潜阳 E. 补益气血

9. 首选方剂是（ ）

A. 黄连温胆汤 B. 归脾汤 C. 天麻钩藤饮 D. 龙胆泻肝汤 E. 左归丸

B1型题

A. 天麻钩藤饮 B. 归脾汤 C. 半夏白术天麻汤
D. 左归丸 E. 通窍活血汤

10. 眩晕瘀血阻窍宜首选（ ）

11. 眩晕气血亏虚宜首选（ ）

（于鹏龙）

书网融合……

知识回顾 习题

第六节　中　风

PPT

学习目标

知识要求：

1. 掌握中风的定义、诊断与病证鉴别、辨证要点、常见辨证分型及治疗。
2. 熟悉中风的常见病因病机、预防调护方法。
3. 了解中风的源流、中风的演变与预后。

技能要求：

1. 熟练辨别中风各期的临床特点，能够分辨不同的临床证型，并进行处方用药。
2. 学会运用辨证论治的方法治疗中风常见证型，并能对患者进行调护指导。

岗位情景模拟13

张某，女，53岁。2003年2月4日就诊。

因"左侧肢体半身不遂，口眼歪斜10个月"入院。患者半年前因与家人吵架突然昏倒，不省人事，伴随左侧半身不遂，口眼歪斜，牙关紧闭，面红气粗，两手握固，鼻鼾痰鸣。住院明确诊断为脑梗死，经治疗后神志恢复但仍有半身不遂、口眼歪斜。刻下症见：口眼歪斜，左侧肢体麻木运动不遂，语声低微，肢体困重，举动无力，面色萎黄，食欲不振，大便溏薄，动则心悸，睡眠较浅，易惊醒，舌色紫暗，苔腻，脉涩。

问题与思考

1. 本病的临床特征是什么？
2. 当前患者是虚证还是实证？实证主要包括哪些病理因素？病位涉及哪些脏腑？按照病情分期当属于哪一期？
3. 当前的中医治法是什么？如何选方用药？患者痊愈后如何调养？

答案解析

中风是指内伤积损，劳欲、饮食、情志或外邪等诱因，导致阴阳失调，气血逆乱，上冲犯脑而出现猝然昏仆，不省人事，半身不遂，口眼歪斜，语言不利等症状的一种疾病。症状较轻者，可仅见半身不遂，口眼歪斜，而无昏仆之症。本病起病急，发病快，且有抽搐等症状，与风邪致病特点相似，故古代医家称之为"中风"，也因其发病突然，亦有医家称其为"卒中"。

中风的相关论述最早见于《内经》，称之为大厥、仆击、偏枯、痱风等，并认为本病的发生与体质、饮食、精神刺激等因素密切相关。"中风"之病名始见于《金匮要略·中风历节病脉证并治》篇，指出中风的病因是"络脉空虚，风邪入中"，并以邪中深浅、病情轻重而分为中络中经、中腑中脏。在唐宋以前多据此"内虚邪中"论，认为中风发病以"外风"为主，治疗上多强调疏风散邪，扶助正气。至金元时期，则多以“内风”立论。刘完素强调本病多因心火暴甚而发病，李杲认为本病乃正气自虚引起，朱震亨则从湿痰生热立论。王履将本病因于外风者列为“真中”，因于内风者列为“类中”。张景岳认为“内伤积损”是中风的病机实质，并创立“非风”学说。李中梓明确将本病中脏腑分为闭、脱二证。清代叶天士首创肝阳化风学说，认为本病因精血衰耗，水不涵木，肝阳偏亢，内风时起所致。王清任以气虚血瘀为依据，创补阳还五汤治疗偏瘫；近代医家张伯龙、张山雷、张锡纯等进一步探究本病的发病机理，认为中风发病主要因于肝阳化风，气血并逆，直冲犯脑。至此，中风的病因病机和治法逐渐趋于完备。

西医学的急性脑血管疾病如缺血性中风和出血性中风，如短暂性脑缺血发作、局限性脑梗死、原发性脑出血和蛛网膜下腔出血等，出现中风证候者可参本病进行辨证论治。

【病因病机】

1. 病因

（1）内伤积损　内伤积损为本病基本病因。患者或年老肝肾精血亏虚，或素体阴血不足，均可导致阴虚阳亢，肝风内动或夹痰浊上犯于脑。或因气血亏虚，运化无力，痰湿内生，或因气虚血瘀，脑络不通发病。

（2）七情内伤　情志失调，气滞血瘀阻于脑络，或情志过极化火，风火相煽，气血并走，上犯于脑，亦可导致发病。

（3）饮食不当　平素饮酒过度，或喜食肥甘厚味，过饥过饱，内伤脾胃。脾失健运，化生痰湿，痰湿久积，化热生风，上犯脑络，故而发病。

（4）劳欲失节　劳欲不节，伤及气阴，导使阳气暴亢，风阳上扰，气血并走于上阻塞脑窍；或房劳过度，伤及肾阴，阴不敛阳，则阴虚风动进而发病。

（5）气虚邪中　气血虚衰，脉络空虚，风邪直中阻滞气血；或外风引动痰浊，痹阻经络，也可导致本病发生。

2. 病机　中风的基本病机是脏腑阴阳失调，气血逆乱，上冲犯脑。根据病情轻重可分为中经络、中脏腑。症状较轻者多因肝风夹痰，横窜经络，或因血脉瘀阻，气血不能濡养机体，故见半身不遂，口眼歪斜，而无神志障碍，称之为中经络。症状较重者多因风阳痰火蒙蔽神窍，气血逆乱或因络损血溢，瘀阻脑络，故出现猝然昏倒，神志昏迷等神志障碍者，称之为中脏腑。本病病位在脑，与心、肝、脾、肾密切相关。

中风的病理性质属本虚标实。内伤积损为发病之本。年老体衰肝肾精血亏少，气血亏虚，或因情志刺激，或因外风中络，进而导致肝阳暴亢、阴虚风动、气虚瘀阻等病理表现。风、火、痰、气、瘀为发病的主要病理因素，也为本病的标实。外风直中经络，或邪痰阻络，或风火相煽，上犯于脑，或气滞瘀阻于脑窍，均可导致本病的发生。

中风的发病过程中，病邪与正气相争及消长对疾病的预后起关键作用。其具体表现形式为中经络与中脏腑之间的转化。若病情轻浅属中经络者，经治疗后正复邪去，则症状容易好转，或易进入恢复期或后遗症期。若邪气过盛，或正气衰甚，转为神昏，由中经络转为中脏腑，则病情较重。一般来说，中风的预后，中经络或由中脏腑转为中经络者，病情相对较轻，预后相对较好；中脏腑或由中经络转为中脏腑者，病情相对较重，预后相对较差。而在后遗症期，多属正虚邪实，虚实夹杂之候，应当注意调养，规律治疗，防止复中，通常复中次数越多，病情越为复杂，预后相对越差。

【诊断与鉴别诊断】

1. 诊断

（1）主症为突然昏仆，不省人事，半身不遂，偏身麻木，口眼歪斜，言语謇涩等。发病前可出现兼见头晕，头痛，肢体一侧麻木等先兆症状。

（2）本病发病年龄多在40岁以上，青年人亦可发病，多存在眩晕，头痛，心悸或脑血管疾病等病史。

（3）有情志过极、劳累过度、饮酒过量、劳累等诱因。

（4）可通过影像学检查（头颅CT、MRI、脑血管造影）检查颅内有无梗死区及梗死面积大小，心脑血管造影中，数字减影血管造影（DSA）为检测血管病变检查的金标准，多用于超早期脑缺血的诊断。必要时可配合脑脊液和眼底检查。

2. 鉴别诊断

（1）中风与口僻　口僻亦称为面瘫、吊线风。其与中风均可出现口眼歪斜、语言不清、口角流涎的症状，但口僻无半身不遂、神昏等症状。

（2）中风与厥证　厥证与中风均可出现昏仆、神志障碍。厥证除昏仆、神志障碍，多伴有四肢厥冷，轻症可移时苏醒，重症可能因厥而亡，而无半身不遂、语言謇涩等症状。

（3）中风与痉证　中风与痉证均可出现神志障碍和抽搐。但中风有半身不遂等后遗症状，抽搐时间相对较短；痉证无半身不遂等后遗症状，大多抽搐后出现神昏，且抽搐时间较长。

（4）中风与痿证　中风与痿证均可出现肢体瘫痪。但中风大多起病急骤，可伴随神志障碍，以单侧肢体偏瘫为主；痿证起病相对较缓，多无神志异常，以双下肢或四肢瘫痪为主。

（5）中风与痫病　中风与痫病均可出现猝然倒地。但痫病多属发作性，倒地后可伴随口中怪叫，口吐白沫，发作后可自行恢复，醒后多如常人，无后遗症状。

【辨证论治】

1. 辨证要点

（1）辨病情的缓急　根据中风发病的缓急大多可分为三期，急性期、恢复期和后遗症期。发病后2周以内（中经络）或1个月以内（中脏腑）为急性期；发病2周或1个月至半年为恢复期；半年以上为后遗症期。急性期病情多急，恢复期及后遗症期病情多缓。

（2）辨病情轻重　病情的轻重多与病位的深浅相关。无神志异常出现半身不遂，口眼歪斜，肢体麻木等症状称之为中经络，病情相对较轻；有神志异常（突然昏仆、意识不清）继而出现中风主症者称为中脏腑，病情相对较重。

（3）辨闭证与脱证　中脏腑者，可根据其症状表现分为脱证和闭证。脱证因阳气脱失故见目合口张，气息微弱，手撒尿遗，四肢软瘫等症状。闭证表现为神志昏蒙，牙关紧闭，肢体强痉。闭证根据其寒热性质可分阴闭或阳闭，阴闭者多因痰湿内阻而致，故见静卧不烦，四肢不温，痰涎壅盛，苔白腻等症状；阳闭者多因痰热闭阻而成，故见面赤身热，气粗口臭，烦躁不宁，舌苔黄腻等症状。

（4）辨病势的顺逆　若中脏腑患者神志逐渐转清，半身不遂未有加重或逐渐恢复，病势多为顺证；若中经络者突然出现神昏，半身不遂加重或出现中脏腑之症状，多为逆证。

2. 治疗原则　中风的治疗过程应当注意分期论治。急则治其标，缓则治其本。中经络者，根据其病邪不同治其标实，可用息风化痰、活血通络等治法；中脏腑者，闭证当先开窍醒神，再予以化痰、通腑、清热等治法，脱证当益气回阳固脱，再针对脏腑虚实进行论治；恢复期及后遗症期当扶正与祛邪兼顾，根据证型不同予以祛风通络、化痰、滋补肝肾、活血等多种治法。

3. 分证论治

（1）中经络

①风痰入络

证候：肌肤不仁，甚则半身不遂，口舌歪斜，言语不利，或謇涩或不语。平素头晕、目眩。舌暗淡，苔白腻，脉弦滑。

辨证要点：肌肤不仁，口舌歪斜，言语不利，苔白腻。

基本病机：脉络空虚，风痰乘虚入中，气血闭阻。

治法：息风化痰，活血通络。

方药：半夏白术天麻汤（《医学心悟》）合桃仁红花煎（《陈素庵妇科补解》）加减。常用药：半夏、茯苓、陈皮、甘草、白术、桃仁、红花、香附、青皮、延胡索、天麻、生姜、大枣。

加减：便秘，加大黄、黄芩、栀子，或合星蒌承气汤（《实用中医内科学》）加减；烦躁不安，失眠，口干，加生地黄、沙参、首乌藤；痰涎壅盛，口歪不语，半身不遂，用真方白丸子（《瑞竹堂方》）以化痰通络。

②风阳上扰

证候：突然发生口眼歪斜，舌强语謇，手足麻木，甚则半身不遂；平素头晕头痛，耳鸣目眩，面红目赤，急躁易怒等。舌质红，苔黄，脉弦。

辨证要点：眩晕头痛，半身不遂，面红目赤，急躁易怒，舌红苔黄、脉弦。

基本病机：肝火偏旺，阳亢化风，横窜络脉。

治法：平肝潜阳，清肝泻火。

方药：天麻钩藤饮（《杂病证治新义》）加减。常用药：天麻、钩藤、珍珠母、石决明、桑叶、菊花、黄芩、栀子、牛膝。

加减：若夹有痰浊，胸闷，恶心，苔腻，加胆南星、郁金；头痛较重，本证为肝经实火、气血壅滞，去杜仲、桑寄生，加羚羊角、夏枯草、龙胆草；眩晕头痛甚者，加桑叶、菊花。

③阴虚风动

证候：突然发生口眼歪斜，言语不利，手指蠕动，甚或半身不遂；平素头晕耳鸣，腰膝酸软等。舌红，少苔，脉弦细数。

辨证要点：口眼歪斜，言语不利，手指蠕动，头晕耳鸣，腰膝酸软，舌红，少苔。

基本病机：肝肾阴虚，风阳内动，风痰瘀阻经络。

治法：滋阴潜阳，镇肝息风。

方药：镇肝熄风汤（《医学衷中参西录》）加减。常用药：白芍、天冬、玄参、枸杞子、龙骨、牡蛎、龟甲、代赭石、牛膝、当归、天麻、钩藤。

加减：若痰热较重，舌苔黄腻，泛恶，加胆星、竹沥、川贝母；心中烦热，加栀子、黄芩。

（2）中脏腑

①阳闭

证候：突然昏仆，不省人事，牙关紧闭，口噤不开，两手握固，大小便闭，面赤身热，气粗口臭，躁扰不宁等。舌红，苔黄腻，脉弦滑数。

辨证要点：闭证兼见面赤身热，气粗口臭，躁扰不宁，苔黄腻，脉弦滑数。

基本病机：肝阳暴亢，痰火壅盛，闭阻神窍。

治法：辛凉开窍，涤痰息风。

方药：安宫牛黄丸（《温病条辨》）合羚角钩藤汤（《通俗伤寒论》）加减。使用方法：首用安宫牛黄丸灌服或鼻饲以辛凉醒神，清心开窍醒神；再继服羚角钩藤汤加减以平肝息风，清热化痰。常用药物：羚羊角（或山羊角）、钩藤、珍珠母、石决明、胆南星、竹沥、半夏、天竺黄、黄连、菖蒲、郁金。

加减：若痰热阻于气道，喉间痰鸣辘辘，可服竹沥水、猴枣散；肝火旺盛，面红目赤，脉弦劲有力，宜酌加龙胆草、夏枯草、栀子、代赭石、磁石；腑实热结，腹胀便秘，舌苔黄厚，宜加生大黄、玄明粉、枳实；痰热伤津，舌质干红，舌苔黄糙者，宜加沙参、麦冬、石斛、生地黄。

②阴闭

证候：突然昏仆，不省人事，牙关紧闭，口噤不开，两手握固，大小便闭，肢体强痉；面白唇暗，静卧不烦，四肢不温，痰涎壅盛等。舌淡，苔白腻，脉沉滑缓。

辨证要点：闭证表现兼见面白唇暗，静卧不烦，四肢不温，痰涎壅盛，舌苔白腻，脉沉滑缓。

基本病机：痰浊偏盛，上壅清窍，内蒙心神，神机闭塞。

治法：温阳化痰，醒神开窍。

方药：苏合香丸（《外台秘要》引《广济方》）合涤痰汤（《奇效良方》）加减。使用方法：急用苏合香丸灌服或鼻饲以辛温开窍醒神，继服涤痰汤煎服以化痰开窍。常用药：半夏、茯苓、橘红、竹茹、郁金、菖蒲、胆南星、天麻、钩藤、僵蚕。

加减：若兼有动风者，加天麻、钩藤；有化热之象者，加黄芩、黄连；见戴阳证者，属病情恶化，宜急进参附汤、白通加猪胆汁汤救治。

③脱证

证候：突然昏仆，不省人事，目合口张，鼻鼾息微，手撒肢冷；汗多，大小便自遗，肢体软瘫，舌痿等。脉细弱或微细欲绝。

辨证要点：突然昏仆，不省人事，目合口张，手撒遗尿，肢冷汗出。

基本病机：正不胜邪，元气衰微，阴阳欲绝。

治法：回阳救阴，益气固脱。

方药：参附汤（《济生方》）合生脉散（《医学启源》）加减。常用药：人参、附子、麦冬、五味子、山茱萸。

加减：若阴不敛阳，阳浮于外，津液不能内守，汗泄过多者，可加龙骨、牡蛎；阴精耗伤，舌干，脉微者，加玉竹、黄精。

（3）后遗症期

①风痰瘀阻

证候：口眼歪斜，舌强语謇或失语，半身不遂，肢体麻木等。舌暗紫，苔滑腻，脉弦滑。

辨证要点：口眼歪斜，舌强语謇，舌紫暗，苔滑腻，脉弦滑。

基本病机：风痰阻络，气血运行不畅。

治法：搜风化痰，祛瘀通络。

方药：解语丹（《永类钤方》）加减。常用药：天麻、胆南星、天竺黄、半夏、陈皮、地龙、僵蚕、全蝎、远志、石菖蒲、豨莶草、桑枝、鸡血藤、丹参、红花。

加减：若痰热偏盛者，加全瓜蒌、竹茹、川贝母；兼头晕头痛，面赤，舌红苔黄，脉弦劲有力，加钩藤、石决明、夏枯草；咽干口燥，加天花粉、天冬。

②气虚血瘀

证候：肢体偏枯不用，痿软无力；面色萎黄，气短乏力，口角流涎，自汗出。舌质淡紫或有瘀斑等。舌淡，苔薄白，脉细涩或细弱。

辨证要点：半身不遂，痿软无力，气短乏力，舌淡紫。

基本病机：气虚血瘀，脉阻络痹。

治法：益气活血。

方药：补阳还五汤（《医林改错》）加减。常用药：黄芪、桃仁、红花、赤芍、当归尾、川芎、地龙、牛膝。

加减：若血虚甚，加枸杞子、鸡血藤；阳虚肢冷者，加桂枝；腰膝酸软，加川断、桑寄生、杜仲。

知识拓展

《医林改错》中补阳还五汤用法

《医林改错》载：初得半身不遂，依本方（补阳还五汤）加防风一钱，服四五剂后去之。如患者先有入耳之言，畏惧黄芪，只得迁就人情，用一二两，以后渐加至四两，至微效时，日服两剂，岂不是八两？两剂服五六日，每日仍服一剂。如已病三两个月，前医遵古方用寒凉药过多，加附子四五钱。如用散风药过多，加党参四五钱，若未服，则不必加。此法虽良善之方，然病久气太亏，肩膀脱落二三指缝、胳膊曲而搬不直、脚孤拐骨向外倒，哑不能言一字，皆不能愈之症。虽不能愈，常服可保病不加重。若服此方愈后，药不可断，或隔三五日吃一付，或七八日吃一付，不吃恐将来得气厥之症，方内黄芪，不论何处所产，药力总是一样，皆可用。

使用补阳还五汤需要注意，用药的加减以及注意事项。首先，黄芪的用量可逐渐由少至多；其次，在使用时刻根据患者的病情以及之前服药的情况适当增加其他药物，以增强疗效；最后，服药需要注意哪些病情非本方主治所及，应按时服药，叮嘱患者勿擅自停药或自行延长服药间隔时间。

③肝肾亏虚

证候：半身不遂，患肢僵硬，拘挛变形，舌强不语；或偏瘫，肢体肌肉萎缩等。舌红，少苔，脉细，或舌淡红，少苔，脉沉细。

辨证要点：为半身不遂，患侧肢体僵硬，拘急变形，或肌肉萎缩兼有阴虚征象。

基本病机：肝肾亏虚，阴血不足，筋脉失养。

治法：滋养肝肾。

方药：左归丸（《景岳全书》）合地黄饮子（《宣明论方》）加减。常用药：干地黄、制首乌、枸杞子、山茱萸、麦冬、石斛、当归、鸡血藤。

加减：若腰酸腿软较甚，加杜仲、桑寄生、牛膝；肾阳虚，加巴戟天、肉苁蓉、附子、肉桂；夹有痰浊，加菖蒲、远志、茯苓。

4. 其他疗法

（1）中成药疗法　中成药多用于中风恢复期及后遗症期的治疗。风痰阻络者用大活络丸；气虚血瘀者用复方地龙胶囊；瘀阻脑络者用血塞通片。

（2）口眼歪斜的治疗　风痰阻络者内服牵正散加减治疗。也可使用蓖麻子30g，冰片1g，研磨成膏外敷患侧。

（3）中药熏洗　用鸡血藤15g，络石藤10g，海风藤10g，石楠藤10g，三棱10g，莪术10g，防己10g，透骨草15g，桑枝30g，草红花10g，煎汤外洗患肢，每日1~2次；或川乌10g，当归10g，川芎10g，桑枝30g，用水浸30分钟，煎煮40分钟，将患肢浸泡溶液中外洗，每日1~2次；槐枝、柳枝、楮枝、茄枝、白艾各50g，水煎，浸泡手足至腕踝以上，每次10~20分钟，每日10次。并应避风寒。

【预防调护】

要注意作息规律，劳逸适当，进行适度锻炼。保持心情舒畅，避免过食肥甘厚味，避免饮酒过量。老年高血压患者当保持大便通畅，避免因排便过度用力而致脑血管意外。

平素饮食当以低盐、低脂肪、低胆固醇为宜；适当食用豆制品、蔬菜、水果、深海鱼油，适度饮茶对于预防中风均有一定的帮助；亦可用荸荠50g，薏苡仁30g，糙米50g煮粥服用。平素适当服用灵芝、红景天、三七粉、丹参粉等药物。对于老年患者，尤其要注意规律服药控制血压、血脂、血糖。

【重点难点】

1. 中风是指内伤积损，感受劳欲、饮食、情志或外邪等诱因，导致阴阳失调，气血逆乱，上冲犯脑而出现猝然昏仆，不省人事，半身不遂，口眼歪斜，语言不利等表现的一种疾病。

2. 基本病机是脏腑阴阳失调，气血逆乱，上冲犯脑。

3. 病位在脑，与心、肝、脾、肾密切相关。临床辨证当注意分清病期。

4. 治疗当分期论治。急则治其标，缓则治其本。中经络者，可用息风化痰、活血通络等治法；中脏腑者，闭证当先开窍醒神，脱证当益气回阳固脱。

5. 急性期采用中西医结合疗法，后遗症期多采用中药、针灸推拿等综合疗法。

【临证备要】

1. 正确使用通下之法　中风闭证可见瘀热或痰热闭阻神窍兼有腑气不通，表现为腹胀便秘，小便不通，舌苔黄腻，脉实者，可配合使用通下法，使实邪随大便下泄。但中风属脱证者，不可使用，以防犯“实实虚虚”之戒，

2. 凉血化瘀法的使用　一般急性期不宜使用凉血化瘀法，可在急性期过后若患者有瘀热互结征象，可适当应用凉血化瘀药物。

3. 出血性中风酌情使用活血化瘀法　出血性中风的基本病机是脏腑阴阳失调，气血逆乱，上犯于脑，血随气逆，血溢脑脉之外。中医学认为，“离经之血便是瘀”。出血中风可属于“血证”范畴，急性期血瘀已形成，在此阶段，瘀血新结，易化易祛，从这个角度看，活血祛瘀应为主要治法之一，可考虑使用化瘀止血药物，如三七粉，和血养血药物，如当归、鸡血藤。但从西医学看，使用活血化瘀药物可降低血液黏稠度，促进血行，在急性期可能加重出血。因此，出血性中风急性期活血化瘀疗法的诸多问题尚待深入研究，临床应用宜慎重。

4. 名医经验　颜正华以补阳还五汤加味为基本方治疗中风。药用：黄芪70g，当归12g，鸡血藤30g，丹参30g，地龙15g，桃仁10g，红花10g，川芎10g，赤芍12g，乌梢蛇10g，痰瘀互结者加石菖蒲10g，远志10g；心悸失眠者加酸枣仁30g，首乌藤20g，合欢皮20g；肢麻者加桑枝10g，威灵仙10g，秦

芃10g；神昏、头痛，大便不通者加生大黄6g；风火上扰者可配合其潜降汤。（吴嘉瑞，张冰.国医大师临床经验实录——国医大师颜正华.北京：中国医药科技出版社，2011.）

答案解析

目标检测

A1型题

1. 首提“中风”病名的是下列哪本医著（　）

A.《内经》　B.《金匮要略》　C.《景岳全书》　D.《诸病源候论》　E.《备急千金要方》

2. 提出“内伤积损”为中风病机实质的是下列哪一位医家（　）

A. 王履　B. 张仲景　C. 李东垣　D. 张景岳　E. 李中梓

3. 中风脱证的临床表现除哪项外均是（　）

A. 突然昏仆，不省人事　B. 目合口张，手撒肢冷　C. 大汗淋漓，二便自遗　D. 肢体强痉　E. 舌痿，脉微欲绝

4. 中风的中经络与中脏腑的主要区别在于（　）

A. 有无后遗症　B. 有无神志改变　C. 有无肢体瘫痪　D. 有无口眼歪斜　E. 有无脉弦滑数

A2型题

5. 男，23岁。清晨起来突然发现左半身行动不便，语言不利，口眼歪斜，神志尚清，口流涎，舌质暗淡，苔薄白，脉弦滑。其治疗首选方是（　）

A. 天麻钩藤饮　B. 星蒌承气汤　C. 补阳还五汤　D. 化痰通络汤　E. 羚角钩藤汤

6. 女，54岁。突然昏仆，不省人事，目合口开，鼻鼾息微，手撒肢冷，汗出不止，二便失禁，肢体瘫软，舌痿，脉微欲绝。急救宜用（　）

A. 独参汤　B. 苏合香丸　C. 紫雪丹　D. 参附汤合生脉散　E. 安宫牛黄丸

7. 男，65岁。突然昏仆，不省人事，口噤不开，两手握固，肢体强痉而不温，面白唇暗，喉有痰声，脉沉滑。应首选灌服（　）

A. 至宝丹　B. 参附汤　C. 苏合香丸　D. 安宫牛黄丸　E. 紫雪丹

A3型题

患者，男，48岁。中风遗留半身不遂，语言不利，口眼歪斜，面色淡白，气短乏力，脉涩无力。

8. 该患者的证型属于（　）

A. 风痰入络　B. 痰火扰神　C. 肝肾亏虚　D. 气虚血瘀　E. 痰瘀阻络

9. 其治法是（　）

A. 滋养肝肾　B. 清化痰热　C. 益气活血　D. 活血化痰　E. 补益气血

10. 首选方剂是（　）

A. 补阳还五汤　B. 归脾汤　C. 天麻钩藤饮　D. 地黄饮子　E. 左归丸

B1型题

A. 苏合香丸　B. 安宫牛黄丸　C. 参附汤　D. 左归丸　E. 星蒌承气汤

11．中风阳闭宜首选（　）

12．中风阴闭宜首选（　）

（于鹏龙）

书网融合……

知识回顾　微课　习题

第七节　痫　病

PPT

学习目标

知识要求：

1．掌握痫病的辨证要点、常见辨证分型、治法和方药。

2．熟悉痫病的常见病因病机、类证鉴别、预防调护方法。

3．了解痫病的概念、源流及与西医病名的关系。

技能要求：

1．熟练掌握辨析痫病各证型、处方用药及适当调护的技能。

2．学会运用辨证论治的方法治疗痫病缓解期的常见症型，并能对痫病发病时进行处理。

岗位情景模拟 14

王某，女性，45岁。2001年8月1日初诊。

患者昨日突发昏厥，全身抽搐口中怪叫。平素形体肥胖，喜食肥甘厚味，因婆媳关系不和，长期情绪不佳，昨日与邻居争吵后突发四肢抽搐，两目上视，口中怪叫，约3分钟后症状逐渐转醒。刻下症见：情绪急躁，心烦失眠，夜间多梦，面红目赤，口苦而干，胸闷，纳差，咽干呛咳，痰黄色稠，量少难咳，晨时咳痰伴少量血丝，小便短赤，大便干结。舌红苔黄腻，脉弦滑数。

问题与思考

1．本病的临床特征是什么？

2．本病患者当前属发作期还是休止期？病位主要在哪些脏腑，主要包括哪些病理因素？

3．当前的中医治法是什么？如何选方用药？患者痊愈后如何调养？

答案解析

痫病是因情志刺激、外伤或禀赋导致神机受累，元神失控，心脑神机失用出现精神恍惚，甚则突然仆倒，不省人事，强直抽搐，口吐涎沫，两目上视或口中怪叫，移时苏醒，一如常人的一种神志疾病，因其发作时口中出现猪羊般怪叫，故又称“羊痫风”。

《黄帝内经》中本病与“癫”相混，属“胎病”，认为本病的发生与先天禀赋相关。隋代《诸病源候论·痫》对痫病的发病有确切的描述，“其发病状，或口眼相引而目睛上摇，或手足掣纵，或背强直，或颈项反折，无所觉知，良久乃苏”。宋金元时代，张从正指出本病多因肝经热盛，朱丹溪则认为本病多因痰蒙心窍所致。至明代，王肯堂在《证治准绳》中对癫、狂、痫三者做出明确的划分。虞抟认为本病多因痰火所致。清代王清任认为痫病发生与脑髓瘀血有关，并创龙马自来丹、黄芪赤风汤主之。

西医学的原发性、继发性癫痫，出现痫病证候者均可参照本病辨证施治。

【病因病机】

1. 病因

（1）先天禀赋　“病从胎气而得之”，妊娠期间，母体情志遽变导致气机逆乱，伤及胎气，可致胎儿脏气不平；或因服药不当，损及胎元；或父母素有痫病，亦可遗传发病。

（2）情志刺激　诸多情志中尤以惊恐相关最密。情志遽变，气机升降失调，肝肾受损，阳亢生风化火。脾胃内伤，化生痰浊，随气火上攻，蒙蔽神窍而发病。儿童稚阴稚阳，形气未充，若素蕴风痰，更易因情志刺激而发病。

（3）脑窍受损　出生时产伤，或外伤撞击，脑窍受损，瘀阻脑络，脑窍失养，或痰瘀互结蒙蔽脑窍，元神失控故而发病。

2. 病机　痫病的基本病机为脏腑功能失调，元神失控。其发病关键在于痰浊内阻，因受外界刺激后脏气不平，气机逆乱，痰随风火上攻，蒙蔽神机，扰动脑窍，出现痫病之症状。其病位在脑，与心、肝、脾、肾相关。

本病病性为本虚标实，脏腑虚损为其本，风、火、痰、瘀为其标。发病以虚实夹杂较为常见。发病初期，以实证为主，多因风、火、痰、瘀等病理因素相互胶结，蒙蔽神窍发病，常见风痰、痰火、痰瘀等标实之证。发病后期，因邪伤正气，故多成虚实夹杂之证。也有先天受损者，可幼年发病，病性多虚或虚中夹实。

本病病机转化的关键在于正气的盛衰和痰邪的深浅。若疾病初期痰邪尚浅，正气未伤，则易于康复；若久病失治，或日久伤正，痰邪内陷，则易成顽疾。

【诊断与鉴别诊断】

1. 诊断

（1）主症为突然昏倒，不省人事，两目上视，四肢抽搐，口吐涎沫，或二便失禁，或喉中怪叫等。也有症状不典型者仅表现为突然发呆，两眼凝视，呼之不应；或突然动作中断；或头部下垂等。局限性发作表现具有多样性：口、眼、手等局部抽搐，或做出无意识动作，或凝视，或语言障碍等。发病时间多数秒或数分钟，移时苏醒，醒后多如常人，并对发作情况不知。

（2）发作前可有眩晕、胸闷等先兆症状，常反复发作，起病急骤，多有家族史，或脑部外伤史，或产伤史。

（3）可有情志遽变、劳累过度等诱因。

（4）发病不受年龄、性别限制，因先天禀赋者多在儿童期、青春期发病。

（5）脑电图检查是最为主要的检测手段，影像学检查（CT、MRI）有助于继发性癫痫的诊断。

2. 鉴别诊断

（1）痫病与中风　痫病与中风均可出现突然昏仆。但痫病发作时可伴随四肢抽搐，口中怪叫，且多会自行苏醒，醒后无后遗症状。中风无口中怪叫，且醒后多有口眼歪斜、半身不遂等后遗症状。

（2）痫病与厥证　痫病与厥证均可出现突然昏仆、移时苏醒。但痫病发作时以四肢抽搐，口中怪叫为伴随症状。厥证多伴随四肢厥冷，且无抽搐怪叫。

（3）痫病与痉证　痫病与痉证均可出现四肢抽搐。但痫病发作时以突然昏仆，口中怪叫为伴随症状，且短时间内可自行缓解，醒后一如常人。痉证则以抽搐，甚则角弓反张为主要症状，不出现怪叫，且部分证型可不伴随神昏，短时间内较难自行缓解。

【辨证论治】

1. 辨证要点

（1）辨虚实　发作期，阳痫多实，阴痫多虚。缓解期多虚实夹杂。属实者，来势急骤，颈项强直，四肢抽搐多为风；胸脘痞闷，喉中痰鸣多为痰；面红目赤，口臭便秘多为火；颅脑外伤，舌暗有瘀斑多为瘀。属虚者多累及心脾肝肾。

（2）辨轻重　发病持续时间长者，病情较重，持续时间短者病情较轻；发病间隔时间长者，病情较轻，间隔时间短者较重。其主要影响因素在于痰浊的浅深和正气的盛衰。

（3）辨阳痫阴痫　痫病发作时有阳痫、阴痫之分。发作时牙关紧闭，伴面红、痰鸣声粗、舌红、脉数有力者多为阳痫；面色晦暗或萎黄、肢冷、口无怪叫或叫声低微者多为阴痫。阳痫发作多实，阴痫发作多虚。

2. 治疗原则　痫病的治疗当急则治其标（开窍醒神），缓则治其本（调理脏腑）。发作期病势较急，以开窍定痫，顺气豁痰为基本治法，休止期属虚者治以健脾、养心、益肾，虚实错杂可适当清热、化痰、息风、祛瘀。

3. 分证论治

（1）发作期

①阳痫

证候：突然昏倒，不省人事，牙关紧闭，两目上视，四肢抽搐，口吐涎沫，或喉中痰鸣，或怪叫，移时苏醒如常人；兼面色潮红、紫红转为青紫，口唇紫绀；病发前多有眩晕、头痛而胀，胸闷乏力，喜欠伸等先兆症状；平素情绪急躁，心烦失眠，口苦咽干，便秘溲黄。舌红，苔白腻或黄腻，脉弦数，或弦滑。

辨证要点：突然昏倒，不省人事、四肢抽搐，口吐涎沫，口中怪叫及痰火内盛表现。

基本病机：肝风内动，挟痰火横窜，气血逆乱，心神失守。

治法：开窍醒神，泻热涤痰息风。

方药：急以针刺人中、十宣、合谷等穴位醒神开窍。继服黄连解毒汤（《外台秘要》）合定痫丸（《医学心悟》）加减。常用药：黄芩、黄连、黄柏、大黄、胆南星、贝母、半夏、茯苓、陈皮、生姜、天麻、全蝎、僵蚕、琥珀、石菖蒲、远志。

加减：若热甚者，灌服安宫牛黄丸；兼大便秘结者，可加用大承气汤。

②阴痫

证候：发作时双眼半开半阖而神志昏愦，僵卧拘急，或颤动，抽搐时发，口吐涎沫，一般不啼叫，或声音微小；或仅表现呆木无知，不闻不见，不语不动，日十数次或数十次频发；兼面色晦暗萎黄，手足清冷；平素食欲不佳，神疲乏力，恶心泛呕，胸闷咯痰，大便溏薄。舌质淡，舌苔白而厚腻，脉沉细或沉迟。

辨证要点：突然昏倒，不省人事、四肢抽搐，口吐涎沫、口中怪叫不甚及阳虚痰盛表现。

基本病机：脾肾亏虚，湿痰蒙蔽，神明失用。

治法：温阳除痰，顺气定痫。

方药：急以针刺人中、十宣等穴位开窍醒神。继服五生饮（《世医得效方》）合二陈汤（《太平惠民和剂局方》）加减。常用药：生南星、生半夏、生白附子、川乌、茯苓、甘草、乌梅、陈皮。

加减：若偏阳衰者，予参附注射液静脉推注或静脉滴注；偏阴竭者，予清开灵或参脉注射液静脉滴注；抽搐甚者，予紫雪丹；喉中痰鸣者，灌服鲜竹沥。

（2）休止期

①风痰闭阻

证候：发病前常有眩晕、头晕、胸闷、乏力、痰多，心情不悦等；发作时呈多样性，或见突然昏倒，神志不清，抽搐吐涎，或伴怪叫与二便失禁，或短暂神志不清，双目发呆，茫然若失，谈话中断，持物落地，或精神恍惚而无抽搐。舌淡，苔白腻，脉多弦滑有力。

辨证要点：胸闷，眩晕，舌苔白腻，脉弦滑。

基本病机：痰浊素盛，痰随风动，风痰闭阻神窍。

治法：涤痰开窍，息风定痫。

方药：定痫丸（《医学心悟》）加减。常用药：天麻、全蝎、僵蚕、钩藤、石决明、生龙牡、贝母、胆南星、瓜蒌、竹茹、天竺黄、半夏、茯苓、陈皮、麦冬、丹参、石菖蒲、远志、甘草。

加减：若眩晕、目斜视者加磁石、珍珠母；肝火盛者加龙胆草、黄芩、木通；便秘者加大黄；胁胀、嗳气者加柴胡、枳壳、青皮、陈皮。

②痰火扰神

证候：发作时昏仆抽搐，吐涎，或有吼叫；平时急躁易怒，心烦失眠，咯痰不爽，口苦咽干，便秘尿赤；病发后，症情加重，彻夜难眠，目赤。舌红，苔黄腻，脉滑数。

辨证要点：情绪急躁，心烦失眠，咯痰不爽，舌苔黄腻，脉弦滑。

基本病机：痰火上攻，扰乱心神，元神失控。

治法：清肝泻火，化痰开窍。

方药：龙胆泻肝汤（《医方集解》）合涤痰汤（《奇效良方》）加减。常用药：龙胆草、黄芩、栀子、青黛、芦荟、大黄、柴胡、生地黄、当归、泽泻、木通、车前子、半夏、胆南星、枳实、茯苓、橘红、人参、竹茹、石菖蒲。

加减：若痰火壅盛，大便秘结者，加芒硝；彻夜难寐者，加柏子仁、酸枣仁；有肝火动风之势者，加天麻、钩藤、地龙、全蝎。

③瘀阻脑络

证候：平素头晕头痛，痛有定处，常伴单侧肢体抽搐，或一侧面部抽动，颜面口唇青紫；多继发于颅脑外伤、产伤、颅内感染性疾患，或先天脑发育不全。舌紫暗或有瘀斑，苔薄白，脉弦或涩。

辨证要点：头晕头痛，痛有定处，颜面口唇青紫，有颅脑外伤史。

基本病机：瘀血阻窍，脑络闭塞，神窍失养。

治法：活血化瘀，息风通络。

方药：通窍活血汤（《医林改错》）加减。常用药：桃仁、红花、赤芍、川芎、麝香、老葱、酒、鲜姜、大枣。

加减：若痰涎偏盛者，加半夏、胆南星、竹茹；气虚血瘀可用黄芪赤风汤送服龙马自来丹。

④心脾两虚

证候：痫病发作日久，神疲乏力，心悸气短，失眠多梦，面色苍白，胸闷，眩晕，纳呆，大便溏薄。舌淡，苔白腻，脉滑或弦细滑。

辨证要点：乏力，心悸气短，失眠多梦，纳呆，大便溏薄。

基本病机：久病耗伤气血，心脾气血不足，脾虚生痰，神失所养。

治法：健脾化痰，养血宁心。

方药：六君子汤（《医学正传》）合归脾汤（《济生方》）加减。常用药：人参、白术、茯苓、甘草、陈皮、姜半夏、当归、丹参、熟地黄、酸枣仁、远志、五味子。

加减：若痰浊盛而恶心呕吐者，加胆南星、姜竹茹、瓜蒌、菖蒲、旋覆花；便溏重者加炒薏苡仁、炒扁豆、炮姜；夜游者加生龙牡、生铁落；头晕失眠者，加胡桃仁、制首乌、紫河车。

⑤心肾亏虚

证候：痫病频发，日久不愈，神思恍惚，心悸，健忘失眠；头晕目眩，两目干涩，面色晦暗，耳轮焦枯不泽，腰膝酸软，大便干燥。舌淡红，苔少，脉沉细而数。

辨证要点：神思恍惚，腰膝酸软、心悸失眠及心肾阴虚的表现。

基本病机：久病精血亏损，心肾失养，髓海不足。

治法：滋养心肾。

方药：左归丸（《景岳全书》）合天王补心丹（《校注妇人良方》）加减。常用药：熟地黄、山药、山茱萸、菟丝子、枸杞子、鹿角胶、龟甲胶、川牛膝、生地黄、玄参、天冬、麦冬、当归、丹参、人参、茯苓、朱砂、柏子仁、炒酸枣仁、远志、五味子、桔梗。

加减：若神思恍惚，持续时间长者，加阿胶、磁石；心中烦热加炒栀子、莲子心；大便干燥者，加火麻仁。

知识拓展

痫病急救措施

有痫病发作先兆的患者应及时告知家属或周围人，条件允许的情况下可将患者扶至床上，病势紧急者可顺势使其躺倒，防止意识突然丧失而跌伤，及时移开周围硬物、锐器，减少发作时对身体的伤害。迅速松开患者衣领，使其头转向一侧，以利于分泌物及呕吐物从口腔排出，防止流入气管引起呛咳窒息。切勿向患者口中塞任何东西或灌药，防止窒息。不要在患者抽搐期间强制性按压患者四肢，过分用力可造成骨折和肌肉拉伤，增加患者的痛苦。癫痫发作一般在5分钟之内都可以自行缓解。若连续发作或频繁发作时应迅速把患者送往医院。

4. 其他疗法

（1）中成药疗法　痰火扰神者可用礞石滚痰丸；风痰闭阻者可用白金丸；痰阻脑络者可用医痫丸；风痰闭阻者可用癫痫平片；心肾亏虚者可用河车片；发作伴随抽搐者可用紫雪丹。缓解期患者可根据情况选用参苓白术丸、二陈丸、香砂六君丸、归脾丸、天王补心丸等中成药，调理脏腑，扶正祛邪。

（2）外治醒神法　发作期可用搐鼻散或通关散，吹入鼻中，或手指按压人中穴。

【预防调护】

作息规律，避免熬夜，饮食宜清淡，慎食肥甘厚味，慎饮酒。避免负面情志刺激，适度参加文娱活动，适当锻炼，增强体质。孕妇当注意孕期保健，避免损伤胎元。

平素饮食当注意预防痰湿的产生。宜多吃青菜，或用山药、薏米、赤小豆、绿豆、小米等煮粥。

【重点难点】

1. 痫病是因情志刺激、外伤或禀赋因素导致神机受累，元神失控，心脑神机失用出现精神恍惚，甚则突然仆倒，不省人事，强直抽搐，口吐涎沫，两目上视或口中怪叫，移时苏醒，一如常人的一种神志异常疾病。

2. 因情志刺激、颅脑外伤或先天禀赋不足，导致脏腑功能失调，元神失控。

3. 病位在脑，与心、肝、脾、肾相关，临床当注意辨别疾病的标本虚实和病情轻重。

4. 治疗当急则治其标（开窍醒神），缓则治其本（调理脏腑）。

5. 临床患者多在休止期前来就诊，故休止期证型较为常见。

【临证备要】

1. **“间者并行，甚者独行”**　痫病发作时当以豁痰顺气为主，并根据其兼夹病邪不同予以辛温或清化。治疗起效后当守法守方，持之以恒。

2. **辛温开破法**　痰浊是本病发病的主要病理因素。如有顽痰难化，则可使用川乌、半夏、南星、白附子等辛温大热之品，振奋阳气，开破气机。

3. **适当使用虫类药物**　在治疗本病时可在辨证论治的基础上适当选用全蝎、蜈蚣、地龙、僵蚕、蝉衣等药物搜风通络，祛风止痉。

4. **名医经验**　朱良春治疗癫痫常用自拟方涤痰定痫丸。药用炙全蝎、炙蜈蚣、炙僵蚕、广地龙各60g，陈京胆、川石斛、天麻、青礞石、天竺黄各45g，白芥子、化橘红、石菖蒲各30g，研极细末，水泛为丸如绿豆大，每次3~5g，日服2次。（朱良春.国医大师临床经验实录——国医大师朱良春.北京：中国医药科技出版社，2011.）

目标检测

答案解析

A1型题

1. 痫病七情失调主要责之于（　）

A. 喜　　B. 惊恐　　C. 悲忧　　D. 怒　　E. 思

2. 痫病的相关记载首见于（　）

A.《诸病源候论》　　B.《古今医鉴》　　C.《丹溪心法》

D.《黄帝内经》　　E.《三因极一病证方论》

3. 痫病的病机关键为（　）

A. 清窍蒙蔽　　B. 肝阳上亢　　C. 元神失控

D. 气血逆乱　　E. 脏腑气血不足

A2型题

4. 男，34岁。昨日突然仆倒，不省人事，两目上视，四肢抽搐，口吐白沫。现心烦失眠，口苦咽干，便秘，舌红，苔黄腻，脉数，当前宜选用（　）

A. 定痫丸　B. 龙胆泻肝汤合导痰汤　C. 龙胆泻肝汤合涤痰汤

D. 当归龙荟丸　E. 黄连解毒汤

5. 男，53岁。痫病反复发作日久，神疲乏力，心悸气短，失眠多梦，纳呆便秘，舌淡，苔白腻，脉沉细而弱。证型为（　）

A. 气血亏虚　B. 心气不足　C. 脾胃虚弱　D. 心脾两虚　E. 心肾亏虚

6. 女，34岁。有痫病病史16年。近1年来，痫病发作日益频繁，自觉发作后神疲乏力，平素头晕目眩，心悸，健忘，腰膝酸软，舌苔腻，脉细弱无力。该病例中医治法当为（　）

A. 补益心脾，益气养血　B. 补益心肾，健脾化痰　C. 健脾补肾，健脑宁神

D. 平肝健脾，补肾宁神　E. 平肝息风，健脾补肾

A3型题

张某，男，16岁。煤气中毒后1个月，突发昏仆，肢体抽搐，口吐涎沫，约5分钟后神志转清，当前自述疲乏，舌苔白腻，脉象弦滑。

7. 此时的中医诊断为（　）

A. 厥证　B. 痫病　C. 中风　D. 痉证　E. 郁证

8. 当前证型属于（　）

A. 发作期阴痫　B. 发作期阳痫　C. 休止期风痰闭阻

D. 休止期痰火扰神　E. 休止期瘀阻脑络

9. 治疗宜选方剂为（　）

A. 黄连解毒汤合定痫丸　B. 五生饮合二陈汤　C. 定痫丸

D. 龙胆泻肝汤合涤痰汤　E. 通窍活血汤

B1型题

A. 风痰闭阻证　B. 痰火扰神证　C. 瘀阻脑络证　D. 心脾两虚证　E. 心肾亏虚证

10. 发病前常有眩晕、头晕、胸闷、乏力、痰多，发作时见突然跌倒，神志不清，抽搐吐涎，或伴尖叫与二便失禁，舌质红，苔白腻，脉多弦滑有力。其证型为（　）

11. 发作时昏仆抽搐，吐涎或有吼叫，心烦失眠，咯痰不爽，口苦咽干，便秘溲黄，彻夜难眠，目赤，舌红、苔黄腻，脉弦滑而数。其证型为（　）

A. 定痫丸　B. 龙胆泻肝汤合涤痰汤　C. 通窍活血汤

D. 六君子汤合归脾汤　E. 左归丸合天王补心丹

12. 痫病休止期心脾两虚者宜选用（　）

13. 痫病休止期痰火扰神者宜选用（　）

（于鹏龙）

书网融合……

知识回顾　习题

第八节　痴　呆

PPT

学习目标

知识要求：

1. 掌握痴呆的定义、病因病机及各证型的辨证要点、治法、代表方剂。
2. 熟悉痴呆的类证鉴别及预防调护方法。
3. 了解痴呆的西医病名、历史源流及其他疗法。

技能要求：

1. 熟练掌握对痴呆患者的常见证型进行辨证论治的技能。
2. 能够熟练为痴呆患者开展预防与调护指导。

岗位情景模拟 15

徐某，男，51岁。2019年6月11日就诊。

记忆力衰退2年余。患者家属代诉，患者患脑萎缩病后，逐渐性情冷漠，记忆力衰退，懒惰无力，郁郁寡欢，语言迟钝，智力大减，纳少，大便每日5~6次，夜尿频多。曾多处住院治疗仍无好转。刻下症见：患者精神疲倦，表情淡漠，神情呆滞，反应迟钝，语言不利，喉中有黏痰。舌瘦红，有瘀斑，少苔，脉弦细。头颅核磁共振诊为局限性脑皮质萎缩。

问题与思考

1. 本病的临床特征是什么？
2. 患者为虚证还是实证？虚有什么病理因素，实有什么病理因素？所在的病位在哪里？这些病理因素的主次？
3. 当前的中医治法是什么？如何选方用药？如何调护？

答案解析

痴呆是由髓减脑消或痰瘀痹阻脑络，神机失用而导致的一种神志异常疾病，以呆傻愚笨、智能低下、善忘等为主要临床表现。早期以记忆减退为主，病情轻者可见近事遗忘，反应迟钝，寡言少语，日常生活活动部分自理等症；重者表现为远事亦忘，时空混淆，不能计算，不识亲人，言辞颠倒，或重复语言，或终日不语，忽哭忽笑，神情淡漠或烦躁，不欲饮食，数日不知饥饱，日常生活活动完全需他人帮助，甚至不能抵御危险伤害。

痴呆的名称首见于明代张景岳《景岳全书·杂证谟》，并对其病因病机、临床表现、治疗预后作了较详论述。清代陈士铎《辨证录》有“呆病门”专篇，认为本病成因是肝气郁，胃气衰，痰积于胸中，盘踞于心外，使神明不清，治以“开郁逐痰，健胃通气”之法。立有洗心汤、转呆丹、还神至圣汤等方。

西医学中阿尔茨海默病、血管性痴呆、正常颅压性脑积水、病毒性脑炎后遗症、中毒性脑病、癫痫和其他精神性疾病等出现记忆减退、呆傻愚笨、性情改变者，均可参考本篇辨证论治。至于先天性大脑发育不全引起的痴呆，不在本篇论述之列。

【病因病机】

1. 病因

（1）年老肾虚　人至老年，肾气日衰，精气欲竭，脑髓失充，元神失养，故使智能、思维活动减退，甚至失常而成痴呆。此外，年高气血运行迟缓，血脉瘀滞，痹阻脑络亦可致神机失用，而发生痴呆。

（2）情志所伤　郁怒伤肝，可致肝气郁结，肝郁乘脾，脾失健运，则聚湿生痰，蒙闭清窍，使神明被扰，神机失用而成痴呆；肝郁日久化火，上扰神明，则性情烦乱，哭笑无常而成痴呆。思虑伤脾，脾虚气血生化无源，气血不足，脑失所养，神明失用；或脾虚失运，痰湿内生，清窍受蒙而致痴呆。或惊恐伤肾，“恐则精却”，髓海失充，脑失所养，皆可导致神机失用，神情失常，发为痴呆。

（3）久病耗损　患中风、眩晕等病日久，或失治误治，一则耗伤正气，肝肾亏损，气血亏虚，致脑髓失养或脑窍不荣；二则久病入络，血行不畅致脑脉痹阻，清窍失养，神机失用，而发为痴呆。此外，颅脑外伤、产道损伤或外感热毒，损伤脑络，使脑气与脏气不相连接，神明不清而发痴呆。

2. 病机　本病基本病机为髓减脑消，神机失用。髓减脑消可由肾精不足或气血亏虚致髓海失充，脑失所养所致，亦可由痰瘀实邪痹阻脑络，使脑气与脏气不相连接，清窍失养所致。

本病病位在脑，与心、肝、脾、肾功能失调相关，尤其与肾虚关系密切。病理性质属本虚标实。本虚为肾精不足、气血亏虚，导致髓海不充，神志失养。标实为气、火、痰、瘀四端。气滞阻络，神机失养；痰浊蒙窍，神机失用；瘀血阻络，脑气不通；痰瘀之邪，蕴久化火，或心肝之火，上犯清窍；痰瘀互阻，脑络不通；或毒损脑络，神机殆废。

本病的病机常可发生转化。一是气、火、痰、瘀等实邪之间相互影响、相互转化，如气滞、痰浊、瘀血相兼致痰气瘀互结，使病情缠绵难愈。二是肝郁、痰浊、血瘀可以化热，而形成肝火、痰热、瘀热，上扰清窍。若进一步发展，火邪可耗伤肝肾之阴，致水不涵木，阴不制阳，肝阳上亢，阳亢风动，上扰清窍，而使痴呆加重。三是虚实之间可相互转化。实证若痰浊、瘀血日久，可损及心脾，则气血不足；或耗伤心阴，神明失养；或伤及肝肾，则阴精不足，脑髓失养，可转化为虚证。而虚证病久，气血亏乏，脏腑功能受累，气血运行失畅，或积湿为痰，或留滞为瘀，又可因虚致实，虚实兼夹而成难治之证。

【诊断与鉴别诊断】

1. 诊断

（1）临床特征为善忘，智能减退，言语、计算能力失常，行动迟缓等。记忆力减退多为首发症状，先表现为近期事物遗忘，逐渐发展为远期事物遗忘。或伴有精神、情志改变、心神失常等症状。

（2）本病多发于65岁以上的老年人，患病率随年龄增长而增高，且与受教育程度有关。

（3）本病起病缓慢，病情渐进加重，病程一般较长。也有少数病例起病较急，病情波动，呈阶梯样加重，常见于中风患者。

（4）颅脑CT及MRI是常用的检查，可发现脑部存在引起痴呆症状的结构性病变，神经心理学评估有助于诊断。

2. 鉴别诊断

（1）痴呆与健忘　健忘是以记忆力减退、遇事善忘为主症的一种病证。而痴呆以呆傻愚笨、智能低下、善忘等为主要临床表现。二者均有记忆力下降（善忘）表现，但痴呆有不知前事或问事不知等表现，与健忘之“善忘前事”有根本区别。痴呆根本不晓前事，而健忘则晓其事却易忘，且健忘不伴有智能减退、神情呆钝。健忘可以是痴呆的早期临床表现，日久可转化为痴呆。

（2）痴呆与脏躁 脏躁属于郁证的一类，多发于青中年女性，在精神因素的刺激下呈间歇性发作，不发作时可如常人，且无智能、人格方面的变化。而痴呆可见于任何年龄，尤多见于中老年人，男女发病无明显差异，且病程迁延，其心神失常症状不能自行缓解，并伴有明显的智力、记忆力、计算力及人格性格的变化。

（3）痴呆与癫病 癫病属于精神失常性疾患，以沉默寡言、情感淡漠、语无伦次、静而多喜为特征，以成年人多见。而痴呆则属智能活动障碍，是以神情呆滞、愚笨迟钝为主要临床表现的神志疾病，多发于老年人。另一方面，痴呆的部分症状可自制，治疗后有不同程度的恢复。重症痴呆患者与癫病在精神症状上有许多相似之处，临床难以区分，精神检查、CT及MRI检查等有助于鉴别。

【辨证论治】

1. 辨证要点

（1）辨先天后天 先天性痴呆多于幼年起病，与禀赋不足有关，治疗大多非常困难。后天性痴呆与年老体虚、久病，或与中毒、外伤有关，起病多在成年后，老年期发病尤多。

（2）辨虚实 虚以脾肾两虚、髓海空虚、气虚血亏的临床表现为特征，实以痰浊、瘀血、火热、气滞为表象。除记忆、认知、情感等表现外，抓住舌脉和全身表现是辨别虚实的关键。如舌苔少、脉细无力、腰膝酸软、少气无力、汗出心悸、面色不华等为虚；舌苔厚、脉弦滑、头晕目眩、心烦易怒、目干口苦、大便秘结等属实。

2. 治疗原则 痴呆的治疗原则是补虚泻实。补虚常调补脾肾精气以治其本，泻实常开郁化痰祛瘀以治其标。补虚常酌加血肉有情之品，如鹿角胶、龟甲胶、阿胶等以增强滋补功效，并注意培补后天脾胃，以冀脑髓得充，化源得滋。而补虚切忌滋腻太过，以免损伤脾胃，酿生痰浊。此外，在药物治疗的同时，移情易性、智力训练与功能锻炼亦有助于本病的康复。

3. 分证论治

（1）虚证

①髓海不足

证候：智能减退，记忆力和计算力明显减退，头晕耳鸣，神情呆滞，齿枯发焦，腰酸骨软，步行艰难。舌瘦色淡，苔薄白，脉沉细弱。

辨证要点：智能减退，兼见头晕耳鸣，腰酸骨软，齿枯发焦，脉沉细弱。

基本病机：肾精亏虚，髓海失养。

治法：补肾益髓，填精养神。

方药：七福饮（《景岳全书》）加减。常用药：熟地黄、鹿角胶、龟甲胶、阿胶、紫河车、猪脊髓、当归、人参、白术、炙甘草、远志、杏仁、石菖蒲、杜仲、牛膝。

加减：若兼肝肾阴虚，可去人参、白术、紫河车、鹿角胶，加怀牛膝、生地黄、枸杞子、女贞子、制首乌；兼肾阳亏虚，加熟附片、巴戟天、益智仁、淫羊藿、肉苁蓉；肾阴不足，心火亢盛，可用知柏地黄丸加丹参、莲子心、石菖蒲。

②脾肾两虚

证候：表情呆滞，沉默寡言，记忆减退，失认失算，口齿含糊，词不达意，伴气短懒言，食少纳呆，口涎外溢，肌肉萎缩，腰膝酸软，或四肢不温，腹痛喜按，五更泄。舌质淡白，舌体胖大，苔白，或舌红，苔少或无苔，脉沉细弱。

辨证要点：智能低下，兼见脾肾两虚之征象。

基本病机：脾肾两虚，气血亏虚，肾精不足，髓海失养。

治法：补肾健脾，益气生精。

方药：还少丹（《杨氏家藏方》）加减。常用药：熟地黄、枸杞子、山茱萸、肉苁蓉、巴戟天、小茴香、杜仲、怀牛膝、楮实子、茯苓、山药、大枣、石菖蒲、远志、五味子。

加减：若肌肉萎缩，可加紫河车、阿胶、续断、首乌、黄芪；纳减，脘痞，舌红少苔者，可去肉苁蓉、巴戟天、小茴香，加天花粉、玉竹、麦冬、石斛、生谷芽、生麦芽；伴肝肾阴虚，阴虚火旺，当改用知柏地黄丸，佐以潜阳息风之品；脾肾阳虚者，用金匮肾气丸加干姜、黄芪、灶心土、白豆蔻等。

（2）实证

①痰浊蒙窍

证候：表情呆钝，智力衰退，或哭笑无常，喃喃自语，或终日无语，伴不思饮食，脘腹胀痛，痞满不适，口多涎沫，头重如裹。舌质淡，苔白腻，脉滑。

辨证要点：智能低下，兼痰浊内阻之象。

基本病机：痰浊上蒙，清窍被阻。

治法：健脾化浊，豁痰开窍。

方药：涤痰汤（《奇效良方》）加减。常用药：制半夏、制胆南星、竹茹、人参、茯苓、甘草、石菖蒲、陈皮、枳实。

加减：若脾虚明显者加党参、白术、麦芽、砂仁等；痰多者重用陈皮、半夏、制南星，并加莱菔子、全瓜蒌、浙贝母；痰浊化热，制南星改用胆南星，并加瓜蒌、栀子、黄芩、天竺黄、竹沥；伴有肝郁化火，灼伤肝血心液，宜用转呆汤加味；属风痰瘀阻，可用半夏白术天麻汤。

②瘀血内阻

证候：表情迟钝，言语不利，善忘，易惊恐，或思维异常，行为古怪，伴肌肤甲错，面色黧黑，口干不欲饮，双目晦暗。舌暗或有瘀点瘀斑，脉细涩。

辨证要点：智能低下，兼瘀血内阻之象。

基本病机：瘀血阻滞，脑脉痹阻。

治法：活血化瘀，开窍醒脑。

方药：通窍活血汤（《医林改错》）加减。常用药：桃仁、红花、赤芍、川芎、麝香、老葱、酒、鲜姜、大枣。

加减：若久病伴气血不足，加熟地黄、党参、黄芪；气虚血瘀为主者，宜补阳还五汤加减；气滞血瘀为主者，宜用血府逐瘀汤加减；瘀血日久，阴血亏虚明显者，加熟地黄、阿胶、鳖甲、制首乌、女贞子；久病血瘀化热，致肝胃火逆，加钩藤、菊花、夏枯草、丹皮、栀子、生地黄、竹茹；痰瘀交阻，加半夏、橘红、枳实、杏仁、胆南星；病久入络者，加蜈蚣、僵蚕、全蝎、水蛭、地龙、天麻、葛根。

4. 其他疗法

（1）中成药疗法　还少丹有温肾补脾，养血益精的作用；健脑胶囊能健脑益智安眠；强力宁片具有强身益智，健脑补骨作用。均对失眠健忘的痴呆有改善。参枝苓口服液适用于痴呆属心气不足者；牛黄清心丸适用于痴呆属痰热风火盛者。

（2）针刺法　体针可选择百会、四神聪、三阴交、太溪穴，每日1次，强刺激，10日为一个疗程。休息3~4日后重复治疗。也可加足阳明胃经、手厥阴心包经与神志相关的穴位。耳针可选择神门、皮质下、肾、脑点、枕等耳穴，每日1次，每次2~3穴（双耳取穴），20次为1个疗程。

（3）食疗法　可服用猪脑炖枸杞、鳖鱼骨髓汤、核桃芝麻莲子粥等。

知识拓展

按摩穴位可预防痴呆

采用简单易行的中医按摩手法可以有效防治老年性痴呆。中医学认为，老年痴呆与心、脾、肾的功能异常密切相关，选取心俞、肾俞、足三里、三阴交、太溪、涌泉等穴位能帮助心、脾、肾三脏功能恢复。此外，腹部的关元、气海是强壮穴，头顶部的百会、四神聪是健脑穴均应选取。一般来说，每个穴位用大拇指每日轻轻按摩5~10分钟，以能够忍受的力度为度，以酸、胀、麻的感觉为宜。

【预防调护】

痴呆的预防首先是针对痴呆的危险人群，即在无症状期采取必要的措施干预痴呆的危险因素，可以减缓发病和延缓发展。清淡饮食，适当锻炼如太极拳以及脑能训练等具有延缓或预防痴呆的作用。其次是针对前驱期的痴呆人群，即轻度认知损害阶段，其表现以轻微的健忘为特征，应积极治疗并跟踪随访，对延缓其发展为痴呆具有重要意义。

痴呆的调护是一项繁重的劳动，调护内容包括精神调理、智能训练、饮食调节、身体运动等，这些也是治疗必不可少的辅助方法。帮助患者维持或恢复有规律的生活习惯，饮食宜清淡。同时，要帮助患者正确认识和对待疾病，解除情志因素刺激。对轻症患者，应进行耐心细致的智能训练，使之逐渐恢复或掌握一定的生活和工作技能；对重症患者，应进行生活照料，防止因长期卧床引发压疮、感染等；要防止患者自伤或他伤，防止跌倒而发生骨折，或外出走失等。

【重点难点】

1. 痴呆是以善忘、呆傻愚笨、智能低下、性情改变为主要特征的疾病。
2. 基本病机为髓减脑消，神机失用。
3. 病位在脑，与肾关系密切。
4. 治疗宜采用补虚泻实的治疗原则。补虚常调补脾肾精气以治其本，泻实常开郁化痰祛瘀以治其标。
5. 临床以髓海不足、脾肾两虚及痰浊蒙窍证型较为常见。

【临证备要】

1. 痴呆首重补肾 肾虚是痴呆病的核心病机，治疗首应补肾。临证时根据肾阴阳之偏衰选择补肾药。补肾温阳药常用仙茅、淫羊藿、巴戟天、补骨脂、骨碎补、续断、狗脊、益智仁、鹿茸、冬虫夏草等；滋肾填精药常用熟地黄、山茱萸、枸杞子、沙苑子、菟丝子、女贞子、黄精、鹿角胶、龟甲、五味子等。但临床上不可因肾虚病机或见肾虚之候而猛投妄投补肾之品，应注意缓补而非峻补，或补中寓通，补而不腻，以免滋生痰浊。

2. 痴呆应重化痰活血 痴呆病程长且病情缠绵难解，难以治愈，“怪病多痰，久病多瘀”，痰瘀在本病的发病机制中具有重要的意义。痰瘀既是病理产物，又是导致痴呆发生的致病因素，为病之标。痰瘀证贯穿本病始终，痰瘀不除，本病难愈。因而化痰活血是临床治疗本病的常用方法，如古方治疗此类疾病之癫狂梦醒汤（《医林改错》）中，既有活血化瘀药，又有化痰药。临床化痰药常用浙贝母、胆南星、天竺黄、陈皮、茯苓、半夏、竹沥等，活血通络药常用赤芍、丹参、红花、大黄、桃仁、川芎、

三七、葛根、土鳖虫、地龙等。临床实践中常根据标本虚实轻重将化痰活血法与补虚法联合应用。

3. **注重开窍醒神法及“风药”应用** 由于痴呆病多有痰阻血瘀之病机，甚至痰浊瘀血夹风火上蒙清窍而致神机失灵，故临床常以芳香之品开窍醒神，以增强临床疗效，常用冰片、石菖蒲、远志、郁金、麝香等药。另外，临床多有用“风药”治疗本病的经验：一则脑居巅顶，为诸阳之会，惟风药辛宣，方可疏通经脉，升发清阳之气贯注于脑，以壮髓海；二则阳升气旺，有助于化痰逐瘀。常用“风药”有羌活、防风、藁本、白芷、苍耳子、柴胡、升麻、蝉蜕等。

4. **名医经验** 陈宝贵治疗痴呆用回神颗粒，由人参、石菖蒲、灵芝、五味子、川芎、丹参七味药物组成，石菖蒲用量必大至30g，具有补益五脏精气、开窍通络、化瘀祛痰之功用。（寇子祥，陈慧娲.陈宝贵医案选萃.北京：中国中医药出版社，2015.）

目标检测

答案解析

A1型题

1. 下列各项，不属痴呆病因的是（　）

A. 饮食不节　B. 脑部外伤　C. 年迈体虚　D. 情志所伤　E. 久病耗损

2. 痴呆与健忘的鉴别关键是痴呆有（　）

A. 善忘前事　B. 善忘后事　C. 表情呆滞　D. 神志如常　E. 明晓事理

3. 治疗痴呆虚证必补的脏是（　）

A. 心　B. 肝　C. 脾　D. 肾　E. 肺

A2型题

4. 男，68岁。表情呆钝，智力衰退，或终日无语，不思饮食，脘腹胀满，口多涎沫，头重如裹，舌质淡，苔白腻，脉滑。宜选（　）

A. 还少丹　B. 涤痰汤　C. 七福饮　D. 转呆丹　E. 通窍活血汤

5. 男，79岁。患者表情呆钝，智力衰退，或终日无语，不思饮食，脘腹胀满，口多涎沫，头重如裹，舌质淡，苔白腻，脉滑，其治法为（　）

A. 活血化瘀，开窍醒脑　B. 辛温开窍，化痰醒神　C. 补肾健脾，益气生精
D. 健脾化浊，豁痰开窍　E. 补肾益髓，填精养神

6. 女，92岁。症见表情呆钝，智力衰退，头晕耳鸣，懈怠思卧，齿枯发焦，腰膝酸软，步履艰难，舌瘦色淡，苔薄白，脉沉细。方药宜用（　）

A. 七福饮　B. 通窍活血汤　C. 洗心汤　D. 还少丹　E. 涤痰汤

A3型题

患者于某，女性，58岁。两年前曾患“中风”，经治已愈，之后逐渐出现善忘呆滞，言语模糊不清，行为古怪孤僻，时哭时笑，两目暗晦，舌质暗，脉细涩。

7. 其诊断是（　）

A. 中风恢复期　B. 中风后遗症　C. 郁证　D. 健忘　E. 痴呆

8. 该患者的证候属于（　）

A. 痰浊蒙窍　B. 髓海不足　C. 脾肾两虚　D. 瘀血内阻　E. 痰瘀痹阻

9. 其治疗首选方是（　）

A．转呆汤　B．涤痰汤　C．七福饮　D．还少丹　E．通窍活血汤

B1 型题

A．髓海不足，神机失用　B．阳盛阴衰，阴阳失交　C．痰气郁结，蒙蔽神机

D．气郁痰火上扰，痰气血凝滞　E．顽痰闭阻心窍，肝经风火内动

10．痫病的主要病机为（　）

11．痴呆的基本病机为（　）

（沈梦玥）

书网融合……

知识回顾　习题

第三章 脾胃系病证

学习提要

1．胃痛、腹痛、泄泻、痢疾的概述、病因病机、诊断与鉴别诊断、辨证论治、转归预后、预防调护。

2．痞满、呕吐的概述、病因病机、诊断与鉴别诊断、辨证论治、预防调护。

3．噎膈、呃逆、便秘的概述、病因病机、诊断与鉴别诊断、辨证论治。

脾主运化，主升清，主统血，喜燥而恶湿，以升为健；胃主受纳腐熟水谷，喜润恶燥，以降为顺。脾与胃，一纳一化，一升一降，燥湿相济，共同完成生化气血之功。脾胃同居中焦，因经脉络属而互为表里，为后天之本、气血生化之源。脾胃五行属土，脾为阴土，胃为阳土。脾病多虚，易被湿困，致脾失健运，发生泄泻；胃病多实，常为寒热、饮食所伤，易化燥伤阴，胃失和降。脾胃受邪或虚损可出现胃痛、痞满、腹痛、呕吐、呃逆、噎膈等。此外，湿邪疫毒阻滞于肠，肠道传导失司而为痢疾；燥屎内结于肠，腑气不通而为便秘。

脾胃与肝、大肠、小肠共同完成水谷、津液的代谢。肝主疏泄，协调脾升胃降，使运化纳腐功能健旺；小肠受盛化物，泌别清浊，是人体饮食物消化吸收的重要场所；大肠燥化和传导糟粕，与胃气的降浊功能密切相关。肾为先天之本，脾胃为后天之本，先后天之间相互滋生，相互促进，肾阳温煦脾阳，则脾司运化，胃司腐熟之健旺。脾胃系病证可涉及肝、肾、小肠、大肠等脏腑，从而出现脏腑相兼为病。

脾胃系病症的治疗应考虑脾胃的不同特性，治脾勿忘调胃，治胃勿忘健脾。脾喜燥恶湿，多用醒脾化湿之剂，少用甘润滋腻之品，以免助湿；脾气主升，常用健脾、益气、升提之品；脾病多虚、多寒，常用健脾、补气、温中之品。胃病以通为用，以降为和，多用和中、益胃、降逆之药；胃喜润恶燥，常用甘凉滋润之剂、慎用辛香燥热之药，以免伤阴。久病入络，久痛入络，脘腹久痛、噎膈等病证，当以活血通络、散结消瘀为法。肝脾木土相克，常出现肝气犯脾（胃）、肝郁脾虚等证，多用调和肝脾（胃）、扶土抑木之法治之；肾阳虚衰，脾失温煦，常致脾肾阳虚之证，多用益火补土之法治之；小肠泌别清浊功能失司而致泄泻，常治以“利小便以实大便”之法。同时，注意饮食有节在脾胃病的防治中有着极其重要的作用。

第一节　胃　痛

PPT

学习目标

知识要求：

1. 掌握胃痛的治则及各证型的辨证要点、治法、代表方剂。
2. 熟悉胃痛的定义、病因病机及鉴别诊断。
3. 了解胃痛的历史源流、其他疗法及预防调护。

技能要求：

1. 熟练掌握辨析胃痛各证型、处方用药及适当调护的技能。
2. 学会运用辨证论治的方法治疗胃痛。

岗位情景模拟16

单某，男，57岁。2019年5月25日就诊。

胃痛而胀半年，加重1个月。患者平素性格内向，易生闷气，半年前因家庭矛盾而致胃痛而胀，胁肋胀痛。近1个月，症状持续加重，纳谷减少，全身乏力。刻下症见：胃痛而胀，夜间加重，嗳气，不吐酸水，痛处拒按，牵引两胁，性情抑郁，不能多食，不能进干硬食物，食则胃痛发作，精神疲倦，气短乏力懒言。舌苔薄，脉弦。钡餐造影检查诊断为胃溃疡。

问题与思考

1. 本病的临床特征是什么？
2. 中医诊断是何病何证？患者为虚证还是实证，有什么病理因素？这些病理因素所在的病位在哪里？
3. 当前的中医治法是什么？如何选方用药？患者此次胃痛痊愈后如何调养？

答案解析

胃痛又称胃脘痛，是指以上腹胃脘部近心窝处疼痛为主症的病证。

胃痛之病名首见于《内经》，提出胃痛的发生与肝、脾有关。唐宋以前文献多称胃脘痛为心痛，与属于心经本身病变的心痛相混，古代文献中所谓的“心痛”“心腹痛”“心口痛”“心下痛”等均指胃脘痛。金元时期李东垣在《兰室秘藏》中首立“胃脘痛”一门，将胃痛作为独立的病证。明清时期进一步理清了胃痛与心痛的区别，对胃痛病因病机的认识不断深入，治疗方法不断丰富。如明代龚廷贤的《寿世保元·心胃痛》强调饮食失调在胃痛发病中的作用；至清代，沈金鳌在《杂病源流犀烛·胃痛》中强调肝气犯胃引发胃痛；高世栻《医学真传·心腹痛》指出要广义理解和运用“通”法，曰：“夫通者不痛，理也，但通之之法，各有不同。调气以和血，调血以和气，通也；下逆者使之上行，中结者使之旁达，亦通也；虚者助之使通，寒者温之使通，无非通之之法也。若必以下泻为通，则妄矣！”为后世辨治胃痛拓展了思路；叶天士倡导“初病在经，久痛入络”的病机特点，治疗方面强调“通字须究气血阴阳，便是看诊要旨”，并提出辛香理气、辛柔和血、泻肝安胃、甘温补胃、滋阴养胃等治法。

西医学的急慢性胃炎、消化性溃疡、胃痉挛、胃下垂、胃黏膜脱垂症、胃神经官能症及功能性消化不良等疾病，以上腹部疼痛为主要表现时，均可参考本节辨证论治。

【病因病机】

1. 病因

（1）外邪客胃　寒、热、湿等病邪，内客于胃，致使气机凝滞，胃气不和，不通则痛，其中以寒邪为多。《素问·举痛论》曰：“寒气客于肠胃之间，膜原之下，血不得散，小络急引，故痛。”

（2）饮食伤胃　饮食不节，损伤脾胃，食滞中焦；肥甘厚腻，蕴湿生热，均可伤及脾胃，使胃中气机阻滞，胃失和降，不通则痛；或五味过极，辛辣无度，耗伤阴津，胃失濡养，不荣则痛。

（3）情志失调　忧思恼怒，情志不遂，肝失疏泄，横逆犯胃，胃中气机阻滞，不通而发胃痛。肝郁日久，化火生热，邪热犯胃，肝胃郁热，胃失和降而痛。若气滞日久，血行瘀滞，或久病入络，胃络受阻，均可导致瘀血内停，发生胃痛。

（4）脾胃虚弱　素体脾胃虚弱，或劳倦过度，或饮食所伤，或久病脾胃受损，或肾阳不足，火不温土，均可引起脾胃虚弱，中焦虚寒，使胃失温养而发胃痛。或热病伤阴，或胃热炽盛，灼伤胃阴，或久服香燥理气之品，耗伤胃阴，胃失濡养，亦致胃痛。此外，本证也可因过服寒凉药物，伤及脾胃之阳而引起疼痛。

2. 病机　胃痛的基本病机为胃失和降，气机不利，不通则痛；或脾胃虚弱，胃失濡养，不荣则痛。

其病位在胃，与肝脾密切相关。肝与胃是木和土的关系，若忧思恼怒，肝气郁结，木郁乘土，则肝气横逆犯胃，气机郁滞，不通则痛。肝郁化火伤阴，由气滞、热灼、阴伤而致血瘀，则可使病情缠绵而加重；脾与胃同居中州，互为表里，主升清降浊，故脾胃之病可相互影响。如脾气虚弱，运化失健，气机不通而胃痛；中阳不足，虚寒内生，胃失温养而痛；或者脾润不及，胃失濡养而痛等。

胃痛病理性质有虚实之别，病变早期由外邪、饮食、情志所伤而引发，多为邪实；至后期则常见脾胃虚弱之证，因脾胃运化失健，生湿聚痰，而致夹湿、夹痰之虚实夹杂之象；病久入络，或肝郁日久，化火伤阴，致瘀血阻络，或痰瘀互结，病情加重，缠绵难愈。由于感邪不同及体质的强弱差异，在病程中且可见虚与实、寒与热、气与血的转化或错杂。

【诊断与鉴别诊断】

1. 诊断

（1）主症为胃脘部疼痛，疼痛性质有胀痛、刺痛、冷痛、灼痛、绞痛、隐痛、剧痛，或痛连胁背等。常伴有食欲不振、胃脘痞闷或胀满、恶心呕吐、吞酸嘈杂、纳呆便溏等。

（2）发病常与情志不遂、饮食不节、劳累、受寒等因素有关。起病或急或缓，常有反复发作的病史。

（3）上消化道钡餐造影、电子胃镜检查、胃黏膜病理检查、胃液分析、幽门螺杆菌（Hp）检查等有助于诊断。

2. 鉴别诊断

（1）胃痛与真心痛　心居胸中，其痛常及心下，可有胃痛表现。典型真心痛为当胸而痛，其痛多闷痛、刺痛、压榨痛，疼痛剧烈，且痛引肩背，常伴有心悸、气短等心系疾病的症状，病情急重。而胃痛部位在胃脘，多为隐痛、胀痛等，常有反复发作史，多伴有脘痞、恶心、纳呆等脾胃疾病之症状，病势不急。若老年人既往无胃痛病史而突发胃痛者，当注意真心痛的发生。

（2）胃痛与胁痛 肝气犯胃所致的胃痛常攻撑连胁，应与胁痛鉴别。胃痛以胃脘部疼痛为主，伴有食少、恶心、呕吐、泛酸、嘈杂等脾胃系疾病之症状；胁痛以胁肋疼痛为主，可伴发热恶寒，胸闷、喜长叹息等肝系疾病之症。在病位和兼症上有明显差别。

（3）胃痛与腹痛 两者病位同在腹部。腹痛以胃脘以下、耻骨毛际以上部位疼痛为主，与胃痛所表现的上腹部近心窝处疼痛，就疼痛部位而言不难区别。但胃处腹中，与肠相连，有时腹痛可以伴有胃痛症状，胃痛又常兼有腹痛表现，临证应从起病、临床表现及伴见症状等方面加以区分。

【辨证论治】

1. 辨证要点

（1）辨虚实 新病体壮，暴痛，痛势剧烈，痛而拒按，食后痛作或痛处不移，属实；久病体弱年老，疼痛日久，痛势缠绵，痛而喜按，食后痛减或痛无定处，属虚。

（2）辨寒热 胃痛暴作，痛而拒按，遇冷加重，得温则舒，舌淡苔白，脉弦紧，为寒邪客胃；若隐隐作痛，痛而喜按，四肢不温，舌淡苔薄，脉细弱，为脾胃虚寒；胃脘灼痛，痛势急迫，遇热加重，得冷则痛减，舌红苔黄少津，脉弦数，为热结火郁。

（3）辨气血 初痛在气，久痛在血；胃脘疼痛，以胀为主，痛无定处，时痛时止，属气滞；持续刺痛，痛有定处，舌质紫暗，属血瘀。在气者，有气滞、气虚之分。气滞者，多见胀痛，或涉及两胁，或兼有嗳气、恶心，疼痛与情志因素有关；气虚者，多见隐痛，兼有饮食减少、食后腹胀、大便溏薄、舌淡脉弱等。

2. 治疗原则 胃痛治疗以理气和胃止痛为原则。实证以祛邪为急，根据寒凝、气滞、血瘀、胃热之不同，分别采用散寒止痛、疏肝理气、通络化瘀、清泻肝胃等法；虚证以扶正为先，根据虚寒、阴虚不同，分别采用温中补虚、滋养胃阴之法。虚实夹杂者，应以扶正祛邪之法。

古有“通则不痛”的治痛大法，但在辨治胃痛时，不能把“通”狭义地理解为通下之法，散寒、消食、理气、泻热、化瘀、除湿、养阴、温阳等针对病因的治法，均可起“通”的作用。在审因论治的同时，适当配合辛香理气之品，共奏“通则不痛”之功。但服用此类药物，应中病即止，不可太过，以免伤津耗气。应“谨守病机，各司其属”，辨证地运用通法。古人所说的“胃以通为补”亦应同样理解。

3. 分证论治

（1）实证

①寒邪客胃

证候：胃脘部疼痛暴作，痛势剧烈，遇寒加重，得温痛减，口淡不渴，或喜热饮。舌淡，苔薄白，脉弦紧。

辨证要点：胃痛暴作，疼痛剧烈，多有受寒史，寒重热轻，脉弦紧。

基本病机：寒邪内客于胃，气机凝滞，不通作痛。

治法：温胃散寒，理气止痛。

方药：良附丸（《良方集腋》）加味。常用药：高良姜、香附、干姜、吴茱萸、紫苏。

加减：若寒重者，可加干姜；气滞重者，加木香、陈皮；兼见寒热身痛等表寒证者，加紫苏、生姜，或合香苏散；兼见胸脘痞闷不食、嗳气呕吐等寒夹食滞者，加枳壳、神曲、鸡内金、半夏；郁久化热，寒热错杂者，用半夏泻心汤；胃寒较轻者，可局部温熨，或服生姜红糖汤。

②饮食积滞

证候：胃脘疼痛，胀满拒按，嗳腐吞酸，或呕吐不消化食物，其味腐臭，吐后痛减，不思饮食，大便不爽，得矢气及便后稍舒。舌淡，苔厚腻，脉滑。

辨证要点：饱食后胃脘胀满疼痛拒按，嗳腐吞酸，吐后痛减。

基本病机：食滞胃脘，胃失和降，不通作痛。

治法：消食导滞，和胃止痛。

方药：保和丸（《丹溪心法》）加减。常用药：山楂、神曲、半夏、陈皮、茯苓、莱菔子。

加减：若脘腹胀甚，加枳壳、厚朴、槟榔；食积化热，加黄芩、黄连；大便秘结，可合用小承气汤；胃痛急剧而拒按，大便秘结，苔黄燥，为食积化热成燥，可合用大承气汤。

③肝气犯胃

证候：胃脘胀满，攻撑作痛，脘痛连胁，胸闷嗳气，喜长叹息，大便不畅，得嗳气、矢气则舒，遇烦恼郁怒则痛作或痛甚。舌淡，苔薄白，脉弦。

辨证要点：情志刺激后发胃脘胀满疼痛，善太息，脉弦。

基本病机：肝郁气滞，横逆犯胃，不通作痛。

治法：疏肝理气，和胃止痛。

方药：柴胡疏肝散（《证治准绳》）。常用药：柴胡、白芍、枳壳、甘草、陈皮、香附、川芎。

加减：若胀重，加青皮、郁金、木香；痛甚，加川楝子、延胡索；纳呆者，加焦山楂、神曲、麦芽、鸡内金、莱菔子；嗳气频作者，加半夏、旋覆花，亦可用沉香。

④肝胃郁热

证候：胃脘灼痛，痛势急迫，心烦易怒，泛酸嘈杂，口干口苦。舌红，苔黄，脉弦数。

辨证要点：胃脘灼痛，嘈杂，兼肝火症状。

基本病机：肝郁化火，邪热犯胃，胃气郁滞，不通作痛。

治法：疏肝泄热，和胃止痛。

方药：丹栀逍遥散（《内科摘要》）或化肝煎（《景岳全书》）加减。常用药：丹皮、栀子、柴胡、白芍、青皮、陈皮、白术、茯苓、当归、甘草。

加减：若火热内盛，灼伤胃络，而见吐血，并出现脘腹灼痛痞满、心烦便秘、面赤舌红、脉弦数有力等症，此乃肝胃郁热，迫血妄行，可用《金匮要略》泻心汤；肝体阴用阳，阴常不足，阳常有余，郁久化热，易伤肝阴，此时应忌刚用柔，慎用过于香燥之品，宜选用当归、白芍、香橼、佛手等理气而不伤阴的解郁止痛药。

⑤湿热中阻

证候：胃脘疼痛，脘闷灼热，嘈杂，口干口苦，渴不欲饮，头重如裹，身重肢倦，纳呆恶心，小便色黄，大便不畅。舌红，苔黄腻，脉滑数。

辨证要点：胃脘热痛，嘈杂，兼湿热中阻症状。

基本病机：湿热蕴结，胃失和降，不通作痛。

治法：清热化湿，理气和胃。

方药：清中汤（《证治准绳》）加减。常用药：黄连、栀子、半夏、茯苓、陈皮、草豆蔻、甘草。

加减：若热盛便秘者，加大黄、枳实；气滞腹胀者，加厚朴、大腹皮；寒热互结，干噫食臭、心下痞硬者，用半夏泻心汤。

⑥瘀血停滞

证候：胃脘疼痛日久，如针刺、似刀割，痛有定处，按之痛甚，痛时持久，食后加剧，入夜尤甚，或见吐血、黑便。舌质紫暗或有瘀斑、瘀点，脉涩。

辨证要点：胃痛日久，痛有定处，兼血瘀症状。

基本病机：气滞血瘀，或久痛入络，胃络瘀阻，不通作痛。

治法：活血化瘀，和胃止痛。

方药：失笑散（《证类本草》引《近效方》）合丹参饮（《时方歌括》）加减。常用药：蒲黄、五灵脂、丹参、檀香、砂仁。

加减：若痛甚，可酌加延胡索、三棱、莪术、枳壳、木香、郁金；血瘀胃痛，伴吐血、黑便时，当辨寒热虚实，并参考血证有关内容辨证论治。

（2）虚证

①胃阴亏虚

证候：胃脘隐隐灼痛，似饥而不欲食，口燥咽干，五心烦热，消瘦乏力，口干不多饮，大便干结。舌红，少苔，脉细数。

辨证要点：胃脘灼痛，饥不欲食，兼阴虚症状。

基本病机：胃阴耗伤，胃失濡养，不荣则痛。

治法：滋阴益胃，和中止痛。

方药：一贯煎（《柳州医话》）合芍药甘草汤（《伤寒论》）加减。常用药：生地黄、北沙参、麦冬、当归、枸杞子、川楝子、白芍、炙甘草。

加减：若痛甚，加香橼、佛手；脘腹灼痛，嘈杂反酸，加左金丸；胃热偏盛，加生石膏、知母、玉竹、芦根，或用清胃散；日久肝肾阴虚，加山茱萸、玄参、牡丹皮。还可选用益胃汤、玉女煎等方治疗。

②脾胃虚寒

证候：胃痛隐隐，绵绵不休，喜温喜按，空腹痛甚，得食痛缓，劳累或受凉发作，泛吐清水，手足不温，倦怠乏力，大便溏薄。舌淡，苔薄白，脉软弱无力。

辨证要点：胃隐痛，喜温喜按，肢凉，兼阳虚症状。

基本病机：脾胃虚弱，中焦虚寒，胃失温养，不荣则痛。

治法：温中健脾，和胃止痛。

方药：黄芪建中汤（《金匮要略》）加减。常用药：黄芪、饴糖、桂枝、白芍、生姜、大枣、炙甘草。

加减：若泛吐清水较多，去饴糖，加干姜、陈皮、茯苓；泛酸，去饴糖，加黄连、吴茱萸、海螵蛸。痛止后，常服香砂六君子汤调理。

知识拓展

合方与三合汤

合方，指两首或两首以上固有的方剂相合而组成的方剂，《伤寒论》开创用合方之先河，如桂枝麻黄各半汤，桂枝二麻黄一汤，桂枝二越婢一汤，柴胡桂枝汤等。合方切合病机较复杂的病证，内含多个成熟方药组合，可以发挥多个方剂的协同作用，功效累加，扬长避短。通过新的药味组合还可产生新的功效，拓宽原有方剂的用途。

三合汤主治虚实并见、缠绵难愈的胃痛，方药：丹参15~30g，檀香10~15g，砂仁5~10g（后下），川楝子10g，延胡索10g，百合30g，乌药10g。三合汤由丹参饮（《时方歌括》）、金铃子散（《素问病机气宜保命集》）、百合汤（《时方歌括》）组成，三合汤见于清代陈修园的《时方歌括》，陈氏曰："以上三方皆治心胃诸痛，服热药而不效，宜之。古人治痛，俱用通法，然通之之法，各有不同：通气以和血，调血以和气，通也；上逆者使之下行，中结者使之旁达，亦通也；虚者助之使通，寒者温之使通，无非通之之法也。"三方之中，丹参饮功在"调血以和气"，金铃子散功在"上逆者使之下行"，而百合汤的作用为"中结者使之旁达"。凡气滞血瘀所致之心胃疼痛、痞满、憋胀等疾，皆可考虑应用三合汤治疗。近代医家在以三合汤为主治疗胃痛的基础上，扩大应用在胸痹心痛的治疗上亦取得良好效果。

4. 其他疗法

（1）中成药疗法　胃痛寒邪客胃证，可用温胃舒冲剂、良附丸；饮食停滞证，用保和丸、山楂丸、枳实导滞丸；肝气犯胃证，可选气滞胃痛颗粒、舒肝和胃丸、胃苏颗粒、三九胃泰颗粒、左金丸（胶囊）；脾胃虚弱证，可用养胃舒胶囊、温胃舒胶囊；脾胃虚寒证，可用香砂养胃丸、附子理中丸等；肝胃郁热证，可选胃宁冲剂、丹栀逍遥丸；瘀血停滞证，可用血府逐瘀丸。

（2）外敷疗法　食盐（原粗盐为好）500g，大葱白（切段）200g。共炒至食盐呈黄色时，倒入布袋内，敷患处，上盖棉被保温，一般15~30分钟即可止痛。

【预防与调护】

本病发作多与情志不遂、饮食不节有关，因而重视精神与饮食方面的调摄是预防本病的关键。应保持精神愉悦，劳逸结合，避免熬夜；饮食有节，宜清淡为主，少食多餐，凉温适宜，忌暴饮暴食，或饥饱无常，少食辛辣、刺激食物，慎用水杨酸、肾上腺皮质激素等西药。

胃痛持续不已，疼痛剧烈，应卧床休息，一定时间内进流质或半流质食品，恢复期饮食应少食多餐，宜清淡易消化之品，忌粗糙多纤维饮食，尽量避免食用浓茶、咖啡、烟酒和辛辣食物。内服汤药时，虚寒性胃痛宜温服，并宜在发作前服药；虚热性胃痛宜稍凉服。

【重点难点】

1. 胃痛是指上腹胃脘部近心窝处经常发生疼痛的病证。

2. 多由外感寒邪、饮食所伤、情志不遂等病因以致胃气失和，气机不利，不通则痛或胃失濡养，不荣亦痛。

3. 主要病变脏腑在胃，常与肝、脾等有关。辨证应注意辨寒热、虚实，在气、在血。

4. 胃痛初期，病变脏腑单一，久则相互影响，由实转虚，虚实错杂，迁延不愈。寒邪、食积、气滞、热郁、血瘀、湿阻等多属实证；脾胃虚寒、胃阴亏虚等多为虚证。各证型之间可合并出现，亦可相互转化，由实转虚，或因虚致实，终致虚实夹杂；可由寒化热，寒热错杂；可因气滞而血瘀，也可由瘀血阻遏气机而气滞。

5. 治疗应以和胃理气止痛为原则。实证以祛邪为急，虚证以扶正为先。

6. 临床以肝气犯胃、肝胃郁热、脾胃虚寒证最为常见。

【临证备要】

1. 注重调肝以治胃　木郁乘土、肝胃失调等所致胃痛较为常见，主要有以下情况：一为疏泄太过，木旺乘土，治疗宜抑肝气、泻肝火；二为疏泄不及，木郁土壅，治疗宜用辛散之品，疏肝理气；三为脾胃亏虚，土虚木乘，通过健脾益气、滋养胃阴以培土，酌配酸敛以抑肝。而辛开苦降的泻心汤类方则在胃痛肝胃失调证候的治疗中有广泛的应用。治肝诸法在应用时应相互配合，疏敛有度，补泻适宜。患者在接受药物治疗的同时，还须怡情释怀，方能达到预期效果。

2. 胃痛用药宜“忌刚用柔” 理气和胃止痛是治疗胃痛的基本原则，而理气药大部分都是辛温香燥的药，久用容易伤阴耗气，特别是肝胃郁热，胃阴不足，兼体质虚的患者，不可久用大辛大热，大苦大寒的药物，以免损伤胃气，耗伤胃阴，所以不管是用“刚”还是用“柔”都应该按照患者的体质情况和疾病情况来选择用药。如治疗胃阴不足证，应在养阴清热的基础上疏肝理气，如用沙参、麦冬、玉竹、石斛、山药等甘凉濡润之品以养阴清热；用乌梅、木瓜、白芍、山楂、甘草等酸甘之品以养阴敛肝；用玫瑰花、佛手、绿萼梅、香橼等辛平之品以疏肝理气。

3. 名医经验 宋孝志治疗寒凝气滞型胃痛用砂半理中汤，药用清半夏9g，制香附9g，高良姜9g，炒枳壳（或炒枳实）9g，砂仁9g（打碎）。砂仁打碎后下，每剂煎2次，日服1剂，分2次温服。服本方痛止后，可用5~10剂共研细末，温开水调服，每服6g，日1~2次。（张丰强，郑英.首批国家级名老中医效验秘方精选.北京：中国医药科技出版社，2018.）

答案解析

目标检测

A1型题

1．胃痛是由于下列哪些脏腑功能失调造成的（ ）

A．肺、肝、肾　　B．心、肝、肾　　C．胃、肝、脾

D．脾、肝、肾　　E．肺、脾、肝

2．胃痛的病理有虚实寒热、在气在血之异，但其发病机理的共同点是（ ）

A．气有余便是火　　B．不通则痛　　C．脾胃不健

D．气滞血瘀　　E．久病入络

3．胃痛的治疗，以下列何者为主（ ）

A．疏肝和胃止痛　　B．调和脾胃止痛　　C．理气和胃止痛

D．理气活血止痛　　E．益气健脾止痛

A2型题

4．女，30岁。胃痛暴作，疼痛剧烈，得温痛减，遇寒加剧，口淡不渴，或喜热饮，舌淡苔薄白，脉弦紧。其主要病机为（ ）

A．寒邪犯胃，胃气不通　　B．饮食停滞，胃失和降　　C．肝气郁滞，胃失和降

D．湿热中阻，胃失和降　　E．瘀血内停，脉络不通

5．男，35岁。近1周来，患者胃脘胀痛，连及两胁，嗳气频频，舌苔薄白，脉弦。此属胃痛何种证型（ ）

A．肝气犯胃　　B．寒邪客胃　　C．瘀血停滞　　D．饮食停滞　　E．湿热中阻

6．男，40岁。反复胃痛10余年，近2天因进食生冷后胃痛复发且加剧，疼痛隐隐，进食后缓解，喜温喜按。治疗最佳方剂为（ ）

A．保和丸　　B．良附丸　　C．化肝煎
D．黄芪健中汤　　E．香砂六君子汤

A3型题

杜某，男，24岁。胃脘胀痛拒按已有3日，病前赴宴，肥甘过量，恶心呕吐，不思饮食，嗳气吞酸，舌红苔黄腻，脉弦滑。

7．该患者的证型属于（　）
A．寒邪客胃　　B．瘀血停滞　　C．胃阴亏虚　　D．饮食停滞　　E．湿热中阻

8．其治法是（　）
A．活血化瘀　　B．消食导滞　　C．滋阴养胃　　D．清热利湿　　E．益气健脾

9．其治疗首选方是（　）
A．参附汤　　B．柴胡疏肝散　　C．黄芪建中汤　　D．良附丸　　E．保和丸

B1型题

A．冷痛拒按而喜温　　B．胀痛引两胁　　C．冷痛喜温喜按
D．刺痛固定不移　　E．灼痛隐隐

10．胃痛脾胃虚寒证的疼痛特征是（　）

11．胃痛瘀血停滞证的疼痛特征是（　）

12．胃痛肝气犯胃证的疼痛特征是（　）

（周小琳）

书网融合……

知识回顾　　习题

第二节　痞　满

PPT

学习目标

知识要求：

1．掌握痞满的治则及各证型的辨证要点、治法、代表方剂。

2．熟悉痞满的定义、病因病机及鉴别诊断。

3．了解痞满的历史源流、其他疗法及预防调护。

技能要求：

1．熟练掌握辨析痞满各证型、处方用药及适当调护的技能。

2．学会运用辨证论治的方法治疗痞满。

岗位情景模拟 17

宋某，女，52岁。2018年11月4日就诊。

胃脘部痞满、胀闷6年余，加重半月。患者素体脾胃不健，平素饮食稍不注意即可出现胃脘部胀满不舒。半月前，患者胃脘部疼痛、痞满、胀闷，在本区一家医院给予抑酸、抗幽门螺杆菌等药物治疗，疼痛消失，但胃脘部痞满、胀闷仍甚，伴恶心，故求治于中医。刻下症见：胃脘部痞塞、胀满不适，恶心，不欲饮食，口干口臭，乏力，便秘，失眠多梦，倦怠，舌质淡，苔微黄腻，脉细弱。查胃镜示：慢性萎缩性胃炎，十二指肠球部溃疡。查Hp（+）。

问题与思考

1. 本病的临床特征是什么？

2. 本病辨证属寒证、热证，还是寒热错杂证？病位在哪？

3. 诊断为何病？与胀满如何区别？

4. 当前的中医治法是什么？如何选方用药？患者病情缓解后如何调养？

答案解析

痞满是由中焦气机阻滞，脾胃升降失职所引起的，以自觉心下痞塞、胸膈满闷、触之无形、按之柔软、压之不痛为主要临床特征的病证。痞满按部位可分为胸痞和心下痞等，心下即指胃脘部。本节主要讨论胃脘部痞满，即心下痞，又称胃痞。

《黄帝内经》中“痞”“痞塞”“满”“痞膈”等均指痞满，认为其病因以起居不慎、饮食失节和寒气内盛等为主。如《素问·太阴阳明论》曰：“饮食不节，起居不时者，阴受之。……阴受之则入五脏……入五脏则䐜满闭塞。”《素问·异法方宜论》载：“脏寒生满病。”痞满病名首见于张仲景《伤寒论》，曰：“满而不痛者，此为痞。”并创泻心汤治疗，一直为后世医家所推崇。隋代巢元方《诸病源候论》言：“其病之候，但腹内气结胀满，闭塞不通。”指出痞满的病位和病机。金元时代，朱震亨《丹溪心法·痞》云：“胀满内胀而外亦有形；痞者内觉痞闷，而外无胀急之形也。”对痞与胀满作了鉴别。明代张介宾进一步明确了痞满的症状特征，如《景岳全书·杂病谟·痞满》曰：“痞者，痞塞不开之谓；满者，胀满不行之谓。盖满则近胀，而痞则不必胀也。”并将其分为虚实两端，认为：“凡有邪有滞而痞者，实痞也；无物无滞而痞者，虚痞也。有胀有痛而满者，实满也；无胀无痛而满者，虚满也。实痞实满者，可消可散，虚痞虚满者，非大加温补不可。”这种从虚实辨痞满理论对后世痞满辨证治疗有一定的指导意义。

西医学的慢性胃炎、功能性消化不良、胃下垂、胃神经官能症等疾病，若以胃脘部胀满不舒为主症时，均可参照本节辨证论治。

【病因病机】

1. 病因

（1）感受外邪　六淫之邪侵袭，由表入里；或误下伤正，邪气乘虚内陷，结于胃脘，阻塞中焦气机，脾胃升降失司，遂发痞满。

（2）饮食失节　过食肥甘，或嗜酒无度，或暴饮暴食，或恣食生冷，损伤脾胃，运化失职，食滞中焦；或痰湿中阻，气机壅塞，而生痞满。

（3）情志失调　抑郁恼怒，思虑过度，悲恐忧伤，致肝失疏泄，气机阻滞，脾胃升降失常，发为痞满。

（4）脾胃虚弱　脾胃素虚，或劳倦内伤，或饮食不节，或误用、滥用药物，损伤脾胃，致脾胃运化失司，中焦气机不利，而生痞满；或热病后期阴伤未复，或呕吐不止，或过食辛辣香燥之品，耗伤阴液，致胃阴不足，濡养失职，脾胃升降失司，则成痞满。

2. 病机　痞满的基本病机为中焦气机阻滞，脾胃升降失职。脾主升清，胃主降浊，肝主疏泄，若外邪、饮食、情志等因素影响脾、胃及肝的功能，使脾、胃、肝功能失调而发病。故痞满病位在胃，涉及肝、脾。

痞满的病理性质有虚、实两端，实为外邪、食积、痰湿、气滞等；虚为脾胃气虚或阴虚等证。

痞满初期多为实证，因外邪、饮食、情志等病因，使脾胃升清降浊及肝主疏泄功能失司，中焦气机郁滞，升降失职或肝郁气滞，横逆犯脾而发痞满。随着疾病发展，虚、实可相互转化。实痞日久，可致虚痞，如肝胃郁热或湿热内郁，日久伤阴，胃失濡养，升降失司而成虚痞；相反，脾胃虚弱，则易招致病邪，形成虚实夹杂、寒热错杂之痞证。若痞满日久不愈，气血运行无力，脉络瘀滞，血溢脉外，可见吐血、黑便，亦可引起胃痛或积聚、噎膈等变证。

【诊断与鉴别诊断】

1. 诊断

（1）痞满以自觉胃脘痞塞，满闷不舒，按之柔软，压之不痛，触之无形，望无胀形为特征，常伴有食少、纳呆、不欲食等症。

（2）发病缓慢，反复发作，时轻时重，病程漫长，多由饮食、情志、寒温失调，脾胃虚弱等因素诱发。

（3）电子胃镜检查，可诊断慢性胃炎，并排除溃疡病、胃肿瘤等，病理组织活检可确定慢性胃炎类型，及是否有肠上皮化生、异型增生；X线钡餐检查，可协助诊断慢性胃炎、胃下垂等；幽门螺杆菌（Hp）检测，判断是否有Hp感染；超声、CT检查，可与肝胆疾病及腹水鉴别。

2. 鉴别诊断

（1）痞满与胀满　两者均有胀满感。但胀满是以腹内撑胀、腹部外形胀大为特征；而痞满则以自觉心下或胸脘部满闷不适为主症，腹部外形不胀大，不难区别。

（2）痞满与胸痹　两者均有痞塞满闷不适之感。但胸痹是指胸中痞塞不通，以胸闷、胸痛及短气为特征的病症，多伴有心悸等心系证候；而痞满则以脘腹满闷不舒为主症，虽可影响胸中气机运行而致痞塞满闷不适之症，但无胸痛，且多兼纳运无力等脾胃系证候。

（3）痞满与结胸　两者均发于胃脘部。但结胸是以心下至小腹部位硬满而痛、按之加重为特征；而痞满则满而不痛、触之无形、按之柔软、压之不痛。

【辨证论治】

1. 辨证要点

（1）辨虚实　外邪、食滞、痰湿、气滞等因素所致之痞皆为实痞；脾胃气虚，运化无力，或胃阴不足，失于濡养所致之痞，均属虚痞。痞满能食，食后加重、饥时可缓、满而拒按、便秘者为实；痞满饥饱均满，食少纳呆，喜揉喜按、大便清利者为虚。舌苔厚腻，脉实有力者为实痞；舌淡苔薄或苔少，脉虚无力者为虚痞。

（2）辨寒热 痞满势缓，得热则减，口淡不渴，或渴不欲饮，舌淡苔白，脉沉迟、沉涩者属寒；痞满势急，口渴喜饮，口苦恶心，舌红苔黄，脉数者属热。

知识拓展

幽门螺杆菌（Hp）与消化系疾病

幽门螺杆菌（Hp）是从慢性活动性胃炎患者胃黏膜中分离出来的一种微生物，主要存在于人体胃、十二指肠和口腔等处。研究认为，目前它是胃内唯一生存的微生物。感染Hp后，可引发胃肠道疾病，包括胃炎、消化道溃疡等，可表现出胃脘痞满、胀痛、泛酸、腹痛腹泻、口臭等症状。普通人群中，Hp的感染率高达80%左右，1994年国际癌症研究中心已经将Hp列为胃癌发病的第一类致癌因子，因此有效地杀灭和抑制Hp，就能降低胃肠道疾病的发生率。现阶段西医抗Hp方法常用的有三联及四联用药法，因为抗生素使用不规范和超量应用等原因，虽然治疗有效率较高，但不良反应较大，易产生耐药性，使慢性胃炎的根治率越来越低。中医药辨证治疗在抗Hp的过程中具有疗效好、不良反应少及疾病不易复发等特点，有临床推广价值。

2. 治疗原则 痞满以调理脾胃升降，行气除痞消满为基本治则。根据其虚、实、寒、热的不同，宜虚者补之、实者泻之、寒者热之、热者寒之，虚实夹杂者补消并用，寒热错杂者苦辛通降。扶正重在健脾益胃，或补中益气，或养阴益胃。祛邪则视具体病情，分别采用消食导滞、理气解郁、除湿化痰、清热祛湿等法治之。治疗中应注意不可过用香燥理气之品，以防伤津耗液。

3. 分证论治

（1）实痞

①饮食内停

证候：脘腹痞闷而胀，进食尤甚，拒按，恶食呕吐，嗳腐吞酸，或大便不调，矢气频作，味臭如败卵。舌苔厚腻，脉滑。

辨证要点：脘腹痞闷，进食尤甚，嗳腐吞酸，舌苔厚腻，脉滑。

基本病机：饮食停滞，胃失和降，气机壅塞。

治法：消食导滞，行气消痞。

方药：保和丸（《丹溪心法》）加减。常用药：制半夏、陈皮、茯苓、山楂、神曲、莱菔子、连翘、枳实、厚朴、槟榔。

加减：若食积较重者，可加谷芽、麦芽、鸡内金；食积化热、大便秘结者，加枳实、大黄，或用枳实导滞丸；脾虚便溏者，加扁豆、白术，或用枳实消痞丸。

②痰湿中阻

证候：脘腹痞塞，胸膈满闷，头晕目眩，身重肢倦，呕恶，纳呆，口淡不渴，小便不利。舌苔白厚腻，脉沉滑。

辨证要点：脘腹痞塞，身重肢倦，眩晕，呕恶，舌苔白厚腻，脉沉滑。

基本病机：痰浊阻滞，脾失健运，气机失和。

治法：化痰除湿，理气和中。

方药：二陈平胃散（《症因脉治》）加减。常用药：制半夏、陈皮、苍术、藿香、厚朴、茯苓、甘草。

加减：若痰湿偏盛而胀满甚者，可加紫苏梗、枳实等，或合用半夏厚朴汤；痰湿郁久化热而见口苦、舌苔黄腻者，改用黄连温胆汤；胃气上逆，嗳气不止者，加代赭石、旋覆花、沉香等；兼脾胃虚弱者，加用白术、党参、砂仁。

③湿热阻胃

证候：脘腹痞闷，或嘈杂不舒，呕恶，纳少，厌油腻，口干不欲饮，口苦。舌红，苔黄腻，脉滑数。

辨证要点：脘腹痞闷，呕恶，舌红，苔黄腻，脉滑数。

基本病机：湿热内蕴，困阻脾胃，气机不利。

治法：清热化湿，和胃消痞。

方药：泻心汤（《金匮要略》）合连朴饮（《霍乱论》）加减。常用药：大黄、黄芩、黄连、石菖蒲、制半夏、厚朴、芦根、栀子、淡豆豉。

加减：若嘈杂较重者，合用左金丸；呕恶明显者，加竹茹、生姜、旋覆花；纳呆不食者，加木香、砂仁、谷芽、麦芽；便溏者，去大黄，加白扁豆、陈皮、茯苓；寒热错杂者，改用半夏泻心汤。

④肝胃不和

证候：脘腹痞闷，胸胁胀痛，呕恶嗳气，或吐苦水，心烦易怒，善太息，大便不爽。舌质淡红，苔薄白，脉弦。

辨证要点：脘腹痞闷，胸胁胀满，兼肝气郁结证表现。

基本病机：肝气犯胃，肝胃不和，气机逆乱。

治法：疏肝解郁，和胃消痞。

方药：越鞠丸（《丹溪心法》）合枳术丸（《内外伤辨惑论》）加减。常用药：香附、川芎、栀子、白术、枳实、苍术、神曲。

加减：若呕恶明显者，加半夏、生姜；嗳气重者，加沉香、竹茹；气滞而胀满较甚者，加厚朴、柴胡、八月札，或用五磨饮子加减；气郁化火，口苦而干者，可加黄连、黄芩、麦冬。

（2）虚痞

①脾胃虚弱

证候：脘腹满闷，喜温喜按，时轻时重，纳呆便溏，语声低微，神疲乏力，气短懒言。舌淡，苔薄白，脉细弱。

辨证要点：脘腹满闷，喜温喜按，兼气虚症状。

基本病机：脾胃虚弱，运化失职，升降失司。

治法：益气健脾，升清降浊。

方药：补中益气汤（《脾胃论》）加减。常用药：党参、黄芪、白术、升麻、柴胡、当归、陈皮、炙甘草。

加减：若胀闷甚者，加木香、枳壳、厚朴；纳呆厌食者，加砂仁、神曲、鸡内金等；阳虚而四肢不温明显者，加制附子、干姜，或合理中丸；湿浊内蕴而舌苔厚腻者，加半夏、茯苓，或改用香砂六君子汤加减。

②胃阴不足

证候：脘腹痞闷，嘈杂不适，饥不欲食，恶心，嗳气，口干咽燥，大便秘结。舌红，少苔，脉细数。

辨证要点：脘腹痞闷，饥不欲食，兼阴虚症状。

基本病机：胃阴亏虚，胃失和降。

治法：养阴益胃，和中消痞。

方药：益胃汤（《温病条辨》）加减。常用药：生地黄、沙参、麦冬、冰糖、玉竹、天花粉、香橼。

加减：若腹胀明显者，加木香、枳壳、厚朴花；津伤较重者，重用沙参、花粉，加石斛；食滞者，可加谷芽、麦芽；便秘者，加火麻仁、郁李仁。

4. 其他疗法

（1）中成药疗法　饮食内停痞满证，可用保和丸、和中理脾丸、山楂丸等；痰湿中阻痞满证，用香砂二陈丸、平胃丸等；脾胃湿热痞满证，选三九胃泰颗粒、胃热清胶囊等；肝胃不和痞满证，用木香顺气丸、舒肝健胃丸等；脾胃虚弱痞满证，选补中益气丸、开胃健脾丸、六君子丸、香砂养胃颗粒、香砂枳术丸、人参健脾丸等；脾胃虚寒痞满证，用理中丸、附子理中丸；胃阴不足痞满证，选养胃舒颗粒等。

（2）中药封包疗法　麸皮50g，生姜25g，炒热搅拌后，用布包裹，于患处揉熨，适用于脾胃虚弱之痞满；花椒30g，丁香30g，小茴香30g，胡椒30g，粗盐30g，混合炒热后，用布包裹，于患处揉熨，适用于胃中虚寒之痞满、疼痛。

【预防与调护】

饮食和情志调摄是预防、护理本病的关键。生活中，注意调摄精神，应保持心情舒畅，乐观开朗，避免情志刺激。养成良好的饮食习惯，宜食清淡，忌暴饮暴食、辛辣醇酒、肥甘厚味及生冷寒凉之品。慎起居，适寒温，注意腹部保暖，适当参加体育锻炼，增强体质。

【重点难点】

1. 痞满以心下痞塞、胸膈满闷、触之无形、按之柔软、压之不痛为主要临床特征。

2. 多因感受外邪、饮食失节、情志失调、脾胃虚弱等病因导致中焦气机阻滞，脾胃升降失职而发病。

3. 病位在胃，涉及肝、脾。临床需注意与胃痛、鼓胀、胸痹和结胸相鉴别。

4. 病理因素有食、气、痰、湿、热、虚等。病性有虚实之分，虚为脾胃气虚、阴虚，实为气滞、食积、湿滞、痰阻。辨证应着重虚实、寒热。

5. 基本治则为调和脾胃，行气消痞，尤应重视醒脾、健脾、运脾。

6. 临床以肝气犯胃和脾胃虚弱证最为常见。

【临证备要】

1. 治疗重视疏肝健脾，调畅气机　痞满发于胃，与肝、脾相关。肝失疏泄，犯及中焦，脾胃升降失职可致痞。故治痞满应在调气和胃之时，运用疏肝健脾法，如可用黄芪、升麻、党参、白术等以健脾益气升清；柴胡、厚朴、枳壳、延胡索等疏肝理气以降浊。诸法配合得当，则脾气健、胃气和、肝气舒，而痞满自除。

2. 理气消痞，应兼顾胃阴　实痞证，如湿热蕴结、肝胃不和等证易化火伤阴，故在运用辛燥药如砂仁、陈皮、法半夏等治疗时，谨防用药太过而伤及胃阴；对于胃阴本虚者，滋养胃阴时也不可过用滋腻药，以防阻滞气机，故临证宜选用枳壳、竹茹、佛手、厚朴花等轻清之品理气消痞。

3. **久痞者，宜辛开苦降，温清并用** 痞满日久，易致寒热错杂、虚实并见之证，常表现为胃脘痞满，纳呆，口苦口干，倦怠，舌质淡而苔微黄腻等。此时，应遵仲景诸泻心汤法，辛开苦降，温清并用，补泻同施。温补健脾，辛开运脾，苦降清热，使补不滞中，泻不伤正。开散通泄，升降相因，从而斡旋气机，散结消痞。

4. **名医经验** 董建华擅用辛开苦降法治疗久痞寒热错杂证。他认为，胃属腑，脾属脏，胃为阳明，多实多热，脾为太阴，多虚多寒。胃痞病位在中焦脾胃，因此在发病过程中易出现寒热错杂的病理改变。表现为胃脘痞满、灼热疼痛与腹中畏寒、遇凉泄泻并见；口干口苦、舌红苔黄腻与腹部冷痛、肠鸣下利并见。辨证属于上热下寒，胃热肠寒。治宜辛开苦降。药用黄连、黄芩、清半夏、陈皮、干姜、太子参或党参、香橼皮、佛手、香附、甘草等。如口干口苦、胃中灼热明显，舌红苔黄腻，热偏重者，加黄连、山栀、竹茹等；若胃脘冷痛，遇寒则甚，寒偏重者，加高良姜、肉桂、荜澄茄等；肠鸣下利者，则加白扁豆、生苡仁、生姜、茯苓、炒白术等。[李军祥.董建华治疗胃痞经验.中医杂志,1996,37(3):155-156.]

目标检测

答案解析

A1型题

1. 痞满的主要病位在（ ）

A. 脾、胃　B. 肝、胆　C. 肝、脾　D. 脾　E. 胃

2. 痞满以下列何项症状为主症（ ）

A. 胃脘疼痛　B. 胃脘满闷　C. 胸脘痞闷　D. 脘闷不舒　E. 胸脘闷痛

3. 痞满治疗的基本原则是（ ）

A. 清热化湿行气，健脾和胃消痞　B. 调理脾胃升降，行气除痞消满
C. 理气宽胸止呕，补泻升降并用　D. 补气健脾化湿，升清降浊和胃
E. 疏肝解郁行气，化湿和胃消痞

A2型题

4. 女，46岁。患者出现脘腹满闷，时轻时重，喜温喜按，纳呆便溏，神疲乏力，舌质淡，苔薄白，脉细弱。其辨证为（ ）

A. 肝胃不和　B. 脾胃虚弱　C. 胃阴不足　D. 饮食内停　E. 湿热阻胃

5. 女，56岁。因胃脘痞闷不适半年就诊。患者近半年来经常脘腹痞闷，重时满闷如塞，饮食减少，恶心，嗳气，喜长叹息，时有心烦易怒，胸胁胀满，每因生气恼怒而加重症状，大便不爽，舌苔薄白，脉弦。方选（ ）

A. 保和丸　B. 越鞠丸合枳术丸　C. 二陈平胃汤
D. 补中益气汤　E. 益胃汤

6. 女，61岁。患者反复脘痞3年余，现感脘腹不舒，痞塞胀满，时缓时急，喜温喜按，纳差，体倦乏力，大便稀溏，舌质淡苔白，脉沉弱。其治法是（ ）

A. 消食和胃，行气消痞　B. 除湿化痰，理气和中　C. 泻热消痞，和胃开结
D. 补气健脾，升清降浊　E. 疏肝解郁，理气消痞

A3 型题

张某，男，50 岁，脘腹痞闷，嘈杂不适，饥不欲食，恶心嗳气，口干咽燥，大便秘结，舌质红少苔，脉细数。

7. 其中医病名诊断是（　）
　A. 胃痛　B. 痞满　C. 鼓胀　D. 结胸　E. 胸痹

8. 其证型为（　）
　A. 饮食内停证　B. 肝胃不和证　C. 痰湿中阻证　D. 胃阴不足证　E. 脾胃虚弱证

9. 代表方为（　）
　A. 益胃汤　B. 麦门冬汤　C. 二陈平胃汤　D. 补中益气汤　E. 保和丸

B1 型题

　A. 二陈平胃汤　B. 木香顺气丸　C. 枳实消痞丸
　D. 越鞠丸合枳术丸　E. 泻心汤合连朴饮

10. 痞满痰湿中阻证的代表方是（　）

11. 痞满湿热阻胃证的代表方是（　）

　A. 消食和胃，行气消痞　B. 清热化湿，和胃消痞　C. 除湿化痰，理气和中
　D. 疏肝解郁，和胃消痞　E. 补气健脾，升清降浊

12. 痞满脾胃虚弱证的治法为（　）

13. 痞满饮食内停证的治法为（　）

（周小琳）

书网融合……

知识回顾　习题

第三节　呕　吐

PPT

学习目标

知识要求：

1. 掌握呕吐的治则及各证型的辨证要点、治法、代表方剂。
2. 熟悉呕吐的定义、病因病机及鉴别诊断。
3. 了解呕吐的历史源流、其他疗法及预防调护。

技能要求：

1. 熟练掌握辨析呕吐各证型、处方用药及适当调护的技能。
2. 学会运用辨证论治的方法治疗呕吐。

岗位情景模拟 18

王某，女，42岁。2020年4月15日就诊。

间断性呕吐1年。患者平素身体健康，无烟酒史。患者1年前与同学聚餐后，胃痛胀满，呕吐不消化食物，吐后症状减轻，后经调理，症状消失。随后经常在饭后发生呕吐，时轻时重。近半年月经周期20天，量多，色淡，质稀。刻下症见：饭后恶心呕吐，泛酸；精神抑郁，善太息，全身乏力，二便正常。舌质红，苔腻，脉右弱左偏弦。上消化道X线钡餐透视提示：浅表性胃炎。

问题与思考

1. 本病辨为何病何证？实证还是虚证？寒证还是热证？病因是什么？

2. 本病的辨证依据是什么？

3. 中医治法是什么？如何选方用药？患者此次疾病痊愈后如何调养？

答案解析

呕吐是胃失和降，气逆于上，迫使胃内容物从口中吐出的一种病证。一般有声有物谓之呕，有物无声谓之吐，无物有声谓之干呕，临床呕与吐常同见，故合称为呕吐。呕吐为内科常见病症，除脾胃系病症外，其他如肝胆疾病、肾脏疾病及感冒等急、慢性疾病，均易伴发呕吐。

呕吐病名最早见于《黄帝内经》，对其病因论述甚详，如《素问·举痛论》曰："寒气客于肠胃，厥逆上出，故痛而呕也。"《素问·至真要大论》有"诸呕吐酸，暴注下迫，皆属于热""少阳之胜，热客于胃，呕酸善饥""燥湿所胜，民病喜呕，呕有苦"等记载。提出外感六淫均可引起呕吐。同时还论述了肝、胆、脾对呕吐发生的作用，提出呕吐与食滞中焦有关，为本病的辨证治疗奠定了理论基础。东汉张仲景对呕吐的脉证治疗有较详尽的论述，并创立了许多行之有效的方剂，如小半夏汤、小柴胡汤、大半夏汤、生姜半夏汤、吴茱萸汤、半夏泻心汤、大黄甘草汤等。认为呕吐有时也是机体排出胃中有害物质的保护性反应。如《金匮要略·呕吐哕下利病脉证治》曰："夫呕家有痈脓，不可治呕，脓尽自愈。"指出此类呕吐不可止吐，病邪去，呕自止。明代张介宾《景岳全书·呕吐》强调虚实辨证，指出："呕吐一证，最当详辨虚实。实者有邪，去其邪则愈，虚者无邪，则全由胃气之虚也。"治疗上，《寿世保元》提出应根据不同的病因及证型，使用不同方药；程钟龄《医学心悟·呕吐》云："若拒格饮食，点滴不入者，必用姜水炒黄连以开之，屡用屡效。"清代叶天士《临证指南医案·呕吐》载："治法以泄肝安胃为纲，用药经苦辛为主，以酸佐之。"

西医学的神经性呕吐、急性胃炎、胃黏膜脱垂、贲门痉挛、幽门痉挛、幽门梗阻、不完全性肠梗阻、急性胆囊炎、胆石症、胆道蛔虫症、肝炎、胰腺炎、颅脑疾病、内耳性眩晕、肾功能不全及一些急性传染性疾病早期，以呕吐为主要临床表现时可参考本节辨证论治，必要时结合辨病处理。

【病因病机】

1. 病因

（1）外邪犯胃　六淫之邪，或秽浊之气，客于胃腑，胃失和降，气逆于上，水谷随气上出，发生呕吐。

（2）饮食不节　暴饮暴食，或辛辣醇酒，或过食肥甘厚味，或食不洁之物，伤胃滞脾；或过食生冷瓜果，使脾失健运，痰饮内生，气机阻滞，胃气和降，上逆而为呕吐。

（3）情志失调　恼怒伤肝，肝失疏泄，横逆犯胃，胃气上逆；忧思伤脾，脾失健运，食滞中焦，胃失和降，气机上逆，发为呕吐。

（4）禀赋不足 脾胃素虚，或病后脾弱，或劳倦过度，耗伤中气，胃虚不能受纳，脾虚不能运化，致使中焦升降失常，胃气上逆，而发呕吐。若脾阳不足，中焦虚寒，胃失温养，上逆而呕。或久呕伤津，或热病伤阴，致胃阴亏乏，胃失濡养，而发呕吐。

（5）其他 如误食毒物或药物过量，或胃有痈脓，或蛔虫扰胃等，致使中焦气机逆乱，胃气上逆，发为呕吐。

2. 病机 呕吐的基本病机为胃失和降，胃气上逆。脾与胃互为表里，脾主运化，以升为健，若饮食损伤，或脾阳不足，脾失健运，则聚湿为痰为饮，内停于胃，胃失和降，胃气上逆而为呕吐。肝主疏泄，与脾胃升降功能密切相关，若郁怒伤肝，肝气郁结，或气郁化火，横逆犯胃，则胃失和降，胃气上逆，而致呕吐。故呕吐病位在胃，涉及肝、脾。

呕吐的病理性质有虚实之分，且可相互转化与兼夹。因外邪、食滞、痰饮、肝郁所致者为实；脾胃阳虚、气虚，或胃阴不足所致者为虚。初病多实，若呕吐日久，或实证呕吐剧烈，损伤脾胃，中气不足；或者损伤胃津，导致胃阴亏损；或因呕吐不止，饮食水谷不能化生精微等，可由实转虚。脾胃虚弱，痰湿内生，或复伤饮食，食滞中焦，可因虚致实，而致虚实夹杂证。痰饮内阻，郁而化热，可致寒热错杂证。

【诊断与鉴别诊断】

1. 诊断

（1）主症为呕吐食物、水液、痰涎，或干呕无物，持续或反复发作，常伴有脘腹不适、恶心纳呆、泛酸等症。

（2）常有冒受风寒、恼怒气郁、饮食不节，或久病不愈等病史。

（3）上消化道X线钡餐，电子胃镜，腹部B超，肝功能，肾功能，颅脑CT、MRI，电解质检查等有助于诊断。育龄期妇女，首应排除妊娠。

2. 鉴别诊断

（1）呕吐与反胃 两者同属胃部病变，其病机均为胃失和降，气逆于上，且都以呕吐为主要临床表现。反胃是脾胃虚寒，中阳虚衰，难以腐熟食入之谷物，引起朝食暮吐，暮食朝吐，终至完谷吐尽而始感舒畅；而呕吐乃吐出胃中食物、水液、痰涎，或食入即吐，或不食亦吐，或时吐时止，或仅干呕恶心，并无规律，但多吐出当日之食。

（2）呕吐与噎膈 两者均可有呕吐之症。噎膈进食梗噎不顺，或食不得入，或勉强吞下，必阻于胸膈之间，迅即吐出，病情深重，病程较长，预后欠佳；而呕吐进食顺畅，吐无定时，大多病情较轻，病程较短，预后尚好。噎膈病位以食管为主，呕吐病位在胃。二者不难区别。

知识拓展

引起呕吐的原因

1. 胃肠疾病：急慢性胃肠炎，胃、十二指肠溃疡，消化道肿瘤，急性阑尾炎，各型肠梗阻，食管癌，胃癌等。

2. 颅脑疾病：颅内感染，脑血管疾病，颅脑损伤，癫痫，脑肿瘤等。

3. 肝胆胰腺疾病：急性肝炎，急慢性胆囊炎，胆石症急性发作，胰腺炎，肝癌，胰腺癌等。

4. 五官疾病：青光眼，屈光不正，急性鼻窦炎，内耳眩晕等。

5. 其他疾病：如妊娠剧吐，尿毒症，糖尿病酮症酸中毒，心功能衰竭，发热，泌尿系结石，急性心肌梗死早期，颈椎病，低血糖，低钠血症等。

【辨证论治】

1. 辨证要点

（1）辨虚实　呕吐的辨证以虚实为纲。实证发病急，病程短，呕吐物量多，味酸臭。应进一步辨别外感、食滞、痰饮、肝郁气滞及肝胃郁热。外邪犯胃者，病势急，兼有表证；食滞胃脘者，呕吐酸腐、恶食；痰饮内停者，吐清水涎沫；肝郁气滞者，吐酸水，情志抑郁；肝胃郁热者吐苦水。

虚证起病缓，病程长，呕吐物量少，酸臭味不甚。虚证有脾胃气虚、阳虚和胃阴亏乏之别。脾胃气虚者，兼纳差、倦怠乏力、懒言气短等症；脾胃阳虚者，兼畏寒肢冷；胃阴不足者，多干呕嘈杂，口咽干燥，似饥而不欲食。

（2）辨外感内伤　呕吐发病势急，兼表证者，属外感；无表证者，为内伤。

（3）辨可吐与否　呕吐多属病理反应，治宜降逆止呕。但也有因胃有食滞、痈脓、痰饮、毒物等有害之物所致的呕吐，不可止呕，应因势利导，使邪去正安。

2. 治疗原则　呕吐治疗以和胃降逆为基本原则。实证以祛邪为主，邪去则呕吐自愈，分别采用解表、消食、化痰、解郁等法；虚证以扶正为主，正复则呕吐自止，分别采用益气养阴、温中散寒、健脾和胃等法；虚实兼夹者当审其标本缓急之主次而治之。用药应配伍和胃降逆之品，使胃气和而呕吐止。同时应注意药物气味的选择，慎用有腥臊恶臭气味和油质较多的药物，如阿魏、桃仁等。而生姜、半夏、橘皮、代赭石、竹茹等，为治呕之常用药物，可随证选用。

3. 分证论治

（1）实证

①外邪犯胃

证候：突然呕吐，胸脘满闷，兼发热恶寒，头身疼痛。舌苔白腻，脉濡缓。

辨证要点：突然呕吐，兼发热恶寒等表证。

基本病机：外邪犯胃，胃气上逆。

治法：解表散邪，化浊和中。

方药：藿香正气散（《太平惠民和剂局方》）加减。常用药：藿香、白芷、紫苏、大腹皮、半夏、厚朴、陈皮、白术、茯苓、桔梗、甘草、生姜、大枣。

加减：若外感风寒者，加荆芥、防风；外感风热者，用银翘散加竹沥、竹茹、半夏；外感暑湿者，改用新加香薷饮加减；兼中焦气滞，脘闷腹胀者，可加木香、枳壳；饮食停滞，脘痞嗳腐者，可去白术、甘草、大枣，加神曲、鸡内金；干呕，吐涎沫，巅顶痛者，为寒邪客于足厥阴肝经，改用吴茱萸汤加减。

②饮食内停

证候：呕吐酸腐，吐后反快，嗳气厌食，脘腹胀满，大便臭秽，或溏或结。舌苔厚腻，脉滑实。

辨证要点：呕吐酸腐，吐后反快，脘腹胀满，嗳气厌食。

基本病机：食积内停，胃失和降，浊气上逆。

治法：消食化滞，和胃降逆。

方药：保和丸（《丹溪心法》）加减。常用药：山楂、神曲、莱菔子、陈皮、半夏、茯苓、连翘。

加减：因面食而吐者，重用莱菔子，加麦芽；因肉食而吐者，重用山楂；伤米食而吐者，加谷芽；伤酒食而吐者，重用神曲，加白豆蔻、葛花；伤鱼、蟹而吐者，加紫苏叶、生姜；食物中毒呕吐者，用探吐法，如烧盐方，及时排出腐败毒物。

③痰饮内阻

证候：呕吐清水痰涎，脘闷纳呆，心悸头眩。舌苔白腻，脉滑。

辨证要点：呕吐清水痰涎，心悸头眩。

基本病机：中阳不振，痰饮内停，胃气上逆。

治法：温中化饮，和胃降逆。

方药：小半夏汤（《金匮要略》）合苓桂术甘汤（《金匮要略》）加味。常用药：半夏、生姜、桂枝、白术、茯苓、甘草。

加减：若脘腹胀满、舌苔厚腻者，去白术，加苍术、枳壳、厚朴；脘闷纳呆者，加豆蔻、砂仁；眩晕甚者，改用泽泻汤加味；痰饮化热致呕吐兼胸膈满闷、口苦口渴、心烦少寐者，去桂枝，加黄连、胆南星，或改用黄连温胆汤。

④肝气犯胃

证候：呕吐泛酸，或干呕，嗳气频繁，胁肋胀痛，每因情志不遂而发作或加重。舌红，苔薄腻，脉弦。

辨证要点：呕吐泛酸，嗳气频作，胸胁胀痛，每因情志不遂而发作或加重。

基本病机：肝气犯胃，胃失和降，气机上逆。

治法：疏肝理气，和胃降逆。

方药：四七汤（《太平惠民和剂局方》）加减。常用药：苏叶、厚朴、半夏、生姜、茯苓、大枣。

加减：若胸胁胀痛重者，加川楝子、香附、郁金、柴胡；肝郁化火，症见吐酸水，口渴心烦者，可加左金丸及栀子、黄芩；呕吐不止，胸胁刺痛，舌有瘀斑，诸药无效者，加桃仁、红花或加用失笑散。

（2）虚证

①脾胃气虚

证候：恶心呕吐，食入难化，倦怠乏力，少气懒言，大便不畅。舌苔白滑，脉虚弦。

辨证要点：恶心呕吐，食入难化，倦怠乏力。

基本病机：脾胃气虚，纳运无力，胃气上逆。

治法：益气健脾，和胃降逆。

方药：香砂六君子汤（《古今名医方论》）加减。常用药：党参、白术、茯苓、半夏、陈皮、木香、砂仁、甘草。

加减：若呕吐频作，脘痞噫气者，加代赭石、旋覆花；气虚甚者，加生黄芪、升麻、柴胡；呕吐清水多，畏寒肢冷者，加附子、肉桂、吴茱萸。

②脾胃阳虚

证候：饮食稍多即吐，时作时止，面色㿠白，倦怠乏力，喜暖恶寒，可有口干而不欲饮，四肢不温，大便溏薄等阳虚证，舌淡，脉弱。

辨证要点：饮食稍多即吐，兼畏寒肢冷，便溏等阳虚证表现。

基本病机：脾胃虚寒，运纳无权，胃失和降。

治法：温中健脾，和胃降逆。

方药：理中汤（《伤寒论》）加减。常用药：人参、白术、干姜、甘草。

加减：若呕吐甚者，加半夏、砂仁；吐清水不止者，加吴茱萸、生姜；脾肾阳虚致久呕不止，呕吐之物完谷不化，腰膝酸软，汗出肢冷，舌质淡胖，脉沉细者，加制附子、肉桂。

③胃阴不足

证候：呕吐量少，反复发作，或时作干呕，饥而不欲食，口干咽燥。舌红少津，脉细数。

辨证要点：呕吐量少，反复发作，饥而不欲食，兼阴虚证表现。

基本病机：胃阴不足，失于润降，胃气上逆。

治法：滋养胃阴，降逆止呕。

方药：麦门冬汤（《金匮要略》）加减。常用药：人参、麦冬、粳米、甘草、半夏、大枣。

加减：若呕吐甚者，加竹茹、枇杷叶；阴虚热盛见口干舌红者，加黄连；兼大便干结者，加火麻仁、白蜜；伴倦怠乏力、纳差等气虚证者，加党参、山药。

4. 其他疗法

（1）中成药疗法　外邪犯胃型呕吐，选藿香正气液、藿香正气滴丸、藿香正气软胶囊、玉枢丹等；食滞内停型呕吐，选保和丸、和中理脾丸、沉香化滞丸等；痰饮内阻型呕吐，用二陈丸、六君子丸、山楂内消丸、半夏天麻丸等；肝气犯胃型呕吐，选木香顺气丸、舒肝丸、舒肝平胃丸等；脾胃阳虚型呕吐，用温胃舒颗粒、丁蔻理中丸；脾胃气虚型呕吐，选摩罗丹、香砂养胃丸；胃阴不足型呕吐，选二冬膏、养胃舒颗粒、滋阴甘露丸。

（2）耳针疗法　选胃、食道、贲门、神门、交感、脾、肝等耳穴，每次选3~4穴，以毫针中等刺激，亦可用王不留行贴压。

（3）艾灸疗法　适用于脾胃虚寒型呕吐，艾灸隐白、脾俞等穴。

【预防与调护】

呕吐发病与饮食关系密切，平时应养成良好的饮食卫生习惯，不过食辛辣肥腻及生冷不洁之物，定时定量，以免损伤脾胃。饮食宜少量多餐，可选择清淡、新鲜、无刺激性及异常气味的食物。病情严重者应禁食，或进流质或半流质饮食。注意调摄精神，保持心情愉悦。适寒温，加强锻炼，增强体质。

中药汤剂应浓煎取汁，少量多次频服。进食即吐者，可在药液中放入少许姜汁，或用生姜片擦舌，或根据病性采用冷饮或热饮的方法，以防发生药物格拒。必要时可中西医结合，及时缓解病情。

【重点难点】

1. 呕吐是胃失和降，气逆于上，迫使胃内容物从口中吐出的一种病证。

2. 因外邪侵袭、饮食不节、情志失调和禀赋不足等因素，导致胃失和降，胃气上逆而为病。其病位在胃，与肝、脾相关。

3. 临床辨证以虚实为纲。猝发呕吐多属实证，久病呕吐多属虚证，虚实常可互相转化或兼夹。临证时应着重辨别虚实和呕吐物。

4. 治疗总以和胃降逆为基本原则。实证宜祛邪，配合解表、消食、化痰、解郁等法；虚证宜扶正，配合温阳、益气、养阴等法。

5. 临床各证型均较为常见。

【临证备要】

1. 合理运用和胃降逆药　呕吐发病的主要病机是胃失和降，胃气上逆，治疗当以和胃降逆为基本原则，故在临证用药时，无论何型呕吐，均应配伍和胃降逆之药，如半夏、生姜、苏梗、竹茹、吴茱萸、砂仁、丁香、沉香、旋覆花、代赭石等，以顺应胃气以降为和的生理特点。

2. 半夏为止呕之要药 大半夏汤、小半夏汤、生姜半夏汤、半夏干姜散等均出自《金匮要略》，乃张仲景为治疗各类呕吐而设。朱良春曾总结："半夏生用治呕之功始著。"因生半夏有毒，故煎剂中常用制半夏，但实验研究认为，制半夏在经过炮制后，有效成分大量丢失，止呕之效大减。有医家总结临床经验认为，生半夏常用量入汤剂，常规方法煎服，不会导致毒副作用发生，在内服汤剂中，可斟酌运用。故临证时用生半夏久煎变熟减轻毒性，可先煎30分钟后，无麻辣感后再加其他药物煎煮。

3. 下法可治呕吐 张仲景《金匮要略·呕吐哕下利病脉证治》曰："食已即吐者，大黄甘草汤主之。"名言下法可治呕吐。此呕吐乃胃肠实热阻滞，腑气不通，大便秘结，浊气上泛而发病，病根在于腑气不通，故通腑气即可治呕吐。方中大黄既是通腑主药，亦是降胃良药，可折其上逆之势而达到止呕之目的。

4. 名医经验 李玉奇常用半夏三香止呕方治疗阳明寒呕。药物组成：荜澄茄5g，小茴香5g，丁香5g，陈皮15g，半夏10g，白豆蔻15g，生姜3片。认为"十胃九寒"，多因饮食生冷，损伤脾胃之阳而引起，临床常见胃气被寒气所阻而致呕吐、反胃，即阳明寒呕，或胃腹剧痛，但欲饮热等。（徐江雁，沈娟，杨建宇.验案良方.北京：学苑出版社，2010.）

目标检测

答案解析

A1型题

1. 下列哪项不是引起呕吐的主要原因（ ）

A. 外邪侵袭 B. 湿邪困脾 C. 情志失调 D. 饮食不节 E. 病后体虚

2. 下列哪项不是实证呕吐的特点（ ）

A. 有邪实之象 B. 病程较短 C. 时发时止
D. 发病较急 E. 多由外邪及饮食所伤而发

3. 下列哪项不是肝气犯胃型呕吐的临床表现（ ）

A. 呕吐吞酸 B. 胸胁胀满 C. 舌红苔薄腻 D. 脉沉细 E. 嗳气频作

A2型题

4. 男，29岁。呕吐吞酸，胸胁胀满，嗳气频繁，舌边红，苔薄腻，脉弦。治宜（ ）

A. 温中化饮，和胃降逆 B. 消食化滞，和胃降逆 C. 疏肝理气，和胃止呕
D. 温养脾胃，降逆止呕 E. 以上均不是

5. 男，55岁。恶心呕吐，食入难化，大便不畅，舌苔白滑，脉虚弦。治疗的最佳方剂为（ ）

A. 香砂六君子汤 B. 理中汤 C. 旋覆代赭汤 D. 一贯煎 E. 麦门冬汤

6. 女，48岁。呕吐反复发作，或时作干呕，饥而不欲食，口干咽燥，舌红少津，脉细数。治宜（ ）

A. 疏邪解表，芳香化浊 B. 滋养胃阴，降逆止呕 C. 疏肝和胃，降逆止呕
D. 温养脾胃，降逆止呕 E. 燥湿化痰，健脾和胃

A3型题

戴某，女，35岁。夜晚受凉，突然出现呕吐，吐胃内容物及清水，兼恶寒发热，头身疼痛，无汗，口不渴，舌苔白腻，脉濡缓。

7. 此时应诊断为何种病证（ ）

A. 脾胃虚寒型呕吐 B. 饮食停滞型呕吐 C. 痰饮内停型呕吐

D．外邪犯胃型呕吐　E．肝气犯胃型呕吐

8．治宜（　）

A．解表散邪，化浊和中　B．消食化滞，和胃降逆　C．燥湿化痰，健脾和胃

D．温养脾胃，降逆止呕　E．疏肝和胃，降逆止呕

9．最佳方剂为（　）

A．苓桂术甘汤　B．藿香正气散　C．小半夏汤

D．温胆汤　E．香砂六君子丸

B1 型题

A．小半夏合苓桂术甘汤加减　B．保和丸加减　C．四七汤加减

D．藿香正气散加减　E．四七汤加减

10．呕吐肝气犯胃证，治疗宜首选（　）

11．呕吐饮食停滞证，治疗宜首选（　）

A．温中化饮，和胃降逆　B．滋养胃阴，降逆止呕　C．疏肝理气，和胃降逆

D．健脾益气，和胃降逆　E．温中健脾，和胃降逆

12．痰饮内阻型呕吐的治法是（　）

13．脾胃阴虚型呕吐的治法是（　）

14．脾胃阳虚型呕吐的治法是（　）

（周小琳）

书网融合……

知识回顾　习题

第四节　噎　膈

PPT

学习目标

知识要求：

1．掌握噎膈的辨证要点、治则、常见辨证分型及治疗。

2．熟悉噎膈的定义、病因病机、鉴别诊断及预防调护。

3．了解噎膈的历史源流及预后。

技能要求：

1．熟练掌握辨析噎膈各证型及处方用药的技能。

2．学会运用辨证论治方法指导噎膈患者的预防与调护。

岗位情景模拟 19

白某，女，80岁。2018年10月8日就诊。

吞咽不畅1年，加重3个月。患者自诉于4年前因长久婆媳关系不和，精神抑郁，渐觉咽喉部位哽噎不顺，吞咽稍觉不畅，因患者10余年来一直有慢性咽炎病史，故本人认为是咽炎复发，就近中医诊所治疗，疗效不佳。2019年7月起，哽噎症状加重，当地医院确诊为食道癌。因患者年事已高，惧怕手术治疗及放化疗，要求中药治疗。刻下症见：饮食梗塞不顺，食物通过时有滞留感，胸膈痞满，心情愉悦时症状稍有减轻，呕吐痰涎，时时嗳气，口燥咽干，大便3~4日一行。舌质红，苔薄腻，脉弦滑。胃镜提示：食管中断有赘生物突起；经病理检查诊断为食道癌。

问题与思考

1. 本病的临床特征是什么？
2. 诊断为何病？何证？病理因素有哪些？
3. 本病与梅核气病如何鉴别？
4. 当前的中医治法是什么？如何选方用药？应如何调护？

答案解析

噎膈是以吞咽食物哽噎不顺，或饮食难下，或食入即吐为主症的病证。多因情志不遂、酒食不当、久病年老等因素，引起痰气交阻，或痰瘀互结，食管狭窄，食道干涩而发病。噎即噎塞，指吞咽食物时梗噎不顺；膈为格拒，指饮食难下，或食入即吐。噎属噎膈之轻证，膈为噎膈之重证。噎即可单独出现，同时又为膈的前驱症状，有“噎为膈之始，膈为噎之渐”之说，故临床往往噎膈并称。

膈之病名，首见于《黄帝内经》，有膈、膈中、膈塞、膈气之名，认为其致病因素与津液及情志相关，发病脏腑与大小肠、膀胱相关，指出本病的发生与精神因素关系密切。如《素问·阴阳别论》云：“三阳结，谓之膈。”《素问·通评虚实论》曰：“膈塞闭绝，上下不通，则暴忧之病也。”噎之病名，始见于隋代巢元方《诸病源候论》，将噎膈分为气、忧、思、食、劳五噎；忧、恚、寒、气、热五膈。至唐宋之后，噎膈并称。宋代严用和于《济生方》中提出酒色、饮食、年龄等均与本病有关。病机方面，历代医家各有其不同认识。如《局方发挥》强调噎膈乃热结津血亏耗所致，有“血液俱耗，胃脘干槁”之论；《景岳全书·噎膈》载此证“惟中衰耗伤者多有之”“正以命门无火，气不化精，所以凝结与下而治节不行……即噎膈之属也”，认为其病机以阳气衰弱为主；清代叶天士《临证指南医案·噎膈反胃》篇有“脘管窄隘，不能食物，噎膈渐至矣”之说；李用粹《证治汇补·噎膈》明示噎有气滞、血瘀、痰凝、火炎、食积五种，均与七情之变有关。在治疗方面，明代张景岳认为对噎膈病应注重从脾肾论治，如《景岳全书·噎膈》曰：“凡治噎膈大法，当以脾肾为主……治脾者，宜以温养，治肾者宜从滋润，舍此二法，他无捷径也。”叶天士则提出噎膈“治宜调养心脾，以舒结气，填精益气，以滋枯燥”。

西医学的食道癌、贲门癌、食管炎、贲门痉挛、食管憩室、食道狭窄、胃神经官能症等疾病，有噎膈临床表现者，可参照本节内容辨证论治。

【病因病机】

1. 病因

（1）七情内伤　忧思伤脾则气结，内生水湿，滋生痰浊，痰气搏结，阻于食道；恼怒伤肝，气滞血停，瘀血阻滞食道。气滞、血瘀、痰阻郁结食道，饮食噎塞难下而发噎膈。

（2）饮食所伤　长期食用腌制、熏烤、霉变食品，毒邪内伏，刺激食道脉络；或长期嗜酒无度，或恣食辛辣、煎炒、油炸食物，或进食过快、过热，既可损伤食道，又可内伤脾胃，耗损胃阴，且内生痰湿，化热伤阴。终致食道干涩，痰热瘀阻于食道、胃口而发噎膈。

（3）久病年老　胃痛、呕吐等病日久不愈，损伤脾胃，纳食减少，气血生化乏源，胃脘津液枯竭；或者年高体弱，精血亏耗，气阴不足，津气失布，痰生气阻，气滞血瘀，痰瘀互结，而发噎膈。

2. 病机　噎膈的基本病机为气滞、痰阻、瘀血互结，阻于食道，食管狭窄，食道干涩，胃失通降。

噎膈病位在食道，为胃所主，涉及肝、脾、肾。噎膈之病理性质总属本虚标实。本虚是指阴津损伤，食道干涩，甚则阴损及阳而致气虚阳微；标实为气滞、痰阻、瘀血。病久则由实转虚，而见虚实夹杂。

本病初期以标实为主，乃痰气交结，阻于食管和胃，病情较轻，吞咽时梗噎不顺，食阻难下，甚则食入即吐；病久则气、痰郁而化火，耗伤阴液，或气滞血瘀，而致痰、气、郁交结，病性由标实逐渐转为正虚，形成虚实夹杂之证，病情由轻到重；晚期津液输布失司，致使阴津日益枯竭，或阴损及阳，气、痰、瘀郁结更甚，终致脾胃阳气败绝而见危重衰竭之候。

【诊断与鉴别诊断】

1. 诊断

（1）轻症噎膈患者主要表现为胸骨后不适、烧灼、疼痛或异物感，食物通过食道时有滞留感，或轻度梗阻感，咽部干燥，或有紧缩感。重症患者呈持续性、进行性吞咽困难，梗阻更甚，咽下即吐，多吐出白色泡沫黏痰或黏液，可于胸骨后或肩胛区出现持续性钝痛，进行性消瘦。

（2）常发于中老年人。多有七情郁结、酒食不节、久病年老等病史。

（3）X线上消化道钡餐，胃镜、胃黏膜病理检查，CT等检查等有助于诊断。

2. 鉴别诊断

（1）噎膈与反胃　二者均有食入即吐之症。反胃乃朝食暮吐，暮食朝吐，宿谷不化，主要表现为饮食能顺利进入，经久而吐，无吞咽困难及梗阻症状，多因胃阳虚衰，胃中无火，难于腐熟食物所致；而噎膈主要表现为吞咽食物哽噎不顺，或饮食难下，或食入即吐，多因气、痰、瘀互结，阻塞食道、胃脘而致。

（2）噎膈与梅核气　二者均有咽中梗噎不舒之症。梅核气以自觉咽中有异物感，吐之不出，咽之不下，无吞咽困难及饮食不下等症状，乃痰气逆阻于咽喉所致；噎膈则表现为吞咽困难，哽噎不顺，食入即吐，为气、痰、瘀等有形之邪阻于食道而发病。

知识拓展

噎膈与食道癌不能等同

噎膈与西医学的食道癌症状表现相似，但两者不能等同。噎膈是以症状命名的消化系统疾病，范围较广，还包括了食管炎、贲门痉挛、食管狭窄等疾病；而食道癌是西医学根据食管局部病理变化而命名的。尽管食道癌的症状表现类似于噎膈，但症状表现仅是疾病诊断的一个方面。因此说食道癌属于噎膈范畴，不能等同。

【辨证论治】

1. 辨证要点

（1）辨标本虚实　噎膈初起多为标实为主，日久则虚实夹杂，最终导致津枯血燥，气虚阳微。标实者当辨明气郁、痰阻、血瘀之不同。气郁者，表现为咽中不适，吞咽略有噎塞，或不利，但饮食不减，症状多随情绪变化而加重或减轻，病程较短；痰阻者，在吞咽不利或困难之时，兼呕吐痰涎，胸脘痞闷，苔腻脉滑；血瘀者，饮食难下，或呕吐如赤豆汁样物，或兼胸骨后疼痛，部位固定，舌质紫暗，脉细或涩，病程较长。本虚者多以阴津枯竭为主，至后期可见气虚阳微之象。阴津枯竭者，常见食入不下，口干咽燥，大便秘结，形体消瘦，舌红少津，脉细数；气虚阳微者，可见水饮不下，呕吐黏液，面浮肢肿，畏寒肢冷，舌质淡胖，苔白滑，脉沉弱。

（2）辨疾病预后　吞咽虽有梗阻感，但食物尚可咽下者属噎，病情较轻，预后较好；吞咽困难，梗阻不下，食入即吐，或水入即吐，伴胸骨后疼痛，形瘦神衰者属膈，病情较重，预后不良。

2. 治疗原则　噎膈初期重在治标，以祛邪为主，宜理气、化痰、消瘀，应注意顾护津液，慎用辛散香燥之药。后期重在治本，以补虚扶正为大法，宜滋阴润燥、补气温阳，但不可过用滋腻之品，以免碍阳，当顾护胃气。

3. 分证论治

（1）痰气交阻

证候：咽食梗阻，胸膈痞满，甚或疼痛；情志舒畅时稍减轻，呕吐痰涎，嗳气呃逆，口燥咽干，或大便艰涩。舌红，苔薄腻，脉弦滑。

辨证要点：咽食梗阻，胸膈痞满，情志舒畅时稍减轻。

基本病机：气郁痰阻，郁热伤津，食道不利。

治法：开郁化痰，润燥降逆。

方药：启膈散（《医学心悟》）加减。常用药：郁金、丹参、砂仁壳、沙参、茯苓、川贝母、杵头糠、荷叶蒂、瓜蒌、陈皮、旋覆花。

加减：若泛吐痰涎多者，加半夏；津伤较甚，大便艰涩者，配伍增液汤加白蜜等。气郁化火而心烦口燥咽干明显者，加山豆根、栀子等。

（2）瘀血内结

证候：饮食难下，或食入即吐，或呕吐如赤豆汁样物，胸膈疼痛，形体消瘦，肌肤枯燥。舌紫暗，脉细涩。

辨证要点：饮食难下，食入即吐，胸膈疼痛，兼血瘀证表现。

基本病机：瘀血内阻，食道狭窄，阴血亏虚。

治法：滋阴养血，破血行瘀。

方药：通幽汤（《脾胃论》）加减。常用药生地黄、熟地黄、当归、桃仁泥、红花、升麻、甘草。

加减：若呕吐较甚，痰涎多者，加瓜蒌、法半夏；瘀阻显著者，酌加三棱、莪术、三七、䗪虫、水蛭；呕吐紫红色血液者，可另服云南白药。

（3）津亏热结

证候：吞咽梗涩、疼痛，食入即吐或水入即吐，五心烦热，口燥咽干，形体消瘦，皮肤干枯，大便干结如羊屎，小便短赤。舌质光红，苔干裂少津，脉细数。

辨证要点：吞咽梗涩、疼痛，大便干结如羊屎，兼阴虚内热症状。

基本病机：郁热内结，阴津亏耗，食道失润。

治法：滋阴润燥，清热散结。

方药：沙参麦冬汤（《温病条辨》）加减。常用药：沙参、麦冬、玉竹、天花粉、芦根、竹茹、甘草。

加减：若胃火偏盛者，加栀子、黄连；大便干结如羊屎者，宜加火麻仁、全瓜蒌。

（4）气虚阳微

证候：汤水不下，泛吐清涎或大量泡沫黏液，面色㿠白，懒言气短，面浮足肿，胸腹胀满。舌淡，苔白，脉细弱。

辨证要点：汤水不下，泛吐清涎或大量泡沫黏液，兼阳虚症状。

基本病机：脾肾衰败，阳气衰微。

治法：温补脾肾。

方药：补气运脾汤（《统旨方》）加减。常用药：党参、黄芪、白术、茯苓、陈皮、半夏、砂仁、生姜、大枣、甘草。

加减：若肾阳虚明显者，可加附子、肉桂、鹿角胶、肉苁蓉，或合用右归丸加减；气虚明显，动则气喘，脉大无力者，可合用补中益气汤加减。

4. 其他疗法

（1）中成药疗法 噎膈属痰气交阻者，选用开郁顺气丸、宽中丸；噎膈属瘀血阻隔，可用血府逐瘀丸、梅花点舌丹、四物丸合二陈丸；噎膈属阴亏热结者，用二冬膏、六味地黄丸、琼玉膏；噎膈属气虚阳微者，选右归丸、参莲胶囊；噎膈属瘀毒内结者，用复方天仙胶囊。

（2）单验方 壁虎5条，以白酒500ml浸泡7日，每次服10ml，每日2次，对早中期食管癌患者症状有一定的缓解作用；山慈菇150g浓煎，加蜂蜜150g，熬成膏状，每日3次，每次20ml服用；津亏热结之噎膈，可用鲜鹅血20g，趁温时饮下，每日1次。

【预防与调护】

加强精神护理，鼓励患者树立战胜疾病的信心和勇气，保持乐观情绪，克服恐惧、紧张心理，积极配合治疗。

养成良好的饮食习惯，饮食宜清淡、易消化，多食新鲜蔬菜、水果。忌辛辣刺激性食品，戒烟酒。避免进烫食、进食太快，应细嚼慢咽，忌食发霉食品，少食酸菜、泡菜等，饮用水保持干净无污染。及时治疗食管部各种慢性疾病，防止恶变。

汤药宜浓煎取汁，少量频服。加强疾病护理，进食后宜少量饮水，减少食管内容物，积极预防食管黏膜损伤和水肿等。

【重点难点】

1. 噎膈是以吞咽食物哽噎不顺，或饮食难下，或食入即吐为主症的病证。

2. 因七情内伤、酒食不节、久病年老等因素，导致气、痰、瘀交阻，津气耗伤，食道狭窄而为病。

3. 病理性质总属本虚标实，本虚是指阴津损伤，食道干涩，甚则阴损及阳而致气虚阳微之证；标实为气滞、痰浊、瘀血。病久则由实转虚，而见虚实夹杂。

4. 辨证当分本虚与标实，初期属标实，证见痰气交阻、瘀血内停，病久则以本虚为主，见津枯血燥，气虚阳微。病情属噎证阶段，病势轻，预后较好；致膈证阶段，病势重，预后不良。

5. 治疗应时刻注意顾护津液和胃气，初期以祛邪为主，宜理气、化痰、消瘀，但应注意顾护津液，慎用辛散香燥之药；后期重在治本，以补虚扶正为大法，宜滋阴润燥、补气温阳，但不可过用滋腻之品，以免碍阳，当顾护胃气。

6. 确诊为食道癌或贲门癌者，应中西医结合治疗，以提高治愈率和延长生存期，改善生活质量。

【临证备要】

1. 早期检查，及早确定病性　噎膈包含疾病范围较广，转归预后各不相同，临证应及早确诊，及时治疗。其中食管炎和贲门炎属炎症性疾病，中医治疗常以理气和胃、清热解毒为法；食管痉挛属功能性疾病，治疗多宜理气和胃降逆即可；而食管癌、贲门癌则属恶性肿瘤，当中西医结合治疗，临证应根据其分期不同，在采用西医手术治疗及放化疗之时，可配合中医理气化痰活血、清热解毒散结、益气温阳扶正之法治之。

2. 重视清热解毒，化瘀散结药运用　噎膈为本虚标实之证，邪实多有气滞、痰浊、瘀血、热郁等因素，且常相兼为病，少有单一证型，故临证治疗时不可拘泥，应灵活遣方用药。若已确诊食管癌或贲门癌的，处方用药时可加白花蛇舌草、半枝莲、灵芝、山慈菇、白英、山豆根、藤梨根等清热解毒之品；其中辨属痰凝者，可加海蛤壳、海藻、昆布等化痰散结之品；辨属瘀血内蓄者，可加水蛭、全蝎、蜈蚣等剔络化瘀散结之品。

3. 名医经验　施今墨治疗噎膈，用调气润养之剂屡屡奏效。以旋覆代赭汤，瓜蒌薤白半夏汤加减为主，佐以桃仁、杏仁、油当归滑润之药，二冬滋阴养津，郁金、枳实、茜草、陈皮等开郁顺气。治疗噎膈常用药对，如旋覆花、代赭石一升一降，有下气平喘、化痰止咳之功；薤白、糖瓜蒌一通一降，可通阳行气、清肺祛痰、散结止痛；桃仁、杏仁一气一血，有消肿止痛，润肠通便，止咳平喘之功用；天冬、麦冬相伍可滋阴润燥，畅利三焦，有改善食道梗阻之妙用；火麻仁、郁李仁一气一血，不仅可润肠通便，而且对食管狭窄诸症亦有治疗作用，若与油当归合用，其效更著；晚蚕沙、炒皂角子升降协和，清升浊降之功甚卓；瓜蒌、枳实二药参合，共奏破气消积、宽胸散结、润肠通便之功。（崔玉衡. 临证经验荟萃. 郑州：河南科学技术出版社，2018.）

目标检测

答案解析

A1 型题

1. 噎膈的发病机理是（　）

A. 脾胃俱伤　B. 肺胃两虚　C. 气血郁结

D. 本虚标实　E. 气痰瘀交结，阻于食道、胃脘

2. 首先指出噎膈病的基本病理为"脘管狭窄"者是（　）

A. 叶天士　B. 徐灵胎　C. 张景岳　D. 王清任　E. 朱丹溪

3．噎膈后期的治疗原则以何法为主（　）

A．补气温阳　B．理气　C．化痰　D．降火　E．以上都不是

A2型题

4．男，70岁。长期吞咽受阻，饮食不下，泛吐清涎，面色㿠白，形寒气短，精神疲惫，面浮足肿，腹胀便溏，舌淡苔白，脉细弱，应诊断为（　）

A．脾胃虚弱型呕吐　B．中虚有寒型反胃　C．脾阳虚衰型水肿

D．胃阴不足型呕吐　E．气虚阳微型噎膈

5．女，69岁。食入格拒不下，入而复出，甚则水入即吐，形体消瘦，皮肤干枯，心烦口干，胃脘灼热，大便干结，小便短赤，舌质光红干裂少津，脉细数。治疗最佳方剂为（　）

A．启膈散　B．沙参麦冬汤　C．通幽汤　D．补气运脾汤　E．右归丸

6．女，58岁。饮食难下，或虽下而复吐出，甚或呕出如赤豆汁样物，形体消瘦，胸膈疼痛，固着不移，肌肤枯燥，舌质紫暗，脉细涩。治法是（　）

A．滋阴养血，润燥生津　B．开郁化痰，润燥降气　C．滋养津液，泄热散结

D．滋阴养血，破结行瘀　E．健脾益气，滋养津液

A3型题

杨某，男，72岁。近10日来，出现吞咽之时哽噎不顺，不能进食固体食物，食入即吐，伴有胸膈痞塞满闷，情志不畅时更甚，口干咽燥，舌质偏红，苔薄腻，脉弦滑。

7．此时应诊断为（　）

A．痞满　B．梅核气　C．噎膈　D．郁证　E．以上都不是

8．辨证属于哪一型（　）

A．痰气交阻　B．津亏热结　C．瘀血内结　D．气虚阳微　E．以上都不是

9．治疗最佳方剂为（　）

A．沙参麦冬汤　B．启膈散　C．通幽汤　D．补气运脾汤　E．右归丸

B1型题

A．滋阴润燥，清热散结　B．开郁化痰，润燥降气　C．滋养津液，泄热散结

D．滋阴养血，破结行瘀　E．健脾益气，滋养津液

10．以通幽汤治疗噎膈，取其功能为（　）

11．以沙参麦冬汤治疗噎膈，取其功能为（　）

A．通幽汤　B．启膈散　C．丁香透膈散　D．沙参麦冬汤　E．补气运脾汤

12．痰气交阻型噎膈选用（　）

13．气虚阳微型噎膈选用（　）

（周小琳）

书网融合……

知识回顾　习题

第五节 呃 逆

PPT

学习目标

知识要求：

1. 掌握呃逆的治则及各证型的辨证要点、治法、代表方剂。
2. 熟悉呃逆的定义、病因病机及鉴别诊断。
3. 了解呃逆的历史源流、其他疗法及预防调护。

技能要求：

1. 熟练掌握辨析呃逆各证型、处方用药及适当调护的技能。
2. 学会运用辨证论治的方法治疗呃逆。

岗位情景模拟 20

董某，女，69岁。1985年9月9日初诊。

呃逆9个月。患者年初即呃逆，喉间呃呃连声，昼夜不止，每遇情绪刺激病情加重。前医曾用丁香柿蒂散加减治之，服药多帖亦未能解除。刻下症见：喉间呃呃连声，昼夜不止，两胁胀满，脘腹不舒，纳食欠佳。舌淡红，苔薄白，脉沉弦。

问题与思考

1. 本病的病名及证候？
2. 如何进行辨病辨证分析？
3. 当前的中医治法是什么？如何选方用药？

答案解析

呃逆是指胃气上逆动膈，以气道上冲，喉间频发短促呃呃声响，难以自制为主要表现的病证。

《黄帝内经》称本病为“哕”，认为发病原因是胃气上逆。如《素问·宣明五气》云：“胃为气逆，为哕。”认为导致呃逆的原因可能与寒气及胃、肺有关。最早在《灵枢·杂病》中记载了呃逆的简易疗法：“哕，以草刺鼻，嚏，嚏而已；无息，而疾迎引之，立已；大惊之，亦可已。”

东汉时期，张仲景在《金匮要略》中将呃逆分为实证、寒证、虚热证，分别予以橘皮汤、橘皮竹茹汤等方进行治疗。元·朱丹溪最早提出了“呃逆”的病名。明·张景岳《景岳全书》对呃逆有了新的认识并提出了相关治疗方法，认为：“呃逆之大要，亦为三者而已，一曰寒呃，二曰热呃，三曰虚脱之呃。寒呃可温可散，寒去则气自舒也；热呃可降可清，火静而气自平也；惟虚脱之呃，则诚危殆之证。”清代李用粹《证治汇补·呃逆》对本病提出了系统的治疗法则：“治当降气化痰和胃为主，随其所感而用药。气逆者，疏导之；食停者，消化之；痰滞者，涌吐之；热郁者，清下之；血瘀者，破导之；若汗吐下后，服凉药过多者，当温补；阴火上冲者，当平补；虚而夹热者，当凉补。”至今仍有一定指导意义。

西医学的单纯性膈肌痉挛，以及其他疾病如胃炎、胃肠神经官能症、胃扩张，以及胸腹手术后等引起的膈肌痉挛出现呃逆，均可参照本病辨证论治。

【病因病机】

1. 病因

（1）外邪袭胃　外感寒邪，侵袭于胃，胃失和降，上逆动膈，导致呃逆的发生。

（2）饮食不当　过食生冷，或过用寒凉药物，寒邪袭胃，胃阳受到损伤，气逆上冲咽喉而呃；过食辛热之品，滥用温补之剂，或烟酒无度，燥热内盛，或进食太快太饱，致气不顺行，或饮食不洁、食用刺激性的食物导致气逆动膈，发生呃逆。

（3）情志不和　恼怒伤肝，气机不利，横逆犯胃，逆气动膈；或忧思伤脾，运化失职，滋生痰浊，痰浊上逆动膈，发生呃逆。

（4）正气亏损　或素体不足，年高体弱，或大病久病，正气未复，或吐下太过，损伤中气，或胃阴耗伤，胃失和降，发生呃逆。

2. 病机　呃逆的基本病机为胃失和降，膈间气机不利，气逆动膈。

呃逆病位在膈，与肺、胃、肾、肝、脾有关。肺胃之气均以降为顺，两者生理上相互联系，病理上相互影响。肺的宣发肃降影响胃气之和降，胃的和降影响肺的肃降。肺胃受到影响，胃失和降，可导致膈间气机不利，逆气上冲于咽喉，致呃逆发作。呃逆的发生与肝脾也有关，情志失调，肝失疏泄，横逆犯胃，胃失和降，气逆动膈；或脾失健运，痰饮食浊内停，胃气被遏，气逆动膈，均成呃逆。肾主摄纳，若肾元亏虚，肾失摄纳，逆气上冲动膈，亦可致呃。

在病理性质方面可分为虚实两端。痰阻、寒凝、火郁、气滞等导致的呃逆多属实。由脾肾阳虚或胃阴耗损等所致多属虚。但亦存在虚实夹杂并见者。病机转化与病邪性质和正气强弱有关。因感受寒邪侵袭致病者，若阳气不衰则寒邪易于疏散；反之，寒邪袭胃，损伤阳气，病久可致脾胃虚寒之证。因感受热邪侵袭致病者，胃中积热或肝郁化火，易于损耗阴液从而转化为胃阴亏虚之证。因气郁、食滞、痰饮致病者，病邪伤及脾胃，可转化为脾胃虚弱之证。亦有因血瘀而致胃中气机不畅，从而导致胃气上逆者。对出现在急重病证后期或年老正虚患者，呃逆断续不继，呃声低微，饮食难进及脉沉细伏者，提示元气衰败，务必要细心注意病情变化。

【诊断与鉴别诊断】

1. 诊断

（1）主症以气逆上冲，喉间呃呃连声，声短而频，令人不能自制为主。

（2）常兼有胸脘膈间不舒，嘈杂灼热，腹胀嗳气等。

（3）多有受凉、饮食不当、情志失畅等诱发因素。

（4）X线钡餐及内窥镜等检查有助于诊断。必要时检查肝、肾功能，B超、CT等有助于鉴别诊断。

2. 鉴别诊断

（1）呃逆与干呕　均是由胃气上逆所导致的，但临床表现不同。干呕病位在胃，但闻呕声，不见呕物；呃逆病位在膈，主要表现为喉间呃呃连声。

（2）呃逆与嗳气　同属胃气上逆所致，都属不能自制之证，但嗳气可闻及酸腐气味，较之呃逆来说，嗳气声长而不频，连续性差；同时由于胃中内郁之气因嗳而伸，嗳气之后可得松快之感，而呃逆绝无快感。

【辨证论治】

1. 辨证要点

（1）辨轻重 询问病史，了解病因，以辨别呃逆是否因饮食情志一时气逆而发，抑或因疾病脏腑功能失调而致。轻者一时发作，无兼症，呃逆止后如常人，经治易愈，甚或者不治自愈；急重者断续不继，呃声低微，为元气衰败之危笃证候，需尽快采取相关急救措施。

（2）辨虚实寒热 实证呃逆常表现为呃声响亮有力，连续发作；虚证呃逆常表现为呃声低长，时断时续，气虚无力；寒证多见呃声沉缓，兼见面青肢冷便溏；热证多见呃声高响而短，兼见面红肢热，烦渴便结。

2. 治疗原则 呃逆以理气和胃、降逆止呃为基本治疗原则，具体治法要究其所因，正确施治。针对不同的证型，分别施以散寒、清热、补虚、泻实等方法。同时由于呃逆的病机必由胃气上逆动膈而成，故无论何种证型，在审因求本的同时，均应不忘加入平降气逆之品以治标。对于危重病症中出现的呃逆，治当大补元气。

3. 分证论治

（1）实证

①胃中寒冷

证候：呃声沉缓有力，遇寒更甚，得热则减，饮食减少。常兼胸膈及胃脘不舒。舌苔白，脉迟缓。

辨证要点：呃声沉缓有力，遇寒更甚，得热则减，舌苔白，脉迟缓。

基本病机：寒蓄中焦，气机不利，胃气上逆。

治法：温中祛寒，降逆止呃。

方药：丁香散（《古今医统》）加减。常用药：丁香、柿蒂、高良姜、炙甘草。

加减：若寒气较重，脘腹胀痛，加吴茱萸、肉桂、乌药；寒凝气滞，脘腹痞满，加枳壳、厚朴、陈皮；气逆较甚，呃逆频作，加刀豆子、旋覆花、代赭石。

②胃火上逆

证候：呃声洪亮有力，冲逆而出，口臭烦渴，多喜冷饮，大便秘结，小便短赤。舌苔黄或黄糙，脉滑数。

辨证要点：呃声洪亮有力，大便秘结，小便短赤，舌苔黄，脉滑数。

基本病机：热积胃肠，腑气不畅，胃火上冲。

治法：清胃泄热，降逆止呃。

方药：竹叶石膏汤（《伤寒论》）加减。常用药：竹叶、生石膏、人参、麦冬、半夏、粳米、甘草。

加减：若腑气不通，痞满便秘者，可合用小承气汤；胸膈烦热，大便秘结，可用凉膈散。

③气滞痰阻

证候：呃逆常因情志不畅而诱发或加重，伴有脘闷，胁胀满，食少，嗳气，甚或呼吸不利，头目昏眩。舌苔薄腻，脉弦滑。

辨证要点：因情志不畅而诱发或加重，舌苔薄腻，脉弦滑。

基本病机：肝气郁滞，横犯脾胃，胃气上逆。

治法：顺气解郁，和胃降逆。

方药：五磨饮子（《医考方》）加减。常用药：木香、乌药、枳壳、沉香、槟榔、丁香、代赭石。

加减：若肝郁明显者，加川楝子、郁金；心烦口苦，气郁化热者，加栀子、黄连；气逆痰阻，昏眩恶心者，可用旋覆代赭汤加陈皮、茯苓；气滞日久成瘀，瘀血内结，胸胁刺痛，久呃不止者，可用血府逐瘀汤。

（2）虚证

①脾胃阳虚

证候：呃声低长无力，气不得续，泛吐清水，脘腹不舒，喜温喜按，手足不温，食少便溏。舌淡，苔薄白，脉细弱。

辨证要点：呃声低长无力，伴阳虚症状。

基本病机：中阳不足，胃失和降，气机上逆。

治法：温补脾胃，和胃降逆。

方药：理中丸（《伤寒论》）加吴茱萸、丁香。常用药：人参、白术、甘草、干姜、吴茱萸、丁香。

加减：若呃声难续，气短无力，可加黄芪、党参；病久及肾，肾阳亏虚，形寒肢冷，腰膝酸软，呃声难续，可加肉桂、紫石英、补骨脂、山茱萸、刀豆子。

②胃阴不足

证候：呃声短促而不连续，烦躁不安，不思饮食，或大便干结。舌红，苔少，脉细数。

辨证要点：呃声短促而不连续，伴阴虚内热症状。

基本病机：胃阴不足，失于濡养，气失和降。

治法：益气养阴，和胃止呃。

方药：益胃汤（《温病条辨》）合橘皮竹茹汤（《金匮要略》）加减。常用药：沙参、麦冬、玉竹、生地黄、橘皮、竹茹、枇杷叶、柿蒂。

加减：若咽喉不利，阴虚火旺，胃火上炎，可加知母、芦根；神疲乏力，气阴两虚者，可加党参或西洋参、山药。

4. 其他疗法

（1）中成药疗法　胃中寒冷导致的呃逆可服用藿香正气软胶囊；胃火上逆导致的呃逆可服用大黄清胃丸；胃阴不足导致的呃逆可服用阴虚胃痛冲剂。

（2）针灸疗法　可选用内关、足三里、膈俞、中脘为主穴。根据证型配伍三阴交、太冲、公孙、翳风等穴，实证用毫针泻法，虚证用毫针补法或用灸法。

（3）刮痧疗法　在天突、天枢、膈俞、内关、合谷、公孙、足三里等穴进行刮痧可治疗胃火上逆导致的呃逆。

知识拓展

几种针对单纯性呃逆的快速止呃法

1. 就近取材，用一种细小的东西触鼻，直至打出喷嚏，或做深呼吸，或暂时憋气，或猝然使其转移注意力。

2. 拇指用力指压另一手的内关穴或合谷穴，一般1分钟即可。

3. 一手的拇指和食指用力压迫眶上神经（眶上孔内），产生显著疼痛感，2秒钟即可。

【预防调护】

平时应避免不良情志刺激，注意舒畅情志。饮食不可吞咽过猛，进食时避免恼怒，忌过食生冷辛辣之品，要避免外邪侵袭。

轻症呃逆无须进行特别的治疗和护理。若呃逆频频发作，选择的食物要易于消化，可在粥面中适当加入姜汁等，以达到温宣胃阳，降气止呃的作用。虚弱患者因服食补气药过多而频频呃逆者，可用橘皮、竹茹煎水温服。

【重点难点】

1. 呃逆是胃气上逆动膈，上冲气道，喉间频发短促，呃呃声响，难以自制为主要表现的病证。

2. 因外邪侵袭或饮食不节、情志不和、胃阳亏虚、胃阴不足等导致胃失和降，膈间气机不利，气逆动膈而为病。

3. 病位在胃，与肝脾肾肺亦有相关，临床辨证应区别相关脏腑。

4. 治疗宜采用理气和胃、降逆止呃为基本治疗原则。胃中寒冷治宜温中祛寒；胃火上逆治宜清胃泻热等。同时在此基础上，辅以降逆平呃之品。危重病症中出现的呃逆，应当以大补元气为主。

5. 临床以胃中寒冷、胃火上逆及胃阴不足等证型较为常见。

【临证备要】

1. 临证应辨病情轻重　呃逆在诊断时首先应分清是生理现象还是疾病状态。若因一时性气逆而导致的呃逆，无持续或反复发作者，属生理现象，不经过治疗便可自愈。若呃逆持续或反复发作，难以自制，为呃逆病证，需要进行治疗。当久病重病出现呃逆，称为“败呃”，提示病情严重，预后不良。

2. 辨病与辨证相结合　呃逆因胃气上逆动膈而成，故治疗时在辨证论治的基础上常选加一些理气和胃、降逆平呃之品以治标，如柿蒂、丁香、制半夏、竹茹、旋覆花、刀豆子等。同时宣肃肺气亦有助于胃气和降，遣方时亦可加入枇杷叶、杏仁等。

3. 名医经验　王绵之临床上常用生白芍15g，炙甘草10g，黄连1.5g，北沙参15g，玉竹15g，麦冬10g，绿萼梅6g，佛手花6g，治疗肝阴不足，中焦虚热上逆导致的呃逆。[邱祖萍，曹杰出，王绵之.国医大师王绵之治疗呃逆经验方.湖南中医杂志，2015，31（09）：34.]

目标检测

答案解析

A1型题

1. 最早记载呃逆病名的是下列哪一部医著（　）

A.《黄帝内经》　B.《金匮要略》　C.《诸病源候论》　D.《丹溪心法》　E.《医宗必读》

2. 呃逆是由于下列哪些脏腑功能失调造成的（　）

A. 肺肝肾　B. 心肝肾　C. 胃肝脾肺肾　D. 脾肝肾　E. 肺脾肝

3. 因胃中寒冷引起呃逆的主要表现是（　）

A. 呃声短促而不得续　B. 呃声低弱无力，气不得续

C．呃逆连声，常因情志不畅而诱发或加重　D．呃声洪亮有力，冲逆而出，口臭烦渴
E．呃声沉缓有力，得热则减，遇寒更甚

A2型题

4．男，40岁。平素嗜好烟酒，过服辛辣之品后，出现喉间呃声洪亮，冲逆而出，口臭烦渴，喜冷饮，大便秘结，小便短赤，舌苔黄，脉滑数。治法宜（　）

A．温中祛寒止呃　B．泄肝和胃止呃　C．生津养胃止呃
D．清胃泄热，降逆止呃　E．以上都不是

5．女性，30岁。10分钟前进食冰淇淋后，出现呃逆，呃声沉缓有力，胸膈及胃脘不舒，得热则减，口淡不渴，舌苔白润，脉迟缓。其诊断是（　）

A．呃逆胃中寒冷证　B．胃痛脾胃虚寒证　C．呃逆胃火上逆证
D．呃逆脾胃阳虚证　E．呃逆气滞痰阻证

6．男，45岁。平素喜辛辣香燥之品，5分钟前出现呃逆，呃声洪亮有力，冲逆而出，口臭烦渴，多喜冷饮，脘腹满闷，大便秘结，小便短赤，苔黄燥，脉滑数。治疗应首选的方剂是（　）

A．丁香散　B．五磨饮子　C．益胃汤　D．竹叶石膏汤　E．清胃散

A3型题

患者，男，57岁。呃逆，呃声沉缓有力，胸膈及胃脘不舒，得热则减，遇寒更甚，纳食减少，喜食热饮，口淡不渴，舌苔白润，脉迟缓。

7．该患者的证候属于（　）

A．脾胃阳虚　B．气滞痰阻　C．胃火上逆　D．胃阴不足　E．胃中寒冷

8．其治法是（　）

A．顺气解郁，和胃降逆　B．温中散寒，降逆止呃　C．温中健脾，和胃降逆
D．清化湿热，理气和胃　E．消食导滞，和胃止痛

9．其治疗首选方是（　）

A．理中汤加减　B．一贯煎合芍药甘草汤加减　C．四七汤加减
D．小半夏汤合苓桂术甘汤加减　E．丁香散加减

B1型题

A．丁香散加减　B．竹叶石膏汤加减　C．丹栀逍遥散或化肝煎加减
D．藿香正气散加减　E．五磨饮子加减

10．呃逆胃中寒冷证，治疗宜首选（　）

11．呃逆气滞痰阻证，治疗宜首选（　）

12．呃逆胃火上逆证，治疗宜首选（　）

（张亚军）

书网融合……

知识回顾　习题

第六节 腹 痛

PPT

学习目标

知识要求：

1. 掌握腹痛的治则及各证型的辨证要点、治法、代表方剂。
2. 熟悉腹痛的定义、病因病机及鉴别诊断。
3. 了解腹痛的历史源流、其他疗法及预防调护。

技能要求：

1. 熟练掌握辨析腹痛各证型、处方用药及适当调护的技术。
2. 学会运用辨证论治的方法治疗腹痛。

岗位情景模拟 21

王某，男，29岁，2010年9月8日初诊。

腹痛1天。患者近期工作不顺，1天前傍晚与同事聚餐后，出现腹痛，为求诊治，特来我院。刻下症见：腹痛，以脐周及上腹部疼痛明显，拒按，痛而欲泻，泻后痛减，大便稀糊状，无黏液脓血，1日4次，不思饮食，口干，舌苔厚腻，脉滑。

问题与思考

1. 本病的临床特征是什么？
2. 患者为虚证还是实证？虚证有什么病理因素，实证有什么病理因素？这些病理因素所在的病位在哪里？
3. 当前的中医治法是什么？如何选方用药？患者此次病症应如何调护？

答案解析

腹痛是指因感受外邪、饮食所伤、情志失调及素体阳虚等导致脏腑气机阻滞，气血运行不畅，经脉痹阻，或脏腑经脉失养，出现胃脘以下、耻骨毛际以上部位发生疼痛为主的一种病症。

腹痛之病《黄帝内经》记述甚详，最早提出腹痛的病名，并提出腹痛由寒热邪气客于胃肠引起。如《素问·举痛论》曰："寒气客于肠胃之间，膜原之下，血不得散，小络急引故痛。寒气客于厥阴之脉……故胁肋与少腹引痛矣。"《灵枢·五邪》谓："邪在脾胃，则病肌肉痛……气不足，阴气有余，则寒中肠鸣腹痛。"东汉张仲景《金匮要略·腹满寒疝宿食病脉证治》曰："病者腹满，按之不痛为虚，痛者为实，可下之。舌黄未下者，下之黄自去。"对"腹中寒气，雷鸣切痛，胸胁逆满，呕吐"的脾胃虚寒、水湿内停证及寒邪攻冲证分别提出用附子粳米汤及大建中汤治疗等。可见，《金匮要略》已初步建立了腹痛辨证论治体系，其中包含了寒证、实证、虚证的症状、治法与方药。隋唐时期，巢元方《诸病源候论》中腹痛开始作为一个独立病名出现，并独立辨证，对其病因、证候进行详细表述。金元时期，李东垣在《医学发明》强调"痛则不通"的病理学说，并在治疗原则上提出："痛随利减，当通其经络，则疼痛去矣。"对后世产生很大影响。王清任、唐容川对腹痛有进一步的认识，唐氏在《血证论》中曰：

“血家腹痛，多是瘀血，另详瘀血门。然有气痛者，以失血之人……宜逍遥散加姜黄、香附子、槟榔、天台乌药治之。”并指出瘀血在中焦，可用血府逐瘀汤，瘀血在下焦，应以膈下逐瘀汤治疗，对腹痛辨治提出了新的创见。

西医学中急慢性胰腺炎、肠易激综合征、消化不良、胃肠痉挛、不完全性肠梗阻、肠粘连、肠系膜和腹膜病变、泌尿系结石、肠道寄生虫等，而表现腹痛证候者，均可参照本病辨证论治。

【病因病机】

1. 病因

（1）外感时邪　外感风、寒、暑、热、湿邪，侵入腹中，均可引起腹痛。伤于风寒则寒凝气滞，经脉受阻，不通则痛。若伤于暑热，或寒邪不解，郁而化热，或湿热壅滞，可致气机阻滞，腑气不通而见腹痛。

（2）饮食不当　饮食不节，暴饮暴食，饮食停滞，或过食肥甘厚腻或辛辣之品，酿生湿热，蕴蓄胃肠，或恣食生冷，寒湿内停，中阳受损，或饮食不洁，肠虫滋生，攻动窜扰，均可损伤脾胃致纳运无力，腑气不通发生腹痛。

（3）情志失调　情志不畅，恼怒伤肝，肝失条达，肝气郁结，横逆犯脾，肝脾不和，气机阻滞不通而痛作。或忧思伤脾，脾失运化，血行不畅，瘀血内生，不通而腹痛。

（4）阳气素虚　素体脾阳亏虚，虚寒中生，渐致气血生成不足，脾阳虚而不能温养，出现腹痛，甚至病久肾阳不足，脏腑虚寒，腹痛日久不愈。

（5）外伤所致　跌仆损伤，络脉瘀阻，或腹部术后，血络受损，亦可形成腹中血瘀，中焦气机升降不利，不通则痛。

2. 病机　腹痛的基本病机为不通则痛、不荣则痛。脏腑气机阻滞，气血运行不畅，经脉痹阻，则不通而痛；脏腑经脉失养，则不荣而痛。

病位在脾胃、肝胆、肾、大小肠、膀胱等多个脏腑。《灵枢·邪气脏腑病形》篇谓：“大肠病者，肠中切痛而鸣濯濯，冬日重感于寒即泄，当脐而痛……小肠病者，小腹痛，腰脊控睾而痛，时窘之后……膀胱病者，小腹偏肿而痛，以手按之，即欲小便而不得。”可见，腹痛的部位在腹部，病位或在脾，或在肠，或在气在血，或在经脉，需视具体病情而定，所在不一。

腹痛的病理性质不外寒、热、虚、实、气滞、血瘀等六个方面，但其间常常相互联系，相互影响，相因为病，或相兼为病，病变复杂。如寒邪客久，郁而化热，可致热邪内结腹痛；气滞日久，可成血瘀腹痛等。

【诊断与鉴别诊断】

1. 诊断

（1）主症以胃脘以下、耻骨毛际以上部位发生疼痛。

（2）常伴有腹胀腹泻或便秘，或恶寒发热、呕吐纳减等全身症状。

（3）常有与腹痛相关的发病因素，如感受外邪、饮食不节、情志失调、素体阳虚或跌仆损伤、腹部术后等。

（4）血常规检查可出现血细胞中白细胞总数增高，中性粒细胞比例增高，提示有感染存在；血、尿淀粉酶检查升高多提示急慢性胰腺炎存在；电子胃镜、肠镜腹腔镜、消化道钡餐、B超、腹部X线（全消化道钡餐、腹部平片、腹部透视）等有助于明确病变部位和性质；必要时可行腹部CT检查以排除外科、妇科疾病以及腹部占位性病变；胃肠道压力测定有助于胃肠功能紊乱性疾病的诊断。

2. 鉴别诊断

（1）腹痛与胃痛、外科腹痛、妇科腹痛 腹痛部位在胃脘以下，耻骨毛际以上，兼有腹胀腹泻或便秘，或恶寒发热、呕吐纳减等症状；胃痛部位在上腹胃脘部近心窝处，伴有嗳气、反酸、嘈杂等症状；肠痈右下腹痛明显，胆结石右上腹胁肋部痛，可放射至背部。外科腹痛剧烈，压痛或反跳痛明显，可伴呕吐或大便不通，疑有急腹症的表现；妇科腹痛部位在小腹，与经、带、胎、产有关，如痛经、先兆流产、宫外孕、输卵管破裂等。

（2）腹痛与其他内科疾病腹痛 腹痛以腹部疼痛为主要表现；痢疾之腹痛以里急后重，下痢赤白脓血为主症；积聚之腹痛以腹中包块为特征；蛔虫病腹痛，以绕脐疼痛、时作时止为主症。

【辨证论治】

1. 辨证要点

（1）辨部位 肝经病证者，痛在胁肋、少腹，伴有头晕目眩等症状；脾胃病证者，痛在脐以上大腹疼痛，伴有纳呆食少，大便溏等症状；膀胱大小肠病证者，痛在脐以下小腹疼痛，伴有小便不利等症状。

（2）辨虚实 暴痛，伴腹胀，呕逆，拒按，多实证，包括寒邪内阻、湿热壅滞、饮食积滞、肝郁气滞、瘀血内停；久痛，痛势绵绵，喜揉喜按，多虚证，包括中虚脏寒。

（3）辨寒热 寒痛者，腹痛拘急，疼痛暴作，痛无间断，坚满急痛，遇冷痛剧，得热则减；热痛者，痛在脐腹，痛处有热感，时轻时重，或伴有便秘，得凉痛减。

（4）辨在气在血 气滞痛者，腹痛时轻时重，痛处不定，攻冲作痛，伴胸胁不舒，腹胀，嗳气或矢气痛减；血瘀痛者，少腹刺痛，痛无休止，痛处不移，痛处拒按，常夜间加剧，伴面色暗黑。

知识拓展

肠易激综合征

肠易激综合征（IBS）是临床常见的功能性胃肠病之一，是以与排便有关的腹部不适或腹痛为主症的功能性肠病，往往伴有排便习惯改变与大便性状异常，症状持续存在或反复发作，占消化道疾病门诊的30%~50%。根据临床主要症状可分为腹泻型、便秘型和混合型，其中又以腹泻型最为多见。西药多用解痉药、止泻药、导泻药、抗抑郁药等对症治疗，但存在不良反应大、价格昂贵、复发率高等缺点。

中医辨证，本病归属于“泄泻”“便秘”“腹痛”“腹胀”等范畴。其发病主要是因七情内伤，饮食失节，湿热内蕴等损伤脾胃，以致脾胃虚弱，肠道运化传导失常而致，治疗以益气健脾为主，佐以疏肝解郁、清利湿热、调畅气机、缓急止痛等，诊疗过程始终贯穿“治未病”思想，注重心理疏导，饮食生活起居调护，临床疗效佳，值得推广。

2. 治疗原则 脏腑气机阻滞，气血运行不畅，经脉痹阻，“不通则痛”是本病最根本的发病机理，因此腹痛的治疗以“通”为法。根据病变寒热虚实之不同，确立相应治法。实则泻之，虚则补之，热者寒之，寒者热之，滞者通之，瘀者散之。肠腑以通为顺，以降为和，肠腑病变而用通利，因势利导，使邪有出路，腑气得通，腹痛自止。但通常所说的治疗腹痛的通法，属广义的“通”，并非单指攻下通利，而是在辨明寒热虚实等病性的基础上审因论治，消除病因即为“通”，如针对腹痛的行气、活血、清热、温阳、滋阴等治法均属“通”法范畴。

3. 分证论治

（1）实证

①寒邪内阻

证候：腹痛拘急，遇寒痛甚，得温痛减，恶寒身蜷，手足不温，口淡不渴，小便清长，大便清稀或秘结。舌淡，苔白腻，脉沉紧。

辨证要点：腹痛拘急，遇寒痛甚，得温痛减，舌质淡，苔白腻，脉沉紧。

基本病机：寒邪凝滞，中阳被遏，脉络痹阻。

治法：散寒温里，理气止痛。

方药：良附丸（《良方集腋》）合正气天香散（《医学纲目》引河间方）加减。常用药：高良姜、干姜、紫苏、乌药、香附、陈皮。

加减：若寒重，痛势剧烈，手足逆冷，脉沉细者，可加制附子、肉桂；少腹拘急冷痛，属肝经寒凝气滞者，可加吴茱萸、小茴香、沉香；腹中冷痛，兼见便秘，加附子、大黄；夏日感受寒湿，伴见恶心呕吐，胸闷，纳呆，身重，倦怠，舌苔白腻者，可酌加藿香、苍术、厚朴、白蔻仁、半夏。

②湿热壅滞

证候：腹部胀痛，痞满拒按，胸闷不舒，烦渴引饮，潮热汗出，大便秘结，或溏滞不爽，小便短黄。舌红，苔黄燥或黄腻，脉滑数。

辨证要点：腹部胀痛，痞满拒按，胸闷不舒，舌红，苔黄燥或黄腻，脉滑数。

基本病机：湿热内结，气机壅滞，腑气不通。

治法：泻热通腑，行气导滞。

方药：大承气汤（《伤寒论》）加减。常用药：大黄、芒硝、厚朴、枳实。

加减：若燥热不甚，湿热偏重，大便不爽者，可去芒硝，加栀子、黄芩；痛引两胁，可加郁金、柴胡；腹痛剧烈，寒热往来，恶心呕吐，大便秘结者，改用大柴胡汤。

③饮食积滞

证候：腹部胀满，疼痛拒按，嗳腐吞酸，恶食呕恶，痛而欲泻，泻后痛减，粪便奇臭，或大便秘结。舌苔厚腻，脉滑。

辨证要点：腹部胀满，疼痛拒按，嗳腐吞酸，恶食呕恶，舌苔厚腻，脉滑。

基本病机：食滞内停，运化失司，胃肠不和。

治法：消食导滞，理气止痛。

方药：枳实导滞丸（《内外伤辨惑论》）加减。常用药：大黄、枳实、神曲、黄芩、黄连、泽泻、白术、茯苓。

加减：若腹痛胀满者，加厚朴、木香；兼大便自利，恶心呕吐者，去大黄，加陈皮、半夏、苍术；食滞不重，腹痛较轻者，用保和丸。

④肝郁气滞

证候：腹痛胀闷，痛无定处，痛引少腹，或兼痛窜两胁，时作时止，得嗳气或矢气则舒，遇忧思恼怒则剧。舌质红，苔薄白，脉弦。

辨证要点：腹痛胀闷，痛无定处，痛引少腹，脉弦。

基本病机：肝气郁结，气机不畅，疏泄失司。

治法：疏肝解郁，理气止痛。

方药：柴胡疏肝散（《证治准绳》）加减。常用药：柴胡、枳壳、香附、陈皮、芍药、甘草、川芎。

加减：若气滞较重，胸胁胀痛者，加川楝子、郁金；痛引少腹、睾丸者，加橘核、荔枝核、川楝子；肝郁日久化热者，加丹皮、山栀子、川楝子；腹痛肠鸣，气滞腹泻者，可用痛泻要方；少腹绞痛，阴囊寒疝者，可用天台乌药散。

⑤瘀血内停

证候：少腹疼痛，痛势较剧，痛如针刺，痛处固定，甚则腹有包块，经久不愈。舌紫暗，脉细涩。

辨证要点：少腹疼痛，痛势较剧，痛如针刺，痛处固定，兼血瘀症状。

基本病机：瘀血内停，气机阻滞，脉络不通。

治法：活血化瘀，和络止痛。

方药：少腹逐瘀汤（《医林改错》）加减。常用药：当归、川芎、赤芍、延胡索、蒲黄、五灵脂、没药、小茴香、肉桂、干姜。

加减：若腹部术后作痛，或跌仆损伤作痛，可加泽兰、红花，或吞服三七粉、云南白药；瘀血日久发热，可加丹参、丹皮、王不留行；兼有寒象，腹痛喜温，可加小茴香、干姜、肉桂；下焦蓄血，大便色黑，可用桃核承气汤；胁下积块，疼痛拒按，可用膈下逐瘀汤。

（2）虚证

中虚脏寒

证候：腹痛绵绵，时作时止，喜温喜按，饥饿劳累后加重，得食休息后减轻，形寒肢冷，神疲乏力，气短懒言，胃纳不佳，面色无华，大便溏薄。舌质淡，苔薄白，脉沉细。

辨证要点：腹痛绵绵，时作时止，喜温喜按，兼阳虚症状。

基本病机：中阳不振，气血不足，失于温养。

治法：温中补虚，缓急止痛。

方药：小建中汤（《伤寒论》）加减。常用药：桂枝、饴糖、生姜、大枣、芍药、炙甘草。

加减：若胃气虚寒，脐中冷痛，连及少腹，宜加胡芦巴、荜澄茄；血气虚弱，腹中拘急冷痛，困倦，短气，纳少，自汗者，酌加当归、黄芪；脾气不足，可加黄芪、茯苓、人参、白术等；寒凝气滞，可加吴茱萸、干姜、川椒、乌药等；腹中大寒，呕吐肢冷，可用大建中汤；腹痛下利，脉微肢冷，脾肾阳虚者，可用附子理中汤；大肠虚寒，积冷便秘者，可用温脾汤；中气大虚，少气懒言，可用补中益气汤。

4. 其他疗法

（1）中成药疗法　寒邪内阻，选附子理中丸；饮食积滞，选用山楂化滞丸；肝郁气滞，选用柴胡疏肝散；瘀血内停，选用延胡索止痛片等。

（2）外治法　硫黄、吴茱萸各6g，大蒜适量，捣和，涂敷脐中，适用于实寒腹痛；皮硝30~90g，打碎，布包敷于痛处或脐部，适用于因食滞湿热而引起的腹痛；苦瓜藤叶10片，洗净捣烂敷少腹痛处或用栀子仁20粒、胡荽菜30g，捣烂外敷少腹痛处，此法适用于热痛。

（3）针灸疗法　寒邪内积者，针刺中脘、关元、足三里、公孙，隔盐灸神阙；脾阳不振者，针刺用补法，并艾灸，取脾俞、胃俞、中脘、气海、章门、足三里等穴；饮食停滞者，针刺用泻法，取中脘、天枢、气海、足三里、内庭等穴。

【预防调护】

腹痛多与饮食失调有关，平素宜饮食有节，忌暴饮暴食，忌食生冷、不洁的食物，少食辛辣、油腻之品。要养成良好的饮食习惯，饭前洗手，细嚼慢咽，饭后不宜立即参加体育活动。寒痛者要注意保暖，热痛者忌食肥甘厚味、醇酒辛辣；食积腹痛者宜暂禁食或少食；气滞者要保持心情舒畅；疼痛剧烈者应卧床休息，进食易消化、富有营养的饮食。

须密切注意患者的面色、腹痛部位、性质、程度、时间、腹诊情况、二便及其伴随症状，并须观察腹痛与情绪、饮食寒温等因素的关系。如见患者腹痛剧烈、拒按、冷汗淋漓、四肢不温、呕吐不止等症状，须警惕出现厥脱证，要立即处理，以免贻误病情。

预防食疗：①生姜粥：生姜15g（捣碎），放碗内，加入沸热粥，加盖焖片刻，加盐调味服食，适用于寒邪内阻型腹痛；②干姜粥：干姜3g，高良姜3g，粳米60g，先煎干姜、高良姜取汁，去渣，再入粳米，同煮为粥，早晚各1剂，适用于脾胃虚寒型腹痛。

【重点难点】

1. 腹痛是脏腑气机阻滞，气血运行不畅，经脉痹阻，不通则痛或脏腑经脉失养，不荣而痛，临床以胃脘以下、耻骨毛际以上部位发生疼痛，常伴有腹胀、腹泻、便秘、呕吐、纳减等全身症状为主要特征的常见病证。

2. 因感受外邪、饮食所伤、情志失调及素体虚弱、劳倦内伤等，致气机阻滞、脉络痹阻或经脉失养而发生腹痛。

3. 病位在脾胃、肝胆、肾、大小肠、膀胱等多个脏腑。病性在疾病初期多为实证，病久多为虚证或虚实夹杂证。

4. 治疗以“通”字立法，临床分为寒邪内阻、湿热壅滞、饮食积滞、肝郁气滞、瘀血内停、中虚脏寒证等，以实者攻之、虚者补之、热者寒之、寒者热之为治疗大法。

5. 临床以寒邪内阻、肝郁气滞、中虚脏寒等证较为常见。

【临证备要】

1. 腹痛可见于多种病证 腹痛不是一个独立的疾病，而是很多疾病的一种症状表现，所以应注意查找原发病。如痢疾之腹痛，伴有里急后重，下痢赤白脓血；霍乱之腹痛，吐泻交作，起病急骤，病情凶险，常发生厥脱等变证；积聚之腹痛，以腹中包块为特征；腹泻之腹痛，伴有大便次数增多，每日3次以上，大便稀溏甚至如水样；便秘之腹痛，伴有大便干结，排便次数减少，至少3天以上排便1次。内科腹痛一般不剧，痛无定处，压痛不显，无腹肌紧张、反跳痛等，无外伤史。外科腹痛多疼痛剧烈，痛有定处，压痛明显，可见腹痛拒按，腹肌紧张，反跳痛或腹部包块等。若小腹右侧疼痛，疑为肠痈，应注意体格检查及询问病史。妇科腹痛多在小腹，与经、带、胎、产有关，如痛经、先兆流产、宫外孕、输卵管破裂等，应及时进行妇科检查并询问月经史，以明确诊断。

2. 明辨虚实夹杂、寒热错杂者腹痛 虚实夹杂者临床见患者腹痛，畏寒怯冷，神疲乏力，纳食不佳，又见情志不畅、善太息、腹胀或两胁胀满等气滞证，或见脘腹胀痛，嗳腐吞酸，嗳气频作等食积痛。寒热错杂者寒痛缠绵发作，日久郁而化热，临床见腹痛，遇寒痛甚，得温痛减，形寒肢冷，又见大便秘结，或溏滞不爽，小便短黄，心烦易怒，口干胁痛等热证。热痛日久不愈，也可转化为寒，成为寒热交错之证。临床见腹痛势急迫、拒按，口渴，舌质红，苔黄燥或黄腻，脉滑数，又见腹痛，畏寒肢冷，大便清稀等寒证。对于虚实夹杂及寒热错杂证，应随病机兼夹变化，或寒热并用，或攻补兼施，灵活运用。

3. 灵活运用温通法治疗腹痛 温通法是以辛温或辛热药为主体，配合其他药物，借能动、能通之力，以收通则不痛之效的治疗方法。温通法每需与他药合用。一是与理气药为伍，如良附丸中高良姜与香附同用，用于寒凝而致气滞引起的腹痛十分相宜。二是与养阴补血药相合，如当归四逆汤中桂枝、细辛与当归、白芍同用，小建中汤中桂枝与白芍同用等。三是与活血祛瘀药配用，如少腹逐瘀汤，在活血化瘀的同时使用小茴香、干姜、肉桂等辛香温热之品，来化解滞留于少腹的瘀血。四是与补气药相配，如附子理中汤，既用党参、白术，又用附子、干姜，对中虚脏寒的腹痛切中病机。五是与甘缓药同用，常用甘草、大枣、饴糖等味甘之品，一方面制约辛燥温热太过，使其温通而不燥烈，另一方面甘味药在温热药的推动下，缓急止痛而不碍邪。

4. 运用清热通腑法治疗急性热证腹痛　清热通腑法以清热解毒药（如金银花、黄连、黄芩等）与通腑药（如大黄、虎杖、枳实、芒硝等）为主体，以通则不痛为法，现代用来治疗急慢性胰腺炎取得了良好成效。对于不完全性肠梗阻患者，可予调胃承气汤加减，加用木香、槟榔等理气之品，收理气通腑之效。本法应用，中病即止，不可过用，以免伤阴太过。对虚证腹痛不可妄用清热通腑法，以免损耗正气，使虚者更虚。

5. 名医经验　史载祥教授应用大建中汤治疗寒性腹痛经验，药用川椒15g，干姜15g，甘草15g，党参15g，百合30g，沙参15g，丹参30g，当归15g，乳香4g，没药4g，桂枝20g，赤芍I5g，大枣20g，白芍15g。每日1剂，水煎服，分2次温服。［李春岩．史载祥教授应用大建中汤治疗寒性腹痛经验．中国中医急症，2013，22（02）：244-245.］

目标检测

答案解析

A1型题

1．最早记载腹痛病名的是下列哪一部医著（　）

A．《黄帝内经》　B．《金匮要略》　C．《诸病源候论》　D．《丹溪心法》　E．《医宗必读》

2．腹痛是由于哪些脏腑功能失调造成的（　）

A．心、肺、肝、肾　B．心、肝、肾

C．胆、肝、胃、脾、肾、大肠、小肠、膀胱　D．心、脾、肝、肾

E．心、肺、脾、肝

3．下列哪项不是腹痛的病因（　）

A．感受外邪　B．饮食所伤　C．情志抑郁　D．脾胃虚弱　E．房劳过度

A2型题

4．男，40岁。腹痛胀满，拒按，烦渴，大便不通，舌红，苔黄厚，脉滑实有力，此病方宜选用（　）

A．大承气汤　B．柴胡疏肝散　C．六磨汤

D．大黄黄连泻心汤　E．木香顺气散

5．女，23岁。腹痛绵绵，时作时止，喜热恶冷，痛时喜按，饥饿及劳累后更甚，舌淡苔白，脉沉细，伴有神疲气短，怯寒，便溏。应用（　）

A．大承气汤　B．小建中汤　C．木香顺气散　D．少腹逐瘀汤　E．保和丸

6．女，48岁。少腹疼痛，痛势较剧，痛如针刺，痛处固定，甚则腹有包块，经久不愈，舌质紫暗，脉细涩。方选（　）

A．桂枝加附子汤　B．小建中汤　C．柴胡疏肝散　D．少腹逐瘀汤　E．大承气汤

A3型题

李某，女，42岁。腹痛胀闷，痛无定处，痛引少腹，或兼痛窜两胁，时作时止，得嗳气或矢气则舒，遇忧思恼怒则剧，舌质红，苔薄白，脉弦。

7．该患者的证候属于（　）

A．寒邪内阻　B．湿热壅滞　C．饮食积滞　D．肝郁气滞　E．中虚脏寒

8．其治法是（　）

A．散寒温里，理气止痛　B．泻热通腑，行气导滞　C．消食导滞，理气止痛　D．疏肝解郁，理气止痛　E．温中补虚，缓急止痛

9．其治疗首选方是（　）

A．大承气汤　B．柴胡疏肝散　C．六磨汤　D．良附丸合正气天香散　E．小建中汤

B1型题

A．大承气汤　B．痛泻要方　C．柴胡疏肝散　D．小建中汤　E．良附丸合正气天香散

10．腹痛属中虚脏寒选用（　）

11．腹痛属寒邪内阻选用（　）

12．腹痛属湿热壅滞选用（　）

13．腹痛属肝郁气滞选用（　）

（张亚军）

书网融合……

知识回顾　习题

第七节　泄　泻

PPT

学习目标

知识要求：

1．掌握泄泻的治则及各证型的辨证要点、治法、代表方剂。

2．熟悉泄泻的定义、病因病机及鉴别诊断。

3．了解泄泻的历史源流、其他疗法及预防调护。

技能要求：

1．熟练掌握辨析泄泻各证型、处方用药及适当调护的技能。

2．学会运用辨证论治的方法治疗泄泻。

岗位情景模拟22

白某，女，35岁，2008年2月4日就诊。

大便稀薄频多伴有肠鸣腹痛2周。患者1年前无明显诱因出现大便稀薄，次数增多，每日2~3次，病情反复，最近2周前复发。刻下症见：大便稀薄如水样，每日3~5次，时轻时重，每当情绪紧张或恼怒时，即感腹痛肠鸣，痛后即泻，泻后痛减，素有胸胁满闷，嗳气纳呆，矢气频频。舌淡红，苔薄白，脉弦而弱。曾行大便常规、结肠镜等检查，未发现异常。

问题与思考

1. 本病的临床特征是什么？

2. 患者为虚证还是实证，寒证还是热证？虚有什么病理因素，实有什么病理因素？这些病理因素所在的病位在哪里？这些病理因素的主次？

3. 当前的中医治法是什么？如何选方用药？患者此次泄泻痊愈后如何调养？

答案解析

泄泻是由于感受外邪、饮食所伤、情志失调、脾胃虚弱等因素，导致脾胃不健，肠道传化失司，出现排便次数增多、粪便稀溏，甚至泻出如水样为主要临床表现的病证。古代将大便溏薄而势缓者称为泄，大便清稀如水而势急者称为泻，现统称为“泄泻”。本病四季均可发生，尤以夏秋两季为多。

泄泻一名最早出现在《黄帝内经》中，详细记载了泄泻的定义、病因病机、分型以及治法等内容，为后世奠定了泄泻的理论基础。《素问·气交变大论》中有“鹜溏”“飧泄”“注下”等病名，指出风、寒、湿、热皆可致泻。如《素问·阴阳应象大论》有“湿盛则濡泄”“春伤于风，夏生飧泄”等论述。《素问·至真要大论》提出：“暴注下迫，皆属于热。”对于泄泻所涉及的脏腑及临证表现，《素问·宣明五气》曰：“大肠小肠为泄。”《素问·脏气法时论》谓：“脾病者……虚则腹满肠鸣，飧泄食不化。”《素问·脉要精微论》曰：“胃脉实则胀，虚则泄。”东汉·张仲景在《金匮要略·呕吐哕下利病脉证治》中将泄泻与痢疾统称为下利。至隋·巢元方《诸病源候论》始明确将泄泻与痢疾分述之。宋·陈无择在《三因极一病证方论·泄泻叙论》中提出情志失调亦可引起泄泻，如“喜则散，怒则激，忧则聚，惊则动，脏气隔绝，精神夺散，以致溏泄”。关于泄泻的治疗，明·张介宾提出分利之法是治疗泄泻的原则，《景岳全书·泄泻》云：“凡泄泻之病，多由水谷不分，故以利水为上策。”明·李中梓在《医宗必读·泄泻》中提出治泻九法，即淡渗、升提、清凉、疏利、甘缓、酸收、燥脾、温肾、固涩，对后世治疗泄泻影响巨大。清代医家对泄泻的论著颇多，认识日趋完善。

西医学的消化器官发生功能性、器质性病变导致的泄泻，如急性肠炎、炎症性肠病、吸收不良综合征、肠道肿瘤、肠结核、肠易激综合征，或其他脏器等以泄泻为主症的疾病，可以参照本节辨证论治。

知识拓展

腹泻的分类

腹泻从病理生理角度，可分为以下四类。①高渗性腹泻：由于肠道摄入了高渗性食物或药物，使肠道食糜变成了高渗状态，因而肠壁内水分进入肠腔，刺激肠道，使其运动加速，导致腹泻。②吸收障碍性腹泻：由于肠道黏膜受损害，吸收面积减少，使肠道对水、脂肪酸、电解质的吸收减少，肠腔水、电解质及脂肪酸等增加，刺激肠道，肠蠕动加速，导致腹泻。③分泌性腹泻：由于细菌的毒素与肠道黏膜受体结合，激活肠壁内腺苷环化酶，使肠黏膜内cAMP增加，快速向细胞外分泌水和电解质，导致腹泻。④运动性腹泻：由于肠内毒素、药物及消化不全的中间产物等，可刺激肠道，导致腹泻。

【病因病机】

1. 病因

（1）外邪侵袭　六淫外邪侵袭人体，主要以湿邪为主，常夹杂寒、暑、热等病邪，脾胃功能紊乱，导致肠道功能失司，清浊不分而发病。

（2）饮食所伤　由于误食不洁食物或者饮食不节，均能化生寒、湿、热、食滞之邪，使脾运失职，升降失调，清浊不分，发生泄泻。

（3）情志不调　情志失畅，忧愤恼怒，致肝气郁滞，失于疏泄，横逆乘脾犯胃，脾胃不和，运化失常，而成泄泻；忧郁思结伤脾，脾虚不健，运化失常而成泄泻。

（4）劳逸伤脾　过度劳倦，过度安逸，均可损伤脾胃，致其虚弱，运化失常而成泄泻。

（5）久病体虚　久病缠绵不愈，体质虚弱，均可导致脾胃虚弱；年老体弱或久病之后，损伤肾阳，命门之火不足，则不能温煦脾土，运化失司，脾虚湿胜，引起泄泻。

2. 病机　泄泻的基本病机为脾虚与湿盛，致肠道功能失司而发生泄泻。病位在肠，主病之脏属脾，同时与肝、肾密切相关，肝有助脾运化之功；脾有利肝疏泄之用。若肝郁气滞，乘侮脾胃，则脾胃不健；若胃失和降、胃气上逆，则可出现嗳气、恶心、呕吐、呃逆等病证。先天禀赋不足则脾肾虚弱，肾阳不足；病后体虚，脾肾亏虚，肾气不足；年老体弱，脏腑虚衰，肾气不足。肾阳亏虚使脾失温煦，运化失健。病理因素主要是湿邪为患，《素问·阴阳应象大论》说："湿胜则濡泄。"湿邪入侵脾胃，使脾运化失常，水谷精微不化，清浊混杂而下。脾虚湿盛是导致泄泻发生的主要原因。

泄泻的病理性质中急性暴泻多属于实证，慢性久泻多属于虚证。急性泄泻主要由于外感寒、热、湿邪或饮食所伤而至，以湿盛为主，属于实证；慢性泄泻多由于素体脾虚，或因情志不畅，肝气郁结使脾虚不健，亦可由于肾阳虚衰使脾健运无权引起泄泻，属于虚证。

泄泻的病机转化，由脾胃功能的强盛与否和湿邪的程度决定。暴泻多实，久泻多虚或虚实夹杂。虚实之间常因脾虚与否及湿盛程度而转化，急性暴泻及时治疗可在短期内痊愈，失治误治，病未根治，可使病情迁延，或反复发作，病机由实转虚，形成慢性久泻，久泻脾虚，则易感湿邪，或被饮食所伤，而呈急性发作，表现为虚中夹实。

【诊断与鉴别诊断】

1. 诊断

（1）主症有大便次数增多，粪质稀薄，甚至泻出如水样的临床特征。其中以粪质清稀为必备条件。

（2）兼有脘腹不适，腹胀，腹痛，肠鸣，食少，纳呆，小便不利等症状。

（3）起病或缓或急，常有反复发作史。常因外感寒热湿邪，内伤饮食、情志、劳倦、脏腑、功能失调等诱发或加重。

（4）泄泻四季均可发生，尤以夏秋两季为多。

（5）大便常规、大便细菌培养、胃肠X线、胃肠内窥镜、腹部B超及CT等检查有助于诊断和鉴别诊断。

2. 鉴别诊断

（1）泄泻与痢疾　泄泻与痢疾都会出现腹痛腹泻，发热等症状。泄泻的主要病机为脾虚湿盛，痢疾的主要病机是邪蕴肠腑，气血壅滞，传导失司。泄泻发作时大便清稀无脓血，无里急后重。痢疾则以里急后重、便有脓血为特征。

（2）泄泻与霍乱　霍乱是一种猝然起病，剧烈上吐下泻，吐泻并作的病证。泄泻与霍乱同有大便清稀如水的症状。霍乱的发病特点是来势急骤，变化迅速，病情凶险，起病时常先突然腹痛，继则吐泻交作，所吐之物均为未消化之食物，气味酸腐热臭，所泻之物多为黄色粪水，或如米泔，常伴恶寒发热，部分患者在吐泻之后，津液耗伤，迅速消瘦，或发生转筋，腹中绞痛，若吐泻剧烈，则见面色苍白，目眶凹陷，汗出肢冷等津竭阳衰之危候。而泄泻只以大便次数增多，粪质稀薄，甚至泻出如水样为主症，治疗及时得当，预后良好。

【辨证论治】

1. 辨证要点

（1）辨寒热虚实　粪质清稀如水，或稀薄清冷，完谷不化，腹中冷痛，肠鸣，畏寒喜温，常因饮食生冷而诱发者，多属寒证；粪便色黄褐，臭味较重，泻下急迫，肛门灼热，常因进食辛辣燥热食物而诱发者，多属热证；病程较长，腹痛不甚且喜按，小便利，口不渴，稍进油腻或饮食稍多即泻者，多属虚证；起病急，病程短，脘腹胀满，腹痛拒按，泻后痛减，泻下物臭秽者，多属实证。

（2）辨泻下物　大便清稀，或如水样，泻物腥秽者，多属寒湿之证；大便稀溏，其色黄褐，泻物臭秽者，多系湿热之证；大便溏垢，完谷不化，臭如败卵，多为伤食之证。

（3）辨轻重缓急　泄泻而饮食如常为轻证；泄泻而不能食，消瘦，或暴泻无度，或久泄滑脱不禁为重证；急性起病，病程短为暴泻；病程长，病势缓为久泻。

（4）辨脾、肝、肾　稍有饮食不慎或劳倦过度泄泻即作或复发，食后脘闷不舒，面色萎黄，倦怠乏力，多属病在脾；泄泻反复不愈，每因情志因素致泄泻发作或加重，腹痛肠鸣即泻，泻后痛减，矢气频作，胸胁胀闷者，多属病在肝；五更泄泻，完谷不化，小腹冷痛，腰酸肢冷者，多属病在肾。

2. 治疗原则　泄泻的治疗原则为运脾化湿。暴泻多以湿盛为主，重在化湿，兼顾分利，根据寒湿和湿热的不同，分别采用温化寒湿与清化湿热之法。久泻以脾虚为主，当以健脾，因肝气乘脾者，宜抑肝扶脾，因肾阳虚衰者，宜温肾健脾。暴泻不可骤用补涩，以免留有浊邪；久泻不可分利太过，以防损伤阴液。

3. 分证论治

（1）暴泻

①寒湿泄泻

证候：大便次数增多，大便溏薄，甚至呈水样；或者次数不多，粪便溏薄。腹痛，肠鸣，或兼有寒热，鼻塞，头痛，四肢酸痛。舌苔薄白或白腻，脉濡缓。

辨证要点：泻下清稀如水，食少腹痛，兼恶寒发热，舌苔薄白或白腻，脉濡缓。

基本病机：寒湿困脾，脾胃不健，水湿不化。

治法：芳香化湿，疏表散寒。

方药：藿香正气散（《太平惠民和剂局方》）加减。常用药：藿香、厚朴、苏叶、陈皮、大腹皮、白芷、茯苓、白术、半夏曲、桔梗、甘草、生姜、大枣。

加减：若表寒重，头痛、身痛、憎寒、发热者，配荆芥、防风，或用荆防败毒散；湿邪偏重，腹满肠鸣，小便不利，可用胃苓汤；寒重于湿，腹胀冷痛者，可用理中丸。

②湿热泄泻

证候：腹痛泄泻，大便急迫如水注，大便臭秽，肛门灼热，烦热口渴，小便短赤。舌红，苔黄腻，脉滑数。

辨证要点：泻下急迫，大便臭秽，肛门灼热，舌红，苔黄腻，脉滑数。

基本病机：湿热之邪，蕴结脾胃，下注肠道，传化失司。

治法：清热利湿，分消止泻。

方药：葛根芩连汤（《伤寒论》）加减。常用药：葛根、黄芩、黄连、甘草。

加减：若兼有腹痛者，可酌加木香、芍药；下痢赤白、里急后重者，酌加木香、槟榔、马齿苋。

③食滞胃肠

证候：大便次数增多，泻下粪便臭如败卵，夹杂不消化食物残渣，腹痛拒按，泻后痛减，嗳腐食臭，不思饮食。苔厚腻，脉滑数。

辨证要点：泻下夹杂不消化食物残渣，泻后痛减，嗳腐食臭，苔厚腻，脉滑数。

基本病机：饮食不洁或食滞中焦，损伤脾胃。

治法：消食导滞，和中止泻。

方药：保和丸（《丹溪心法》）加减。常用药：山楂、神曲、半夏、茯苓、陈皮、连翘、莱菔子。

加减：若食滞较重，脘腹胀满，可用枳实导滞丸。

（2）久泻

①肝气乘脾

证候：腹痛则泻，每逢精神刺激或情绪紧张时即发生腹泻，泻后痛减，胸胁痞满，嗳气少食。舌淡红，苔薄白，脉弦。

辨证要点：腹痛则泻，泻后痛减，受情绪影响则诱发，舌淡红，苔薄白，脉弦。

基本病机：肝强脾弱，气机失调，脾失健运。

治法：抑肝扶脾。

方药：痛泻要方（《丹溪心法》）加减。常用药：白术、白芍、防风、陈皮。

加减：若肝郁气滞，胸胁脘腹胀痛者，可加枳壳、香附、延胡索、川楝子；脾虚明显，神疲食少者，加黄芪、党参、扁豆；久泻不止，可加酸收之品，如乌梅、诃子、石榴皮。

②脾胃虚弱

证候：大便溏泻，水谷不化，脘腹痞满，食欲不振，面色萎黄，倦怠乏力。舌淡，苔薄白，脉沉缓。

辨证要点：大便溏薄，食欲不振，面色萎黄，兼气虚症状。

基本病机：素体脾虚，运化失司。

治法：健脾益气，化湿止泻。

方药：参苓白术散（《太平惠民和剂局方》）加减。常用药：人参、白术、茯苓、甘草、山药、莲肉、白扁豆、砂仁、薏苡仁、桔梗、大枣。

加减：若脾阳虚衰，阴寒内盛，亦可用附子理中汤，温中散寒；久泻不愈，中气下陷，而兼有脱肛者，可用补中益气汤。

③肾阳虚衰

证候：黎明前腹部作痛，大便次数增多，肠鸣脘闷，泻后痛减，腹痛喜暖喜按，腰腿酸软，畏寒，小便清长。舌淡，苔薄白，脉细弱。

辨证要点：腹痛喜暖喜按，腰腿酸软，兼阳虚症状。

基本病机：肾阳亏虚，脾失温煦，运化失司。

治法：温肾健脾，固涩止泻。

方药：四神丸（《证治准绳》）加减。常用药：补骨脂、肉豆蔻、吴茱萸、五味子、生姜、大枣。

加减：若肾阳虚衰过重，可加附子、肉桂；年老体弱，久泻不止加黄芪、升麻，亦可合用桃花汤。

4. **其他疗法**

（1）中成药疗法　治疗虚寒引起腹泻可以用附子理中丸。治疗湿热引起腹泻的中成药有加味香连丸、胃肠宁冲剂。治疗伤食引起腹泻的中成药有木香槟榔丸、加味保和丸。治疗脾虚引起腹泻的中成药有参苓白术丸、补中益气丸。

（2）刮痧疗法　急性泄泻可先刮肺俞穴，再从中脘刮至天枢，从曲池刮至外关，20~30次，使用泻法。慢性久泻可先刮背部膀胱经，再刮足三里和三阴交，20~30次，使用补法。

（3）穴位贴敷疗法　泄泻发生时取神阙穴，用五倍子、五味子、煨肉豆蔻各等量研细末混合，以食醋调成膏状敷脐，每日1次。急性腹泻者，加神阙穴进行隔姜灸；肾阳虚衰，四肢不温者，加贴肾俞穴、命门穴；肝气乘脾，烦躁易怒，头晕目赤者，加贴太冲穴、肝俞穴；寒湿内盛，面色萎黄、头重如裹者，加贴阴陵泉、水分穴。

【预防调护】

起居有常，注意调畅情志，保持乐观心态，适度运动，慎防外邪侵袭。饮食有节，宜清淡、富营养，易消化食物为主。

平日可食疗治疗和预防泄泻。莲子大枣粥：莲子、大枣、山药、百合、糯米，适用于脾胃虚弱证；山楂山药粥：山楂、山药、糯米、红糖，适用于伤食证；马齿苋绿豆汤：马齿苋、绿豆、大蒜，适用于湿热证；莲子生姜粥：莲子、生姜、红糖、粳米，适用于寒湿证。

【重点难点】

1. 泄泻是由于感受外邪、饮食所伤、情志失调、脾胃虚弱等因素，导致脾胃不健，肠道传化失司，而出现排便次数增多、粪便稀溏，甚至泻出如水样为主要表现的病证。本病四季均可发生，尤以夏秋两季为多。

2. 主要病机为脾虚湿盛。病变在脾、胃与大、小肠，同时与肝、肾密切相关。病理因素主要是湿。

3. 治疗大法为运脾化湿。若病情处于寒热虚实兼夹或互相转化时，当随证施治。

4. 证型可分为暴泻和久泻两种类型。暴泻多由于外感邪气、饮食不节等引起的急性泄泻，包括寒湿泄泻、湿热泄泻、食滞肠胃三种证型。久泻多由于素体虚弱，脾失健运而引起的慢性泄泻，包括肝气乘脾、脾胃虚弱、脾肾阳虚三种证型。

【临证备要】

1. **注意风药的临床运用**　泄泻的治疗大法为运脾化湿，风药有燥湿之性，具有促进肝之阳气升发的作用，升发脾阳，脾气上升，运化乃健，泄泻可止。“风胜湿”，临床常用药有藿香、葛根、荆芥、防风、桔梗、白芷、藁本、升麻、柴胡等。

2. **善用利湿药**　湿是泄泻发生最主要的病机，无论外感湿邪还是内伤最终都是导致脾胃失健，运化无权而湿浊不化。故在临床治疗泄泻中应当善用利湿药。常用药为车前子、茯苓、猪苓、泽泻、薏苡仁等药物。

3. **久泻勿忘化瘀之法**　血瘀也是导致泄泻发生的原因之一，可加用丹参、赤芍、三棱、莪术、丹皮等活血化瘀。

4. **名医经验**　朱良春用仙桔汤治疗慢性溃疡性结肠炎，脾虚夹湿热者之慢性泄泻。药用仙鹤草30g，桔梗8g，乌梅炭4.5g，白槿花（即木槿花）、炒白术各9g，广木香5g，炒白芍9g，秦艽10g，炒槟榔1.2g，甘草4.5g。水煎服，每日1剂。有失禁不固者加诃子肉12g，或石榴皮10g；腹痛甚，倍芍药；气虚甚，加党参、黄芪、升麻、柴胡；无木槿花，可代以藿香、紫苏各6g，地锦草20g。（朱建平，马旋卿，强刚.朱良春精方治验实录.北京：人民军医出版社，2011.）

目标检测

答案解析

A1型题

1. 泄泻是由于哪个脏腑功能失调造成的（　）

A. 心　B. 肝　C. 脾　D. 肺　E. 肾

2. 稍有饮食不慎或稍进油腻食物引起的泄泻，属下列哪项（　）

A. 寒湿泄泻　B. 湿热泄泻　C. 食滞胃肠　D. 脾胃虚弱　E. 肾阳虚衰

3. 下列哪项不是泄泻病的病因（　）

A. 感受外邪　B. 饮食所伤　C. 情志失调　D. 体虚久病　E. 房劳过度

A2型题

4. 男，19岁。泄泻清稀，甚则如水样，纳呆脘闷，腹痛肠鸣，兼恶寒，发热，头痛，肢体酸痛，舌苔白或白腻，脉濡缓。其主要病机为（　）

A. 外感寒湿，侵袭肠胃　B. 泄泻日久，肾阳虚衰　C. 脾胃虚弱，运化无权
D. 饮食不节，宿食内停　E. 湿热阻遏，传化失常

5. 女，23岁。泄泻腹痛，泻下急迫，或泻而不爽，粪色黄褐而臭，肛门灼热，烦热口渴，小便短黄，舌质红，苔黄腻，脉滑数或濡数。其治法是（　）

A. 温肾健脾，固涩止泻　B. 健脾益气，化湿止泻　C. 消食导滞
D. 清热利湿　E. 芳香化湿，疏表散寒

6. 男，33岁。腹痛肠鸣，泻下粪便臭如败卵，泻后痛减，脘腹胀满，嗳腐吞酸，厌食，舌苔垢浊或厚腻，脉滑。其治疗首选取方为（　）

A. 四神丸加减　B. 保和丸加减　C. 参苓白术散加减
D. 葛根芩连汤加减　E. 藿香正气散加减

A3型题

患者，男，56岁。大便时溏时泻，迁延反复，稍进油腻食物，则大便次数明显增加，食少，食后脘闷不舒，面色萎黄，神疲倦怠，舌质淡，苔白，脉细弱。

7. 该患者的证候是（　）

A. 食滞胃肠　B. 中气下陷　C. 脾胃虚弱　D. 肝气乘脾　E. 肾阳虚衰

8. 其治法是（　）

A. 消食导滞　B. 清热燥湿　C. 温肾健脾　D. 健脾益气　E. 抑肝扶脾

9. 其治疗首选方是（　）

A. 保和丸　B. 藿香正气散　C. 葛根芩连汤　D. 痛泻要方　E. 参苓白术散

B1型题

A. 四神丸加减　B. 保和丸加减　C. 参苓白术散加减
D. 葛根芩连汤加减　E. 藿香正气散加减

10. 湿热泄泻，治疗宜首选（　）

11. 寒湿泄泻，治疗宜首选（　）

12. 食滞泄泻，治疗宜首选（　）

13. 脾胃虚弱泄泻，治疗宜首选（　）

（张亚军）

书网融合……

知识回顾　　习题

第八节　痢　疾

PPT

学习目标

知识要求：

1. 掌握痢疾的治则及各证型的辨证要点、治法、代表方剂。
2. 熟悉痢疾的定义、病因病机及鉴别诊断。
3. 了解痢疾的历史源流、其他疗法及预防调护。

技能要求：

1. 熟练掌握辨析痢疾各证型、处方用药及适当调护的技能。
2. 学会运用辨证论治的方法治疗痢疾。

岗位情景模拟23

王某，男，60岁，农民。2019年7月10日入院。

腹痛、里急后重伴赤白黏液便3天。患者3天前外出进餐后次日早上出现恶寒发热，头痛，未予重视。刻下症见：仍恶寒发热，腹部疼痛，以脐周为主，频频临厕，日行十余次，大便量少，伴有赤白黏液，里急后重，肛门灼热，口干口苦，小便短赤，舌红，苔黄腻，脉浮滑数。检查血常规白细胞升高，大便常规提示有脓细胞、红细胞。

问题与思考

1. 本病的临床特征是什么？

2. 患者为虚证还是实证，寒证还是热证？有哪些病理因素？这些病理因素所在的病位在哪里？

3. 当前的中医治法是什么？如何选方用药？患者饮食如何调养？

答案解析

痢疾是外感湿热或疫毒，内伤饮食导致邪客肠腑，传导失职，气血壅滞，化腐成脓，出现以腹痛、里急后重、便下赤白脓血为主症的病证。本病常急性起病，夏秋季节多发，可因饮食不洁诱发，部分具有传染性，可散发，亦可流行，以湿热痢最为常见。部分病例久治不愈，甚至具有时发时止的特点。

中医对本病的认识记载较早，《黄帝内经》将本病称为“肠澼”或“赤沃”，并对其病因及临床特点，作了简要的论述。如《素问·至真要大论》篇云：“少阴之……腹满痛，溏泄，传为赤沃。”至《难经》将大肠、小肠、大瘕泄，并作了如下的比较和鉴别，曰“大肠泄者，食已窘迫，大便白色，肠鸣切痛”“小肠泄者，溲而便脓血，少腹痛”“大瘕泄者，里急后重数至圊而不能便”。汉代张仲景《金匮要略》将痢疾与泄泻统称为“下利”，对其病机，多责之“以有热故也”，并制订了白头翁汤和桃花汤等有效方剂。金代刘完素《河间六书·滞下》在治疗上主张“行血则便脓自愈，调气则后重自除”的法则，直到现在，仍属治痢之正法。宋代严用和《济生方》首先提出“痢疾”的名称。元代朱丹溪《丹溪心法·痢》承前贤之说，而多发明：其一，对本病的辨证提出“痢，赤属血，白属气”，“赤痢乃自小肠来，白痢乃自大肠来”及“血痢久不愈者属阴虚”的见解；其二，对痢疾的传染性，进一步提出了“又有时疫作痢，一方、一家之内，上下传染相似”的明确结论；其三，对痢疾的病因，认为“皆湿热为本”，又进而指出“湿热瘀积”之为病，“干于血分则赤，干于气分则白”；其四，按病之虚实提出了本病“壮实初病宜下，虚弱衰老久病宜升”的治疗原则；其五，指出噤口痢的病机是大虚大热，用人参、黄连等法治疗。清代喻嘉言《医门法律·痢疾门·痢疾论》对痢疾论治十分详细，他创“逆流挽舟”之法。叶天士认为“治痢大法，不过通塞二义”，可谓要言不烦。清代蒲松园《医镜·症方发明·痢》提出治痢之忌，如“一忌温补”“一忌大下”“一忌发汗”“一忌利小便”，而唯清热一法无忌。

西医学中急慢性细菌性痢疾、阿米巴痢疾、溃疡性结肠炎、过敏性肠炎等表现为腹痛、里急后重、便下赤白脓血之证候者，均可参照本病辨证论治。

【病因病机】

1. 病因

（1）感受外邪　湿热疫毒常见。夏秋季节，湿热、疫毒之邪盛行，邪气内犯，侵及肠胃，熏蒸为患，导致传导运化失司，肠道脂膜血络受损，腐败化为脓血，而成痢疾。少数感受寒湿之邪，寒性凝滞黏腻，以致气滞血涩，寒湿之邪与肠中秽浊之物相结，亦可下泄为痢。

（2）饮食所伤　饮食所伤是痢疾发病的重要原因，如过食肥甘酒炙之品，或啖食不洁之物，以致湿热内结蕴蒸，肠道气血瘀滞化为脓血，则成湿热之痢；若恣食生冷瓜果不洁之物，有伤脾胃，脾虚不运，水湿内停，中阳受遏，湿从寒化，寒湿滞肠，气血凝滞，化为白冻脓血，发为寒湿之痢。而饮食不节既可单独致痢，亦往往与寒湿、暑热之邪相结合而为病。

2. 病机　痢疾的基本病机为邪蕴肠腑，肠道传导失职，气血壅滞，脂膜血络受损，腐败化为脓血。湿热、疫毒、寒湿、食滞等内蕴肠腑，与肠中气血相搏结，大肠传导功能失司，通降不利，气血壅滞，腐败化为脓血，而痢下赤白；气机阻滞，腑气不通，故见腹痛，里急后重。

痢疾的病理性质有寒、热、虚、实之分。病位在肠，与脾、胃相关，久则累及于肾。初期多为实证，久痢多虚实夹杂证。外感湿热或为阳盛之体受邪，邪从热化则发为湿热痢；若湿热挟疫毒太盛，则发为疫毒痢；病邪以寒湿为主，或阳虚之体受邪，邪从寒化则发为寒湿痢。痢久则可伤脾及肾，耗伤精血。若痢久正虚邪恋，伤及阴血或痢久正虚邪恋，伤及阳气，则可转化为阴虚痢或虚寒痢。若因痢疾补涩过早，痢久迁延，正虚邪恋，或痢疾失于调养，也可转化为时作时止之休息痢。如邪留胃中或湿热疫毒之气上攻，或痢久正虚，胃气上逆，则成为噤口痢。

【诊断与鉴别诊断】

1. 诊断

（1）主症为腹痛、里急后重、便下赤白脓血，可伴有大便次数增多。

（2）急性痢疾多起病急骤，可伴有恶寒发热等症状；慢性痢疾则反复发作，迁延难愈。

（3）多有饮食不洁史，可具有传染性。

（4）常见于夏秋季节。

（5）急性痢疾血常规检查可见白细胞及中性粒细胞增多，慢性痢疾可见轻度贫血。大便常规可见大量脓细胞及红细胞，并有巨噬细胞，培养出致病菌为确诊的依据。阿米巴痢疾的新鲜大便可有阿米巴滋养体或包囊。X线钡餐造影、肠镜检查有利于鉴别诊断并明确病变部位与损伤程度。

2. 鉴别诊断 痢疾与泄泻：症状多相似，且其病因多重叠，故易混淆。共同点为两者皆多发于夏秋季节，均表现为大便次数增多，或伴腹痛等。但痢疾大便次数多而量少，排赤白脓血便，腹痛，伴里急后重感明显。而泄泻为脾虚湿盛，肠道传化失司所致，表现为大便溏薄，粪便清稀，或如水样，或完谷不化，而无赤白脓血便，腹痛多伴肠鸣，少有里急后重感。

【辨证论治】

1. 辨证要点

（1）辨虚实 发病急，病程短，形体壮实，腹痛胀满拒按，里急后重，腹痛便后可暂时减轻者多实证，相对易治，预后良好；病程长，形体衰弱，腹痛喜按，痛势绵绵，里急后重，便后不减者多虚证，或虚实夹杂证，治疗相对困难。

（2）辨寒热 热证痢下脓血，色鲜红，甚则紫黑，稠厚腥臭，腹痛，里急后重明显，口渴口臭，小便黄赤，舌红苔黄腻，脉滑数；寒证痢下赤白清稀，白多赤少，腹痛喜按，里急后重不明显，面白肢冷形寒，舌淡苔白，脉沉细。

（3）辨伤气伤血 下痢白多赤少，偏于邪伤气分；赤多白少，或以血为主者，偏于邪伤血分。

知识拓展

溃疡性结肠炎的中医研究

溃疡性结肠炎是一种病因尚不十分清楚的慢性非特异性肠道炎性疾病，可属中医“痢疾”范畴。中医治疗溃疡性结肠炎疗效显著，其优势在于维持缓解和预防复发，对于水杨酸类制剂和免疫抑制剂治疗无效的患者，以及对糖皮质激素抵抗或依赖的顽固病例，仍可选用中医治疗。

中华中医药学会脾胃病分会将本病分为6个证型：大肠湿热证、脾虚湿蕴证、寒热错杂证、脾肾阳虚证、肝郁脾虚证和阴血亏虚证。

中药口服联合灌肠治疗溃疡性结肠炎，充分体现了中医整体辨证论治与局部治疗相结合的特点，达到内外同治的效果。口服方药常用：黄连、黄芩、秦皮、白头翁、葛根、地榆、木香、党参、当归、白芍、五倍子、白蔹、肉桂、甘草；灌肠方药常用：黄柏、马齿苋、石菖蒲、地榆、苦参、白及、诃子。

2. 治疗原则 痢疾的治疗应以祛邪导滞、调和气血为基本原则。根据寒热虚实主次不同，热痢清之，寒痢温之，寒热交错者清温并用，虚实夹杂者攻补兼施。初起，实证、热证多见，宜清热化湿，兼表证者可用疏风解表之法，以导邪外出。久病寒证、虚证多见，宜补虚温中，调理脾胃，兼清肠，收敛固涩。

痢疾不论虚实寒热，肠中多有壅滞，可配消导之品。刘河间云："调气则后重自除，行血则脓便自愈。"故一般赤痢多重用血药，白痢多重用气药。此外，治痢全程应当顾护胃气，忌过早补涩，忌峻下攻伐，忌分利小便，以免闭门留寇。

3. 分证论治

（1）实证

①湿热痢

证候：腹痛，里急后重，下痢赤白脓血，赤多白少，或纯下赤冻，肛门灼热，小便短赤。或发热恶寒，头痛身楚，口渴发热。舌红，苔黄腻，脉滑数或浮数。

辨证要点：为痢下赤白脓血，赤多白少，或纯下赤冻，肛门灼热。

基本病机：湿热壅滞，肠络受损，气血瘀滞，传导失司。

治法：清热化湿，调气行血。

方药：芍药汤（《素问病机气宜保命集》）加减。常用药：芍药、当归、甘草、黄芩、黄连、木香、槟榔、大黄、肉桂、金银花。

加减：若瘀热较重，痢下鲜红者，可加地榆、桃仁、赤芍、丹皮；痢疾初起，兼有表证者，可用人参败毒散，解表举陷，即喻嘉言所谓"逆流挽舟"法；身热汗出，脉象急促，表邪未解而里热已盛者，宜用葛根芩连汤；属热重下痢，宜加用白头翁汤；夹食滞，见痢下不爽，腹痛拒按，苔黄腻，脉滑者，可加用枳实导滞丸；表证已减，痢尤未止，可加香连丸。

②疫毒痢

证候：发病急骤，壮热，痢下鲜紫脓血，腹痛剧烈，里急后重明显，口渴，头痛，烦躁，或神昏谵语，或痉厥抽搐，或面色苍白，汗冷肢厥。舌红绛，苔黄燥，或苔黑滑润，脉滑数或脉微欲绝。

辨证要点：痢下鲜紫脓血、高热、神昏、惊厥、舌质红绛。

基本病机：疫邪热毒，壅滞肠中，燔灼气血，蒙蔽清窍。

治法：清热解毒，凉血止痢。

方药：白头翁汤（《伤寒论》）合芍药汤（《素问病机气宜保命集》）加减。常用药：白头翁、黄连、黄柏、秦皮、金银花、生地黄、赤芍、丹皮、木香、槟榔。

加减：若高热神昏谵语者，可合用犀角地黄汤，或另用大黄煎汤送服安宫牛黄丸或至宝丹；热极动风，痉厥抽搐者，加羚羊角、钩藤、石决明；暴痢致脱，见面色苍白、汗出肢冷、唇舌紫暗、尿少、脉微欲绝者，应急服独参汤或参附汤，加用参附注射液；积滞甚者，见痢下臭秽难闻，腹痛拒按者，可急加大承气汤。

③寒湿痢

证候：腹痛，里急后重，痢下赤白黏冻，白多赤少，或纯为白冻，脘闷，头身困重，口淡，饮食乏味。舌质淡，苔白腻，脉濡缓。

辨证要点：痢下赤白黏冻，白多赤少，或纯为白冻，头身困重。

基本病机：寒湿客肠，气血凝滞，传导失司。

治法：温化寒湿，调气和血。

方药：不换金正气散（《太平惠民和剂局方》）加减。常用药：苍术、白术、厚朴、陈皮、桂枝、茯苓、陈皮、甘草、生姜、大枣。

加减：若痢下白中兼赤者，加芍药、当归；寒湿气滞明显者，加槟榔、木香、炮姜。

（2）虚证

①阴虚痢

证候：痢下赤白黏冻，或下鲜血黏稠，脐腹灼痛，虚坐努责，心烦，食少，口干口渴。舌红少津，苔少或无苔或花剥，脉细数。

辨证要点：痢下赤白脓血，虚坐努责，兼阴虚症状。

基本病机：湿热稽留，营阴亏虚，邪滞肠间，脉络受损。

治法：养阴和营，清肠止痢。

方药：黄连阿胶汤（《伤寒论》）合驻车丸（《备急千金要方》）加减。常用药：黄连、阿胶、当归、炮姜、白芍、甘草。

加减：若虚火灼津见口干口渴明显，尿少者，可加入石斛、沙参、天花粉；阴虚火旺，湿热内盛，口苦、肛门灼热者，加黄柏、秦皮、白头翁清；痢下鲜血多者，加丹皮、赤芍、槐花。

②虚寒痢

证候：下痢稀薄，带有白冻，甚则滑脱不禁，腹部隐痛，喜温喜按，食少神疲，四肢不温，腰酸怕冷，或脱肛。舌质淡，苔白滑，脉沉细而弱。

辨证要点：痢下稀薄，带有白冻，食少神疲，兼阳虚症状。

基本病机：下痢日久，脾肾阳虚，寒湿内生，关门不固。

治法：温补脾肾，收涩固脱。

方药：桃花汤（《伤寒论》）合真人养脏汤（《太平惠民和剂局方》）加减。常用药：赤石脂、肉豆蔻、诃子、干姜、肉桂、人参、白术、粳米、当归、白芍、甘草、木香。

加减：若脾肾阳虚重，手足不温者，可加附子；痢久脾虚气陷，脱肛下坠者，可加升麻、黄芪，亦可用补中益气汤加减。

③休息痢

证候：痢下时发时止，迁延不愈，常因饮食、气候、劳累而诱发，发作时大便次数增多，夹有赤白黏冻，腹胀食少，倦怠嗜卧。舌淡，苔腻，脉濡软或虚数。

辨证要点：痢下时发时止，迁延不愈，常因饮食、气候、劳累诱发。

基本病机：病久正伤，正虚邪恋，脾阳不振，邪滞肠腑。

治法：温中清肠，调气化滞。

方药：连理汤（《秘传证治要诀及类方》）加减。常用药：人参、白术、干姜、甘草、黄连、槟榔、木香、枳实。

加减：若里急后重明显，下痢赤白，可加木香、槟榔、枳实，加当归、白芍；湿热征象明显，则加黄芩、大黄；寒湿征象明显，则去黄连，加苍术、陈皮、厚朴、茯苓、桂枝等；寒热互见，则加黄芩、黄柏、桂枝、蜀椒等。

4. 其他疗法

（1）中成药疗法　饮食积滞，湿热内阻所致的脘腹胀痛、不思饮食、里急后重，选用枳实导滞丸消积导滞，清利湿热；下痢腹痛、里急后重之湿热痢，可选香连丸清热燥湿，行气止痛；痢疾初期兼有表证者可选荆防冲剂发汗解表，散风祛湿；久痢脾虚气陷之脱肛者可选补中益气颗粒补中益气，升阳举陷。

（2）单验方　乌梅20g，黄连10g，为散剂，每服5g，每6小时1次。具有清热除湿，收湿止痢之功，适用于湿热痢，《备急千金要方》对此已有记载，并称其为“下痢热诸治不瘥方”；大蒜、黄连各等份，共为细末，米糊为丸，每丸6g。口服，每次1丸，每日3次，具有清热解毒，燥湿止痢之功，适用于湿热痢；苦参30~50g，水煎并浓缩至60~90ml。口服，每服20~30ml，每日3次，具有清热燥湿之功效，可用于湿热痢。

（3）脐疗法　胡椒7粒，绿豆7粒，大枣1枚。上药为丸敷脐，24小时后去药，具有温经散寒利湿之功，用于寒湿痢。

【预防调护】

注意饮食卫生，不食生冷、不洁或变质食物。饮食有节，不宜过食辛辣、肥甘或腥膻之品，应多饮水，饮食宜清淡，富营养的半流质，以新鲜蔬菜水果为宜，忌油腻之品。控制污染，早期患者和带菌者，应进行隔离并彻底治疗。切断传播途径，搞好环境卫生、饮食卫生及水源保护，消灭苍蝇。起居有常，调情志，防过劳。早治疗，防止病情恶化。注意观察大便的颜色、性状及排便的次数。久痢不愈，或时发时止者，应避免情志刺激，注意防寒保暖，随时增减衣服，避免受凉、淋雨及过度疲劳。

【重点难点】

1. 痢疾是外感湿热或疫毒，内伤饮食导致邪客肠腑，传导失职，气血壅滞，化腐成脓，出现以腹痛、里急后重、便下赤白脓血为主症的病证。夏秋多见，部分具有传染性。

2. 因邪蕴肠腑，肠道传导失职，气血壅滞，脂膜血络受损，腐败化为脓血而为病。

3. 病位在大肠，与脾胃相关，久病及肾。初期多实证，临床应区分湿热、疫毒、寒湿；久病由实转虚或虚实夹杂，应区分阴虚、虚寒及脾肾阳虚之休息痢。

4. 治疗宜采用祛邪导滞、调和气血的治疗原则。热痢清之，寒痢温之，寒热错杂温清并举，虚实夹杂攻补兼施。久痢宜补虚温中，调理脾胃，兼清肠，收涩固脱。

5. 临床以湿热痢较为常见。

【临证备要】

1. **重视清热化湿解毒与调气和血药物应用**　湿热、寒湿、疫毒均可导致痢疾，但湿热更为多见，清热化湿解毒法最为常用，如白头翁、黄连、黄柏、秦皮、金银花、马齿苋等。但痢疾存在邪蕴肠腑，气血壅滞的病机，故调气和血法为治疗所必需，常用调气药有木香、槟榔、枳实、枳壳、陈皮等，和血药有当归、白芍等。

2. **“逆流挽舟”法的应用**　喻嘉言“逆流挽舟”之法用于痢疾初起兼有表证者，以下痢、恶寒壮热、头身重痛、咳嗽、鼻塞声重、脉浮为辨证要点。代表方为人参败毒散，该方出自宋代《太平惠民和剂局方》，喻嘉言用以治疗痢疾兼表证者，以解表之剂，疏表救里，逆挽下陷之清阳，恢复其升发之机，使邪从表散，不治痢而痢自止。

3. **痢疾治疗宜忌**　古人有“无积不成痢”“痢无止法”之说，提示痢疾发病常存在肠胃积滞，临床常用消积化滞的方法，如山楂、枳实、陈皮、神曲、麦芽之类。古今医家提出治疗痢疾若干禁忌，如忌过早补涩，忌峻下攻伐，忌分利小便等，均可供临床用药之时，结合具体病情，具体分析。

4. 噤口痢的治疗 如湿热、疫毒蕴结肠中，上攻于胃，胃失和降所致痢疾不能进食，或呕不能食者，称为噤口痢。宜用开噤散，煎汤少量多次饮用，不拘时，徐徐咽下，以苦辛通降，泻热和胃。若汤剂不受，可先用玉枢丹磨汁少量服用，再予前方徐徐咽下。若胃阴大伤，频繁呕吐，舌质红绛无苔，脉细数者，可在方中酌加人参、麦冬、石斛、沙参以益气养阴，若素体脾胃虚弱或久痢以致胃虚气逆，出现呕恶不食或食入即吐，口淡不渴，舌质淡，脉弱，治宜健脾和胃为主，用六君子汤加石菖蒲、姜汁以醒脾开胃。

5. 名医经验 施今墨治疗痢疾初期表证未愈用葛根黄芩黄连汤加味：酒黄芩6g，苍术炭6g，血余炭6g，炒车前子10g，酒黄连5g，白术炭6g，煨葛根10g，焦鸡内金10g，炙甘草3g，白通草5g，焦薏苡仁15g，炒香豉10g，赤小豆10g，赤茯苓10g。（祝谌予，翟济生，施如瑜.施今墨临床经验集.北京：人民卫生出版社，2006.）

目标检测

答案解析

A1型题

1．下列哪项不是痢疾的必有症状（ ）

A．里急后重 B．下痢赤白脓血 C．痢下白冻 D．腹痛 E．肛门下坠感

2．寒湿痢的表现是（ ）

A．痢下赤白脓血，不甚臭秽 B．痢下鲜紫脓血 C．痢下纯为白冻

D．痢下赤多白少 E．痢下脓血黏稠

3．症见痢下赤白黏冻，白多赤少，或纯为白冻，伴有腹痛里急后重，饮食乏味，胃脘饱闷，头身困重，舌质淡，苔白腻，脉濡缓。证属（ ）

A．虚寒痢 B．寒湿痢 C．休息痢 D．噤口痢 E．疫毒痢

4．疫毒痢的治法是（ ）

A．清热和中化湿 B．清热除湿调气 C．清热解毒凉血

D．清热化湿和中 E．温中燥湿调气

5．治疗湿热痢之里急后重症状，应在清化湿热的方药中加用（ ）

A．导滞药 B．行血药 C．解毒药 D．调气药 E．化湿药

6．久痢，症见痢下赤白脓血，稠黏如冻，虚坐努则，腹痛绵绵，午后低热，心烦口干，舌红少苔，脉细数者，宜选（ ）

A．连理汤 B．芍药汤 C．桃花汤 D．白头翁汤 E．驻车丸

7．湿热痢疾，若见身热汗出，脉象急促，表未解而里热已甚者，治疗最佳方为（ ）

A．葛根芩连汤 B．荆防败毒散 C．香连丸 D．藿香正气散 E．芍药汤

8．下痢稀薄，带有白冻，甚则滑脱不禁，或腹部隐痛，食少神疲，四肢不温，腰酸怕冷，舌淡苔白，脉沉细弱。其治法为（ ）

A．温中清肠，调气化滞 B．温中补中，升清举陷 C．温中散寒，消积导滞

D．温补脾肾，收涩固脱　　E．温中燥湿，调气和血

9．休息痢，脾阳虚极，肠中寒积不化，遇寒即发，下痢白冻，倦怠少食，舌淡苔白，脉沉。可用（　）

A．温脾汤　　B．胃苓汤　　C．连理汤　　D．桃花汤　　E．补中益气汤

10．久痢顽固不愈，证见寒热错杂者，可服（　）

A．开噤散　　B．乌梅丸　　C．玉枢丹　　D．桃花汤　　E．连理汤

A2型题

11．男，10岁。2天前因饮食不洁后出现痢下赤白冻血，黏稠如胶冻，腥臭，腹部疼痛，里急后重，肛门灼热，小便短赤，舌苔黄腻，脉滑数。其诊断是（　）

A．泄泻湿热伤中证　　B．疫毒痢　　C．胃痛肝气犯胃证

D．湿热痢　　E．泄泻食滞肠胃证

12．女，14岁。昨日骤然痢下鲜紫脓血，腹痛剧烈，后重感特著，壮热口渴，头痛烦躁，恶心呕吐，舌质红绛，舌苔黄燥，脉滑数。其治疗应首选的方剂是（　）

A．芍药汤　　B．白头翁汤　　C．驻车丸　　D．葛根芩连汤　　E．清中汤

13．女，25岁。反复里急后重、下痢赤白黏冻2年，下痢时发时止，迁延不愈，常因饮食不当、受凉、劳累而发，发时大便次数增多，夹有赤白黏冻，腹胀食少，倦怠嗜卧，舌质淡苔腻，脉虚数。其治疗应首选的方剂是（　）

A．连理汤　　B．桃花汤　　C．不换金正气散　　D．驻车丸　　E．香连丸

14．男性，18岁。3天来，症见下痢赤白黏冻脓血，胸闷，呕逆不食，口气秽臭，苔黄腻，脉滑数。其诊断是（　）

A．疫毒痢　　B．奇恒痢　　C．噤口痢　　D．寒湿痢　　E．湿热痢

A3型题

患者，男，22岁。2日前因饮食不洁，出现痢下鲜紫脓血，腹痛剧烈，壮热口渴，头痛烦躁，舌质红绛，苔黄燥，脉滑数。

15．该患者所患疾病证属（　）

A．虚寒痢　　B．寒湿痢　　C．休息痢　　D．疫毒痢　　E．湿热痢

16．此证的治法是（　）

A．清肠化湿，调气和血　　B．清热解毒，凉血除积　　C．温中燥湿，调气和血

D．温补脾肾，收涩固脱　　E．温中清肠，调气化滞

17．治疗此证应首选的方剂是（　）

A．桃花汤合真人养脏汤　　B．驻车丸加减　　C．白头翁汤加减

D．不换金正气散加减　　E．连理汤加减

18．若该患者伴见神昏谵语，则可合（　）

A．犀角地黄汤　　B．清营汤　　C．安宫牛黄丸

D．竹叶石膏汤　　E．白虎加人参汤

B1型题

A．久痢时发时止与脾气虚弱证并见

B．痢下赤白脓血及湿热征象

C．起病急骤，下痢，高热，热毒炽盛，甚则神昏痉厥

D．久痢，虚坐努责伴阴虚之象

E．久痢，痢下稀薄，腹部隐痛伴见虚寒之象

19．阴虚痢的辨证要点是（　）
20．疫毒痢的辨证要点是（　）
21．虚寒痢的辨证要点是（　）

（魏　潇）

书网融合……

知识回顾　　习题

第九节　便　秘

PPT

学习目标

知识要求：

1．掌握便秘的治则及各证型的辨证要点、治法、代表方剂。
2．熟悉便秘的定义、病因病机及鉴别诊断。
3．了解便秘的历史源流、其他疗法及预防调护。

技能要求：

1．熟练掌握辨析便秘各证型、处方用药及适当调护的技能。
2．学会运用辨证论治的方法治疗便秘。

岗位情景模拟 24

林某，男，86岁。2020年11月16日就诊。

间断排便困难10余年。患者有糖尿病史多年。10余年来一直大便不畅，常5~6天一次，有时干结难下，有时虽不干硬，但努挣乏力，平素常需服果导片才能排便。刻下症见：大便难解，常10余天排一次，便后感全身乏力，出汗、气短气喘，口干口渴，夜间盗汗明显，食果导片也无法排便。舌体瘦薄，偏红，苔少而干，脉虚数。结肠镜检查全结肠无明显异常病变。

问题与思考

1．本病的临床特征是什么？
2．患者为虚证还是实证，寒证还是热证？病因病机如何？
3．当前的中医治法是什么？如何选方用药？

答案解析

便秘是因感受外邪、饮食不节、情志失调、年高久病或失治误治等，导致肠道传导功能失司，出现以大便排出困难，排便周期延长，或周期不长，但粪质干结，排出困难，或粪质不硬，虽有便意，但排出不畅为主症的病证。便秘最初是作为临床症状，其后逐渐演变为一个独立病名，且有诸多不同的称谓，如大便难、后不利、大便秘、阳结、阴结、实秘、虚秘、气秘、风秘、冷秘、痰秘、脾约等。便秘既是一个独立的病证，也可以作为一个临床症状见于多种疾病过程。

《内经》称便秘为“后不利”“大便难”，认为与脾受寒湿侵袭有关。如《素问·厥论》云：“太阴之厥，则腹胀后不利。”汉代张仲景则称便秘为“脾约”，如《金匮要略·五脏风寒积聚病脉证治》云：“趺阳脉浮而涩，浮则胃气强，涩则小便数，浮涩相搏，大便则坚，其脾为约，麻子仁丸主之。”隋代《诸病源候论·大便难候》云：“大便难者，由五脏不调，阴阳偏有虚实，谓三焦不和则冷热并结故也。”《丹溪心法·燥结》认为便秘是由于血少，如说：“燥结血少不能润泽，理宜养阴。”《医学正传·秘结论》言：“原其所由，皆房劳过度，饮食失节，或恣饮酒浆，过食辛热，饮食之火起于脾胃，淫欲之火起于命门，以致火盛水亏，津液不生，故传道失常，渐成结燥之证。”明确指出了本病的部分病因。《医学入门·大便燥结》云：“燥属少阴津液不足，辛以润之，结属太阴有燥粪，苦以泻之。”并提出“虫积”“七情气闭”“痰滞不通”“药石毒”“脏寒”“血液枯”等皆可致便秘，充实了便秘之病因学说。清代《石室秘录·大便闭结》载：“大便闭结者，人以为大肠燥甚，谁知是肺气燥乎？肺燥则清肃之气不能下行于大肠。”指出便秘与肺有关。清代《杂病源流犀烛·大便秘结源流》则强调“大便秘结，肾病也”，以肾主五液，开窍于二阴，认为便秘须从肾治。至此，已形成了从病因到证治比较全面的认识，也积累了不少行之有效的治疗方药。

西医学中的功能性便秘、肠易激综合征、肠炎恢复期、肠蠕动减弱引起的便秘，直肠及肛门疾病引起的便秘，药物性便秘，内分泌及代谢性疾病导致的便秘，以及肌力减退所致的便秘，均可参照本病辨证论治。

【病因病机】

1. 病因

（1）感受外邪　外感寒邪，直中肠胃，或过服寒凉之品，导致阴寒内盛，凝滞胃肠，大肠传导失常，而成“冷秘”；外感风热，耗伤津液，大肠失润，导致大便干结，排出困难。

（2）饮食不节　过食醇酒、辛辣厚味，或过服热药，均可致肠胃积热，耗伤津液，肠道干涩，粪质干结，难于排出，形成“热秘”。

（3）情志失调　忧愁思虑，脾伤气结，或抑郁恼怒，肝郁气滞，或久坐少动，气机不利，均可导致腑气郁滞，通降失常，传导失职，糟粕内停，不得下行，或欲便不出，或出而不畅，或大便干结而成“气秘”。

（4）高年久病　素体虚弱，或病后、产后及年老体虚之人，阴阳气血亏虚，阳气虚则温煦传送无力，阴血虚则润泽濡养不足，皆可导致大便不畅。

2. 病机　便秘的基本病机主要为大肠传导失司。大肠属腑，而六腑以通为用，胃肠以通降为顺，邪结肠腑，或气血阴阳不足，肠道传送无力，或失于濡润，邪滞胃肠，糟粕内停，大肠传导失司，发为便秘。

便秘病位主要在大肠，涉及脾、胃、肺、肝、肾等多个脏腑。胃与肠相连，胃热炽盛，下大肠，燔灼津液，大肠热盛，燥屎内结，可成便秘；肺与大肠相表里，肺之燥热下移大肠，则大肠传导功能失常，而成便秘；肝主疏泄气机，若肝气郁滞，则气滞不行，腑气不能畅通；肾主五液而司二便，若肾阴不足，则肠道失润，若肾阳不足，则大肠失于温煦而传送无力，大便不通。

便秘的病性包括虚实两个方面。热秘、气秘、冷秘属实，气血阴阳亏虚所致者属虚。便秘不同证候之间常常相互兼夹、转化，可因实致虚，也可因虚致实。如肠胃积热与气机郁滞可以并见，阴寒积滞与阳气虚衰可以相兼。如气秘日久，久而化火，则可转化为热秘。而热秘久延不愈，津液渐耗，损及肾阴，致阴津亏虚，肠失濡润，由实转虚。阳虚便秘，如误用苦寒泻下，或误食生冷，可导致寒邪凝滞，转为冷秘，由虚转实。更因阴阳互根，阴虚便秘日久，阴损及阳，可表现为气阴两虚，甚至阴阳俱虚。

【诊断与鉴别诊断】

1. 诊断

（1）主症为便秘，排便次数每周少于3次，或周期不长，但粪质干结，排出困难，或粪质不硬，虽有便意，但排出不畅。

（2）常伴有腹胀、口臭、纳差及神疲乏力等症状。

（3）多有饮食不节、情志内伤、久坐少动等病因，老年久病体虚者更多见。

（4）粪便的望诊、腹部触诊、肛门指诊、大便常规、隐血试验、钡剂灌肠、肠镜检查有助于本病的诊断及鉴别。

2. 鉴别诊断

（1）便秘与肠结　两者均可见排便不畅。便秘表现为大便干结难行，可伴腹胀，纳差，但有正常矢气排出，多为慢性久病，因大肠传导失常所致。而肠结表现为腹部胀满疼痛拒按，无正常矢气排出，可继发于便秘患者，常急性起病，为燥屎内结，腑气不通所致，常需结合外科措施治疗。

（2）便秘与积证　皆可见腹胀及大便不畅。便秘以粪质干结，排出艰难，或粪质不硬，虽频有便意，但排便不畅为主症，为大肠传导失司所致。积证以腹部出现包块为典型表现，可伴有腹痛、腹胀，为肝脾同病，气滞痰阻血瘀结聚而成。

【辨证论治】

1. 辨证要点

（1）辨病因　详细询问患者的饮食、生活习惯及其他病史，以推测可能的致秘病因。如平素喜食辛辣厚味、煎炒、酒食者多致胃肠积热而成热秘；长期忧郁思虑过度或久坐、久卧、少动，或有腹部手术者多致气机郁滞而为气秘实证；年老体衰或病后产后多为气血阴精亏虚之虚秘；平素阳气虚衰或嗜食寒凉生冷者，多为冷秘。

（2）辨粪便性质　一般而言，大便干燥坚硬，排便时肛门有热感，苔见黄厚、垢腻而燥者，多为燥热内结；大便干结，排出艰难，苔见白润而滑者为阴寒内结；粪质不甚干结，欲便不出，胁腹作胀者多为气机郁滞；大便并不干硬，用力努挣，便后乏力，多为肺脾气虚；便质干如栗状或如羊屎，舌红少津，无苔或苔少者多为血虚津枯。

知识拓展

中医特色疗法治疗功能性便秘

功能性便秘是临床上常见的消化系统功能性胃肠道疾病，为无结构异常及代谢障碍的消化系统功能性肠病，发病机制尚未完全明确，目前认为其发生与生活方式、饮食习惯、自主神经功能紊乱等因素密切相关。我国功能性便秘的发病率在10%~15%，可引起或者加重肛门直肠疾病，如痔疮、肛裂、直肠炎等，严重者可以诱发心脑疾病、继发性精神障碍等。中医除中药治疗外还有其他特色疗法，常见如下。

1. 穴位贴敷：将大黄、冰片等药物调制成糊状制剂，贴敷于患部或相应穴位。

2. 穴位埋线：取天枢（双）、足三里（双）、大肠俞（双）等，将羊肠线埋入穴位，2周1次，8周为1个疗程。

3. 中药灌肠：常用六磨汤高位保留灌肠联合生物反馈治疗气秘。亦可用小承气汤灌肠治疗老年人功能性便秘，方药组成：大黄15g，厚朴30g，枳实30g，水煎至500ml，保留30分钟，每日1次，可有效改善排便次数和大便性状。

4. 耳穴疗法：取大肠、直肠、脾、腹、胃、三焦。在双侧穴位上贴王不留行籽，轮流按压双耳穴位，每次3分钟，每日4次，每3日更换1次，每周1个疗程，共治疗4个疗程。

2. 治疗原则 便秘的治疗应以通下为主，但决不可单纯用泻下药，应针对不同的病因采取相应的治法。实秘为邪滞肠胃、壅塞不通所致，故以祛邪为主，给予泻热、温散、通导之法，使邪去便通；虚秘为肠失润养、推动无力而致，故以扶正为先，给予益气温阳、滋阴养血之法，使正盛便通。便秘成因多端，但共同的病机是气机不畅，肠道传导失职，糟粕不下，故应重视调畅气机，在通便之时，加用理气沉降之品以助行滞。有时虽需降下，亦可佐以少量升提之品，以求欲降先升之妙。但对中气下陷、肛门坠胀者，则选用补气药以升提为主。

3. 分证论治

（1）实证

①热秘

证候：大便干结，腹胀或痛，口干口臭，面红心烦，或有身热，小便短赤。舌红，苔黄燥，脉滑数。

辨证要点：大便干结、腹胀腹痛、口干口臭、舌红苔黄燥。

基本病机：肠胃积热，津伤便结。

治法：泻热导滞，润肠通便。

方药：麻子仁丸（《伤寒论》）加减。常用药：麻子仁、芍药、枳实、大黄、厚朴、杏仁。

加减：若津液已伤，可加生地黄、玄参、麦冬；肺热气逆，咳喘便秘者，可加瓜蒌仁、苏子、黄芩；兼郁怒伤肝，易怒目赤者，加服更衣丸；燥热不甚，或药后大便不爽者，可用青麟丸；兼痔疮、便血，可加槐花、地榆；热势较盛，痞满燥实坚者，可用大承气汤。

②气秘

证候：大便干结，或不甚干结，欲便不得出，或便后不爽，肠鸣矢气，嗳气频作，胁腹痞满胀痛。舌苔薄腻，脉弦。

辨证要点：大便秘结、肠鸣矢气、腹中胀痛、嗳气频作。

基本病机：肝脾气滞，腑气不通。

治法：顺气导滞，降逆通便。

方药：六磨汤（《世医得效方》）加减。常用药：沉香、木香、槟榔、乌药、枳实、大黄。

加减：若腹部胀痛甚，可加厚朴、柴胡、莱菔子；便秘腹痛，舌红苔黄，气郁化火，可加黄芩、栀子、龙胆草；气逆呕吐者，可加半夏、陈皮、代赭石；七情郁结，忧郁寡言者，加白芍、柴胡、合欢皮；跌仆损伤，腹部术后，便秘不通，属气滞血瘀者，可加红花、赤芍、桃仁等。

③冷秘

证候：大便艰涩，腹痛拘急，胀满拒按，胁下偏痛，手足不温，呃逆呕吐。苔白腻，脉弦紧。

辨证要点：大便艰涩、手足不温、呃逆呕吐、脉弦紧。

基本病机：阴寒内盛，凝滞肠胃。

治法：温里散寒，通便止痛。

方药：温脾汤（《备急千金要方》）加减。常用药：附子、人参、大黄、甘草、干姜。

加减：若便秘腹痛，可加枳实、厚朴、木香；腹部冷痛，手足不温，加高良姜、小茴香；便秘腹痛、手足厥冷明显，寒积里实所致便秘者可选大黄附子汤加减；心腹绞痛，口噤暴厥属大寒积聚者，可用三物备急丸攻逐寒积。

（2）虚证

①气虚秘

证候：大便干或不干，虽有便意，但排出困难，用力努挣则汗出短气，便后乏力，面白神疲，肢倦懒言。舌淡苔白，脉弱。

辨证要点：大便不干硬，虽有便意，但排便困难，用力努挣，兼气虚症状。

基本病机：脾胃气虚，传导无力。

治法：补脾益肺，润肠通便。

方药：黄芪汤（《金匮翼》）加减。常用药：黄芪、陈皮、火麻仁、白蜜。

加减：若乏力出汗者，可加白术、党参；排便困难，腹部坠胀者，可合用补中益气汤；气息低微，懒言少动者，可加用生脉散；肢倦腰酸者，可用大补元煎；脘腹痞满，舌苔白腻者，可加白扁豆、生薏苡仁；脘胀纳少者，可加炒麦芽、砂仁。

②血虚秘

证候：大便干结，面色无华，皮肤干燥，头晕目眩，心悸气短，健忘少寐，口唇色淡。舌淡，苔少，脉细。

辨证要点：大便干结，兼血虚症状。

基本病机：血液亏虚，肠道失荣。

治法：养血滋阴，润燥通便。

方药：润肠丸（《丹溪心法》）加减。常用药：当归、生地黄、麻仁、桃仁、枳壳等。

加减：若面白，眩晕甚，加玄参、何首乌、枸杞子；手足心热，午后潮热者，可加知母、胡黄连等；阴血已复，便仍干燥，可用《世医得效方》五仁丸（杏仁、桃仁、柏子仁、松子仁、郁李仁、陈皮）。

③阴虚秘

证候：大便干结，形体消瘦，头晕耳鸣，两颧红赤，心烦少寐，潮热盗汗，腰膝酸软。舌红少苔，脉细数。

辨证要点：大便干结，形体消瘦，兼阴虚症状。

基本病机：津液不足，肠失濡润。

治法：滋阴增液，润肠通便。

方药：增液汤（《温病条辨》）加减。常用药：玄参、生地黄、麦冬。

加减：若口干面红，心烦盗汗者，可加芍药、玉竹；便秘干结如羊屎状，加火麻仁、柏子仁、瓜蒌仁；胃阴不足，口干口渴者，可用益胃汤；肾阴不足，腰膝酸软者，可用六味地黄丸；阴亏燥结，热盛伤津者，可用增液承气汤。

④阳虚秘

证候：大便干或不干，排出困难，小便清长，面色㿠白，四肢不温，腹中冷痛，腰膝酸冷。舌淡苔白，脉沉迟。

辨证要点：大便干或不干，排出困难，兼脾肾阳虚症状。

基本病机：阳气虚衰，阴寒凝结。

治法：补肾温阳，润肠通便。

方药：济川煎（《景岳全书》）加减。常用药：肉苁蓉、当归、牛膝、枳壳、泽泻、升麻。

加减：若神疲纳差，加黄芪、党参、白术；腹中冷痛，便意频频，排出困难，加肉桂、白芍、甘草、锁阳；老人虚冷便秘顽症，合半硫丸。

4．其他疗法

（1）中成药疗法　大肠积热，津液不足所致的大便秘结，胸腹胀满者可选麻仁润肠丸；心肝火旺，热结肠胃，大便秘结，腹胀腹痛，烦躁失眠者可选复方芦荟胶囊；脘腹胀满、腹痛、便秘者可选四磨汤口服液；中老年及产后等虚证便秘可用苁蓉通便口服液。

（2）单验方　番泻叶3~5g，冲水代茶饮，功能清热泻下通便，适用热结肠燥之大便秘结；决明子10g煎汤或泡水，代茶饮，加纯蜂蜜效果更好，功能软坚润燥通便，适用于津枯肠燥之大便秘结；生白术粉10g，冲服，功可益气健脾，适用于气虚无力大便者；生白芍20~40g，生甘草10~15g，水煎服，功能滋阴通便，适用于阴虚便秘。

（3）外治法　①蜜煎导法：取蜜140ml，放入铜器中微火煎熬，频频搅之，不要熬焦，熬至凝如饴糖样，取捻作锭子形状，头部锐，大如指，长约30mm，外掺皂角末少许，趁热纳入肛中；②外敷法：用大黄末10g，芒硝40g，以适量黄酒调敷肚脐，以纱布覆盖，胶布固定，再用热水袋热敷10分钟左右，可使大便排出；③灌肠法：大黄20g（后下），芒硝15g（冲服），枳实20g，厚朴15g。加水煎至200ml，保留灌肠，每日1~2次，可用于急性偶发便秘者。

【预防调护】

本病的预防应注意平素宜多食富含纤维素的食物，多饮水，少吃辛辣、煎炸之品，亦不可过食寒凉生冷。养成每日定时排便的习惯。生活起居应避免久坐少动，避免过度精神刺激。

实秘患者，应多食菠菜、芹菜、苦瓜、茄子、绿豆、梨子、木瓜、萝卜、蚕豆、芥菜、柑橘、佛手等泻热调气之品。虚秘患者，应多食花生、甲鱼、海参、芝麻、桑椹、荔枝、银耳、木耳、松子、枸杞子、鸭肉、猪肉皮等滋阴润燥之品。西梅、火龙果、柚子、香蕉、猕猴桃等水果有较好的辅助通便作用。

对于年老体弱及便秘日久的患者，为防止过度用力努挣而诱发痔疮、便血，甚至真心痛等，可配合灌肠等外治疗法。

【重点难点】

1．便秘是大肠传导失常，导致大便秘结，排便周期延长；或周期不长，但粪质干结；或粪质不硬，虽有便意，但排出不畅的病证。

2．病理因素不外虚实两类。实证有热结、气滞、寒凝；虚证有气、血、阴、阳亏虚。总由大肠传导失职而成。病位在大肠，涉及肺、脾、胃、肝、肾等脏腑。

3．在治法上实证予通泻，虚证予滋补。虚实之间常转化或兼夹，可见气郁化火、气血两虚、气虚及阳。以及夹湿、夹痰、夹食、夹瘀等，故临床应权衡主次，灵活变通。

4．临床以热秘、气秘及各虚证较为常见。

【临证备要】

1. 治疗禁忌　本病治疗原则虽为通下，不可一味泻下。首先，应在辨证论治原则的指导下选用寒下、温下、润下等法。寒下是针对热秘证型中的肠胃燥热病机，选用大黄、芒硝等寒凉药物进行通下；温下是针对寒秘证型中的阴寒凝滞肠胃病机，选用皂角、硫黄等热性通便药通下，或寒凉通便药配伍温药以通下；润下指针对虚秘证型中津亏液少，传化无力病机，选用当归、肉苁蓉等润肠通便药物以通下。其次，长期滥用通下药会产生不良反应，如引起黑肠病变，还会导致患者产生依赖性。

2. 内治与外治结合，恰当选用灌肠法　年老体虚、便结较甚、服药不应的便秘患者应从多方面调治，可配合应用外治法。临床多采用中药灌肠的方法，常用生大黄10g或番泻叶30g，加沸水150~200ml，浸泡10分钟后，去渣，药液温度控制在37℃左右，患者取左侧卧位，用导管蘸液状石蜡，插入肛门内约15cm，缓慢推注或滴注药液，保留20分钟后，排出大便。如无效，间隔3~4小时重复进行，便通后再进行辨证治疗。

3. 老年性便秘不宜过用苦寒攻下　老年性便秘多属真阳亏损，温煦无权，阴邪凝结；或阴亏血枯，传导无力，且多属虚证，但临床常虚实互见，寒热错杂。治疗应以养血润燥之当归、肉苁蓉等品为主，并根据气、阴、血偏虚程度，随证变通，不宜妄投苦寒通下之品，以免徒伤阳气，重伤阴液，但又不可畏用攻下，遵《内经》“有故无殒，亦无殒也”之旨，对确系燥热结滞肠道，便结难下者，亦可攻下通腑，但药量不宜过大，中病即止，见邪去即转予扶正。

4. 名医经验　梁乃津教授治疗老年反复便秘用滋阴润肠法，处方：生地黄、火麻仁、黄芪各30g，熟地黄、玉竹各20g，郁李仁、柏子仁、杏仁、玄参、枳壳、厚朴各15g，木香10g（后下）。水煎服，每日1剂。［黄穗平.梁乃津教授辨治单纯性便秘的经验.新中医，1996，25（10）：11-12.］

目标检测

答案解析

A1型题

1. 便秘的病机关键是（　）
   A. 热盛伤津，肠道津枯　B. 大肠传导功能失常　C. 气机阻滞，胃肠障碍
   D. 气血亏虚，大肠无力　E. 阴寒内生，胃肠凝滞

2. 燥热便秘的治法为（　）
   A. 顺气导滞　B. 益气润肠　C. 养血润燥　D. 清热润下　E. 温阳通便

3. 气虚便秘的治法为（　）
   A. 行气通便　B. 润肠通便　C. 益气润肠　D. 温阳通便　E. 理气导滞

A2型题

4. 男，69岁。大便艰涩，排出困难，四肢不温，腹中冷痛，腰膝酸冷，舌淡苔白，脉沉迟。最佳方剂（　）
   A. 润肠丸　B. 五仁丸　C. 黄芪汤　D. 济川煎　E. 补中益气汤

5. 女，45岁。久病崩漏，大便秘结，数天一行，面色无华，唇甲色淡，头晕心悸，舌淡，脉细。最佳方剂（　）

A．麻子仁丸　B．更衣丸　C．归脾汤　D．润肠丸　E．五仁丸

6．男，42岁。大便数日不行，欲便不得，伴有胸胁胀满，腹中胀痛，善太息，食后腹胀尤其，嗳气频作，舌苔略腻，脉弦。证属（　）

A．热秘　B．气秘　C．湿秘　D．气虚便秘　E．阳虚便秘

7．男，39岁。平素性情急躁。近期因郁怒不解而诱发便秘，大便干燥，数日一行，心烦易怒，目赤口苦，舌质红，苔黄，脉弦数。宜选方（　）

A．麻子仁丸　B．更衣丸　C．调胃承气汤　D．六磨汤　E．丹栀逍遥散

8．男，39岁。性情素喜抑郁。久患便秘，欲便不得，伴胸胁胀满，脘腹胀闷，食后尤甚，嗳气频作，舌苔略腻，脉弦。其中医辨证为（　）

A．肝脾气滞　B．胃肠气滞　C．肝脾胃肠气滞　D．气滞食阻　E．气滞湿阻

9．女，51岁。自述有便意，但临厕之时努挣乏力，挣后汗出短气，而大便并不干硬，面色苍白，舌淡嫩，苔薄，脉虚。中医方剂当选（　）

A．六磨汤　B．济川煎　C．黄芪汤　D．润肠丸　E．五仁丸

10．女，46岁。大便干结，小便短赤，面红身热，伴有脘腹胀痛，口干口臭，舌红苔黄，脉滑数。其中医治法当为（　）

A．清热润肠　B．增液行舟　C．滋阴养血　D．泻热行气　E．泻热消食

11．男，75岁。素有胃疾。大便秘结，质干燥，数天一行，面色无华，头晕眼花，心悸失眠，爪甲色淡，唇舌淡，脉细。该病例中医辨证当为（　）

A．血虚便秘　B．气虚便秘　C．阳虚便秘　D．气血两虚便秘　E．气滞便秘

A3型题

患者，女，39岁。便秘20余年。现症：大便干结，面色无华，皮肤干燥，头晕目眩，眠差，口唇色淡，舌质淡，少苔，脉细。

12．该患者所患疾病证属（　）

A．阳虚秘　B．阴虚秘　C．血虚秘　D．冷秘　E．热秘

13．此证的治法是（　）

A．泻热导滞，润肠通便　B．温里散寒，通便止痛　C．益气润肠
D．温阳通便　E．养血润燥

14．治疗此证应首选的方剂是（　）

A．麻子仁丸加减　B．温脾汤加减　C．黄芪汤加减　D．润肠丸　E．济川煎加减

15．若患者兼见午后潮热，可加（　）

A．葛根、薄荷　B．知母、胡黄连　C．金银花、连翘
D．竹茹、清半夏　E．生石膏、竹叶

B1型题

A．便秘干结和阴虚火旺之象共见　B．排便困难，伴脾肾阳虚见症
C．便秘与寒滞胃肠并见　D．大便干结和肠热腑实见症
E．便秘和血虚证并见

16．冷秘的辨证要点是（　）

17．阴虚便秘的辨证要点是（　）

18．热秘的辨证要点是（　）

A．黄芪汤　B．济川煎　C．化肝煎　D．木香顺气散　E．六磨汤

19．气虚型便秘，治疗首选（　）

20．气秘型便秘，治疗首选（　）

21．阳虚型便秘，治疗首选（　）

（魏　潇）

书网融合……

知识回顾　习题

第四章 肝胆系病证

学习提要

1．胁痛的概述、病因病机、诊断与鉴别诊断、辨证论治、转归预后。
2．黄疸的概述、病因病机、诊断与鉴别诊断、辨证论治。
3．积证的概述、病因病机。
4．鼓胀的辨证论治。

肝的主要生理功能是主疏泄，主藏血，主筋，开窍于目。胆附于肝，内藏“精汁”，肝经属肝络胆，肝胆互为表里。肝位于腹部，右胁之下，五行属木，通于春气，为将军之官，性喜条达而恶抑郁，主升、主动，为阴中之少阳。肝胆的病理主要表现为调畅气机、调节情志、贮藏血液、胆汁疏泄功能的异常。肝胆的病理表现主要为气机的流畅、血液的贮藏调节和胆汁疏泄功能的异常。如肝气失疏，络脉失和，导致胁痛；肝体失和，气血蕴结，腹内结块而成积聚；肝脾肾失调，气血水互结而成鼓胀；肝胆疏泄失调，湿邪蕴滞，胆汁泛溢而成黄疸。

肝与其他脏腑密切相关，肝气郁结可横逆克土，导致肝胃不和、肝脾不调。肝肾同源，肝阴虚可累及肾阴，致肾阴不足，肾阴虚不能濡养肝木，肝阴亦虚，导致肝肾阴虚；脾生血，心主血，若心脾不足，亦可导致肝血亏虚而失养。肝气郁结，久郁化火，上侮于肺，肺失清肃，肺气上逆而成呛咳、咯血。肝藏血，心主血，共同完成正常的血液循行，故心肝阴血不足往往互为影响，而成心肝血虚。因此，肝胆病证可涉及心、肺、脾、胃、肾等脏腑，从而出现脏腑相兼为病。

肝胆病证的治疗应遵循：疏肝、清肝、泻肝、平肝、镇肝、养肝、柔肝、温肝等治疗原则。疏肝者，疏肝解郁；清肝者，清解肝热；泻肝者，泻除肝火；平肝者，平息肝风；镇肝者，镇肝息风；养肝者，滋养肝阴（血）；柔肝者，以柔润之品克制过于刚燥之肝；温肝者，以温热药物来振奋肝之机能。同时，治肝之时，应兼顾他脏。如肝火犯肺，治宜泻肝清肺；肝脾不调，治宜疏肝健脾；肝胃不和，治宜疏肝和胃；肝肾阴虚，治宜滋补肝肾。肝胆火旺，易扰心神，治宜清肝泄胆兼以清心安神。

第一节　胁　痛

PPT

学习目标

知识要求：

1. 掌握胁痛的定义、辨证要点和基本辨证分型及治疗。
2. 熟悉胁痛常见病因病机、诊断与类证鉴别。
3. 了解胁痛的历史源流、预防调护。

技能要求：

1. 熟练掌握辨析胁痛各证型、处方用药及适当的调护技能。
2. 学会运用辨证论治的方法治疗胁痛。

岗位情景模拟25

孙某，男，46岁。2019年7月10日就诊。

两胁肋部胀痛5天。患者5天前和子女发生争吵后出现两胁肋部疼痛，自服药物（具体不详）后仍不得缓解。刻下症见：胁部胀痛为主，走窜不定，每因情绪变化而增减，善叹息，烦躁易怒，易面红目赤，得嗳气则疼痛稍缓解，胸脘痞闷，饮食减少，口干口苦，大便干。舌暗红苔薄白，脉弦涩。

问题与思考

1. 本病的临床特征是什么？

2. 患者为虚证还是实证，寒证还是热证？主要是什么病理因素？这些病理因素所在的病位在哪里？这些病理因素的主次？

3. 当前的中医治法是什么？如何选方用药？患者痊愈后应如何调养？

答案解析

胁痛是指由情志不遂、饮食不节、跌仆损伤、久病劳欲及外感湿热致肝络失和，而出现一侧或两侧胁肋部疼痛为主要临床表现的病证。古又称为胁痛、季肋痛或胁下痛。胁，即侧胸部，为腋下至第十二肋部的总称。

胁痛最早见于《内经》，明确指出了本病的发生主要与肝胆病变相关。《诸病源候论》指出胁痛的发病主要与肝、胆、肾相关。《严氏济生方》认为胁痛的病因主要是由于情志不遂所致。《景岳全书》将胁痛分为外感与内伤两大类，指出其病位主要在肝胆，但与他脏亦有关。清代李用粹《证治汇补·胁痛》对胁痛的病因和治疗原则进行了较为全面系统论述，在病因方面补充了湿热郁火的内容，提出："至于湿热郁火，劳疫房色而病者，间亦有之。"使胁痛的病因和治疗更趋完善。叶天士《临证指南医案》提出胁痛日久不愈，势必向两个方面发展，一是"久痛入络，气血皆窒"之瘀血证，二是"久痛伤阴，络失濡养"之阴虚证，善用辛香通络、甘缓补虚、辛泄祛瘀等法，对后世影响较大。

西医学中的急慢性肝炎、胆囊炎、胆结石、胆道蛔虫、肋间神经痛、干性胸膜炎、肌纤维组织炎均可参考本病进行辨证论治。

【病因病机】

1. 病因

（1）情志不遂　肝胆居胁下，其经脉布两胁，若情志抑郁，或暴怒伤肝，肝失疏泄，气机失和，肝胆之脉不畅，而产生胁痛。

（2）饮食不节　过食肥甘厚味，脾失健运，湿热内生，蕴于肝胆，肝胆失于疏泄，则发为胁痛。

（3）瘀血阻络　邪气外袭，阻遏气血运行；或气滞日久，血行不畅，或因跌仆外伤，强力负重，致使胁络受伤，瘀血停着，阻塞胁络，不通则痛，亦发为胁痛。

（4）外感湿热　湿热之邪外袭，郁结少阳，枢机不利，使肝胆失于疏泄调达，而致胁痛。

（5）久病劳欲　久病或劳欲过度，导致精血亏虚，水不涵木而致肝阴不足，血虚不濡养肝络，肝络失养，此即“不荣亦痛”。

2. 病机　胁痛的基本病机为肝气郁滞，络脉失和。因外感湿热或内伤情志、饮食失调而致肝失疏泄，而肝主疏泄的中心环节是调畅气机，是以肝失疏泄则气机不畅，经脉不利则“不通则痛”，或因久病劳欲而致精血亏虚，肝失所养则“不荣则痛”。

胁痛病理性质有虚有实，以实为多。实证中以气滞、血瘀、湿热为主，三者又以气滞为先。虚证多属阴血亏损，肝失所养。胁痛虚实之间可以相互转化，如气滞日久可以化火伤阴，则由实转虚；阴血不足，肝络失养者，可因血虚而瘀，或外感湿热，则为虚中夹实，故临床常见虚实夹杂之证。

【诊断与鉴别诊断】

1. 诊断

（1）主症为一侧或两侧胁肋疼痛。

（2）疼痛性质可表现为刺痛、胀痛、闷痛、窜痛、灼痛、隐痛。部分患者还可以伴有急躁易怒，胸闷，腹胀，嗳气呃逆，口苦纳呆，厌食恶心等症。

（3）常有情志不遂、饮食不节、外感湿热、跌仆闪挫或劳欲久病等病史，可有反复发作史。

（4）血生化、肝功能、超声、胆囊造影等有助于本病诊断。检测肝功能指标以及甲、乙、丙、丁、戊等各型肝炎病毒指标，则有助于病毒性肝炎的诊断。超声及CT、MRI可以作为肝硬化、肝胆结石、急慢性胆囊炎、脂肪肝等疾病的诊断依据。血生化中的血脂、血浆蛋白等指标亦可作为诊断脂肪肝、肝硬化的辅助诊断指标。检测血中甲胎球蛋白、碱性磷酸酶等指标，可作为初步筛查肝内肿瘤的参考依据。

2. 鉴别诊断

（1）胁痛与胸痹　胸痹中气滞心胸证，与胁痛中肝气郁结证病机基本相同。但胁痛是以一侧或两侧胁肋部胀痛或窜痛为主，伴有脘痞嗳气，口苦纳呆等症。而胸痹以胸部闷痛，甚则胸痛彻背，喘息不得卧为主症的一种疾病。胸痹可涉及胁肋部，伴有胸闷不舒，心悸少寐。

（2）胁痛与胃痛　胁痛中肝气郁结证与胃痛中肝气犯胃证也易混淆，因两证皆有肝气郁结的病机。但胃痛病位主要在脾胃，以上腹胃脘部疼痛为主，兼有嗳气频作，吞酸嘈杂等胃失和降的症状。而胁痛病位主要在肝胆，以一侧或两侧胁肋部疼痛为主，伴有口苦或目眩等少阳经症状，两者有别。

（3）胁痛与悬饮　悬饮亦可见胁肋疼痛，但其表现为饮留胁下，胸胁胀痛，持续不已，伴见咳嗽、咯痰，咳嗽或呼吸时疼痛加重，常喜向病侧睡卧，患侧肋间饱满，叩诊呈浊音，或兼见发热，一般不难与胁痛鉴别。

【辨证论治】

1. 辨证要点

（1）辨虚实　胁痛病证有虚实之别，而以实证多见。因气滞、瘀血、湿热所致者多属实证；因阴血不足，肝络失养所致者多属虚证。虚实之证可以相互转化或错杂，如气滞日久，气郁化火伤阴，则由实转虚；肝阴不足，每多兼夹湿热。

（2）辨在气在血　一般胀痛多属气滞，且疼痛部位不定，时轻时重，症状轻重与情绪变化有关；刺痛多属血瘀，且疼痛部位固定不移，疼痛持续不已，局部拒按，入夜尤甚。

（3）辨胁痛性质　胁痛走窜不定，时痛时止，随情绪而增减者，多属肝郁气滞；胁痛以刺痛为主，痛有定处，痛处固定不移或胁下扪及癥块，触之坚硬，入夜加剧者，多为瘀血阻络；若疼痛为痛有定处，触痛明显，伴恶心口苦，或寒热往来，或黄疸者，为湿热蕴结肝胆；若以隐痛为主，痛势绵绵，遇劳加剧，伴头晕目眩，舌红少苔，为肝阴不足，肝络失养。

2. 治疗原则　胁痛的治疗原则当根据肝络失和，“不通则痛”和“不荣亦痛”的病机，以疏肝和络止痛为基本治则，结合肝胆的生理特点，灵活运用。实证之胁痛，宜用理气、活血、清利湿热之法；虚证之胁痛，宜用滋阴、养血、柔肝之法。但应注意理气药不可过用香燥，以免伤阴；清热药不可过用苦寒，以免伤阳；而虚证当补中寓通，在滋阴的同时，应少佐理气而不伤阴之品。

知识拓展

木得桂则枯

“木得桂则枯”，为中医用药法之一。从自然现象看，金陵版《本草纲目》中在桂（别录上品）、牡桂（本经上品）一节中记载：传云“木得桂则枯”是也。本意是指树木一旦栽种在桂的旁边即会枯死。现代中医赋予了“木得桂则枯”新的内涵：“木”指肝；“桂”指肉桂。指肝气上逆时给予肉桂进行治疗，肝气即可得降而变得平和。其原理在于：金克木，肉桂性大热入脾经，善培养中焦，补脾健胃，脾升胃降有序，肝气自然和平。即肉桂通过健脾可以平肝。

张锡纯治疗肝病善用肉桂。如治疗肝气上逆之吐血：某妇人，年三十许，咳嗽痰中带血，剧时更大口吐血。常觉心中发热，其脉一分钟九十至，按之不实，投以滋阴宁嗽之药不效。自言夜间睡时常作恼怒之梦，或梦中哭泣，醒后必然吐血。思平肝之药以肉桂为最要。因肝属木，木得桂则枯也，而单用之则失于热；降胃止血之药以大黄为最，单用之则失于寒。若二药并用则寒热相济，性归平和，降胃平肝兼顾无遗。再以重坠之药辅之则力专下行。遂用大黄、肉桂细末各一钱和匀，更用生赭石细末六钱，煎汤送服，吐血顿愈，恼怒之梦亦无。由此观之，肉桂确善平肝。

3. 分证论治

（1）肝气郁结

证候：胁肋胀痛，走窜不定，甚则引及胸背肩臂，疼痛每因情志变化而增减；胸闷腹胀，嗳气频作，得嗳气而胀痛稍舒，纳少口苦。舌苔薄白，脉弦。

辨证要点：胁肋胀痛，走窜不定，胸闷嗳气。

基本病机：肝失疏泄，气机郁滞，肝络失和。

治法：疏肝理气。

方药：柴胡疏肝散（《证治准绳》）加减。常用药：柴胡、枳壳、香附、川楝子、白芍、甘草、川芎、郁金。

加减：若胁痛甚，可加青皮、延胡索；气郁化火，症见胁肋掣痛，口干口苦，烦躁易怒，溲黄便秘，舌红苔黄者，可去方中辛温之川芎，加栀子、牡丹皮、黄芩、夏枯草；肝气横逆犯脾，症见肠鸣，腹泻，腹胀者，可酌加茯苓、白术；肝郁化火，耗伤阴津，症见胁肋隐痛不休，眩晕少寐，舌红少津，脉细者，可去方中川芎，酌配枸杞子、菊花、首乌、牡丹皮、栀子；兼见胃失和降，恶心呕吐者，可加半夏、陈皮、生姜、旋覆花等；气滞兼见血瘀者，可酌加丹皮、赤芍、当归尾、川楝子、延胡索、郁金。

（2）肝胆湿热

证候：胁肋胀痛或灼热疼痛，口苦口黏，胸闷纳呆，恶心呕吐，小便黄赤，大便不爽；或兼有身热恶寒，身目发黄。舌红，苔黄腻，脉弦滑数。

辨证要点：胁肋胀痛或灼热疼痛，胸闷纳呆或身目发黄及湿热内蕴证的表现。

基本病机：湿热蕴结，肝胆失疏，络脉失和。

治法：清利肝胆湿热。

方药：茵陈蒿汤（《伤寒论》）合大柴胡汤（《伤寒论》）或龙胆泻肝汤（《医方集解》）加减。常用药：茵陈蒿、栀子、大黄、柴胡、黄芩、枳实、白芍、半夏、鸡骨草。

加减：若黄疸者，重用茵陈，加金钱草；胁肋剧痛者，加延胡索、郁金；砂石阻滞者，加金钱草、海金沙、郁金。肝胆实火上炎，症见头痛目赤，胁痛口苦者，改用龙胆泻肝汤。

（3）瘀血阻络

证候：胁肋刺痛，痛有定处，痛处拒按，入夜痛甚；胁肋下或见有癥块。舌紫暗，脉象沉涩。

辨证要点：胁痛如刺，固定不移，并见舌脉瘀象。

基本病机：瘀血停滞，瘀阻肝络。

治法：活血化瘀，通络止痛。

方药：血府逐瘀汤（《医林改错》）或复元活血汤（《医学发明》）加减。常用药：当归、川芎、桃仁、红花、柴胡、枳壳、制香附、川楝子、广郁金、五灵脂、蒲黄、三七。

加减：若因跌打损伤而致胁痛，局部积瘀肿痛者，可酌加苏木、酒大黄、天花粉，或选用复元活血汤，另吞三七粉或云南白药、七厘散等；胁肋下有癥块，而正气未衰者，可酌加三棱、莪术、土鳖虫，或配合服用鳖甲煎丸。

（4）肝络失养

证候：胁肋隐痛，悠悠不休，遇劳加重；口干咽燥，心中烦热，头晕目眩。舌红少苔，脉细弦而数。

辨证要点：胁肋隐痛绵绵与阴虚内热表现并见。

基本病机：肝肾阴亏，精血耗伤，肝络失养。

治法：养阴柔肝。

方药：一贯煎（《柳州医话》）加减。常用药：生地黄、枸杞子、黄精、沙参、麦冬、当归、白芍、炙甘草、川楝子、延胡索。

加减：若阴亏过甚，舌红而干，可酌加石斛、玄参、天冬；心神不宁，而见心烦不寐者，可酌加酸枣仁、炒栀子、合欢皮；肝肾阴虚，头目失养，而见头晕目眩者，可加菊花、女贞子、熟地黄；阴虚火旺，可酌配黄柏、知母、地骨皮。

4. 其他疗法

（1）中成药疗法　复方胆通片、消炎利胆片适用于慢性胆囊炎或胆石症引起的胁痛；逍遥丸、舒肝丸、柴胡疏肝丸、延胡索止痛片适用于肝气郁结引起的胁痛；鳖甲煎丸适用于肝硬化引起的瘀血阻络型胁痛。

（2）刮痧疗法　首先刮两胸胁部，采用轻刮法、角刮法由内向外刮拭，每一肋间隙刮拭10~20次为宜，从上向下依次刮至乳根，乳头部位跳过。然后刮背部，用直线泻刮法，沿膀胱经循行刮拭脊柱两侧，从肝俞至胆俞，每侧各刮10~20次。点压按揉太冲穴10~20次。

【预防调护】

胁痛之发生，常与情志不遂、饮食不节、劳欲过度相关。因此，保持心情舒畅，避免过悲、过怒、过劳及过度紧张；同时注意饮食清淡，切忌过度饮酒或嗜食辛辣肥甘，以防湿热内生。劳逸结合，防止过劳伤正。

由于胁痛是多种病症伴有的常见自觉症状，若能针对原发病病因预防最为有效。胁痛的患者，应积极治疗，按时服药，促使早日康复。平时可取佛手7~8g，或玫瑰花6g，白菊花、合欢花各5g开水冲泡，以上药物最好不要与茶叶一起饮用。

【重点难点】

1. 胁痛是因肝络失和，而出现一侧或两侧胁肋部疼痛为主要表现的病症。

2. 病因有情志不遂、饮食不节、跌仆损伤、久病劳欲及外感湿热，导致肝络失和，“不通则痛”或“不荣则痛”。

3. 病位在肝胆，又与脾胃及肾相关。临床辨证应区别气郁、瘀血、湿热及其肝络失养证。

4. 治疗以疏肝和络止痛为原则。

5. 临床以肝气郁结、肝胆湿热及肝络失养等证型较为常见。

【临证备要】

1. 胁痛应辨证与辨病相结合　病毒性肝炎胁痛者，可采用疏肝运脾、化湿行瘀、清热解毒等治法，结合中药药理研究，选择具有抗病毒、改善肝功能，调节免疫及抗纤维化作用的药物。如结石导致胁痛，可结合清肝利胆，通降排石等治法。化石排石药物可选用金钱草、海金沙、郁金、茵陈、鸡内金、枳壳、莪术等。胆结石患者有明显症状且经长期药物治疗后疗效不明显者，胆囊内多个结石或充满结石、结石直径大于1cm、反复胆囊炎发作、胆囊壁钙化、口服胆囊造影剂不显影者，可考虑体外碎石或者手术治疗。

2. 胁痛多有气滞血瘀和经络不通　针对胁痛气滞血瘀和经络不通的病机，可用四逆散合金铃子散为基础方进行治疗，药用柴胡、枳实、白芍、延胡索、炒川楝子、甘草，并重用白芍。同时，根据病程、疼痛性质、在气在血、病变在肝在胆的主次，辨明湿热、痰、瘀、结石等兼夹主次，以及体质阴阳气血偏盛的差异，临床注意辨证用药。

3. 治疗胁痛宜疏肝柔肝并举，以防辛燥劫阴之弊 一要尽量选用轻灵平和之品，如香附、苏梗、佛手片、绿萼梅等；二要注意配伍柔肝养阴之品，以护肝阴，以利肝体，如仲景之四逆散重用柴胡与白芍并用，薛己滋水清肝饮中柴胡与生地黄配伍均为疏肝和柔肝并用的范例。

4. 名医经验 任应秋认为外感而引起的胁痛多在少阳胆经，常兼见口苦呕逆，往来寒热等症；内伤胁痛，则多在肝经，常为肝亢气逆，或肝郁气滞的反应。肝胆病变最常见的是血不足以养肝而致肝气亢逆和肝气郁滞使血不能归脏，临床以胁痛常见。对于这种胁痛，用双解散颇具卓效。处方如下：川芎4g，枳实9g，生甘草6g，片姜黄9g，桂心3g，川郁金12g，五灵脂9g，炒赤芍18g，川楝子9g，延胡索9g。全方活血养肝，疏肝藏血。所谓双解，为既有益于肝气肝血，又无分于左胁、右胁之义。（任应秋.任应秋论医集.北京：人民军医出版社，2008.）

目标检测

答案解析

A1型题

1．下列哪一项不是瘀血阻络胁痛的特点（　）

A．胁肋刺痛　B．胸闷腹胀　C．痛有定处　D．入夜痛甚　E．舌质紫暗

2．下列各项，与胁痛无关的是（　）

A．饮停胸胁　B．肝郁气滞　C．肝阴亏虚　D．胃阴亏虚　E．肝胆湿热

A2型题

3．男，45岁。胁痛反复发作3年余，当年患肝炎，经治疗后基本痊愈，但在工作劳累、气候异常、情志失常的情况下，胁痛时有发作，近3年来，发作较频，皮肤干燥，面色黧黑，形体瘦弱，纳谷不香，口干苦、大便干，潮热盗汗，五心烦热，腰酸乏力，舌红少苔，脉细弦而数。其证治为（　）

A．肝气郁结：柴胡疏肝散　B．瘀血停着：旋覆花汤加减　C．肝胆湿热：龙胆泻肝汤

D．肝阴不足：一贯煎　E．肝血不足：补血方

4．女性，31岁。胁肋胀痛，走窜不定，疼痛每因情志变化而增减，嗳气则胀痛稍舒，胸闷腹胀，纳少口苦，舌苔薄白，脉弦。其诊断是（　）

A．胁痛瘀血阻络证　B．胁痛肝郁气滞证　C．胁痛肝胆湿热证

D．胸痹气滞心胸证　E．痰饮病悬饮证

A3型题

李某，男，40岁。夏季时节久居湿地劳作。现症见：胁肋灼热疼痛，痛有定处，触痛明显。胸闷纳呆，恶心呕吐，口苦口黏，小便黄赤，大便不爽，身目发黄，舌红苔黄腻，脉弦细数。

5．其诊断是（　）

A．悬饮　B．胁痛　C．聚证　D．积证　E．黄疸

6．其辨证是（　）

A．瘀血阻络证　B．气滞血阻证　C．热重于湿证　D．络气不和证　E．肝胆湿热证

7．治疗应首选（　）

A．龙胆泻肝汤　B．六磨汤　C．大七气汤　D．茵陈蒿汤　E．旋覆代赭汤

B1型题

A．一贯煎　B．柴胡疏肝散　C．龙胆泻肝汤　D．血府逐瘀汤　E．旋覆代赭汤

8．瘀血停着胁痛用（　）
9．肝阴不足胁痛用（　）
10．肝胆湿热胁痛用（　）
11．肝气郁结胁痛用（　）

（王大伟）

书网融合……

知识回顾　习题

第二节　黄　疸

PPT

学习目标

知识要求：

1．掌握黄疸的定义、病因病机及辨证论治。
2．熟悉黄疸诊断与类证鉴别。
3．了解黄疸的源流、预防调护方法、西医相关联的病名。

技能要求：

1．熟练掌握辨析黄疸各证型、处方用药及适当调护的技能。
2．学会运用辨证论治的方法治疗黄疸。

岗位情景模拟26

杨某，男，40岁。2019年9月21日初诊。

身黄、目黄、小便黄5年，加重1周。患者5年前出现身黄、目黄、小便黄，曾间断服用中西药治疗，病情时轻时重。1周前因劳累上述症状加重。刻下症见：纳呆食少，胸闷腹胀，神疲畏寒，口淡不渴，大便溏，乏力，尿黄。神志清，巩膜黄染，皮肤深黄，色暗如烟熏。舌质淡，苔白腻，脉濡缓。

问题与思考

1．本病的临床特征是什么？本病应与哪些病证相鉴别？

2．患者为虚证还是实证，寒证还是热证？主要是什么病理因素？这些病理因素所在的病位在哪里？这些病理因素的主次？

3．当前的中医治法是什么？如何选方用药？患者痊愈后应如何调养？

答案解析

黄疸是因外感湿热疫毒，内伤饮食劳倦或他病后，导致肝胆脾胃功能失调，胆失疏泄而胆汁外溢，以目黄、身黄、小便黄为主要临床表现的病证，其中目黄为本病的重要特征。

黄疸病名，首见于《内经》，且对黄疸病的病因病机、主要症状及治则均有记载。汉代张仲景《伤寒杂病论》提出“黄家所得，从湿得之”，强调湿邪是黄疸的主要病因，把黄疸分为黄疸、谷疸、酒疸、女劳疸、黑疸五种，并对各种黄疸的形成机理、症状特点进行了探讨，其创制的茵陈蒿汤成为历代治疗黄疸的重要方剂；《诸病源候论》《圣济总录》两书都记述了黄疸的危重证候“急黄”，并提到了“阴黄”一证；元代罗天益在《卫生宝鉴》中又进一步把阳黄与阴黄的辨证施治加以系统化，对临床具有重要指导意义。《景岳全书·黄疸》初步认识到黄疸的发生与胆液外泄有关。清代程钟龄《医学心悟》创制茵陈术附汤，至今仍为治疗阴黄的代表方剂；清代沈金鳌《沈氏尊生书·黄疸》有“天行疫疠，以致发黄者，俗称之瘟黄，杀人最急”的记载，对黄疸的传染性及严重的预后转归有所认识。

西医学中无论是肝细胞性黄疸、阻塞性黄疸、溶血性黄疸，尤其常见的肝胆系统疾病如病毒性肝炎、肝硬化、胆石症、胆囊炎等若以黄疸为主要表现者，均可参照本病辨证论治。

【病因病机】

1. 病因

（1）外感湿热、疫毒　外感湿热疫毒，内蕴中焦，脾胃运化失常，湿郁热蒸于肝胆，肝失疏泄，胆汁不循常道，外溢肌肤，下注膀胱，发为本病。湿热夹时邪疫毒伤人，病势暴急凶险，表现为热毒炽盛，内及营血的危重现象，称为急黄。

（2）内伤饮食劳倦　长期嗜酒无度，或过食肥甘厚腻，或饮食污染不洁，损伤脾胃，运化失职，湿浊内生，郁而化热，熏蒸肝胆，胆汁外溢而发黄。过食生冷或长期饥饱失常，或劳倦太过，或病后脾阳受损，均可导致脾胃寒湿内生，困遏中焦，壅塞肝胆，胆汁不循常道，泛溢而发生黄疸。

（3）病后续发　胁痛、癥积及其他疾病之后，瘀血阻滞，湿热残留，日久损肝伤脾，湿遏瘀阻，胆汁泛溢肌肤出现黄疸。

2. 病机　黄疸的基本病机为湿邪困遏脾胃，壅阻肝胆，肝胆脾胃功能失调，胆道失疏，胆汁外溢发黄。湿邪困遏脾胃，则脾胃运化失常，肝胆为脾土之所不胜，此脾胃受湿邪困遏，肝胆被脾土反侮，是以肝失疏泄，胆汁不循常道而外溢，发为黄疸。

黄疸的病理表现有湿热和寒湿两端。湿热熏蒸发为阳黄；寒湿阻遏，发为阴黄。由于湿和热的偏盛不同，故阳黄又有湿重于热或热重于湿之别。

阳黄、急黄、阴黄在一定条件下可以相互转化。如阳黄治疗不当，热毒炽盛，侵及营血，内陷心包，引动肝风，则可发为急黄；若阳黄失治误治，迁延日久，脾阳损伤，湿从寒化，则可转为阴黄；如阴黄重感湿热之邪，或湿郁化热，又可呈现出阳黄表现。

【诊断与鉴别诊断】

1. 诊断

（1）主症为目黄、肤黄、小便黄，其中目睛黄染为本病的重要特征。常伴食欲减退，恶心呕吐，胁痛腹胀等症状。

（2）常有外感湿热疫毒，内伤酒食不节，或有与肝炎患者接触史，有使用化学制剂、药物接触与应用史，或有胁痛、鼓胀、积聚等病史。

（3）检查血清总胆红素能较好地反映黄疸的程度，结合胆红素、非结合胆红素定量对鉴别黄疸类型有重要意义。尿胆红素及尿胆原检查亦有助于鉴别。此外，肝功能、肝炎病毒指标、超声、CT、MRI、胃肠钡餐检查、消化道纤维内镜、逆行胰胆管造影、肝穿刺活检均有利于确定黄疸的病因。

2. 鉴别诊断　黄疸与萎黄：黄疸发病多为感受湿热疫毒之邪，饮食劳倦或与病后续发有关。病机为湿邪困遏脾胃，壅阻肝胆，肝胆脾胃功能失调，胆失疏泄而胆汁外溢所致。主症为身黄、目黄、小便黄。萎黄多由饥饱劳倦，食滞虫积或病后失血所致。病机为脾胃虚弱，气血不足，肌肤失养。主症为肌肤萎黄，目睛及小便不黄，常伴头晕乏力，心悸少寐，纳少便溏等症状。

【辨证论治】

1. 辨证要点

（1）辨阳黄与阴黄　黄疸的辨证应以阴阳为纲。阳黄多由湿热或疫毒所致，起病急，病程短，黄色鲜明如橘色，常伴湿热或热毒炽盛之象；阳黄有热重于湿、湿重于热、胆腑郁热、疫毒炽盛的不同。阴黄多由寒湿所致，起病缓，病程长，黄色晦暗如烟熏，常伴脾虚寒湿之象。临证应根据黄疸的色泽，并结合症状、病史予以鉴别。

（2）阳黄宜辨湿热轻重　阳黄为湿热所致，因感受湿与热邪的程度不同和素体阴阳偏盛之差异，临床阳黄有湿与热孰轻孰重之分。热重于湿者，身目俱黄，黄色鲜明，发热口渴，小便短少黄赤，便秘，舌苔黄腻，脉弦数或濡数；湿重于热者，身目俱黄，其色不如热重者鲜明，身热不扬，头身困重，脘腹痞满，恶心呕吐，便溏，舌苔厚腻微黄，脉弦滑或濡缓。

（3）辨急黄　急黄为湿热夹毒，郁而化火所致。发病急骤，黄疸迅速加深，其色如金，高热口渴，烦躁不安，神昏谵语，或见衄血、便血，或肌肤出现瘀斑，舌质红绛，苔黄而燥，脉弦滑数或洪数。辨证以伤阴、耗气、动血及窍闭的变化为其重点。

2. 治疗原则

黄疸的治疗以化湿邪，利小便为原则。湿为黄疸的主因，湿邪的主要去路在于通利小便，故《金匮要略·黄疸病脉证并治》曰："诸病黄家，但利其小便。"湿热发黄，当清化湿热；寒湿发黄，当温化寒湿；急黄为热毒炽盛，邪入营血，当清热解毒、凉营开窍。治疗时还应注意热重者应顾护阴液，不可利湿太过伤阴；湿重者应化湿护阳，不可苦寒太过伤其阳。

知识拓展

治黄可治肺

黄疸的湿起源于中焦之脾，但若没有肺的宣发肃降，则不能通调水道，湿邪无路可出，黄疸经久不退。上焦开，中焦畅，湿邪去，使湿邪不能蕴蒸肝胆，黄疸自然消退。吴鞠通认为："肺为气之主，气化则湿热俱化。"通过宣降肺气，可以使水液代谢及气机升降恢复正常。故在"化湿去黄疸"的同时不忘宣调肺气，以开鬼门，洁净府，祛除湿邪，利于黄疸消退。张仲景《伤寒论》曰："伤寒瘀热在里，身必黄，麻黄连翘赤小豆汤主之。"麻黄、杏仁宣发肺气，连翘清解热邪，赤小豆利湿，麻黄连翘赤小豆汤即为宣调肺气治疗黄疸的代表方剂。

此外，黄疸和肝的关系密切。肺与肝的关系主要表现在气机的调节方面，肺主气，司呼吸，肝主疏泄，肝升肺降，则人体气机才能够正常地运行。黄疸日久，患者多有肝气郁滞，不论肝气犯肺与否，均宜在疏肝的基础上佐以宣降肺气之品，以利于肝气机调达。若肝气上逆或兼加肝火则湿邪缠绵不化，黄疸经久不退，此时宜肃肺平肝逆，清肺泻肝火，即所谓"佐金平木"。

3. 分证论治

（1）阳黄

①热重于湿

证候：身目发黄，黄色鲜明如橘，或见发热口渴，心中懊恼，脘腹胀闷，纳呆食少，口干口苦，恶心欲吐，小便短少黄赤，大便秘结。舌苔黄腻，脉弦数。

辨证要点：身目俱黄，黄色鲜明，大便秘结，舌苔黄腻。

基本病机：湿热熏蒸，困遏脾胃，壅滞肝胆，胆汁泛溢。

治法：清热通腑，利湿退黄。

方药：茵陈蒿汤（《伤寒论》）加减。常用药：茵陈蒿、栀子、大黄、黄柏、连翘、田基黄、蒲公英、茯苓、滑石、车前草（子）、赤芍、郁金。

加减：若胁痛较甚加柴胡、郁金、川楝子、延胡索；热毒内盛，心烦懊侬加黄连、龙胆草；恶心呕吐可加橘皮、竹茹、姜半夏；病毒性肝炎加板蓝根、以下珠、苦参。

②湿重于热

证候：身目俱黄，但不如前者鲜明，头重身困，脘腹痞满，食欲减退，恶心呕吐，腹胀或大便溏垢。舌苔厚腻微黄，脉象濡数或濡缓。

辨证要点：黄疸色黄不亮，头重身困，胸脘痞满，纳呆，便溏。

基本病机：湿遏热伏，困阻中焦，胆汁不循常道。

治法：利湿化浊运脾，佐以清热。

方药：茵陈五苓散（《金匮要略》）合甘露消毒丹（《医效秘传》）加减。常用药：藿香、白蔻仁、陈皮、茵陈蒿、车前子、茯苓、薏苡仁、黄芩、连翘、滑石。

加减：若湿阻气机，胸腹痞胀，呕恶纳差等症较著，可加入苍术、砂仁、枳壳、半夏，或合用平胃散；纳呆较著，再加炒谷芽、炒麦芽、鸡内金以消食化滞；邪郁肌表，寒热头痛，宜选用麻黄连翘赤小豆汤。

③胆腑郁热

证候：身目发黄，黄色鲜明，右胁胀痛甚则剧痛，牵引肩背，可伴壮热或寒热往来，口苦咽干，恶心呕逆，腹胀便秘，或大便灰白，小便短赤。舌红，苔黄厚，脉弦滑数。

辨证要点：身目发黄，黄色鲜明，右胁胀痛，甚则剧痛且放射至肩背，或大便灰白与肝胆湿热征象。

基本病机：湿热、砂石或蛔虫郁滞，胆腑郁热，胆汁不循常道。

治法：疏肝利胆，泻热退黄。

方药：大柴胡汤（《伤寒论》）加减。常用药：柴胡、黄芩、半夏、大黄、枳实、郁金、佛手、茵陈、栀子、白芍、甘草。

加减：若砂石阻滞，可加金钱草、海金沙、鸡内金、芒硝、牛膝；大便干，腹胀重加芒硝、焦槟榔；黄疸突然出现，时寒时热，痛有钻顶感，时作时止，呕吐蛔虫，为虫体阻于胆道，应用化虫丸驱蛔止痛，或用乌梅丸加减以利胆退黄，安蛔止痛；胆热蕴结演变成火毒炽盛，症见黄疸加深，高热寒战者，宜用黄连解毒汤清热解毒，凉血泻火，清肝利胆。

④疫毒炽盛（急黄）

证候：起病急骤，黄疸迅速加深，其色如金，皮肤瘙痒，高热口渴，胁痛腹满，烦躁不安，神昏谵语，或见衄血、便血，或肌肤瘀斑，或见腹水，或见抽搐，继之嗜睡昏迷。舌红绛，苔黄或黄厚而燥，或焦黄起刺，脉弦滑数或洪数。

辨证要点：黄疸急起，迅速加重加深如金，并伴见营血分证。

基本病机：湿热疫毒炽盛，深入营血，内陷心包。

治法：清热解毒，凉血开窍。

方药：《千金》犀角散（《备急千金要方》）加减。常用药：犀角（用水牛角代）、黄连、栀子、大黄、板蓝根、生地黄、玄参、茵陈、土茯苓、丹参、石斛、牡丹皮。

加减：若急黄治疗应在热毒未陷心包，尚未出现神昏前，配用大剂量清热解毒药，如金银花、连翘、土茯苓、蒲公英、大青叶、黄连、黄柏、生大黄，或用五味消毒饮加大黄；热入营血，神昏谵语，痰热壅闭心窍者，加服安宫牛黄丸；动风抽搐者，加用钩藤、石决明，另服羚羊角粉或紫雪丹；衄血、便血、肌肤瘀斑重者，可加黑地榆、侧柏叶、紫草、茜根炭；腹大有水，小便短少不利，可加马鞭草、白茅根、车前草，并另吞琥珀、蟋蟀、沉香粉。

（2）阴黄

①寒湿阻遏

证候：身目俱黄，黄色晦暗不泽，或如烟熏，脘腹痞胀，纳呆便溏，神疲畏寒，口淡不渴。舌淡，苔白腻，脉濡缓或沉迟。

辨证要点：黄疸色晦暗以及寒湿困脾兼见。

基本病机：中阳不振，寒湿滞留，肝胆失于疏泄。

治法：温化寒湿，健脾和胃。

方药：茵陈术附汤（《医学心悟》）加减。常用药：附子、白术、干姜、茵陈、茯苓、泽泻、猪苓。

加减：若脘腹胀满，胸闷、呕恶显著，可加苍术、厚朴、半夏、陈皮；胁腹疼痛作胀，肝脾同病者，当加柴胡、香附；湿浊不清，气滞血结，胁下癥结疼痛，腹部胀满，肤色苍黄或黧黑，可加服硝石矾石散。

②脾虚湿滞

证候：常见于黄疸日久者，面目及肌肤淡黄，晦暗不泽，体倦乏力，食少便溏，心悸气短。舌淡苔薄，脉濡细。

辨证要点：黄疸色萎不泽，肢软无力，纳呆便溏。

基本病机：黄疸日久，脾虚血亏，湿滞残留。

治法：健脾养血，利湿退黄。

方药：黄芪建中汤（《金匮要略》）加减。常用药：黄芪、桂枝、生姜、白术、当归、白芍、甘草、大枣、茵陈、茯苓。

加减：若气虚乏力明显者，应重用黄芪，并加党参；畏寒，肢冷，舌淡者宜加附子；心悸不宁，脉细而弱者，加熟地黄、制首乌、酸枣仁。

（3）黄疸消退后的调治

①湿热留恋

证候：脘痞腹胀，胁肋隐痛，纳呆，口干苦，小便黄赤。苔腻，脉濡数。

辨证要点：脘痞腹胀，胁肋隐痛，口干苦，苔腻。

基本病机：湿热留恋，余邪未清。

治法：清热利湿。

方药：茵陈四苓散（《杏苑生春》）加减。常用药：茵陈、黄芩、黄柏、茯苓、猪苓、泽泻、白术、苏梗、陈皮。

加减：若热较盛，加栀子；湿邪较重，加玉米须、车前子。

②肝脾不调

证候：脘腹痞闷，肢倦乏力，胁肋隐痛不适，纳呆，大便不调。舌苔薄白，脉细弦。

辨证要点：脘腹痞闷，肢倦乏力，胁肋隐痛，纳呆，大便不调。

基本病机：肝脾不调，疏运失职。

治法：调和肝脾，理气助运。

方药：柴胡疏肝散（《证治准绳》）或归芍六君子汤（《笔花医镜》）加减。常用药：当归、白芍、柴胡、枳壳、香附、郁金、党参、白术、茯苓、山药、陈皮、山楂、麦芽。

加减：若肝气郁结甚者，加橘核、玫瑰花；便溏者，加莲子、薏苡仁。

③气滞血瘀

证候：胁下结块，隐痛、刺痛不适，胸胁胀闷，面、颈部见有赤丝红纹。舌有紫斑或紫点，脉涩。

辨证要点：胁下结块，隐痛、刺痛不适，舌紫。

基本病机：气滞血瘀，积块留着。

治法：疏肝理气，活血化瘀。

方药：逍遥散（《太平惠民和剂局方》）合鳖甲煎丸（《金匮要略》）加减。常用药：柴胡、枳壳、香附、当归、赤芍、丹参、桃仁、莪术、鳖甲。

加减：若结块明显者，加土鳖虫、地龙、浙贝母、牡蛎；胁胀甚者，加青皮、橘核、郁金；舌紫暗甚者，加丹参、川芎。

4. 其他疗法

（1）中成药疗法　茵栀黄注射液、茵虎冲剂、垂盆草冲剂适用于湿热型黄疸；清开灵注射液适用于阳黄热盛者；鳖甲煎丸适用于黄疸日久胁下有癥块者；安宫牛黄丸适用于急黄疫毒炽盛热入营血，神昏谵语者；龙胆泻肝丸适用于黄疸肝胆湿热者。

（2）刮痧疗法　取太阳、印堂、肺俞、三焦俞、曲池、尺泽、列缺、合谷、阴陵泉。头面部刮太阳、印堂穴；背部刮肺俞、三焦俞穴；下肢部刮阴陵泉穴。以上穴位刮至出现痧痕为止。

（3）针灸疗法　①阳黄：取胆俞、阴陵泉、内庭、太冲、阳纲（背部奇穴）、阳陵泉、建里；②阴黄：取至阳、脾俞、胆俞、中脘、三阴交、肾俞、足三里、肝俞。阳黄用泻法，阴黄用补法，可加灸，虚实夹杂者宜平补平泻，每日1次，每次留针20~30分钟，10次为1个疗程。

【预防调护】

本病要针对不同病因予以预防。在饮食方面，要讲究卫生，避免不洁食物，注意饮食节制，勿过嗜辛热甘肥食物，应戒酒类饮料。对有传染性的患者，注意必要的隔离，并注意餐具消毒，防止传染他人。注射用具及手术器械宜严格消毒，避免血液制品的污染，防止血液途径传染。患者应注意起居有常，不妄作劳，顺应四时变化，以免正气损伤，体质虚弱，邪气乘袭。在传染性黄疸病流行期间，可进行预防服药，可用茵陈蒿30g，玉米须30g，生甘草6g；或决明子15g，贯众15g，生甘草10g，开水冲泡，连服3~7日。

除药物治疗以外，精神状态、生活起居、休息营养等，对本病有着重要的辅助治疗意义。在发病初期，应卧床休息，急黄患者须绝对卧床。恢复期和转为慢性久病患者，可适当参加体育活动。保持心情愉快舒畅，肝气条达，有助于病情康复。进食富于营养而易消化的饮食，禁食辛热、油腻之品。密切观察脉证变化，若出现黄疸加深，或出现斑疹吐衄，神昏晕厥，应考虑热毒耗阴动血，邪犯心肝，属病情恶化之兆；如出现脉象微弱欲绝，或散乱无根，神志恍惚，烦躁不安，为正气欲脱之征象，均须及时救治。

【重点难点】

1. 黄疸是肝胆脾胃功能失调，胆失疏泄而胆汁外溢，以目黄、身黄、小便黄为主要临床表现的病证。

2. 病因有外感湿热、疫毒，内伤饮食劳倦，病后续发等，病机湿邪困遏脾胃，壅阻肝胆，肝胆脾胃功能失调，胆道失疏，胆汁外溢发黄。

3. 病位主要在脾胃肝胆，急黄还涉及心。应辨明阳黄、阴黄。

4. 以化湿邪，利小便为治疗原则。

5. 临床以热重于湿、湿重于热证阳黄及黄疸消退后之气滞血瘀证较为常见。

【临证备要】

1. 明确黄疸的诊断 出现黄疸时，应进行相关辅助检查，区分肝细胞性、阻塞性或溶血性黄疸的不同性质，明确病毒性肝炎、胆囊炎、胆结石、消化道肿瘤或蚕豆黄等疾病的诊断，治疗方法和用药有别。

2. 中药降转氨酶与抗肝硬化 多认为肝功能异常是因为湿、热、毒、郁、瘀等，病机是气血不和、脏腑功能失调或虚损。临床上对转氨酶增高者，若属湿热明显，选用垂盆草、田基黄或山豆根制剂等；若湿热不明显，可选用五味子生药装胶囊，或五味子制剂等。当转氨酶降至正常时，应逐渐减量，继服2~3个月，不可骤停，以免病情反复。肝硬化多从气滞血瘀或气虚血瘀两方面探讨治疗方法，如选用丹参、桃仁、红花、三七、鳖甲、土鳖虫等活血软坚散结。

3. 实验筛选有效中草药 保护肝功能的中药如丹参、三七、栀子、茵陈、川芎等；抗病毒作用的中药如大黄、土茯苓、虎杖、板蓝根、贯众、薏苡仁、白花蛇舌草、半枝莲、金银花、茵陈、柴胡、珍珠草等；调节免疫功能的中药如人参、党参、刺五加、黄芪、灵芝、枸杞子、猪苓、肉桂、黄精、绞股蓝等；提高免疫球蛋白的中药有鳖甲、北沙参、麦冬、天冬、玄参等；抑制免疫作用的中药有甘草、丹皮、生地黄、红花、桃仁、大黄、益母草等凉血活血药。

4. 名医经验 关幼波认为黄疸发病的关键是湿热蕴于血分，提出“治黄必治血，血行黄易却；治黄需解毒，毒解黄易除；治黄要治痰，痰化黄易散”，认为黄疸的发生和湿痰、热毒、血瘀有密切关系。大剂量使用茵陈退黄，一般为30g，最大用到120g。刘渡舟认为阳黄是湿热交郁的结果，湿热侵犯肝胆又碍脾胃，治疗的关键是小便能否通利，小便多则湿邪外泄，反之湿不得泄。对阳黄出现口苦、厌食油腻、胁痛、眩晕等肝胆症状时，主张重用柴胡12~24g。阴黄为寒湿不化、气血凝滞而致脾肾两虚的虚中夹湿之证，主张用实脾、理中、四逆、补中益气等方扶助正气，并加用茵陈。此外，在补益的基础上，亦可用硝石矾石散，装入胶囊内，每次服1.5~1.8g，早、晚饭后半小时左右服用，尊古用大麦粥调服，效果更好。（韩琛．黄疸的中医治疗．北京：人民卫生出版社，1987.）

目标检测

答案解析

A1型题

1. 黄疸形成的关键病理因素是（　）

A．热邪　　B．寒邪　　C．疫毒　　D．瘀血　　E．湿邪

2．黄疸主要特征为（　）

A．目黄，身黄，尿黄　　B．目黄，尿黄，便黄　　C．目黄，尿黄，有传染性

D．阳黄，阴黄，急黄　　E．尿黄，身黄，传染性

A2型题

3．女，44岁。身目俱黄，黄色鲜明如橘，有光泽，小便短少色黄，发热口渴，心烦，腹满，恶心欲吐，口干而苦，大便秘结。应为（　）

A．黄疸（阳黄）：清热利湿，佐以泻下，茵陈蒿汤主之

B．黄疸（阳黄）：利湿化浊，佐以清热，茵陈五苓散加减

C．黄疸（急黄）：清热解毒，凉血开窍，犀角散加味

D．黄疸（阴黄）：健脾和胃，温化寒湿，茵陈术附汤加味

E．黄疸（阴黄）：活血化瘀退黄，膈下逐瘀汤

4．男，36岁。黄疸迁延日久，久治不效，症见身目俱黄，黄色晦暗，食少纳呆，脘闷腹胀，大便不实，神疲畏寒，口淡不渴，舌质淡，苔白腻，脉濡缓。治法宜用（　）

A．清热利湿，佐以通便　　B．利湿化浊，佐以清热　　C．温中化湿，健脾和胃

D．调理脾胃，益气补血　　E．以上都不是

A3型题

姜某，男，29岁。平素身体壮实，3天前出现纳食不佳，厌食油腻，神疲乏力，发热口渴，随后身目俱黄，黄色鲜明，腹部胀满，口苦，恶心欲吐，大便秘结，小便短少黄赤，舌质红，苔黄腻，脉弦数。

5．此时最佳治疗的方剂是（　）

A．茵陈蒿汤　　B．茵陈五苓散　　C．茵陈术附汤　　D．甘露消毒丹　　E．以上都不是

6．若该患者既往有胆结石病史，突然右胁疼痛，牵引肩背，身目黄染，恶寒发热，大便色淡灰白。治疗当用（　）

A．小柴胡汤　　B．大柴胡汤　　C．柴芩温胆汤　　D．黄连温胆汤　　E．以上都不是

7．若因虫体阻滞胆道，突然出现身目黄染，胁痛时发时止，痛而有钻顶感，治疗当用（　）

A．柴胡疏肝散　　B．龙胆泻肝汤　　C．大柴胡汤　　D．小柴胡汤　　E．乌梅丸

B1型题

A．黄疸热重于湿证　　B．黄疸湿重于热证　　C．黄疸胆腑郁热证

D．黄疸疫毒炽盛证　　E．黄疸寒湿阻遏证

8．茵陈术附汤适用于（　）

9．大柴胡汤适用于（　）

10．千金犀角散适用于（　）

（王大伟）

书网融合……

知识回顾　　习题

第三节　积　聚

PPT

学习目标

知识要求：

1. 掌握积聚的定义、辨证论治。
2. 熟悉积聚常见病因病机、诊断与类证鉴别。
3. 了解积聚的历史源流、预防调护、西医相关疾病。

技能要求：

1. 熟练掌握辨析积聚各证型、处方用药及适当调护的技能。
2. 学会运用辨证论治的方法治疗积聚的轻、中症。

岗位情景模拟 27

顾某，女，35岁。2020年7月10日就诊。

腹中结块柔软，时聚时散3天。3天前因情绪不佳出现两胁下胀闷不适，食欲不振，出现腹中结块柔软，时聚时散。1天后上述症状稍有减轻，但仍不消散。刻下症见：腹中结块，按之柔软，时聚时散，攻窜胀痛。心烦，脘胀，嗳气，口苦，食纳欠佳，寐欠安，大便不畅。舌苔薄白，脉弦。

问题与思考

1. 本病的临床特征是什么？本病应与哪些病证相鉴别？
2. 患者为虚证还是实证，寒证还是热证？主要是什么病理因素？这些病理因素所在的病位在哪里？
3. 当前的中医治法是什么？如何选方用药？患者痊愈后应如何调养？

答案解析

积聚是指因情志失调、饮食所伤、感受寒邪或他病后，导致肝脾功能失调，气机阻滞，瘀血内结，以腹内结块，或痛或胀为主要临床表现的一种病证。积与聚的临床表现特征、病机、病位各不相同。积属有形，结块固定不移，痛有定处，病在血分，是为脏病；聚属无形，包块聚散无常，痛无定处，病在气分，是为腑病。因积与聚关系密切，故并而论述。在古代文献中，还有癥瘕、痃癖、癖块、痞块之名，亦属积聚。

《内经》首先提出积聚的病名，并对其形成和治疗原则进行了探讨。《难经·五十五难》明确了积与聚在病机及临床表现上的区别，指出："积者五脏所生，聚者六腑所成。"《金匮要略》进一步说明："积者，脏病也，终不移；聚者，腑病也，发作有时。"创制的大黄䗪虫丸至今仍为治疗积聚的常用方剂。《景岳全书·积聚》认为积聚治疗"总其要不过四法，曰攻、曰消、曰散、曰补，四者而已"，并创制了化铁丹、理阴煎等新方。《医宗必读·积聚》提出了积聚分初、中、末三个阶段的治疗原则，云："初者，病邪初起，正气尚强，邪气尚浅，则任受攻；中者，受病渐久，邪气较深，正气较弱，任受且攻且补；末者，病魔经久，邪气侵凌，正气消残，则任受补"，受到后世医家的重视。此外，《备急千金要方》《外台秘要》《医学入门》等医籍，在治疗上不但采用内服药物，而且还注重运用外治法、针灸等综合疗法，使积聚的辨证论治内容更加丰富。

西医学中，凡多种原因引起的肝脾大、腹腔肿瘤以及增生型肠结核等，多属“积”之范畴；胃肠功能紊乱、不完全性肠梗阻等原因所致的包块，则与“聚”关系密切。当这些疾病出现类似积聚的证候时，均可参照本节辨证论治。

【病因病机】

1. 病因

（1）情志失调　情志为病，如郁怒伤肝，肝失疏泄，肝气郁结，导致气机阻滞，首先病及气分；气滞日久，影响血行，使血行不畅，脉络瘀阻，病可由气及血。若偏重于影响气机的运行，则为聚；若气血瘀滞，日积月累，凝结成块则为积。

（2）饮食所伤　酒食不节，饥饱失宜，或恣食肥厚生冷，脾胃受损，运化失健，水谷精微不布，食滞湿浊凝聚成痰；或食滞、虫积与痰气交阻，气机壅结，则成聚证。痰浊与气血搏结，气滞血瘀，脉络瘀塞，日久则可形成积证。

（3）感受寒邪　寒邪内袭，脾阳不运，湿痰内聚，阻滞气机，气滞而血瘀，痰瘀互结，积聚乃成。亦有外感寒邪，复因情志内伤，气因寒遏，脉络不畅，血脉凝滞而成积。

（4）他病转归　黄疸、胁痛病后，湿浊留恋，气血蕴结；或久疟不愈，湿痰凝滞，脉络痹阻；或感染虫毒，如血吸虫，虫阻脉道，肝脾不和，气血凝滞；或久泻、久痢之后，脾气虚弱，营血运行涩滞，均可演变为积证。

2. 病机　积聚的基本病机为气机阻滞，瘀血内结。聚证以气滞为主，积证以血瘀为主。寒邪侵犯机体或饮食所伤、情志失调致使气机不畅，则为聚；气为血之帅，气机不畅而致血瘀，日久则形成积证。

积聚的病理性质多属实，日久可转化为虚实夹杂或正虚之证。本病初起，气滞血瘀，邪气壅实而正气未虚；积聚日久，病势较深，正气耗伤，可转为虚实夹杂之证。病至后期，气血衰少，体质羸弱，则往往转以正虚为主。而所谓虚实，仅是相对而言，因积聚的形成，总与正气虚弱有关。

【诊断与鉴别诊断】

1. 诊断

（1）积证以腹部可扪及或大或小、质地或软或硬的包块，并有胀痛或刺痛为临床特征。聚证以腹中气聚，攻窜胀痛，时作时止为临床特征。

（2）常有情志失调、饮食不节、感受寒邪，或黄疸、胁痛、虫毒、久疟、久泻、久痢等病史。

（3）聚证多属空腔脏器病变，如胃肠道炎症、痉挛、梗阻等，依据病史、症状、体征大致可做出诊断，必要时可配合腹部X片、超声等检查。积证多为肝脾大、腹腔肿瘤、增生型肠结核，必须结合超声、CT、MRI、胃肠钡剂X线检查、内窥镜检查等以助于诊断。如积块日趋肿大，坚硬不平，应排除恶性病变的可能。

2. 鉴别诊断　积聚与痞满：痞满是指脘腹部痞塞胀满，系自觉症状，而无块状物可扪及。积聚则是腹内结块，或痛或胀，不仅有自觉症状，而且有结块可扪及。

【辨证论治】

1. 辨证要点

（1）辨积与聚的不同　积证病属血分，多为脏病，具有积块固定不移，痛有定处，病程较长，病情较重，治疗较难等特点。聚证病属气分，多为腑病，具有腹中包块时聚时散，痛无定处，发有休止，病程较短，病情较轻，一般较易治疗。

（2）辨积聚之虚实　积聚的辨证需根据其病程长短、邪正盛衰及其伴随症状，以辨其虚实之主次。聚证多实证。积证初起，正气未虚，以邪实为主；中期，积块较硬，正气渐伤，邪实正虚；后期日久，瘀结不去，则以正虚为主。

知识拓展

五脏积

五脏积源于《难经》，是积病对五脏进行归属的一种分类方法，是根据五脏在腹部分主部位的理论来区分的，并不是指直接发生在五脏实体的位置上。《难经·五十六难》言："肝之积名曰肥气，心之积名曰伏梁，脾之积名曰痞气，肺之积名曰息贲，肾之积名曰奔豚。"

五脏积大都因为本脏受邪，本脏所胜之脏正值旺盛之际，本脏不能传邪到所胜之脏，本脏所不胜之脏又不能传病，所以病邪只能在本脏留滞，积脏乃成；因所受脏腑的不同，临床又有不同的表现。肝的积病叫肥气，发生在左侧胁下，肿块隆起如同覆杯，有头有尾，界限明显，日久不愈，会使患者发生咳嗽气逆、痎疟等疾病，经年累月，不易治愈；心的积病叫伏梁，发生在脐部的上方，大小如手臂，上端到达心胸的下部，日久不愈，会使患者出现心中烦躁等症状；脾的积病叫痞气、发生在胃脘的部位，肿块隆起如同覆盘，日久不愈，可使患者出现四肢难以屈伸、黄疸、饮食的营养不能润泽肌肤等表现；肺的积病叫息奔，发生在右侧胁下，肿块隆起如同覆杯，日久不愈，可使患者出现恶寒发热、咳嗽、喘促，甚至发生肺痈等病证；肾的积病叫奔豚，发生在少腹的部位，上端到达心胸的下面，或上或下，好像小猪奔跑，发作无一定规律，日久不愈，可使患者出现喘促、骨骼痿弱、短气乏力等病证。

2. 治疗原则　聚证重在调气，积证重在活血。聚证多实，病在气分，治疗以疏肝理气、行气消聚为基本治则。积证病在血分，以活血化瘀、软坚散结为基本治则。积证治疗宜分初、中、末三个阶段：初期属邪实，应予消散；中期邪实正虚，予消补兼施；后期以正虚为主，应予养正除积。

3. 分证论治

（1）聚证

①肝气郁结

证候：腹中气聚或结块柔，时聚时散，攻窜胀痛，脘胁胀闷不适。苔薄，脉弦。

辨证要点：腹中气聚，攻窜胀痛，时聚时散。

基本病机：肝失疏泄，肝郁气滞，气机阻滞，腹中气聚。

治法：疏肝解郁，行气消聚。

方药：木香顺气散（《沈氏尊生书》）加减。常用药：木香、砂仁、苍术、厚朴、陈皮、肉桂、甘草、生姜、香附、青皮、枳壳、台乌药。

加减：若胀痛甚者，加川楝子、佛手、延胡索；兼瘀象者，加延胡索、莪术；寒湿甚者，加高良姜、桂心、苍术、厚朴；肝郁化火，则去乌药、肉桂，加丹皮、栀子、黄芩、龙胆草。

②食滞痰阻

证候：腹胀或痛，时有如条索状物聚起于腹部，重按则胀痛更甚，便秘，纳差。舌苔腻，脉弦滑。

辨证要点：腹胀痛，时有条索物聚起于腹部，便秘，苔腻。

基本病机：虫积、食滞、痰浊交阻，气聚不散。

治法：理气化浊，导滞散结。

方药：六磨汤（《世医得效方》）加减。常用药：大黄、槟榔、枳实、沉香、木香、乌药。

加减：若因蛔虫结聚，阻于肠道所致者，可加入鹤虱、雷丸、使君子；痰湿较重，兼有食滞，腑气虽通，苔腻不化者，可用平胃散加山楂、神曲；痰湿较甚者，则加法半夏、苍术；兼脾虚便溏、纳差者，可加党参、白术、鸡内金、炒麦芽。

（2）积证

①气滞血阻

证候：积块软而不坚，固着不移，兼有胀痛。舌苔薄白，脉弦。

辨证要点：积块软而不坚，固定不移，脉弦。

基本病机：气滞血瘀，脉络不和，积而成块。

治法：理气活血，散瘀消积。

方药：柴胡疏肝散（《证治准绳》）合失笑散（《证类本草》）加减。常用药：柴胡、青皮、川楝子、香附、丹参、延胡索、蒲黄、五灵脂、郁金、莪术、延胡索、川芎。

加减：若兼烦热口干，舌红、脉细数者，加丹皮、栀子、黄芩、赤芍；腹中冷痛，畏寒喜温，舌苔白，脉缓者加肉桂、吴茱萸、当归；积块渐硬，时有刺痛者，宜加三棱、桃仁、赤芍。

②瘀血内结

证候：腹部积块明显，质地较硬，固定不移，经久不消，隐痛或刺痛，面暗消瘦，目光呆滞，胸闷，纳减乏力，耳轮或皮肤甲错，面颈胸臂有血痣赤缕，女子或见月事不下。舌暗或紫有瘀斑瘀点，脉细涩。

辨证要点：积块明显，固定不移伴瘀血征象。

基本病机：瘀结不消，正气渐损，脾运不健。

治法：祛瘀软坚，益气健脾。

方药：膈下逐瘀汤（《医林改错》）、鳖甲煎丸（《金匮要略》）合六君子汤（《医学正传》）加减。常用药：当归、川芎、桃仁、三棱、莪术、鳖甲、香附、乌药、陈皮、人参、白术、黄精、甘草。

加减：若积块疼痛，加石见穿、五灵脂、玄胡索、佛手片；痰瘀互结、苔白腻者，可加白芥子、半夏、苍术；兼热象，可加夏枯草、丹皮、玄参。

③正虚瘀结

证候：久病体弱，腹中积块坚硬，疼痛渐剧，面色萎黄或黧黑，消瘦脱形，神倦乏力，饮食大减。舌淡紫，少苔或光剥无苔，脉细数或弦细。

辨证要点：积块坚硬，消瘦脱形，饮食大减，舌光无苔。

基本病机：癥积日久，中虚失运，气血衰少。

治法：补益气血，化瘀消积。

方药：八珍汤（《瑞竹堂方》）合化积丸（《杂病源流犀烛》）加减。常用药：人参、白术、茯苓、甘草、当归、白芍、地黄、川芎、三棱、莪术、阿魏、瓦楞子、五灵脂、香附、槟榔。

加减：若阴伤较甚，头晕目眩，舌光无苔，脉象细数者，可加生地黄、北沙参、枸杞子、石斛；气虚甚者，可加黄芪、怀山药、薏苡仁；畏寒肢肿，舌淡白，脉沉细者，加黄芪、附子、肉桂、泽泻；牙龈出血，鼻衄，酌加栀子、牡丹皮、白茅根、茜草、三七。

4. 其他疗法

（1）中成药疗法　鳖甲煎丸，能软坚散结、活血化瘀，适用于气滞血瘀之积聚；复方天仙胶囊，具益气养血、清热解毒、散结止痛之功，适用于热毒血瘀所致的积聚。

（2）灌肠疗法　积证方选桃仁、红花、刘寄奴各15g，牡蛎（先煎）、茯苓、泽泻、车前子各30g，大黄10g，芒硝（后下）、制附片（先煎）各6g。聚证方选枳实、厚朴各15g，生大黄10g，槟榔、广木香、橘皮各10g，白芍20g。煎药保留灌肠。

（3）外治疗法　积证无论初起或久病均可配合外治法，如外贴阿魏膏、水红花膏等，以助活血散结，软坚消积。

【预防调护】

积聚之病，与情志失和有关，保持情绪舒畅，对本病防治有重要意义。饮食应避免过量，少食生冷、肥甘厚腻及辛辣刺激之品，多吃新鲜蔬菜水果。注意劳逸适度，锻炼身体，增强体质，起居有时，注意保暖。保持正气充沛，气血通畅，是预防积聚的重要措施。

日常入睡前可用丹参25g，香附10g，酸枣仁18g，黄连6g，肉桂、首乌藤、合欢皮各15g，茯神12g，煎取药液，40℃足浴，浸泡30分钟。晨起将薰衣草精油涂抹于患者的额头、耳后等部位，放松患者紧张情绪。如有胃脘痛、胁痛、泄泻、便血等病证，应及早检查治疗。此外，在血吸虫流行区域，要杀灭钉螺，整治疫水，做好防护工作，避免感受虫毒。黄疸、疟疾、久泻、久痢等患者病情缓解后，要继续清理湿热余邪，疏畅气血，调理肝脾，防止邪气残留，气血瘀结成积。

【重点难点】

1. 积聚是因外邪或内伤导致肝脾功能失调，气机阻滞，瘀血内结，以腹内结块，或痛或胀为主症的一种病证。

2. 病因主要有情志失调、饮食所伤、感受寒邪、他病转归等。病机为气机阻滞，瘀血内结；聚证以气滞为主，积证以血瘀为主。

3. 病位主要在肝脾，但与胃、肠等脏腑有关。

4. 聚证的治疗重在调气，积证治疗重在活血。聚证多实，病在气分，治疗以疏肝理气、行气消聚为基本治则。积证病在血分，以活血化瘀、软坚散结为基本治则。

5. 临床以肝气郁结、食滞痰阻、气滞血阻等证型较为常见。

【临证备要】

1. 明确积聚的诊断　临证对积聚除辨证论治外，还应结合西医学的检查手段，明确积聚的性质，以便对其转归预后做出正确判断。如明确诊断为腹部肿瘤者，其治法宜在辨证基础上选用活血化瘀、清热解毒、扶正固本等法，并加入有抗肿瘤作用及调节免疫功能的药物，以提高疗效。

2. 治疗积聚当谨察邪正盛衰　对于积聚的治疗，必须谨察邪正之盛衰，处理好“正”与“邪”，“攻”与“补”的关系及主次轻重。治实当顾其虚，补虚勿忘其实，灵活、合理地应用攻补之品，以收良效。治疗本病，始终要注意顾护正气，攻伐药物不可过用。若过用、久用攻伐之品，易于损伤脾胃正气；过用破血、逐瘀之品，易于损络出血；过用香燥理气之品，则易耗气伤阴积热，加重病情。临证时还应注意选用调理脾胃的药物，保持脾胃健运，气血生化有源，有助于疾病的恢复。聚证以实证居多，但如反复发作，脾气易于受损，此时宜用香砂六君子汤加减，以培脾运中。

3. 中医治疗肝纤维化　中医认为肝纤维化属积证范畴，其病变部位在肝、脾，可涉及肺、肾等脏腑。基本病机可概括为本虚标实，虚实夹杂。正气虚弱是内因，湿热疫毒是外因，正虚邪恋使疾病迁延难愈。痰瘀阻络是病理基础，肝气郁滞、肝病传脾及肝肾阴亏、脾肾阳虚是必然衍变过程。肝纤维化的治疗应兼顾肝、脾、肾三脏，抓住湿、热、毒、瘀等主要病理因素。现代药理研究证明：丹参、桃仁、红花、赤芍、当归、泽兰、冬虫夏草、防己、茯苓、柴胡、厚朴、大黄、苦参等中药，均有明显抗肝纤维化效果，能降低纤维细胞活性，降低门静脉压，从而可以使肝脾变软，改善肝功能。实验证实血府逐瘀汤、鳖甲煎丸和大黄䗪虫丸对肝纤维化指标均有一定的改善。临证时可结合辨证酌情选用。

4. 中医治疗不完全性肠梗阻 目前中医治疗不完全性肠梗阻以通里攻下、清热解毒、活血化瘀为主要大法。现代药理研究证实：通里攻下剂能促进肠管蠕动，降低毛细血管通透性，调整胃肠吸收、分泌功能；清热解毒剂能抑制细菌生长，改善免疫功能，降解毒素，预防或缓解毒血症；活血化瘀药如赤芍、桃仁、红花、五灵脂等，能改善局部血液循环，改变血液流变状态，减轻炎症反应，保护扩张肠管，减缓肠坏死的发生，临床常以大黄为主治疗。

5. 名医经验 姜春华经验方“软肝汤”：生大黄、桃仁、土鳖、丹参、鳖甲、炮山甲（用替代品）、黄芪、白术、党参。功能益气活血，软坚散结，主治癥瘕、积聚、胁痛、鼓胀。（吴大真.现代名中医内科绝技.北京：科学技术文献出版社，2004.）

目标检测

答案解析

A1 型题

1. 下列关于积聚治疗法则错误的是（ ）
   A. 晚期邪深，专攻病邪　B. 坚者削之，结者散之　C. 善治者当先补虚
   D. 养正积自除　E. 大积大聚，其可犯也，衰期大半而止
2. 以下关于积聚的论述中，错误的是（ ）
   A. 基本病机是气机阻滞，瘀血内结　B. 聚证以气滞为主，积证以血瘀为主
   C. 病位主要在于肝脾　D. 其主要的病理因素为气滞、血瘀
   E. 其病理性质为本虚标实
3. 积聚主要临床特征是（ ）
   A. 两胁胀痛　B. 腹内肿块不移　C. 腹内肿块或聚或散
   D. 腹内肿块，推之可移　E. 腹内结块，或胀或痛
4. 积聚的主要病位在（ ）
   A. 肺肾　B. 肝肾　C. 肝胆　D. 肝脾　E. 心肝

A2 型题

5. 女，60岁。患者左小腹发现小包块7个月，积块坚硬，长久不消，疼痛逐渐加剧，肌肉瘦削，神疲肢怠，口舌干燥，五心烦热，心悸不宁，少寐多梦，便溏溲清，舌体瘦，嫩红少苔，脉弦细。方用（ ）
   A. 木香顺气丸　B. 补天大造丸　C. 八珍汤合化积丸
   D. 附子理中汤　E. 以上都不是
6. 男，38岁。症见腹中积块，胀满疼痛，按之软而不坚，固定不移，舌苔薄白，脉弦。最佳选方是（ ）
   A. 逍遥散　B. 六磨汤　C. 少腹逐瘀汤
   D. 膈下逐瘀汤　E. 金铃子散合失笑散

7. 女，60岁。腹中积块，按之觉硬，痛处不移，面暗消瘦，体倦乏力，纳食减少，时有寒热，经闭不行，舌质青紫，脉弦滑。辨证属于（ ）

A. 肝郁气滞型 B. 食滞痰阻型 C. 气郁血阻型 D. 气结血瘀型 E. 正虚瘀结型

A3型题

齐某，女，50岁。症见积块坚硬，疼痛渐重，面色萎黄或黧黑，肌肉瘦削，饮食锐减，舌淡紫，无苔，脉弦细。

8. 本病为哪一证型（ ）

A. 肝郁气滞型 B. 食滞痰阻 C. 气郁血阻 D. 气结血瘀 E. 正虚瘀结

9. 其治法为（ ）

A. 理气活血，通络消积 B. 理气活血，软坚散结 C. 理气活血，祛瘀软坚
D. 大补气血，活血化瘀 E. 通滞去积，活血化瘀

B1型题

A. 八珍汤、化积丸 B. 逍遥散、木香顺气丸 C. 六君子汤、化积丸
D. 柴胡疏肝散、失笑散 E. 膈下逐瘀汤合六君子汤加减

10. 气滞血阻积证代表方是（ ）

11. 正虚瘀结积证代表方是（ ）

12. 聚证，肝气郁结证可选（ ）

（王大伟）

书网融合……

知识回顾 习题

第四节 鼓 胀

PPT

学习目标

知识要求：

1. 掌握鼓胀的定义、辨证论治。
2. 熟悉鼓胀常见病因病机、诊断与类证鉴别。
3. 了解鼓胀的历史源流、预防调护。

技能要求：

1. 熟练掌握辨析鼓胀各证型、处方用药及适当调护的技能。
2. 学会运用辨证论治的方法治疗鼓胀的轻、中症。

岗位情景模拟28

齐某，男，65岁。2020年6月21日来诊。

腹部胀大，皮色苍黄，腹壁脉络显露2个月余。患者发现乙肝20余年，间断服用“水飞蓟”治疗，今年2月因“腹泻”在当地医院行腹部彩超示“肝硬化”。近2个月来出现腹部胀大，后逐渐出现皮色苍黄，腹壁脉络显露，时伴腹痛，轻度活动后气短、胸闷，时有心悸，无发热、恶心、呕吐、呕血、黑便、肢体颤动、昏迷等症，未行检治。刻下症见：畏寒怕冷，四末欠温，困倦思睡，神疲乏力，脘腹痞闷，口淡乏味，喜太息，口苦，口干喜热饮，眠差多梦，小便偏少，大便稀溏，每日2~4次，色黄质稀。舌暗红，苔白腻，脉滑细数，沉取无力。

问题与思考

1. 本病的临床特征是什么？本病应与哪些病证相鉴别？

2. 患者为虚证还是实证，寒证还是热证？主要是什么病理因素？这些病理因素所在的病位在哪里？这些病理因素的主次？

3. 当前的中医治法是什么？如何选方用药？患者痊愈后应如何调养？

答案解析

鼓胀是指因酒食不节、情志所伤、感染虫毒或他病续发等所致肝脾肾受损，气滞、血瘀、水停，气血水互结腹中，以腹胀大膨隆，皮色苍黄，脉络暴露等为主要临床表现的一种疾病。

鼓胀病名最早见于《黄帝内经》。《金匮要略·水气病脉证并治》篇之肝水、脾水、肾水，均以腹大胀满为主要表现，亦与鼓胀类似。《诸病源候论·水蛊候》认为本病发病与感受“水毒”有关。明代戴思恭称本病为“蛊胀”“膨”“蜘蛛蛊”。张景岳将鼓胀又称为“单腹胀”，《景岳全书·气分诸胀论治》篇载：“单腹胀者名为鼓胀，以外虽坚满而中空无物，其像如鼓，故名鼓胀。”并提出“治胀当辨虚实”。明代李中梓《医宗必读·水肿胀满》提出鼓胀与蛊胀之分别。喻嘉言《医门法律·胀病论》认识到癥积日久可致鼓胀。唐容川《血证论》认为“血鼓”的发病与接触河中疫水，感染“水毒”有关。

西医学所指的肝硬化腹水及其他疾病出现的腹水，符合鼓胀特征者，可参照本节辨证论治，同时结合辨病处理。

【病因病机】

1. 病因

（1）酒食不节　嗜酒过度或恣食甘肥厚味，酿湿生热，脾胃损伤，运化失职，清浊相混，壅阻气机，气机升降失常，湿浊内聚，遂成鼓胀。

（2）情志刺激　情志抑郁，肝失疏泄，气机郁滞，日久由气及血，肝之络脉瘀阻。肝气横逆，戕伐脾胃，脾运失健，水湿内停，气、血、水壅结而成鼓胀。

（3）虫毒感染　接触血吸虫疫水，感染水毒，虫毒阻塞经隧，脉道不通，久延失治，肝脾两伤，脉络瘀阻，遂成癥积；气滞络瘀，升降失常，清浊相混，水液停聚，而成鼓胀。

（4）病后续发　黄疸日久，湿邪（湿热或寒湿）蕴阻，肝脾受损，气血运行不畅，气滞血瘀；或癥积不愈，气滞血结，脉络壅塞，正气耗伤，痰瘀留着，水湿不化；或久泻久痢，气阴耗伤，肝脾受损，生化乏源，气血滞涩，水湿停留等均可成鼓胀。

2. 病机　鼓胀的基本病机为肝、脾、肾三脏受损，功能失调，气滞、血瘀、水停，气血水互结于腹中。

病理性质总属本虚标实，虚实错杂。本虚为肝脾肾受损；标实为气血水互结壅滞腹中，相因为患。

本病属于中医风、痨、鼓、膈四大难症之一。初起肝脾先伤，肝失疏泄，脾失健运，两者互为相因，气滞湿阻，清浊相混，以实为主；进而湿浊内蕴中焦，阻滞气机，既可郁而化热，而致水热蕴结，亦可因湿从寒化，水湿困脾；久则气血凝滞，隧道壅塞，形成瘀结水留。肝脾日虚，久延及肾，肾火虚衰，不但无力温助脾阳，蒸化水湿，且开阖失司，气化不利而致阳虚水盛；若阳伤及阴，或湿热内盛，湿聚热郁，热耗阴津，则肝肾之阴亏虚，则致阴虚水停，故后期以虚为主。若肝、脾、肾三脏愈虚，运行蒸化水湿的功能就愈差，气滞、水停、血瘀三者壅结更甚，其胀日重，此即所谓邪愈盛而正愈虚，本虚标实，病势日益深重。故本病预后一般较差，治疗较为棘手。

【诊断与鉴别诊断】

1. 诊断

（1）主症为脘腹胀大膨隆，皮色苍黄，脉络暴露等。

（2）初起脘腹作胀，食后尤甚，继而腹部胀大如鼓，叩之呈鼓音或移动性浊音，腹部高于胸部；重者腹壁青筋显露，脐孔突起。兼见乏力、纳差、尿少及齿衄、鼻衄、皮肤紫斑等出血现象。可出现面色萎黄、黄疸、手掌红、面颈胸部红丝赤缕、血痣及蟹爪纹。

（3）常有黄疸、胁痛、癥积等病史。常与酒食不节、情志内伤或虫毒感染有关。

（4）可用超声波探测腹水，了解腹水量。腹腔穿刺液检查有助于区分漏出液和渗出液。腹水的恶性肿瘤细胞学检查、细胞培养、结核杆菌豚鼠接种及酶、化学物质测定，均可作为辅助诊断手段；血吸虫性肝硬化患者粪检可见虫卵或孵化有毛蚴，皮内试验、环卵沉淀反应、血清学检查等，可作为血吸虫感染依据；肝功能、B超、CT、MRI、腹腔镜、肝脏穿刺等检查，有助于腹水原因的鉴别；消化道钡餐造影，可显示门静脉高压所致食道、胃底静脉曲张的情况。

2. 鉴别诊断

（1）鼓胀与水肿　二者均可见肢体水肿，腹部膨隆。鼓胀的主症是单腹胀大，面色苍黄，腹壁青筋暴露，四肢多不肿，反见瘦削，后期或可伴见轻度肢体浮肿。而水肿则头面或下肢先肿，继及全身，面色㿠白，腹壁亦无青筋暴露。鼓胀是由于肝、脾、肾功能失调，导致气滞、血瘀、水湿聚于腹中。水肿乃肺、脾、肾三脏气化失调，而导致水液泛滥肌肤。

（2）气鼓、水鼓、血鼓的鉴别　腹部膨隆，嗳气或矢气则舒，腹部按之空空然，叩之如鼓，是为“气鼓”，多属肝郁气滞；腹部胀满膨大，或状如蛙腹，按之如囊裹水，常伴下肢浮肿，是为“水鼓”，多属阳气不振，水湿内停；脘腹坚满，青筋显露，腹内积块痛如针刺，面颈部赤丝血缕，是为“血鼓”，多属肝脾血瘀水停。临床上气血水三者常相兼为患，但各有侧重，掌握上述特点，有助于辨证。

【辨证论治】

1. 辨证要点

（1）辨标本　本病多属本虚标实，临床应首先辨标本之主次。需根据病期来分辨：初期以标实为主，后期以本虚为主。标实者当辨气滞、血瘀、水饮的偏盛，本虚者当辨阴虚与阳虚的不同。

（2）辨虚实　一般初起为肝脾失调，肝郁脾虚；继则肝脾损伤，正虚邪实，终则肝脾肾三脏俱损。所以，实证多见气滞湿阻，寒湿困脾，湿热蕴结，肝脾血瘀；虚证多见脾肾阳虚和肝肾阴虚。

知识拓展

肝硬化阴虚型腹水

其产生的主要机制：利水伤阴，长期服用利水药，导致尿液过多，使津液大量丢失而伤阴；苦寒伤阴，攻下逐水、清热利湿是治肝硬化腹水的常用方法，然此类药物大多具有苦寒之性，过久或过多服用易败胃伤阴；血去伤阴，肝硬化腹水患者容易出现各种出血，如鼻衄、消化道出血、皮下出血等，津血互化，血去必伤阴津；化火伤阴，肝硬化腹水患者长期性情抑郁，日久肝气郁结，郁而化火伤阴；阳损及阴，临床上阳虚型腹水较多，长此以往，阳损必然及阴。

阴虚血少则络脉滞涩，阴虚肝失濡养则失于疏泄，导致脏腑功能失调而腹水加重或久久难消，治疗予以滋肾柔肝，养阴利水。

2. 治疗原则 鼓胀辨证应注意区别虚实标本主次。偏实者当以疏肝运脾为原则，并根据气滞、血瘀、水饮的不同，而分别侧重于理气、活血、利水等法。偏虚者当以扶正为主，根据阳虚水盛与阴虚水停的不同，分别采用温阳利水与养阴利水治法。注意虚实之间的错杂与转化，重视调理脾胃，将祛邪与扶正有机结合起来，切不可妄用攻水而伤正，宜权衡邪正盛衰，随证治之。

3. 分证论治

（1）气滞湿阻

证候：腹部胀大，按之不坚，胁下胀满或疼痛；饮食减少，食后胀甚，得嗳气，矢气稍减，下肢浮肿，小便短少。舌苔薄白腻，脉弦。

辨证要点：腹胀按之不坚，胁下胀满或疼痛与脾虚湿阻表现。

基本病机：肝郁气滞，脾运不健，湿浊中阻。

治法：疏肝理气，运脾利湿。

方药：柴胡疏肝散（《证治准绳》）合胃苓汤（《丹溪心法》）加减。常用药：柴胡、香附、郁金、青皮、川芎、白芍、苍术、厚朴、陈皮、茯苓、猪苓。

加减：若胸脘痞闷，腹胀，噫气为快，气滞偏甚者，可酌加佛手、沉香、木香；尿少，腹胀，苔腻者，加砂仁、大腹皮、泽泻、车前子；神倦，便溏，舌质淡者，宜酌加党参、附子、干姜、川椒；兼胁下刺痛，舌紫，脉涩者，可加延胡索、莪术、丹参。

（2）水湿困脾

证候：腹大胀满，按之如囊裹水，甚则颜面微浮，下肢浮肿；脘腹痞胀，得热则舒，周身困重，精神困倦，怯寒肢冷，小便少，大便溏。舌苔白腻，脉缓。

辨证要点：腹大胀满，如囊裹水，下肢浮肿，怯寒便溏，苔白腻。

基本病机：湿邪困遏，脾阳不振，寒水内停。

治法：温中健脾，行气利水。

方药：实脾饮（《济生方》）加减。常用药：附子、干姜、桂枝、苍白术、厚朴、草果、陈皮、木香、木瓜、连皮茯苓、泽泻。

加减：若浮肿较甚，小便短少，加肉桂、猪苓、车前子；兼胸闷、咳喘，加葶苈子、苏子、半夏；胁腹痛胀，加郁金、香附、青皮、砂仁；脘闷纳呆，神疲，便溏，下肢浮肿，加党参、黄芪、山药、泽泻。

（3）水热蕴结

证候：腹大坚满，脘腹胀急，烦热口苦，渴不欲饮；大便秘结或溏垢，小便赤涩，或有面目、皮肤发黄。舌边尖红，苔黄腻或兼灰黑，脉象弦数。

辨证要点：腹大坚满，腹皮绷紧，烦热口苦，苔黄腻。

基本病机：湿热壅盛，蕴结中焦，浊水内停。

治法：清热利湿，攻下逐水。

方药：中满分消丸（《兰室秘藏》）合茵陈蒿汤（《伤寒论》）加减。常用药：黄芩、黄连、茵陈、金钱草、栀子、黄柏、厚朴、枳实、砂仁、陈皮、干姜、苍术、半夏、茯苓、猪苓、泽泻、车前子、滑石、人参、白术、大黄、姜黄、知母。

加减：若热势较重，常加连翘、龙胆草、半边莲；小便赤涩不利者，加陈葫芦、蟋蟀粉（另吞服）；腹部胀急殊甚，大便干结，可用舟车丸行气逐水，但其作用峻烈，不可过用。

（4）瘀结水留

证候：脘腹坚满，青筋显露或怒张，胁下癥结，痛如针刺；或见赤丝血缕，面、颈、胸、臂出现血痣或蟹爪纹，口干不欲饮水，面色晦暗黧黑，或见大便色黑。舌紫暗或有紫斑，脉细涩。

辨证要点：胁下癥块，痛如针刺，兼血瘀症状。

基本病机：肝脾瘀结，络脉滞涩，水气停留。

治法：活血化瘀，行气利水。

方药：调营饮（《证治准绳》）加减。常用药：当归、王不留行、丹参、赤芍、桃仁、三棱、莪术、鳖甲、槟榔、大腹皮、马鞭草、益母草、葶苈子、泽兰、泽泻、白英。

加减：若胁下癥积肿大明显，可选加土鳖虫、牡蛎，或配合鳖甲煎丸内服；病久体虚，气血不足，或攻逐之后，正气受损，宜用八珍汤或人参养营丸；大便色黑，可加三七粉（冲服）、茜草、侧柏叶；病势恶化，大量吐血、下血，或出现神志昏迷等危象，当辨阴阳之衰脱而急救之。

（5）阳虚水盛

证候：腹大胀满，形似蛙腹，朝宽暮急，脘闷纳呆，神倦怯寒，肢冷浮肿；小便短少不利，面色苍黄，或呈㿠白。舌体胖，质紫，苔淡白，脉沉细无力。

辨证要点：腹胀浮肿，肢冷怯寒伴见虚寒之象。

基本病机：脾肾阳虚，不能温运，水湿内聚。

治法：温补脾肾，化气利水。

方药：附子理苓汤（《内经拾遗》）或济生肾气丸（《济生方》）加减。常用药：附子、干姜、人参、白术、鹿角片、胡芦巴、茯苓、泽泻、陈葫芦、车前子。

加减：若偏于脾阳虚弱，神疲乏力，少气懒言，纳少，便溏者，加黄芪、山药、薏苡仁、白扁豆；偏于肾阳虚衰，面色苍白，怯寒肢冷，腰膝酸冷疼痛者，加肉桂、仙茅、淫羊藿。

（6）阴虚水停

证候：腹大胀满，或见青筋暴露，小便短少，心烦失眠；时或鼻衄，牙龈出血，口干而燥，形体消瘦，面色晦滞，唇紫。舌红绛少津，苔少或光剥，脉弦细数。

辨证要点：腹大胀满、形体消瘦伴见虚热之象。

基本病机：肝肾阴虚，津液失布，水湿内停。

治法：滋肾柔肝，养阴利水。

方药：六味地黄丸（《小儿药证直诀》）合一贯煎（《柳州医话》）加减。常用药：沙参、麦冬、生地黄、山茱萸、枸杞子、楮实子、猪苓、茯苓、泽泻、玉米须。

加减：若津伤口干明显加石斛、玄参、芦根；青筋显露，唇舌紫暗，小便短少加丹参、益母草、泽兰、马鞭草；腹胀甚加枳壳、大腹皮；兼有潮热，烦躁加地骨皮、白薇、栀子；齿鼻衄血加鲜茅根、藕节、仙鹤草；阴虚阳浮，症见耳鸣，面赤，颧红加龟甲、鳖甲、牡蛎；湿热留恋不清，溲赤涩少加黄柏、六一散、金钱草。

4. 其他疗法

（1）中成药疗法　臌症丸利水消肿，除湿健脾，用于胸腹胀满，四肢浮肿，大便秘结，小便短赤；扶正化瘀片、复方鳖甲软肝片、安络化纤丸、和络舒肝胶囊、强肝胶囊可以降低门静脉压力，预防腹水复发。

（2）穴位贴敷疗法　神阙穴是五脏六腑之本，冲脉循行之地，元气归藏之根，利用中药敷脐疗法辅助治疗肝硬化腹水，有单纯口服中药不及的优势；敷脐中药可选用甘遂、炒牵牛子、沉香、木香、肉桂、附子等研末以醋（或蜂蜜）调，加冰片外敷于神阙穴，4~6小时后取下，每日1次。

（3）中药灌肠疗法　中药灌肠可以改善肠道环境，减少肠源性毒素的产生与吸收，促进腹水吸收；一般以健脾调肠、化湿解毒为主，也可配合通利泻水药物，可选用大黄、郁金、金钱草、赤芍等。

（4）耳穴压豆疗法　常选肺、皮质下、交感、小肠、大肠、胃、脾、胆等穴位，每个穴位均采取螺旋式按压，按压力度因人而异，患者出现胀、酸、麻及轻微的疼痛表明有气感，每次2~5分钟，直至患者耳朵有发红、发热的感觉停止，每日3~5次，王不留行籽每2日更换1次，5天为1个疗程，治疗6个疗程。

【预防调护】

饮食宜清淡、富有营养、易于消化。生冷寒凉不洁食物易于损伤脾阳；辛辣油腻食物易于滋生湿热；粗硬食物易于损络动血，故应禁止食用。食盐有凝涩水湿之弊，宜低盐饮食；下肢肿甚、小便量少者，则应忌盐。戒愤怒，畅情志，安心休养，避免过劳。

鼓胀病后期，肝、脾、肾受损，水湿瘀热互结，正虚邪盛，危机四伏。若药食不当，或复感外邪，病情可迅速恶化，导致大量出血、昏迷、虚脱多种危重证候。应积极采取中西对症处理措施。

【重点难点】

1. 鼓胀是指因邪气侵犯致肝脾肾受损，气滞、血瘀、水停，气血水互结腹中，临床表现以腹胀大膨隆，皮色苍黄，脉络暴露为特征的一类病证。

2. 病因为酒食不节、情志刺激、虫毒感染、病后续发等。

3. 病位主要在于肝脾，久则及肾。病理性质总属本虚标实，虚实错杂。本虚为肝脾肾受损；标实为气血水互结壅滞腹中，相因为患。

4. 偏实者当以疏肝运脾为原则，并根据气滞、血瘀、水饮的不同，而分别侧重于理气、活血、利水等法。偏虚者当以扶正为主，根据阳虚水盛与阴虚水停的不同，分别采用温阳利水与养阴利水治法。

5. 临床以气滞湿阻、水湿困脾及水热蕴结等证型较为常见。

【临证备要】

1. 关于逐水法的应用　适用于水热蕴结和水湿困脾证。舟车丸每服3~6g，每日1次，清晨空腹温开水送下。控涎丹3~5g，清晨空腹顿服。十枣汤可改为药末：芫花、甘遂、大戟各等份，装胶囊，每服1.5~3g，用大枣煎汤调服，每日1次，清晨空腹服。以上攻逐药物，一般以2~3天为1个疗程，必要时停3~5天后再用。在使用过程中，药物剂量不可过大，攻逐时间不可过久，遵循“衰其大半而止”的原则，中病即止，以免损伤脾胃，引起昏迷、出血之变。

2. 鼓胀“阳虚易治，阴虚难调” 水为阴邪，得阳则化，故阳虚患者使用温阳利水药物，腹水较易消退。若是阴虚型鼓胀，温阳易伤阴，滋阴又助湿，治疗颇为棘手。临证可选用甘寒淡渗之品，以达到滋阴生津而不助湿的效果。此外，在滋阴药中少佐温化之品，既有助于通阳化气，又可防止滋腻太过。

3. 名医经验 尹常健治疗阴虚水聚型鼓胀，方选猪苓汤合三子养肝汤加减：猪苓、赤茯苓、滑石、阿胶（烊化）、通草、白茅根、女贞子、楮实子、枸杞子、生白术等。治疗阴虚湿热型鼓胀，选择一贯煎、二至丸或三子养肝汤、六味地黄汤等，常用药物如女贞子、墨旱莲、楮实子、菟丝子、炒生地黄、沙参、天冬、麦冬、枸杞、阿胶等，再根据黄疸和腹水的偏重，配伍茵陈、栀子、田基黄、赤小豆、车前子、大黄、紫草、小蓟、牡丹皮、赤芍、白茅根、芦根、冬瓜皮、玉米须、猪苓、茯苓等品。（尹常健.肝胆病中医研究.北京：中国中医药出版社，1993.）

目标检测

答案解析

A1型题

1. 鼓胀病的发生主要与下列哪些脏腑有关（　）

A. 肺、脾、胃　B. 心、肝、肾　C. 心、脾、肾　D. 肝、脾、肾　E. 肺、脾、肾

2. 鼓胀的病理性质总属（　）

A. 邪实脏虚　B. 气阴两虚　C. 真虚假实　D. 本虚标实　E. 表虚里实

A2型题

3. 男，65岁。反复右胁疼痛5年。现症见腹大如鼓，青筋暴露，胁下积块坚实，痛定不移，脘腹胀满，面色晦暗黧黑，肌肤甲错，口干不欲饮水，小便黄赤，大便干黑。舌红有瘀斑，脉细涩。其治法是（　）

A. 养阴清热，解毒祛瘀　B. 疏肝理气，活血化瘀　C. 清热利湿，解毒破结

D. 理气活血，解毒排脓　E. 活血化瘀，行气利水

4. 男，52岁。患肝病多年而不愈，近来腹大坚满，脘腹撑急难忍，烦热口苦，渴而不欲饮，小便短赤，大便溏垢，舌边尖红，苔黄腻，脉弦数，属何病证（　）

A. 气滞湿阻型鼓胀　B. 寒湿困脾型鼓胀　C. 水湿浸渍型水肿

D. 湿热蕴结型鼓胀　E. 肝脾血瘀型鼓胀

A3型题

患者，女，46岁，患慢性肝炎8年，近1个月病情加重，腹大坚满，脘腹绷急，外坚内胀，拒按，烦热口苦，渴不欲饮，小便赤涩，大便秘结或溏垢，面目肌肤发黄，舌边尖红，苔黄腻，脉弦数。

5. 本病的诊断是（　）

A. 鼓胀，阳虚水盛证　B. 鼓胀，水湿困脾证　C. 鼓胀，瘀结水留证

D. 鼓胀，阴虚水停证　E. 鼓胀，水热蕴结证

6. 其治法是（　）

A. 温中健脾，行气利水　B. 温补脾肾，化气利水　C. 清热利湿，攻下逐水

D. 活血化瘀，行气利水　E. 滋肾柔肝，养阴利水

7. 首选方是（　）

A. 中满分消丸　B. 调营饮　C. 实脾饮　D. 附子理苓汤　E. 六味地黄丸

B1 型题

A. 腹部按之如囊裹水，叩之如鼓　B. 腹部胀满，青筋暴露，内有癥积

C. 按之胀满疼痛，嗳气或矢气则舒　D. 腹部按之空空然，叩之如鼓

E. 腹部胀大，状如蛙腹，按之如囊裹水

8. 气鼓表现为（　）

9. 水鼓表现为（　）

（王大伟）

书网融合……

知识回顾　习题

第五章 肾膀胱系病证

学习提要

1．水肿、淋证的概述、病因病机、诊断与鉴别诊断、辨证论治、转归预后、预防调护。
2．癃闭的概述、病因病机、诊断、辨证论治、常用外治法、转归预后。
3．阳痿的概述、病因病机、诊断与鉴别诊断、辨证论治。
4．耳鸣耳聋的病因病机、辨证论治。

肾为“先天之本”，主要生理功能是藏精，主生长、发育与生殖，主水液，主纳气，主骨生髓，通于脑，其华在发，开窍于耳及前后二阴，与膀胱相表里。肾藏精是指肾对精具有贮藏和固摄的功能，包括先天之精和后天之精，从而促进人体的生长发育与繁殖。肾藏精，精化气，肾藏元阴而寓元阳，为一身阴阳之根本。肾中精气的作用：一是促进机体的生长发育与生殖，二是调节机体的代谢和生理活动，后者主要与肾阴和肾阳有关。肾阴（元阴）对各脏腑、组织起滋养、润泽作用，是脏腑阴液之本；肾阳（元阳）对各脏腑、组织起着温煦、激发推动作用，是脏腑阳气之本，并且是人体生命力的源泉。肾主水液，具有主持全身水液代谢的功能，而其对体内水液的主宰作用主要依赖肾阳的蒸腾气化。肾主纳气，即肾气具有摄纳肺吸入的清气，保持吸气的深度，防止呼吸表浅、调节呼吸的作用，故曰“气根于肾而出于肺”。膀胱的生理功能主要是贮存和排泄尿液。

肾为封藏之本，肾主藏精，宜藏不宜泻，故前人言“肾无实证，无可泻”。若肾阳亏虚，蒸腾气化失司，可导致水液的输布、代谢障碍，而出现水肿、癃闭等病证；肾与膀胱互为表里，若湿热蕴结下焦，肾与膀胱气化失司，水道不利，可导致小便频急，淋沥不尽，尿道涩痛的淋证，甚则癃闭；若肾失封藏，精关不固，则男子滑精、遗精、早泄；先天不足，或劳伤于肾，造成精气虚损，命门火衰，阳事不举而成阳痿、不育。

根据肾的生理功能和病机变化特点，可将水肿、癃闭、淋证、阳痿、遗精等归属于肾系病证。肾与其他脏腑的关系非常密切。肾阴亏虚，水不涵木，肝阳上亢，可致眩晕；肾水不足，水不济火，心火上越，心肾不交，可致心悸、不寐；肾不纳气，气不归元，可致呼吸表浅，呼多吸少，而发喘证；肾阳虚衰，火不暖土，可致脾阳虚衰，运化失职而发五更泄泻；肾精亏损，脑髓失充，可致健忘、痴呆。以上病证分别隶属于各个脏腑系统，同时其他脏腑病证迁延不愈，久必及肾，亦可导致肾系病证的出现。因此，临证时应注意脏腑之间的关联，随证处理。

肾病多虚，总的治疗原则为“培其不足，不可伐其有余”，治肾多用补益之品，并常配伍收涩之药。根据阴阳互根的原理，在滋补肾阴时应适当配伍补阳之品，所谓“善补阴者，必于阳中求阴，则阴得阳升而泉源不竭”。在温补肾阳时应适当配伍补阴药物，所谓“善补阳者，必于阴中求阳，则阳得阴助而生化无穷”。故肾病临证组方时常阴阳并补。阳虚则寒，宜甘温益气之品，配以滋阴润燥，忌大辛大燥伤津耗阴；阴虚则相火偏旺，宜甘润益肾之剂，参以清泄相火，忌过用苦寒以伤脾胃。肾气不固，宜固摄肾气；阳虚水泛者，宜温阳化气行水。膀胱实证常施利尿、排石、活血、行气等通利之剂；膀胱虚寒证候，治当以温肾化气为法。肾与其他脏腑在病理上的关系非常密切，因此，治疗肾系病证应从整体出发，在治疗肾的同时，兼治相关脏腑。

第一节 水 肿

PPT

学习目标

知识要求：

1. 掌握水肿的治则及各证型的辨证要点、治法、代表方剂。
2. 熟悉水肿的定义、病因病机及鉴别诊断。
3. 了解水肿的历史源流、其他疗法及预防调护。

技能要求：

1. 熟练掌握辨析水肿各证型、处方用药及适当调护的技能。
2. 学会运用辨证论治的方法治疗水肿。

岗位情景模拟 29

吴某，男，32岁，工人。2019年5月18日就诊。

患者全身水肿近2个月。患者于2019年3月下旬开始颜面及眼胞水肿，继之全身水肿。刻下症见：全身水肿，按之没指，小便短少，身体重困，胸闷纳少，腰部冷痛，苔白腻，脉沉缓，曾用西药治疗无明显疗效，1周来病势有增无减，遂改用中药治疗。甲医拟投越婢加术汤，乙医拟用真武汤治之。

问题与思考

1. 本病的临床特征是什么？
2. 二位医生各按何病证治疗？其治法是否正确？
3. 你认为应属何病何证？其发病机理如何？当前的中医治法是什么？如何选方用药？患者如何调护？

答案解析

水肿是指由于外感或内伤诸病因，致脏腑功能失调，气化不利，体内水液代谢障碍，导致水液潴留，泛滥肌肤，以头面，眼睑、四肢、腹背，甚至全身浮肿为特征的一类病证。

《黄帝内经》对“水”的病因病机、症状、发病脏腑和主要类证鉴别都有所阐述，病因有劳汗当风、邪客玄府、饮食失调、气道不通等；对于水肿的病机，在《素问·水热穴论》中指出“故其本在肾，其末在肺”，《素问·至真要大论篇》又曰“诸湿肿满，皆属于脾”；至于水肿的治疗，在《素问·汤液醪醴论》中指出“平治于权衡，去菀陈莝……开鬼门，洁净府”等原则。张仲景在《金匮要略·水气病脉证并治》中把本病称之为“水气”，从病因脉症分风水、皮水、正水、石水、黄汗五种类型，以风水、皮水属表证，正水、石水属里证。又根据五脏证候分为心水、肺水、脾水、肝水、肾水，在治疗上提出发汗与利尿两大原则，即“诸有水者，腰以下肿，当利小便；腰以上肿，当发汗乃愈”，书中用于风水、皮水等表证的越婢汤、越婢加术汤、防己黄芪汤、防己茯苓汤等方，目前仍在临床运用。唐代孙思邈在《备急千金要方·水肿》中首次提出了水肿的患者必须忌盐的正确主张。宋·严用和将水肿分为阴水、阳水两大类。《严氏济生方·水肿门》曰：“阴水为病，脉来沉迟，色多青白，不烦不渴，小便涩少而清，大腑多泄……阳水为病，脉来沉数，色多黄赤，或烦或渴，小便赤涩，大腑多闭。”为其后水肿病的临床辨证奠定了基础。严用和还在前人汗、利、攻基础上，认为水肿属于虚证者多与脾、肾有关，故倡导温脾暖肾，开创了补法治疗水肿的先例。《严氏济生方·水肿门》说“水肿为病，皆由真阳怯少，劳伤脾胃，脾胃既寒，积寒化水”，治疗上要“先实脾土……后温肾水”，实脾饮命名取义也源于此。明·张介宾《景岳全书》，明·李中梓《医宗必读》，清·喻昌《医门法律》所持三纲病机学说（水病以肺、脾、肾为三纲），几位医家的论断有类似之处，都认为本病为肺、脾、肾相干之病。因为水为至阴，故其本在肾；水化于气，其标在肺；水惟畏土，其制在脾。此后，《仁斋直指方·虚肿方论》创用活血利水法治疗瘀血水肿。明代李梴《医学入门·水肿》提出疮毒致水肿的病因学说，对水肿的认识日趋成熟。

西医学中水肿分为肾性水肿、心性水肿、肝性水肿、营养不良性水肿等。本节讨论的水肿以“肾性水肿”为主，急、慢性肾小球肾炎，肾病综合征，继发性肾小球疾病，心功能不全，内分泌失调及营养不良等疾患所出现的水肿，均可参照本病辨证论治。其他水肿的辨治，如“肝性水肿”一般参照“鼓胀”进行论治，而“心性水肿”多参照“心悸”“喘证”等进行论治。

【病因病机】

1. 病因

（1）风邪袭表　风为六淫之首，致病每夹寒夹热，侵袭肺卫，肺失宣降，通调失职，水道不利，风水相搏，泛溢肌肤，发为水肿。

（2）疮毒内犯　咽喉肿烂或肌肤患痈疡疮毒，火热内攻，损伤肺脾肾，致津液气化失常，水液内停，发为水肿。

（3）外感水湿　冒雨涉水，或久居潮湿处所，水湿内侵，困遏于脾，运化失职，水湿内生（即外湿引发内湿，内外湿相合），终致水湿泛溢肌肤，发为水肿。

（4）饮食不节　过食肥甘厚味，或嗜食辛辣过度，久则损伤脾胃；或饮食失于调摄，摄养不足，脾气失养，以致脾运不健，脾失转输，水湿壅滞，泛滥肌肤，发为水肿。

（5）禀赋不足，久病劳倦　先天禀赋不足，肾气亏虚，膀胱开合不利，气化失常，气不化水，水液内停，水泛肌肤，发为水肿。或因劳倦过度，或纵欲无节，或生育过多，或久病产后，损伤脾肾，脾肾亏虚，水湿输化失常，水泛肌肤，发为水肿。

2. 病机　水肿病位在肺、脾、肾，而关键在肾，基本病机为肺失通调，脾失转输，肾失开合，三焦气化不利，水液潴留，泛溢肌肤。病理因素为风邪、水湿、疮毒、瘀血。《景岳全书·肿胀》指出：“凡水肿等证，乃脾、肺、肾三脏相干之病。盖水为至阴，故其本在肾；水化于气，故其标在肺；水唯畏土，故其制在脾。今肺虚则气不化精而化水，脾虚则土不制水而反克，肾虚则水无所主而妄行。”肺主一身之气，有主治节、通调水道、下输膀胱的作用。风邪犯肺，肺气失于宣降，不能通调水道，风水相搏，发为水肿。脾主运化，有输布水精的功能。外感水湿，脾阳被困，或饮食劳倦等损及脾气，造成脾失转输，水湿内停，乃成水肿。肾主水，水液的输化有赖于肾阳的蒸化、开合作用。久病劳欲，损及肾脏，则肾失蒸化，开合不利，水液泛滥肌肤，则为水肿。

水肿的病理性质有阴水、阳水之分，并可相互转化或兼夹。阳水属实，多由外感风邪、疮毒、水湿而成，病位在肺、脾。阴水属虚或虚实夹杂，多由饮食劳倦、禀赋不足、久病体虚所致，病位在脾、肾。

阳水与阴水之间可相互转化，如阳水迁延不愈，反复发作，正气渐衰，阳水可转为阴水；阴水复感外邪，或饮食不节，使肿势加剧，呈现阳水的证候，而成本虚标实之证。临床上水肿各证型之间也可相互转化，如阳水之风水相搏证，若风去湿留，则可转化为水湿浸渍证；水湿浸渍证由于体质的不同，湿有寒化和热化之不同，水湿郁而化热，可转为湿热壅盛证，水湿伤及脾阳，则转为脾阳虚水泛证，甚至脾虚及肾成为肾阳虚水泛证等。

水肿转归，一般而言，阳水易消，阴水难治。若水肿迁延日久，病情进展，阳损及阴，阴不制阳，肝阳上亢，可见眩晕之证。若肺、脾、肾功能衰退，水湿之邪凌心犯肺，可变生心悸、喘脱之重证。若肾阳虚衰，真阴耗竭，可见小便点滴或闭塞不通、可转化成癃闭。

【诊断与鉴别诊断】

1. 诊断

（1）水肿先从眼睑或下肢开始，继及四肢和全身。轻者仅眼睑或足胫浮肿，重者全身皆肿，甚则伴腹大胀满，气喘不能平卧；更严重者可见尿闭或尿少，口有秽味，恶心呕吐，头痛，抽搐，鼻衄齿衄，神昏，谵语等危象。

（2）患者发病前可有乳蛾、心悸、疮毒、紫癜以及久病体虚病史。

（3）检查血、尿常规，肝肾功能、心电图、肝肾超声等有助于水肿的诊断。心力衰竭患者常有轻度或中度蛋白尿，而持久性重度蛋白尿常提示肾病综合征，如无蛋白尿则很可能不是由心脏或肾脏病引起的水肿；如患者血红细胞计数和血红蛋白含量明显减少则应考虑此水肿可能与贫血有关；若考虑心性水肿则需查心脏超声、胸片，明确心功能级别；考虑肾性水肿需检测24小时尿蛋白总量、蛋白电泳、血脂，补体C3、C4及免疫球蛋白，肾穿刺活检有助于鉴别原发性或继发性肾病。女性患者还应考虑做抗核抗体、双链DNA抗体检查，必要时进行肾穿刺活检，以排除狼疮性肾炎。若怀疑黏液性水肿可查T_3、T_4及FT_3、FT_4。

2. 鉴别诊断

（1）水肿与鼓胀　水肿是因为肺、脾、肾三脏气化失调，导致水液代谢障碍，泛溢肌肤所致，主症是头面或下肢先肿，继及全身，水肿甚者可见腹部胀大，但一般皮色不变，腹壁无青筋暴露。鼓胀是由肝、脾、肾三脏功能失调，导致气滞、血瘀、水停，气血水互结，聚于腹中，主症是单腹胀大，腹胀大如鼓，皮色苍黄，腹壁青筋暴露，鼓胀患者的四肢多不肿，反见瘦削，后期或可伴见轻度肢体浮肿。

（2）水肿与支饮、溢饮　三者均可见气喘、水肿，鉴别要点在于水肿病为先肿而后喘，支饮、溢饮则先喘后肿。水肿为肺、脾、肾三脏功能失调，水液停聚，症见肢体浮肿，小便不利，甚则胸水、腹水、喘息；支饮为肺、脾、肾三脏阳气不足，水饮上凌心肺，支撑胸胁，症见气喘息粗，胸胁支满，甚则面目、四肢浮肿；溢饮为风寒闭塞玄府，肺失输布，饮溢四肢，症见喘咳痰多，胸闷身痛，恶风无汗，甚则肢体浮肿。

【辨证论治】

1. 辨证要点

（1）辨阳水、阴水　阳水多由风邪、水湿、湿毒、湿热诸邪所致，发病较急，证见表、热、实证者，水肿多由面目开始，自上而下，继及全身，肿处皮肤绷急光亮，按之凹陷即起，兼有寒热等表证；阴水多由饮食劳倦，房劳过度，损伤脾肾所致，或由阳水转变而来，起病较缓，病程较长，证见里、虚、寒证者，水肿多由足踝开始，自下而上，继及全身，肿处皮肤松弛，按之凹陷不易恢复，甚则按之如泥。

（2）辨病邪性质　水肿以头面肿为主，恶风头痛者，多属风；水肿以下肢肿为主，纳呆身重者，多属湿；水肿伴有咽痛溲赤者，多属热；因疮痍、猩红赤斑而致水肿者，多属疮毒。

（3）辨病位　先眼睑浮肿，继而四肢皆肿，伴恶寒发热、咳嗽者，病位多在肺；水肿日久，脘闷纳呆，肢体困重，苔腻者，病位多在脾；腰以下肿甚，水肿反复，伴腰膝酸软，病位多在肾；水肿下肢明显，心悸怔忡，胸闷烦躁，甚则不能平卧者，病位多在心。

（4）辨虚实　年轻体壮，病程短，或新感外邪，发为水肿，多属实；年老体衰，病程长，正气虚衰，水液潴留，发为水肿者，多以正虚为本，邪实为标。一般而言，阳水属热属实，阴水属寒属虚。

2. 治疗原则　治疗水肿的基本治则为：发汗（“开鬼门”）、利尿（“洁净府”）、攻下逐水（“去菀陈莝”），具体应用视阴阳虚实不同而异。阳水以祛邪为主，可用发汗、利水、攻逐，同时配合清热解毒，理气化湿等法；阴水当以扶正为主，宜健脾、温肾，同时配以利水、养阴、活血、祛瘀之法。对于虚实夹杂者，则当兼顾，先攻后补，或攻补兼施。注意攻下逐水法只宜用于病初体实肿甚者，正气尚旺且用发汗、利水法无效，而确有当下脉证者，可用十枣汤治疗，但应中病即止。对于脾肾两亏而水肿甚者，逐水峻药应慎用。

3. 分证论治

（1）阳水

①风水相搏

证候：初起眼睑浮肿，继则四肢及全身皆肿，来势迅速，多有恶寒发热，无汗，肢节酸楚，小便不利等症。偏于风寒者，舌淡红，苔薄白，脉浮滑或浮紧；偏于风热者，伴咽喉红肿疼痛，舌质红，苔薄黄，脉浮滑数。

辨证要点：眼睑浮肿比较明显，来势迅速，可伴有表证。

基本病机：风邪袭表犯肺，肺失宣发肃降，通调失职，风水相搏，泛溢肌肤。

治法：疏风解表，宣肺行水。

方药：越婢加术汤（《金匮要略》）加减。常用药：麻黄、石膏、甘草、大枣、白术、生姜、浮萍、泽泻、茯苓。

加减：若风寒偏盛，去石膏，加苏叶、桂枝、防风；风热偏盛，加连翘、银花、桔梗、板蓝根；汗出恶风，一身悉肿，卫阳已虚者，则用防己黄芪汤加减。

②湿毒浸淫

证候：眼睑浮肿，迅及全身，尿少色黄，身发疮痍，甚者溃烂，或伴恶风发热。舌红，苔薄黄，脉浮数或滑数。

辨证要点：眼睑浮肿，迅及全身，身发疮痍，甚者溃烂。

基本病机：湿毒内归脾肺，三焦气化不利，水湿内停。

治法：宣肺解毒，利湿消肿。

方药：麻黄连翘赤小豆汤（《伤寒论》）合五味消毒饮（《医宗金鉴》）加减。常用药：麻黄、杏仁、桑白皮、连翘、赤小豆、金银花、野菊花、蒲公英、紫花地丁、紫背天葵。

加减：若脓毒甚者，当重用蒲公英、紫花地丁；湿盛而糜烂者，加苦参、土茯苓；风盛而瘙痒者，加白鲜皮、地肤子；血热而红肿，加丹皮、赤芍；大便不通，加大黄、芒硝。

③水湿浸渍

证候：全身水肿，下肢尤甚，按之没指，小便短少，肿势日盛，身体困重，胸闷腹胀，纳呆泛恶。

苔白腻，脉濡缓。

辨证要点：全身水肿，按之没指，身体困重，小便短少。

基本病机：水湿浸渍，脾阳受困，湿浊不化。

治法：运脾化湿，通阳利水。

方药：五皮饮（《中藏经》）合胃苓汤（《丹溪心法》）加减。常用药：桑白皮、陈皮、大腹皮、茯苓皮、生姜皮、苍术、白术、陈皮、厚朴、猪苓、泽泻、桂枝、甘草。

加减：若肿甚而喘，加麻黄、杏仁、葶苈子；面肿、胸满、不得卧，加苏子、葶苈子；湿困中焦，中阳不运，脘闷腹胀甚者，可加川椒目、干姜。

④湿热壅盛

证候：遍身浮肿，皮肤绷急光亮，胸脘痞闷，烦热口渴，小便短赤，或大便干结。舌红苔黄腻，脉沉数或濡数。

辨证要点：遍身浮肿，烦热口渴，小便短赤，苔黄腻。

基本病机：湿热内盛，壅滞三焦，气滞水停。

治法：分利湿热。

方药：疏凿饮子（《济生方》）加减。常用药：羌活、秦艽、大腹皮、茯苓皮、生姜皮、泽泻、木通、椒目、赤小豆。

加减：若烦热，口渴，加栀子、黄芩、黄柏；大便不通，加大黄、枳实、厚朴；若尿血，加大蓟、小蓟、白茅根；肿势严重，兼见喘促不得卧者，加葶苈子、桑白皮、杏仁、防己；湿热久羁，亦可化燥伤阴，可见水肿与伤阴并见之象，水肿兼口咽干燥，大便干结，可用滋阴清热利水的猪苓汤。

（2）阴水

①脾阳虚衰

证候：身肿日久，腰以下为甚，按之凹陷不起，脘腹胀闷，纳呆便溏，面色无华，神疲乏力，四肢倦怠，小便短少。舌淡，苔白腻或白滑，脉沉缓或沉弱。

辨证要点：肢体浮肿，腰以下为甚，纳呆便溏，兼阳虚症状。

基本病机：脾阳虚衰，运化无权，土不制水。

治法：健脾温阳利水。

方药：实脾饮（《济生方》）加减。常用药：干姜、附子、草果、白术、茯苓、甘草、生姜、大枣、大腹皮、木瓜、木香、厚朴。

加减：若气短声弱，气虚甚者，可加党参、黄芪；小便短少，可加桂枝、泽泻、车前子；由长期饮食失调，脾胃虚弱，化源不足，气虚湿阻者，治宜益气健脾，行气化湿，不宜分利伤气，可选用参苓白术散加黄芪。

②肾阳衰微

证候：面浮身肿，腰以下尤甚，按之凹陷不起，腰部冷痛酸重，尿少或增多，四肢逆冷，怯寒神疲，面色晦暗或淡白，甚者心悸胸闷，喘促难卧，腹大胀满；舌淡胖苔白，脉沉细或沉迟无力。

辨证要点：面浮身肿，腰以下为甚，按之没指，兼脾肾阳虚症状。

基本病机：肾阳虚衰，气化无权，水湿内盛。

治法：温肾助阳，化气行水。

方药：济生肾气丸（《济生方》）合真武汤（《伤寒论》）加减。常用药：熟地黄、山药、山萸肉、茯苓、丹皮、泽泻、肉桂、附子、白术、车前子、生姜、白芍、牛膝。

加减：若小便清长量多，去泽泻、车前子，加菟丝子、补骨脂；肾阳虚衰，以面部浮肿为主，怯寒，神疲，肢冷者，治以温补肾阳为主，方用右归丸加减化裁；病久阳损及阴，可致肾阴亏损，症见五心烦热，口燥咽干，舌红，脉细数者，治当滋补肾阴为主，兼利水湿，方用左归丸为主加泽泻、茯苓、冬葵子。如病程缠绵不愈，正气日衰复感外邪，证见发热恶寒，肿势增剧，小便短少，此为本虚标实，虚实夹杂之证，治当急则治标，先从风水论治，但应顾及正气虚衰一面，不可过用解表药，应扶正与祛邪并用，以越婢汤为主加党参、菟丝子等。对顽固不消的水肿，常合活血化瘀之品，取血行水亦行之意，常用药有益母草、泽兰、桃仁、红花等。

③瘀水互结

证候：水肿日久不退，肿势轻重不一，四肢或全身浮肿，以下肢为主，小便短少，肌肤或有紫红斑块，或腰部刺痛，或伴尿血，妇女月经不调或闭经。舌暗红或暗紫，或有瘀点、瘀斑，脉沉细涩。

辨证要点：水肿日久不退，肌肤出现紫红斑块，兼血瘀征象。

基本病机：瘀水互结，水停湿阻，气化不利。

治法：活血祛瘀，化气行水。

方药：桃红四物汤（《医宗金鉴》）合五苓散（《伤寒论》）加减。常用药：桃仁、红花、赤芍、川芎、当归、地黄、白术、茯苓、泽泻、猪苓、益母草。

加减：若阳气虚者，可配黄芪、附子；全身肿甚，气喘烦闷，小便不利，此为血瘀水盛，肺气上逆，可加葶苈子、川椒目、泽兰；腰膝酸软，神疲乏力，乃为脾肾亏虚之象，可合用济生肾气丸。

水肿久治不愈，可导致脾肾衰败，或湿浊内蕴，可导致严重变证，应密切观察临床变化，及早发现并治疗。如浊毒内蕴，湿热壅塞，胃失和降，形成癃闭、关格，见二便不通、恶心呕吐，治宜通腑泄浊，和胃降逆，方用黄连温胆汤加大黄、石菖蒲；或肾精内竭，肝风内动，而见头晕头痛、肢体颤抖，治宜息风潜阳，补元固本，方用大补元煎合羚角钩藤汤；或阳虚水泛，上凌心肺，而见心悸胸闷、喘促难卧，治宜通阳泄浊，温振心阳，方用真武汤合黑锡丹；或邪闭心窍，而见神昏肢冷、面色晦滞、泛恶口臭、二便不通、肌衄牙宣，治宜清热解毒，通窍泄浊，方用安宫牛黄丸或紫雪丹口服，大黄煎液保留灌肠。

4. 其他疗法

（1）中成药疗法　济生肾气丸温肾化气，利水消肿，可用于肾阳不足、水湿内停所致的肾虚水肿，症见水肿，腰膝酸重、小便不利、痰饮咳喘。五苓片（胶囊）温阳化气，利湿行水，可用于阳不化气、水湿内停所致的水肿，症见小便不利、水肿腹胀、呕逆泄泻、渴不思饮。

（2）针灸治疗　阳水治以疏风利水，针刺为主，多用泻法；阴水治以温阳利水，针灸并用，多用补法。处方：水分、水道、三焦俞、委阳、阴陵泉。其中水分、水道为通利水道、利尿行水效穴；委阳乃三焦之下合穴，配三焦俞温阳化气、利水消肿；阴陵泉利水渗湿。诸穴相配，水道可通，肿胀可除。加减：阳水加肺俞、列缺、合谷疏风宣肺、通调水道；阴水见脾虚者加脾俞、足三里、三阴交健脾渗湿利水；见肾虚者加灸肾俞、关元、足三里温阳化气行水。操作：肺俞、脾俞不宜直刺、深刺；肾虚者，关元穴重灸；其他腧穴常规操作。

（3）耳针疗法　取穴肺、脾、肾、三焦、膀胱、皮质下。每次取2~3穴，中等刺激，隔日1次。也可用耳穴埋豆法。

【预防调护】

注意起居调摄，避免过度劳累，节制房事，调摄情志，避免居处潮湿和冒雨涉水，平时注意保暖、避风。水肿初期，应无盐饮食，肿势渐退后，逐步改为低盐饮食，最后恢复正常饮食，应注意饮食不可过咸。若因营养障碍而致水肿者，不必过于忌盐，饮食应富含蛋白质，清淡易消化，忌食辛辣、油腻、生冷、酒等食物。水肿患者皮肤容易破损，故应注意皮肤清洁，避免皮肤破损。对长期卧床者，皮肤外涂滑石粉，经常保持干燥，并定时翻身，避免发生压疮。水肿期间，应严格记录水液出入量，每日测量体重，以了解水肿的进退消长。若每日尿量少于500ml，要警惕癃闭的发生。水肿患者即使病情好转，也应长期随访，定期复查，验尿常规、复查肾功能。部分患者需长期治疗的，需做好心理健康调护，以期延缓病情进展，尽量带病延年。

知识拓展

肾毒性药物

临床上比较常见的、能损害肾脏引起毒性反应的西药有：抗生素及其他化学治疗药物（庆大霉素、卡那霉素、链霉素等）；非类固醇抗炎镇痛药（吲哚美辛、布洛芬、保泰松等）；肿瘤化疗药（顺铂、甲氨蝶呤）等。临床也发现近50种中药对肾脏有毒性。第一类为植物类中药：雷公藤、草乌、关木通、使君子等。第二类为动物类中药，有斑蝥、鱼胆、全蝎、蜈蚣等。第三类为矿物类中药，有含砷类（砒石、砒霜、雄黄），含汞类（朱砂、轻粉），含铅类（铅丹）和其他矿物类（明矾）等。

为保护肾脏，患者用药宜遵医嘱，不可擅自服药，减少药物性肾损害，切忌轻信滥用“祖传秘方”和民间偏方；服药前后宜多饮水；使用以上药物时要严密观察尿液并定时检查肾功能，若有异常及时停药；不同年龄层次人群都要重视药物的肾毒性，特别是老年人和儿童，对于药物种类和剂量选择尤其要谨慎；用药一定要严格遵守医嘱，切不可自行加大用药剂量和延长用药时间。

【重点难点】

1. 水肿是指体内水液潴留，泛滥肌肤，临床表现以头面、眼睑、四肢、腹背，甚至全身浮肿为特征的一类病证。

2. 病因有风邪袭表，疮毒内犯，外感水湿，饮食不节及禀赋不足，久病劳倦。

3. 基本病机是肺失宣降通调，脾失健运，肾失开合，三焦气化不利，病位在肺、脾、肾，关键在肾。

4. 临床辨证以阴阳为纲，分清病因、病位，注意寒热、虚实的错杂与转化。治疗以发汗，利小便，攻下逐水为基本原则。阳水多表实证，治以祛邪为主；阴水多里虚或虚实夹杂证，治以扶正为主。虚实并见者，则攻补兼施。

5. 一般而言，阳水易消，阴水难复。注意饮食生活调摄，防止水肿传变。水肿消退后，应谨守病机以图本，健脾益气补肾以资巩固，以杜绝其复发。

6. 临床以阳水之水湿浸渍、湿热壅盛证及阴水之脾阳虚衰、肾阳衰微证较为常见。

【临证备要】

1. 正确运用攻下逐水法 攻下逐水法只宜用于阳水实证，病初体实肿甚者，正气尚旺，用发汗、利水法无效，症见全身高度浮肿、气喘、心悸、腹水、小便不利，脉沉而有力者。使用该法，宜抓住时机，以逐水为急，使水邪从二便而去，可用十枣汤治疗，但应中病即止，以免过用伤正，待水退后，再行调理善后。

2. 顽固性水肿的治疗思路 对于顽固性水肿，应注意活血利水、补气温阳药的应用。生理上津血同源，病理上相互影响，水病可致血瘀，瘀血可致水肿。水肿日久，水湿停积，气机不利，血流不畅，久病入络，瘀水互结，治当化瘀行水，可用泽兰、益母草、赤芍活血化瘀、利水消肿。水之停留，总由气虚阳微所致，脾虚不能运化，肺虚不能输布，肾虚开阖失司，故当益气温阳，可选用生黄芪、桂枝、白术、山药、白扁豆、制附子等。

3. 名医经验 姜春华对持续性蛋白尿为主要表现的慢性肾炎，注重健脾摄精，重在益气升提；补肾固精，务须阴阳互调。常用治蛋白尿经验秘方黑大豆丸，组成：黑大豆120g，山药60g，黄芪60g，苍术60g，共研细末，炼蜜为丸。（陈镜合，陈沛坚，程方，等.当代名老中医临证荟萃.广州：广东科学技术出版社，1987.）

目标检测

答案解析

A1型题

1. 水肿是由哪些脏腑功能失调造成的（ ）

A. 肺、肝、肾 B. 心、肝、肾 C. 肺、脾、肝 D. 脾、肝、肾 E. 肺、脾、肾

2. 下列哪项不属于水肿的临床特征范围（ ）

A. 水肿先从眼睑或下肢开始，继及四肢全身
B. 全身皆肿，甚则腹大胀满如鼓，腹壁静脉怒张
C. 尿闭或尿少，恶心呕吐
D. 头痛，抽搐，神昏，谵语
E. 鼻衄，齿衄

3. 水肿的辨证要点首辨（ ）

A. 表证里证 B. 实证虚证 C. 热证寒证 D. 阴水阳水 E. 脾虚肾虚

A2型题

4. 女，36岁。眼睑水肿，继则四肢及全身皆肿，来势迅速，恶寒发热，无汗，小便短少，舌质红，苔薄白，脉浮。其治法为（ ）

A. 宣肺解毒，利湿消肿 B. 健脾化湿，通阳利水 C. 温补脾阳，利水消肿
D. 疏风解表，宣肺行水 E. 温补肾阳，利水消肿

5. 男，54岁。全身水肿，按之没指，不易恢复，小便短少，身体困重，胸闷腹胀，纳呆泛恶，苔白腻，脉濡缓。其治疗首选方为（ ）

A. 越婢加术汤 B. 麻黄连翘赤小豆汤合五味消毒饮
C. 五皮饮合胃苓散 D. 疏凿饮子
E. 济生肾气丸合真武汤

6. 女，43岁。初起眼睑水肿，迅及全身，尿少色黄，身发疮痍，甚者溃烂，恶风发热，舌质红，苔薄黄，脉浮数或滑数。其主要病机为（ ）

A. 风邪外袭，肺失通调，风水相搏 B. 湿毒浸淫，内归脾肺，湿浊不化
C. 脾气受困，湿浊不化 D. 脾阳虚衰，水湿内聚
E. 肾阳虚衰，气化不利

A3型题

男，24岁。颜面下肢浮肿5个月，加重1周。浮肿腰以下为甚，按之凹陷不起，伴脘腹胀满，纳呆便溏，面色不华，神倦肢冷，小便短少，舌质淡，苔白腻，脉沉弱。

7. 此病例的中医证型是（　）

A. 风水泛滥　B. 湿毒浸淫　C. 水湿浸渍　D. 脾阳虚衰　E. 肾阳衰微

8. 此病例的治法是（　）

A. 分利湿热　B. 温运脾阳，以利水湿　C. 温肾助阳，化气行水

D. 健脾化湿，通阳行水　E. 宣肺解毒，利湿消肿

9. 治疗选用方剂是（　）

A. 实脾饮　B. 济生肾气丸合真武汤　C. 疏凿饮子

D. 五皮饮合胃苓汤　E. 越婢加术汤

B1型题

A. 济生肾气丸合真武汤　B. 实脾饮　C. 疏凿饮子

D. 胃苓汤合五皮饮　E. 麻黄连翘赤小豆汤合五味消毒饮

10. 水肿湿热壅盛证，治疗宜首选（　）

11. 水肿脾阳虚水泛证，治疗宜首选（　）

12. 水肿水湿浸渍证，治疗宜首选（　）

（简亚平）

书网融合……

知识回顾　习题

第二节　淋　证

PPT

学习目标

知识要求：

1. 掌握淋证的治则及各证型的辨证要点、治法、代表方剂。
2. 熟悉淋证的定义、病因病机及鉴别诊断。
3. 了解淋证的历史源流、其他疗法及预防调护。

技能要求：

1. 熟练掌握辨析淋证各证型、处方用药及适当调护的技能。
2. 学会运用辨证论治的方法治疗淋证这一常见病证的轻、中症。

岗位情景模拟 30

李某，女，32岁，教师。2019年9月12日就诊。

尿频、尿急、尿痛1天。自诉昨天因气恼后出现排尿次数明显增多，1天之内如厕10余次。每次排尿量不多，伴有尿意急迫、尿道涩痛，有灼热感，尿色深黄而质清，食欲减退，时有恶心，大便今日未行，平素易便干。刻下症见：发热恶寒，口苦咽干，头晕目眩，心烦，恶心欲吐，尿频，尿急，小便热涩疼痛，平素大便偏干，舌质略红、舌苔腻略黄，边有浊沫，脉细而弦数。体温38.5℃，尿常规化验：白细胞3（+++），镜下：20~30个/HP。

问题与思考

1. 本病的临床特征是什么？
2. 该患者的疾病诊断是什么？试分析病机？
3. 当前的中医治法是什么？如何选方用药？患者如何调护？

答案解析

淋证是指由于外感湿热、饮食不节、情志失调、体虚劳欲等，导致肾与膀胱气化不利或气化无权，以小便频数短涩，淋沥刺痛，小腹拘急，或痛引腰腹为主要临床表现的病证。因病变类型不一又各具特征，或见尿液红赤，甚至溺出纯血，或尿液浑浊如米泔脂膏样，或随尿液排出砂石。淋证既可急骤起病，又或渐进形成，反复发作，常并发于多种急、慢性疾病过程中。

《内经》中首次记载了本病，《素问·六元正纪大论》称本病为“淋”“淋闷”。汉代张仲景在《金匮要略》中称之为“淋秘”，并描述“淋证之为病，小便如粟状，小腹弦急，痛引脐中”。《中藏经》首次把淋证分为冷、热、气、劳、膏、砂、虚、实八种。隋代巢元方在《诸病源候论》把淋证分为石、劳、气、血、膏、寒、热七种，指出了淋证的主要病机为“诸淋者，由肾虚而膀胱热故也”。唐代《备急千金要方》提出“五淋”之名，《外台秘要》具体指明“集验论五淋者：石淋、气淋、膏淋、劳淋、热淋也”，宋代《济生方》又分为气、石、血、膏、劳淋五种。金代刘河间强调热邪在本病发病中的重要性，认为其病机与气血郁结有关。丹溪重视心、小肠与淋证发生的关系，提出“淋有五，皆属于热”。明清时期，张介宾在《景岳全书·淋浊》中倡导“凡热者宜清，涩者宜利，下陷者宜升提，虚者宜补，阳气不固者宜温补命门”的治疗原则。明代戴元礼《证治要诀》认为淋证与气郁有关。清代尤在泾在《金匮翼·诸淋》中强调的“开郁行气，破血滋阴”治疗石淋的原则，对临床确有指导意义。

西医学中某些泌尿系疾病，如急、慢性泌尿系感染，泌尿系结核，泌尿系结石，急、慢性前列腺炎，乳糜尿及尿道综合征等疾患表现淋证特征者，均可参照本病辨证论治。

【病因病机】

1. 病因

（1）外感湿热　下阴不洁，秽浊之邪上逆，上犯膀胱，或由小肠邪热、心经火热、下肢丹毒等他脏外感之热邪传入膀胱，肾与膀胱气化不利，发为淋证。

（2）饮食不节　嗜食辛辣肥甘厚腻之品，或嗜酒太过，脾胃运化失常，积湿生热，下注膀胱，膀胱气化不利，而成淋证。

（3）情志失调　情志不遂，肝气郁结，三焦通调失常，或气郁化火，气火互结，膀胱气化不利，发为淋证。

（4）体虚劳欲　禀赋不足，或年老肾亏，或多产多育，或久病缠身，或劳欲过度，肾气虚衰，或久淋不愈，耗伤正气，脾肾两虚，肾与膀胱气化无权，而发为淋证。

2. 病机 淋证初起的基本病机是湿热蕴结下焦，肾与膀胱气化不利，其久治不愈的病机关键在于脾肾两虚，肾与膀胱气化无权。肾者主水，膀胱能储尿与排尿，肾与膀胱表里配合，共主水道、司决渎。湿热等邪蕴结膀胱，或久病脏腑功能失调，均可引起肾与膀胱气化不利，而致淋证。

淋证的病理性质有实有虚，且多见虚实夹杂。初起多因湿热为患，正气尚未虚损，故多实证。但淋久湿热伤正，由肾及脾，每致脾肾二虚，由实转虚。亦可因邪气未尽，正气渐伤，或虚体受邪，则成正虚邪实的虚实夹杂证。常见阴虚夹湿热，气虚夹水湿等。因此，淋证多以肾虚为本，膀胱湿热为标。

淋证的病位在膀胱和肾，且与肝脾密切相关，病理因素主要为湿热之邪，由于湿热导致病理变化的不同，累及脏腑器官之差异，临床上乃有六淋之分。若湿热客于下焦，膀胱气化不利，小便灼热刺痛，则为热淋；若膀胱湿热，灼伤血络，迫血妄行，血随尿出，乃成血淋；若湿热久蕴，熬尿成石，遂致石淋；若湿热蕴久，阻滞经脉，脂液不循常道、小便浑浊，而为膏淋；若肝气失于疏泄，气火郁于膀胱，则为气淋；若久淋不愈，湿热留恋膀胱，由腑及脏，继则由肾及脾，脾肾受损，正虚邪恋，遂成劳淋。若肾阴不足，虚火扰动阴血，亦为血淋；若肾虚下元不固，不能摄纳精微脂液，亦为膏淋；若中气不足，气虚下陷，膀胱气化无权，亦成气淋。

淋证的病机转化主要表现在两个方面：一是虚实之间的转化：如实证的热淋、血淋、气淋可转化为虚证的劳淋；反之虚证的劳淋，也可能转化为兼夹实证的热淋、血淋、气淋。而当湿热未尽，正气已伤，处于实证向虚证的移行阶段，则表现为虚实夹杂的证候。二是六淋之间可以相互转化或同时并见：如热淋可转为血淋，血淋也可诱发热淋；又如在石淋的基础上，再发生热淋、血淋，或膏淋并发热淋、血淋等。

【诊断与鉴别诊断】

1. 诊断

（1）小便频数短涩，淋沥刺痛，小腹拘急，或痛引腰腹是各种淋证的主症，是诊断淋证的主要依据。患者病久或反复发作后，常伴有低热、腰痛、小腹坠胀、疲劳等症。临证还需根据各种淋证的临床特征，明确淋证的种类。

（2）多见于已婚女性，每因疲劳、情志变化、不洁房事、感受外邪等而诱发。妊娠期或施行腹部手术后发生率较高。各种淋证均可迁延反复。长期卧床或兼有消渴、中风、癃闭、肿瘤等其他疾病的人群，特别是人体处于慢性衰弱状态时易发病，患病率往往与年龄呈正相关。

（3）辅助检查首选尿常规，尿中白细胞增多时多考虑泌尿道感染；中段尿细菌培养、尿亚硝酸盐试验有助于诊断尿路感染；尿 β_2 微球蛋白定量、静脉肾盂造影、X线摄片等有助于上、下尿路感染的鉴别；尿中红细胞增多为主者，多见于泌尿道结石、膀胱癌，应查泌尿道B超、静脉肾盂造影、腹部平片；尿中找脱落细胞，做膀胱镜等。

尿沉渣找结核杆菌，做结核菌素试验，有助于诊断尿路结核；肛门指检前列腺及前列腺液常规检查可作为前列腺炎的鉴别诊断；乳糜尿者应做尿乙醚试验，必要时做淋巴管造影摄片检查。各项检查无异常者，多为尿道综合征。

2. 鉴别诊断

（1）淋证与癃闭 二者均有小便量少，排尿困难之症状。但淋证尿频而疼痛，且每日排尿总量多为正常；癃闭则无尿痛，每日排尿量少于正常，严重时甚至无尿。但癃闭复感湿热，常可并发淋证，而淋证日久不愈，亦可发展成癃闭。

（2）血淋与尿血　血淋与尿血都有小便出血，尿色红赤，甚至溺出纯血等症状。其鉴别的要点是有无尿痛，《丹溪心法·淋》所说："痛者为血淋，不痛者为尿血。"

（3）膏淋与尿浊　膏淋与尿浊在小便浑浊症状上相似，但尿浊在排尿时无疼痛滞涩感。正如《临证指南医案·淋浊》所言："大凡痛则为淋，不痛为浊。"

【辨证论治】

1. 辨证要点

（1）辨淋证类别　淋证临床症状有二类。一类是膀胱气化失司引起的，小便频涩，滴沥刺痛，小腹拘急引痛等，这些是共同临床特征，为淋证的诊断依据；一类是各种淋证的特殊症状，能区别不同淋证的特征：热淋起病多急骤，症见小便短赤，溲时灼热刺痛，或伴有发热，腰痛拒按；石淋以小便排出砂石为主症，或排尿时突然中断，尿道窘迫疼痛，或腰腹绞痛难忍，或肉眼可见血尿；气淋症见小腹胀满较明显，小便艰涩疼痛，尿后余沥不尽；血淋症见小便热涩刺痛或不显著，尿色深红或夹有血块；膏淋症见小便浑浊如米泔水，或滑腻如膏脂；劳淋症见小便淋沥不尽，涩痛不显著，腰酸痛，时作时止，遇劳即发。

（2）辨虚实　淋证初起或在急性发作阶段属实证，其病程较短，主要表现为小便涩痛不利。病变反复发作，或因久病多虚而致者，其病程长，主要表现为小便频急，痛涩不甚。同一种淋证，也有虚实之分：如气淋，实证由于气滞不利，虚证源于气虚下陷；血淋，实证由于湿热下注，热盛伤络；虚证源于阴虚火旺，扰动阴血。

（3）区分标本缓急　淋证可由实转虚，因虚致实，或虚实夹杂，且各种类型也可相兼或转化，故临床须分清标本缓急及虚实主次。如以劳淋转为热淋为例，劳淋的正虚是本，热淋的邪实是标，当以治热淋为急务，治以利尿通淋、清热解毒，待湿热已清，再转以扶正。同样，石淋并发热淋时，如无尿道阻塞标实情况，应先治热淋，再治石淋；若石淋不愈，则热淋可有再发可能，故治疗热淋后，必须顾及根治石淋本病。

2. 治疗原则　淋证的基本治则是实则清利，虚则补益。具体而言，实证中膀胱湿热者，治宜清热利湿；热灼血络者，治宜凉血止血；砂石结聚者，治宜通淋排石；气滞不利者，治宜利气疏导。虚证以脾虚为主者，治以健脾益气，以肾虚为主者，治宜补虚益肾。在淋证治疗中更重要的是处理好标本缓急，对于虚实夹杂者，当通补兼施，且审其主次缓急，兼顾治疗。

3. 分证论治

（1）热淋

证候：小便频数短涩，灼热刺痛，溺色黄赤，少腹拘急胀痛，或发热恶寒、口苦、呕恶，或腰痛拒按，或大便秘结。舌红，苔黄腻，脉濡数。

辨证要点：小便频数短涩，灼热刺痛，溺色黄赤。

基本病机：湿热蕴结下焦，膀胱气化不利。

治法：清热利湿通淋。

方药：八正散（《太平惠民和剂局方》）加减。常用药：萹蓄、瞿麦、木通、车前子、滑石、栀子、灯心草、大黄、甘草。

加减：若热甚者，加金银花、蒲公英、黄柏、紫花地丁；伴寒热、口苦、呕恶者，可加黄芩、柴胡；大便秘结，腹胀者，可重用生大黄，加枳实；湿热伤阴者，去大黄，加生地黄、知母、白茅根；热毒弥漫三焦，又当急则治标，用黄连解毒汤合五味消毒饮，以清热泻火解毒；尿道涩滞不利，心烦口渴，脉细数或口疮、舌痛，舌尖红者，用猪苓汤合导赤散。

（2）石淋

证候：尿中时夹砂石，小便艰涩，时或排尿时突然中断，尿道窘迫疼痛，少腹拘急，或突发一侧腰腹绞痛难忍，甚则牵及外阴，或尿中带血，或兼尿频急，灼热而痛。舌色如常或红，苔正常或黄腻，脉滑数或弦数。

辨证要点：尿中夹砂石，小便艰涩，或突发腰腹绞痛，或排尿中断，尿中带血。

基本病机：湿热蕴结下焦，煎熬尿液成石，膀胱气化不利。

治法：清热利湿，排石通淋。

方药：石韦散（《证治汇补》）加减。常用药：石韦、滑石、冬葵子、车前子、瞿麦、金钱草、海金沙、鸡内金、王不留行、青皮、沉香。

加减：若兼尿血，去王不留行，加大蓟、小蓟、白茅根（量要大）；腰腹绞痛难忍者，加白芍、甘草；若舌质紫暗，兼有瘀象者，可酌加桃仁、红花、皂角刺、三棱、莪术；小腹胀痛加木香、乌药；石淋病久，砂石不去，虚实夹杂，当标本兼顾。气虚者，用补中益气汤加金钱草、海金沙、冬葵子等；气血亏虚者，宜用八珍汤，阴液耗伤者，用六味地黄丸，配合适量排石通淋药标本兼治；绞痛缓解，多无明显自觉症状，可常用金钱草煎汤代茶；结石过大，难以排出者，可碎石后再服药；结石过大，阻塞尿路，肾盂严重积水者，宜手术治疗。

（3）气淋

证候：实证者，小便涩滞，淋沥不尽，少腹胀满疼痛，苔薄白，脉多沉弦。虚证者，少腹坠胀，尿有余沥，面色萎黄，舌质淡，脉虚细无力。

辨证要点：实证为小便涩滞，少腹胀满疼痛；虚证为少腹坠胀，尿有余沥，面色萎黄。

基本病机：实证为气机郁结，阻滞下焦，膀胱气化不利；虚证为中气下陷，膀胱气化无权。

治法：实证宜利气疏导，利尿通淋；虚证宜补中益气。

方药：实证用沉香散（《金匮翼》）加味。常用药：沉香、橘皮、当归、白芍、甘草、石韦、滑石、冬葵子、王不留行。

加减：实证用沉香散（《金匮翼》）加减。常用药：沉香、橘皮、当归、白芍、甘草、石韦、滑石、冬葵子、王不留行。加减：若少腹胀满，上及于胁者，可加青皮、乌药、川楝子、小茴香；日久气滞血瘀者，可加红花、赤芍、川牛膝。

虚证用补中益气汤（《脾胃论》）加减。常用药：人参、黄芪、白术、甘草、当归、陈皮、升麻、柴胡。加减：若兼血虚肾亏者，可用八珍汤加杜仲、续断、枸杞子、牛膝。

（4）血淋

证候：实证者，小便热涩刺痛，尿色深红，或夹有血块，小腹疼痛满急加剧，或见心烦，苔黄，脉滑数。虚证者，尿色淡红，尿痛涩滞不显著，腰酸膝软，神疲乏力，舌淡红，脉细数。

辨证要点：实证为小便热涩刺痛，尿色深红伴实热症状；虚证为尿色淡红，尿痛涩滞不显著伴虚热表现。

基本病机：实证为湿热下注膀胱，热盛伤络；虚证为肾阴不足，虚火灼络。

治法：实证宜清热通淋，凉血止血；虚证宜滋阴清热，补虚止血。

方药：实证用小蓟饮子（《济生方》）加减。常用药：小蓟（可重用）、生地黄（可重用）、蒲黄、藕节、竹叶、栀子、通草、滑石、当归、生甘草。

加减：若血多痛甚者，可另吞三七粉、琥珀粉；有瘀血征象，加三七、牛膝、桃仁。

另外，虚证用知柏地黄丸（《医宗金鉴》）加减。常用药：知母、黄柏、熟地黄、山茰肉、山药、茯苓、丹皮、泽泻、墨旱莲、小蓟、仙鹤草、阿胶。加减：肾阴亏耗严重者，加麦冬、鳖甲；久病脾虚气不摄血，症见神疲乏力，面色少华者，用归脾汤加仙鹤草、泽泻、滑石。

（5）膏淋

证候：实证者，小便浑浊如米泔水，置之沉淀，或伴有絮状凝块，或混有血液、血块，上有浮油如脂；或尿道热涩疼痛；舌质红，苔黄腻，脉数或濡数。虚证者，病久不已，反复发作，淋出如脂，涩痛反见减轻，但形体日渐消瘦，头晕无力，腰酸膝软；舌淡，苔腻，脉细弱无力。

辨证要点：实证为小便浑浊如米泔水，尿道热涩疼痛；虚证为淋出如脂，涩痛反见减，腰酸膝软。

基本病机：实证为湿热蕴结下焦，分清泌浊失司，脂液失于约束；虚证为脾肾亏损，脾虚气陷或肾虚下元不固，不能摄约脂液。

治法：实证宜清热利湿，分清泌浊；虚证宜补脾益肾固涩。

方药：①实证用程氏萆薢分清饮（《医学心悟》）加减。常用药：萆薢、石菖蒲、黄柏、车前子、白术、茯苓、莲子心、丹参、水蜈蚣、向日葵茎心。加减：若小便热而痛者，加甘草梢、淡竹叶、通草；兼肝火者，加龙胆草、栀子；小腹胀，尿涩不畅，加台乌药、青皮；伴有血尿，加小蓟、藕节、白茅根。

②虚证宜膏淋汤（《医学衷中参西录》）加味。常用药：山药、芡实、龙骨、牡蛎、生地黄、党参、白芍、山茱萸、菟丝子。加减：若偏脾虚中气下陷者，可配补中益气汤化裁；偏肾阴亏虚者，配用七味都气丸加减；偏肾阳亏虚者，可合金匮肾气丸加减。

（6）劳淋

证候：淋证日久，小便不甚赤涩，溺痛不甚，但淋沥不已，时作时止，遇劳即发，腰酸膝软，神疲乏力，病程缠绵。舌质淡，脉细弱。

辨证要点：淋证日久，小便淋沥不已，时作时止，遇劳即发。

基本病机：脾肾两虚，正虚邪恋，膀胱气化无权。

治法：健脾益肾。

方药：无比山药丸（《太平惠民和剂局方》）加减。常用药：山药、茯苓、泽泻、熟地黄、山茱萸、巴戟天、菟丝子、杜仲、牛膝、五味子、肉苁蓉。

加减：若中气下陷，症见少腹坠胀，小便点滴而出，尿频涩滞，余沥难尽，可配合补中益气汤以益气升陷；肾阴亏虚，面色潮红，五心烦热，舌质红，脉细数，可配知柏地黄丸以滋阴降火；肾阳虚衰者，可配右归丸以温补肾阳。

4. 其他疗法

（1）中成药疗法　膀胱湿热所致的淋证，症见尿频、尿急、尿痛、血尿者，可选用清淋片；乳糜尿、慢性前列腺炎、慢性肾盂肾炎、慢性肾炎、慢性盆腔炎等下焦虚寒，湿浊不化者，可选用萆薢分清丸；尿路结石症见尿频、尿急、尿痛，或尿有砂石、血尿者，可选排石颗粒、石淋通片；慢性前列腺炎，症见腰膝酸软、尿后余沥或失禁者，可选用前列康；气淋虚证和膏淋偏脾虚中气下陷者可选补中益气丸。

（2）针刺疗法　主穴选中极、膀胱俞、三阴交、阴陵泉。配穴：热淋配委中、行间；石淋配秩边透水道、委阳；气淋配肝俞、太冲；血淋配血海、膈俞；膏淋配关元、下巨虚；劳淋配脾俞、肾俞。操作：毫针常规刺。针刺中极前尽力排空小便，不可进针过深，以免刺伤膀胱。症状较重者可每日治疗1~2次，症状较轻者可每日或隔日治疗一次。

（3）灸法　取肾俞、关元、气海、中极、三阴交。常规灸法，多用于治疗膏淋、劳淋。

【预防调护】

预防淋证发病和病情反复关键是消除各种外邪入侵和湿热内生的因素，如憋尿、纵欲、过劳、外阴不洁等。注意外阴清洁，不憋尿，多饮水，每2~3小时排尿一次，房事后即行排尿。妇女在月经期、妊娠期、产后更应注意外阴卫生，以免虚体受邪。

石淋患者除多喝水之外，还可多做跳绳等跳跃活动，淋证患者禁房事。积极治疗消渴、肺痨等肾虚疾患可减少淋证发生。尽量避免使用尿路器械，如导尿、膀胱镜、膀胱逆行造影，以防外邪入侵。

平时应加强锻炼，增强体质，避免纵欲过劳，调畅情志，提高机体抗病能力。养成良好的饮食习惯，饮食宜清淡，忌肥腻辛辣酒醇之品。尿路结石的患者一定要注意饮食禁忌：含钙类结石患者，应避免过多食用含钙类高的乳类；草酸钙结石者，应少食菠菜、西红柿、竹笋、红菜、可可菜等；尿酸结石者，应减少高嘌呤食物的摄入，如各种海鲜、鱼类、肉类、动物内脏、可可、咖啡等，采用低蛋白饮食；磷酸盐结石者，少食牛乳、蛋黄、豆腐、芝麻酱，多食酸性食物；胱氨酸结石患者，应吃低蛋氨酸饮食，可少量食用豆腐等。

【重点难点】

1. 淋证是以小便频数短涩、淋沥刺痛、小腹拘急，或痛引腰腹为主症的病证，可分为热淋、血淋、石淋、气淋、膏淋、劳淋六种。

2. 病因有外感湿热、饮食不节、情志失调、体虚劳欲。

3. 湿热蕴结下焦，肾与膀胱气化不利是淋证的基本病机，而脾肾两虚，肾与膀胱气化无权又是淋证久病的病机关键。病位在肾与膀胱，与肝脾关系密切。病理因素为湿热。病理性质初病多实，久则转虚，或虚实夹杂。

4. 临床辨证时应首辨淋证类别，再审证候虚实，三辨标本缓急。初起属实证者，治以清热利湿通淋；病久属虚证者，治宜培补脾肾；虚实夹杂者，宜标本兼治。并根据各个淋证的特点，或参以止血，或辅以行气，或配以排石，或佐以泄浊等。

5. 淋证虚实之间可以相互转化，或同时兼见，因此在治疗淋证时，要谨守病机，辨证论治。

6. 临床除膏淋、劳淋外，其余诸证均较为常见。

知识拓展

淋证慎用补法与汗法

淋证的治法，古有忌汗、忌补之说，如《金匮要略》说："淋家不可发汗。"忌汗，是指淋证的寒热非外邪袭表之恶寒发热，实为湿热熏蒸，邪正相搏所致，故不宜发汗解表。如淋证确为外感诱发，表证明显者，或淋家新感外邪，症见恶寒、发热、鼻塞流涕、咳嗽、咽痛者，还应暂投解表之剂，不必有所禁忌。

《丹溪心法·淋》说："最不可用补气之药，气补而愈胀，血得补而愈涩，热得补而愈盛。"临床实际未必都是如此。忌补是指实热之证而言，因淋证为膀胱有热，阴液不足，即使感受寒邪，亦容易化热，故避免辛温之品。若为脾虚中气下陷，肾虚下元不固，仍可用健脾益气、补肾固涩之法，不必有所禁。

【临证备要】

1. 辨轻重缓急，重标本虚实 淋证有轻重不同，轻者尿急、尿频、尿痛，但无恶寒、发热、腰痛等，治疗上清热利湿通淋，用药数日即可，重者见腰痛、高热、恶寒，当加以清热解毒之品，用药时间要长，以免湿热留恋。体虚者感受湿热之邪，先去其邪，之后扶正。年老体虚甚者或淋证日久，须兼顾祛邪与扶正，不可一味苦寒清热，避免邪虽去而正亦伤，正伤而邪易侵，反复发作。

2. 辨病与辨证相结合 热淋临床多见于急性尿路感染，适当重用清热解毒药可提高疗效，如紫花地丁、蒲公英、野菊花、败酱草、银花、连翘、黄柏、黄连、苦参、土茯苓、半枝莲、金钱草等，如热结血分，动血伤络，多见尿血，应加入凉血之品，凉血有助于泻热，生地榆、生槐角、大青叶、白茅根为常用药物。

应视结石的大小形状而决定石淋的治疗方案，对结石过大难以排出者，可以西医外科碎石，再用中医药治疗以防复发；对直径小于1cm、边钝，易通过输尿管或尿道排出者，可用中医药治疗，在利水通淋、排石消坚的中药基础上，酌加用行气活血、化瘀软坚中药，如川牛膝、王不留行、琥珀、川芎、鱼脑石等；可配用金钱草、鸡内金、穿破石等有溶石效果的药物；如疼痛明显，重用白芍。石淋的常见并发症是梗阻、积水、感染，以清利行气，化瘀软坚，结合温肾或滋肾益气治疗，可促进利尿、消肿，以缓解梗阻和积水。

3. 名医经验 张琪治疗劳淋应用益气解毒饮，药用黄芪30g，党参20g，柴胡15g，白花蛇舌草30g，麦冬15g，地骨皮15g，黄芩15g，蒲公英15g，车前子15g，生地黄15g，甘草15g。小便不利加瞿麦20g，竹叶15g；腰痛甚加山茱萸、枸杞子各15g；血尿加茅根30g，小蓟20g：小腹凉加茴香10g，肉桂7g。为治疗慢性肾盂肾炎（辨证属于劳淋）之佳方。（王品.国家级名老中医验方大全.乌鲁木齐：新疆人民卫生出版社，2008.）

目标检测

答案解析

A1型题

1. 下列哪项不是淋证的基本特征（ ）

A. 小便频数短涩 B. 滴沥刺痛 C. 小腹拘急 D. 胁肋疼痛 E. 腰腹疼痛

2. 淋证的病位在（ ）

A. 肺 B. 肝 C. 脾 D. 心 E. 肾和膀胱

3. 淋证与癃闭的鉴别要点是（ ）

A. 每次小便量是否正常 B. 小便是否频数 C. 小便时是否带血

D．小便是否通畅　　E．每日小便量是否正常

A2型题

4．女，42岁。尿中夹砂石，小便艰涩，色黄赤浑浊，时或尿来中断，变动体位后又能排尿，舌红，苔黄腻，脉滑数。其治疗首选方为（　）

A．八正散　B．石韦散　C．补中益气汤　D．导赤散　E．小蓟饮子

5．女，48岁。小便浑浊如米泔，反复发作，涩痛不显著，形体消瘦，头晕无力，腰酸膝软，舌淡，苔腻，脉细弱无力。其诊断为（　）

A．血淋（虚证）　B．膏淋（实证）　C．血淋（实证）

D．热淋　E．膏淋（虚证）

6．女，51岁。小便不甚赤涩，淋沥不尽，时作时止，遇劳即发，腰酸膝软，神疲乏力，舌质淡，脉虚弱。其治疗首选方为（　）

A．无比山药丸　B．石韦散　C．补中益气汤　D．导赤散　E．小蓟饮子

A3型题

王某，小便尿痛、涩滞不显著，尿色淡红，时夹血块，腰酸膝软，神疲乏力，舌淡红，脉细数。

7．本病例诊断为（　）

A．血淋（实证）　B．气淋　C．血淋（虚证）　D．膏淋（实证）　E．热淋

8．本病例的主要病机为（　）

A．湿热蕴结下焦，分清泌浊失司，脂液失于约束　B．脾虚气陷，不能摄约脂液

C．湿热蕴结下焦，膀胱气化不利　D．肝郁气滞，阻滞下焦，膀胱气化不利

E．肾阴不足，虚火灼络

9．本病例的治法为（　）

A．补虚固涩　B．清热通淋，凉血止血　C．滋阴清热，补虚止血

D．利气疏导　E．清热利湿，化石通淋

10．本病例治疗首选方为（　）

A．小蓟饮子　B．知柏地黄丸　C．导赤散　D．八正散　E．沉香散

B1型题

A．清热利湿通淋　B．清热利湿，排石通淋　C．清热利湿，分清泌浊

D．清热通淋，凉血止血　E．健脾益肾

11．劳淋的治法为（　）

12．石淋的治法为（　）

13．膏淋实证治法为（　）

（简亚平）

书网融合……

知识回顾　微课　习题

第三节 癃 闭

PPT

学习目标

知识要求：

1. 掌握癃闭的治则及各证型的辨证要点、治法、代表方剂。
2. 熟悉癃闭的定义、病因病机及鉴别诊断。
3. 了解癃闭的历史源流、其他疗法及预防调护。

技能要求：

1. 熟练掌握辨析癃闭各证型、处方用药及适当调护的技能。
2. 学会运用辨证论治的方法治疗癃闭。

岗位情景模拟 31

患者，男，68岁。2019年12月10日入院。

排尿困难6个月。患者自述排尿困难，尿频，色黄，点滴不畅。刻下症见：少腹迫急疼痛，有时近10小时不能排尿。大便三四日一行。手足心热，心烦，午后尤甚。舌苔薄黄而质红，脉弦有力。曾经西医确诊为前列腺增生症，并动员手术治疗，患者惧怕手术，遂要求中医会诊治疗。检查：前列腺增生，质韧、无结节。

问题与思考

1. 本病的临床特征是什么？
2. 患者为虚证还是实证？试分析其病机？
3. 当前的中医治法是什么？如何选方用药？患者如何调护？

答案解析

癃闭是由于肾和膀胱气化失司导致的以小便量少，排尿困难，点滴而出，甚则闭塞不通为主症的一种病证。其中以小便不利，点滴而短少，病势较缓者称“癃”；以小便闭塞，点滴全无，病势较急者称为“闭”。癃和闭虽有区别，但均指排尿困难，仅是在程度上有所不同，因此多合称为癃闭。

《黄帝内经》首次记载了癃闭的病名，阐明其病位在膀胱，病因为外邪伤肾，病机为膀胱与三焦气化不利。如《素问·宣明五气》谓：“膀胱不利为癃，不约为遗溺。”《素问·标本病传论》谓：“膀胱病，小便闭。”《灵枢·本输》言：“三焦……实则闭癃，虚则遗溺。”自汉代起因避讳，有关医书中都没有癃闭的名称，只在有关淋病和小便不利的记载中包含癃闭内容。东汉张仲景在《金匮要略》认为小便不利与膀胱气化不利、水湿互结、瘀血夹热及脾肾两虚有关，创制了五苓散、猪苓汤、滑石白鱼散、茯苓戎盐汤、蒲灰散等方剂。隋·巢元方《诸病源候论·小便病诸候》提出：“小便不通，由膀胱与肾俱有热故也。”唐·孙思邈在《备急千金要方》中载有治小便不通方剂13首，并记载了用导尿术治小便不通的方法，这是世界上最早的导尿术记载。王焘在《外台秘要》中有用盐及艾灸等外治法治疗癃闭。元·朱丹溪运用探吐法治疗小便不通，将探吐一法譬之滴水之器，闭其上窍，则下窍不通，开其上窍则下窍必利。明张介宾在《景岳全书·癃闭》中率先将癃闭与淋证分开论治，把癃闭的病因病机归为热结膀胱，热闭气化，热居肝肾；败精槁血，阻塞水道；真阳下竭，气虚不化；肝强气逆，气实而闭等四个方面，并对气虚不化及阴虚不能化阳所致癃闭的治法有独到见解。

西医学中各种原因引起的尿潴留和无尿症，如神经性尿闭、膀胱括约肌痉挛、尿路结石、尿路肿瘤、尿路损伤、尿道狭窄、尿道损伤、老年人前列腺增生症、脊髓炎等病出现的尿潴留，以及肾功能不全引起的少尿、无尿症，均可参照本病辨证论治。

【病因病机】

1. 病因

（1）外邪侵袭　温热、毒邪犯肺，热邪壅滞，肺气闭塞，通调水道失司，不能下输膀胱；或燥热犯肺，肺燥津伤，水源枯竭；或外阴不洁，湿热秽浊之邪上犯膀胱，膀胱气化不利，均能导致癃闭。

（2）饮食不节　嗜食辛辣醇酒，肥甘厚味，导致脾胃运化功能失常，内湿自生，酿湿生热，湿热中阻，下注膀胱，气化不利，乃成癃闭；或饮食不足，饥饱失常，脾胃气虚，中气下陷，无以气化亦成癃闭。

（3）情志内伤　惊恐、忧思、郁怒、紧张引起肝气郁结，疏泄失司，从而影响三焦水液的运送及气化功能，导致三焦气化失司，水道不通，决渎受阻，形成癃闭。

（4）浊瘀阻塞　瘀血败精，或痰瘀积块，或砂石内生，阻塞尿路，尿道不通，小便难以排出，即成癃闭；或因腹部疾患手术后剧痛，造成气机闭滞，而致小便困难或不通。

（5）体虚久病　年老体弱或久病体虚，导致肾阳不足，命门火衰，膀胱气化无权；或因久病、热病，耗损津液，导致肾阴不足，化源不足，水府枯竭而成癃闭。

2. 病机　癃闭的基本病机为肾与膀胱气化功能失常。癃闭的病位主要在肾和膀胱，但与三焦、肺、脾、肝密切相关。

癃闭的病理性质有虚实之分，常见病理因素是湿热、热毒、气滞及痰瘀等。实证多由膀胱湿热，肺热气壅，肝郁气滞，尿路阻塞，膀胱气化不利所致；虚证多由脾气不升，肾阳衰惫，膀胱气化无权所致。但虚实之间，常互相关联，或彼此兼夹，或相互转化。如肺热壅盛证可转化为膀胱湿热证；实证日久，导致脾肾亏损，亦可转为脾气下陷、肾阳衰惫、肾阴亏耗等证。而脾肾亏损，气血运行失和，又可产生气滞、血瘀、水湿、浊毒等虚中夹实之候。

癃闭的病理演变及预后转归，取决于病情的轻重和治疗的及时与否。若病情轻浅，病邪不盛，正气尚无大伤，且救治及时者，则可见尿量逐渐增多，病情逐步好转，甚至痊愈。若病情深重，正气衰惫，邪气壅盛者，则可由“癃”至“闭”，变证迭生，预后较差；尿闭不通，水液潴留体内，溢于肌肤则伴发水肿；水气内停，上凌心肺，可并发喘证、心悸；湿浊上逆犯胃，则成呕吐；脾肾衰败，气化不利，湿浊内壅，可导致关格。

【诊断与鉴别诊断】

1. 诊断

（1）主症为小便不利，点滴不畅，甚则小便闭塞不通，点滴全无，尿道无涩痛，每日小便总量明显减少。严重者可伴有恶心呕吐、胸闷气喘、水肿、头痛头晕，甚至神昏等证候。

（2）多见于老年男性，或产后妇女，手术后患者，或患淋证、消渴、水肿等病日久不愈者。

（3）泌尿道或前列腺B超、尿道及膀胱造影、尿流动力学、肾功能、血常规、血电解质等检查，有助于本病的诊断。

知识拓展

癃闭辨病之临床检查思路

首先明确有无尿潴留，需通过体格检查与膀胱B超判断。凡小腹胀满，小便欲解不出，触叩小腹部膀胱区明显膨隆，有振水音者，为尿潴留；小便量少或不通，无排尿感，小腹胀满，触叩小腹部膀胱区无明显充盈征象，亦无振水音者，多属肾衰竭引起的少尿或无尿。

其次明确有无尿路阻塞。应明确有无机械性尿路阻塞，有尿潴留者，作尿流动力学检查。需要明确尿路阻塞的病因，有尿路阻塞者，通过肛指检查，前列腺B超，尿道及膀胱造影X线摄片、前列腺癌特异性抗原等检查以明确尿路阻塞的病因，如前列腺肥大、前列腺癌、尿道结石、尿道外伤性狭窄等；无尿路阻塞的尿潴留者，考虑脊髓炎、神经性膀胱，可相应作神经系统检查。

对无尿潴留的癃闭者应考虑肾衰竭：可进一步查血肌酐、尿素氮、血常规，血钙、磷，B超、X线摄片查双肾大小，帮助鉴别急性或慢性肾功能衰竭。如属急性肾衰者，还需查尿比重，尿渗透压，尿钠浓度、尿钠排泄分数，静脉肾盂造影等以鉴别肾前、肾性或肾后性急性肾衰；慢性肾衰者还应进一步检查以明确慢性肾衰的病因。

2. 鉴别诊断

（1）癃闭与淋证　两者均属膀胱气化不利，都有排尿困难，点滴不畅的症状。但癃闭无尿道刺痛，每日尿量少于正常，甚或无尿排出，而淋证则小便频数短涩，滴沥刺痛，欲出未尽，而每日排尿量正常。《医学心悟·小便不通》所言：“癃闭与淋证不同，淋则便数而茎痛，癃闭则小便点滴而难通。”

（2）癃闭与水肿　两者临床都有为小便不利，小便量少的症状，但水肿是体内水液潴留，泛溢于肌肤，引起头面，眼睑，四肢浮肿，甚者伴有胸、腹水，并无水蓄膀胱之证候。而癃闭多不伴有浮肿，部分患者可兼有小腹胀满膨隆，小便欲解不能，或点滴而出的水蓄膀胱之证。

（3）癃闭与关格　两者都有小便量少或闭塞不通。但关格常由水肿、淋证、癃闭等经久不愈发展而来，以小便不通与呕吐并见为特征，常伴有口中尿味，皮肤瘙痒，四肢抽搐，甚或昏迷危候；而癃闭不伴呕吐，部分患者有水蓄膀胱之征，但癃闭进一步恶化，可转为关格。癃闭病情轻于关格。

【辨证论治】

1. 辨证要点

（1）辨证候虚实　实证多起病急骤，病程较短，体质较好，小腹胀满疼痛，小便短赤灼热，苔黄腻或薄黄，脉弦涩或数，多因膀胱湿热、浊瘀阻塞、肝郁气滞、肺热气壅、膀胱气化不利所致。虚证多发病缓慢，病程较长，体质较弱，排尿无力，面色少华或面白无华，精神疲乏，气短，语声低微，舌质淡，脉沉细弱，多因脾气下陷、肾阳衰惫、膀胱气化无权所致。

（2）辨病情轻重　癃闭本身是一个严重的疾病，若小便点滴能出，病情相对较轻；若小便点滴全无，病情严重。起病突然发作者较重，逐渐形成者较轻。癃闭如见小腹胀满疼痛、胸闷、气喘、呕吐等症，则病情较重；如见神昏烦躁、抽风痉挛等症，则病情危笃，应及时救治。

2. 治疗原则　癃闭的治疗应遵循"六腑以通为用"的原则，但通利之法，又因证候虚实不同而异。实证以治标为主，宜清湿热、利气机、散瘀结而通水道；虚证则以治本为法，宜补脾肾、助气化，使气化得行则小便自通。同时，要根据病变在肺、脾、肾的不同，进行辨证施治，切忌滥用通利小便之品。对水蓄膀胱之急症，常配合针灸、取嚏、探吐、导尿等法急通小便。

3. 分证论治

（1）膀胱湿热

证候：小便量少难出，点滴而下，短赤灼热，小腹胀满，口苦口黏，或口渴不欲饮，或大便不畅。舌红，苔黄腻，脉数。

辨证要点：小便点滴而下，短赤灼热，小腹胀满，苔黄腻。

基本病机：湿热蕴结膀胱，膀胱气化不利。

治法：清利湿热，通利小便。

方药：八正散（《太平惠民和剂局方》）加减。常用药：木通、车前子、萹蓄、瞿麦、山栀、滑石、甘草、大黄。

加减：若苔黄厚腻者，可加苍术、黄柏、薏苡仁；心烦，口舌生疮糜烂，加黄连、竹叶，也可合用导赤散；湿热久恋下焦，热盛伤阴，症见口干咽燥，手足心热，舌红少津，少腹胀满，欲尿不得，可改用滋肾通关丸加生地黄、麦冬、牛膝、车前子；湿热蕴结三焦，气化不利，小便极少或无尿，面色晦滞，胸闷烦躁，恶心呕吐，口中有尿臭味，甚则神昏谵语，宜用黄连温胆汤，加菖蒲、郁金、制大黄。

（2）肺热壅盛

证候：小便不畅或点滴不通，咽干，烦渴欲饮，呼吸急促，或有咳嗽。舌红，苔薄黄，脉数。

辨证要点：小便点滴不通，烦渴欲饮，呼吸急促。

基本病机：肺热壅盛，肺失肃降，通调失司，膀胱气化不利。

治法：清泄肺热，通利水道。

方药：清肺饮（《证治汇补》）加减。常用药：黄芩、桑白皮、麦冬、车前子、木通、茯苓、山栀子、鱼腥草、桑白皮。

加减：若有鼻塞，头痛，脉浮等表证者，加薄荷、桔梗；大便不通，加大黄、杏仁；肺阴不足者，加北沙参、天花粉、石斛。

（3）肝郁气滞

证候：小便不通或通而不畅，情志抑郁，或多烦善怒，胁腹胀满。舌红，苔薄或薄黄，脉弦。

辨证要点：小便不通或通而不畅，情志抑郁，多烦善怒，胁腹胀满。

基本病机：肝郁气滞失于疏泄，三焦气机失宣，膀胱气化不利。

治法：疏肝理气，通利小便。

方药：沉香散（《金匮翼》）加减。常用药：沉香、橘皮、当归、王不留行、石韦、冬葵子、滑石、柴胡、青皮、乌药。

加减：若少腹胀痛引阴器，加川楝子、小茴香；肝郁气滞症状重者，可合六磨汤；气郁化火，加龙胆草、丹皮、山栀子。

（4）浊瘀阻塞

证候：小便点滴而下，或尿细如线，或时时中断，甚则阻塞不通，小腹胀满疼痛。舌紫暗，或有瘀点、瘀斑，脉涩。

辨证要点：小便点滴而下或不通，尿细如线，或时时中断，舌脉瘀阻。

基本病机：瘀血败精或结石，阻塞尿路，水道不通。

治法：行瘀散结，通利水道。

方药：代抵当丸（《证治准绳》）加减。常用药：当归尾、穿山甲片（用替代品）、桃仁、大黄、芒硝、生地黄、肉桂（用量应小）。

加减：若瘀血重，加红花、川牛膝；若尿中夹血，加少许三七粉、琥珀粉冲服；为结石阻塞，加金钱草、冬葵子、海金沙、瞿麦、石韦；病久气血亏虚者，可加黄芪、党参、当归。

（5）脾气下陷

证候：小腹坠胀，时欲小便而不得出，或量少而不畅，精神疲乏，食欲不振，气短声低。舌质淡，苔薄，脉细弱。

辨证要点：小腹坠胀，时欲小便而不得出，伴脾气虚。

基本病机：脾气下陷，升降失职。

治法：升清降浊，化气利水。

方药：补中益气汤（《脾胃论》）合春泽汤（《医方集解》）加减。常用药：人参、黄芪、白术、甘草、升麻、柴胡、桂枝、茯苓、猪苓、泽泻、当归、陈皮、肉桂（少量）、通草、车前子。

加减：若气虚及阴，脾阴不足，清气不升者，症见舌红少苔，可改用参苓白术散；脾虚及肾，可合济生肾气丸以温补脾肾，化气利水。

（6）肾阳衰惫

证候：小便滴沥不畅，排尿无力，或尿闭，畏寒肢冷，腰膝冷而酸软无力，神气怯弱，面色淡白。舌淡胖，苔薄白，脉沉细无力。

辨证要点：小便滴沥不畅，排出无力，或尿闭，畏寒腰膝冷而酸软无力。

基本病机：肾阳虚衰，膀胱气化无权。

治法：温补肾阳，化气利水。

方药：《济生》肾气丸（《济生方》）加减。常用药：肉桂、附子、熟地黄、山茱萸、怀山药、茯苓、泽泻、牛膝、车前子。

加减：若见形神委顿，腰脊酸痛，为精血俱亏，病及督脉，多见于老人，可加人参、鹿茸、淫羊藿、仙茅，或改用香茸丸补益精血，助阳通窍；肾阴亏耗，症见小便滴沥不畅，或时欲小便而不得，咽干心烦，手足心热，舌质干红，脉细数，改用六味地黄丸合猪苓汤加减；肾阳衰微，命火式微，致三焦气化无权，浊阴内蕴，小便量少，甚至无尿、呕吐、烦躁、神昏者，治宜《备急千金要方》温脾汤合吴茱萸汤以温补脾肾，和胃降浊。

4. 其他疗法

（1）中成药疗法　水湿内停所致的癃闭，症见时欲小便而不得出或量少不爽、胸闷、纳呆、泛恶、身体困重、小腹坠胀者，可选五苓片（胶囊）；肾气不足、湿热瘀阻所致的癃闭，症见腰膝酸软、尿频、尿急、尿痛、尿线细，伴小腹拘急疼痛，以及前列腺增生见上述证候者，可选用癃闭舒片（胶囊）。前列癃闭通片（颗粒）可用于肾虚血瘀所致癃闭，症见尿频，排尿延缓、费力，尿后余沥，腰膝酸软，以及前列腺增生见上述证候者。

（2）其他疗法 癃闭为临床最为急重的病证之一。水蓄膀胱，欲排不能，小腹胀痛难忍，甚是急迫；小便不通，水毒蓄于内，常继发危重变证如喘证、心悸、关格、神昏。故癃闭的治疗，必须急则治标，内服药缓不济急，可急用导尿、针灸、少腹及会阴部热敷等法，通利小便为先。

①取嚏或探吐法：打喷嚏或呕吐，能开提肺气，举中气，而通下焦之气。其方法是用消毒棉签，向鼻中取嚏或喉中探吐；也可用皂角末0.3~0.6g，吹鼻取嚏。

②外敷法：独头蒜头1个，栀子3枚，盐少许，捣烂，摊纸贴脐部。也可用食盐250g，炒热，布包熨脐腹，冷后再炒热敷之。

③流水诱导法：使患者听到水声，即可有尿意，而随之排出小便。此法适用于情志失调所引起的尿闭。

④针灸：实证泻秩边、阴陵泉、三阴交、中极、膀胱俞等穴；虚证补秩边、关元、脾俞、三焦俞、肾俞等穴。

⑤导尿法：小腹胀满特甚，叩触小腹膀胱区呈浊音，当用导尿法。

注意以上诸法可用于尿潴留，不适宜用于治疗肾衰竭导致的少尿、无尿。

【预防调护】

生活中要防止外邪入侵和湿热内生等引起癃闭发生的有关因素，如过食肥甘、辛辣、醇酒，或忍尿，纵欲过度等。老年患者，应尽量减少使用抗胆碱类药物，避免诱发因素，并积极治疗相关原发病。平时要锻炼身体，增强抵抗力，起居生活要有规律，避免久坐少动。保持心情舒畅，消除紧张情绪，切忌忧思恼怒。

癃闭严重时，可及时采取导尿法，以缓解病情。导尿时，应严格执行操作规范，避免感染。对暂时保留导尿管患者，应保持会阴部卫生，鼓励患者多饮水，保证患者每日排尿量在2500ml以上。切忌持续引流，宜每4小时开放导尿管1次，当患者能自行解出小便时，尽快拔除导尿管，切忌长期持续留置导尿管。

【重点难点】

1. 癃闭是以小便量少，排尿困难，点滴而出，甚则闭塞不通为主症的一种病证，其主要特点是以排尿困难，全日总尿量明显减少。

2. 病因有外邪侵袭、饮食不节、情志内伤、浊瘀阻塞、体虚久病。

3. 基本病机为肾与膀胱气化功能失常。癃闭的病位主要在肾和膀胱，但与三焦、肺、脾、肝密切相关。

4. 治疗应遵循“六腑以通为用”的原则，但通利之法，又因证候虚实不同而异，治疗时要谨守病机，辨证论治。切记不可滥用通利小便之品，内服药物缓不济急时，应配合导尿或针灸以急通小便。癃闭病机转化迅速，病情稍有延误，常易并发水肿、喘促、心悸甚或关格等危重病证，临证应正确、及时诊治，以防变证的发生。

5. 临床以膀胱湿热、浊瘀阻塞、肾阳衰惫等证型较为常见。

【临证备要】

1. **倒换散治疗癃闭** 倒换散出自金元四大家刘完素所著《黄帝素问宣明论方》。倒换散现代被应用于治疗多种疾患，如手术后和产后尿潴留，前列腺疾患导致排尿困难，接触性皮炎导致的二阴肿痛，肾病综合征蛋白尿及癃闭等。方用荆芥之轻清者以升其阳，用大黄之重浊者以降其阴。清阳既出上窍，则浊阴自归下窍，而小便随泄。方名倒换者，小便不通倍用荆芥，大便不通倍用大黄，颠倒而用，故曰倒换。“倒换”之名契合其主治病机，二便不通，是浊阴不降，清阳不升，天地痞塞，开合失常。荆芥用阳，大黄用阴，两药一阴一阳，一升一降，一开一合，相互制约，相互促进，升中有降，清中有散，清升浊降，表里双解，交通天地，倒换阴阳，转否为泰。

2. 癃闭必须急则治标　癃闭为临床急重病证之一，必须急则治其标，治标方法有以下两种：一是对水蓄膀胱证，内服药缓不济急，可用导尿、针灸、热敷、按摩、外敷、取嚏或探吐等方法，急通小便；二是对膀胱无尿危证，可用中药灌肠方：生大黄30g（后下），生牡蛎30g（先煎），六月雪30g，浓煎约120ml，高位保留灌肠，约2小时后，用300~500ml温开水，清洁灌肠，每日1次，10日为1个疗程。此法可从大便排出水毒，只能治其标证，一旦尿出，水毒症情有所缓解，应立即针对不同病因，缓图其本，防止其旧病复发。若出现尿毒症者，应采用血液透析疗法应急处理。

3. 提壶揭盖法　此法源于《丹溪心法·小便不通》，书中记载治疗癃闭时在内服药物的同时，加用探吐法。因癃闭的形成与肾、肺、脾有关，尿的生成与排泄，除肾的气化外，尚有赖于肺的通调和脾的转输。故急性尿潴留，小便涓滴不下时，常考虑在辨证论治的基础上，稍加开宣肺气、升提中气之桔梗、杏仁、紫菀、升麻、柴胡等，以寓下病上治、提壶揭盖、升清降浊之意。癃闭急通小便采用取嚏法、探吐法也是提壶揭盖法的运用。

4. 名医经验　朱良春根据前列腺增生症属膀胱有水不通之病变范畴，选“宣阳汤”合“温通汤”组成宣阳温通汤，药用：生黄芪30g，刘寄奴、淫羊藿各20g，麦冬、威灵仙、炒川椒目（捣碎）各15g，地肤子、炒小茴香各6g，统治肾阳虚损，寒结水道或气虚湿阻，气虚血瘀致三焦气化失常，小便不通症。选“济阴汤”合“寒通汤”组成济阴寒通汤，药用：熟地黄、知母、黄柏、地肤子、龟甲各15g，生白芍、滑石、淫羊藿、刘寄奴各20g，统治阴分虚损，阴虚湿热与血虚血热，或下焦实热瘀结导致膀胱水道阻塞，小便滴沥不通症，并创“芒硝半夏液”用纱布蘸敷关元穴，配合以上两法，颇能提高疗效。［邱志济，朱建平，马璇卿.朱良春用锡纯治癃闭方治疗前列腺增生症选析——著名老中医学家朱良春教授临床经验（33）.辽宁中医杂志，2002，29（9）：521-522.］

目标检测

答案解析

A1型题

1. 世界上最早关于导尿术记载的医著是（　）

A.《金匮要略》　B.《备急千金要方》　C.《丹溪心法》　D.《素问》　E.《景岳全书》

2. 下列哪项不属于癃闭与淋证的鉴别要点（　）

A. 尿量是否减少　B. 排尿是否疼痛　C. 腰背是否酸痛　D. 排尿是否困难　E. 排尿次数多少

3. 除下列哪项外，均为癃闭的治法（　）

A. 滋阴液　B. 利水道　C. 补脾肾　D. 助气化　E. 清湿热

A2型题

4．男，60岁。近3天来小便量极少，短赤灼热，色黄而浑浊，小腹胀满，口苦口黏，渴不欲饮，舌苔黄腻，脉沉数。其诊断为（　）

A．热淋　B．膏淋　C．膀胱湿热型癃闭　D．肺热壅盛型癃闭　E．下焦湿热型尿浊

5．男，36岁。小便点滴而下，时通时阻月余，小腹胀满疼痛，有时尿赤，舌紫暗，有瘀斑，脉涩。其治疗首选方为（　）

A．沉香散　B．八正散　C．导赤散　D．代抵当丸　E．五苓散

6．女，27岁。分娩后小腹坠胀，神疲倦怠，小便少而不畅，欲解不得出，食欲不振，头晕，气短声低，面色淡白，舌淡苔薄白，脉沉细无力。其治疗首选方为（　）

A．补中益气汤合春泽汤　B．金匮肾气丸合春泽汤　C．五苓散合金匮肾气丸　D．八正散合滋肾通关丸　E．六味地黄丸

A3型题

李某，男，78岁。小便不畅或点滴不通，咽干，烦渴欲饮，呼吸急促，或有咳嗽。舌质红，苔薄黄，脉数。

7．本病例辨证为（　）

A．肺热壅盛　B．膀胱湿热　C．肝郁气滞　D．浊瘀阻塞　E．脾气下陷

8．本病例的主要病机为（　）

A．肺热壅盛，肺失肃降，通调失司，膀胱气化不利

B．脾虚气陷，不能摄约脂液

C．湿热蕴结下焦，膀胱气化不利

D．肝郁气滞，阻滞下焦，膀胱气化不利

E．肾阴不足，虚火灼络

9．本病例的治法为（　）

A．补虚固涩　B．清热通淋，凉血止血　C．滋阴清热，补虚止血　D．清泄肺热，通利水道　E．清热利湿，化石通淋

10．本病例治疗首选方为（　）

A．小蓟饮子　B．知柏地黄丸　C．导赤散　D．八正散　E．清肺饮

B1型题

A．泻白散　B．清肺饮　C．沉香散　D．八正丸　E．代抵当丸

11．治疗肺热壅盛型癃闭的主方是（　）

12．治疗浊瘀阻塞型癃闭的主方是（　）

（简亚平）

书网融合……

知识回顾　微课　习题

第四节 阳 痿

PPT

学习目标

知识要求：

1. 掌握阳痿的辨证要点、辨证论治。
2. 熟悉阳痿常见病因病机、类证鉴别、预防调护方法。
3. 了解阳痿的历史源流、演变与预后。

技能要求：

1. 熟练掌握辨析阳痿各证型、处方用药及适当调护的技能。
2. 学会运用辨证论治的方法治疗阳痿。

岗位情景模拟 32

王某，男，45岁，已婚。2002年3月5日就诊。

患者同房阴茎不能勃起4个月。平素腰膝酸软，畏寒肢冷，手足不温，神疲乏力，近半年来性欲减退，最近4个月同房时或不能勃起，或勃起不坚。刻下症见：心情抑郁，胸胁胀满，夜难成寐，心悸，失眠多梦，神疲乏力，面色萎黄，便溏乏力，劳累后勃起障碍加重。舌淡苔薄白，脉细。

问题与思考

1. 本病的临床特征是什么？
2. 患者为虚证还是实证？虚有什么病理因素，实有什么病理因素？这些病理因素所在的病位在哪里？这些病理因素的主次？
3. 当前的中医治法是什么？如何选方用药？患者此次痊愈后如何调养？

答案解析

阳痿是指因情志刺激、外邪侵袭导致宗筋弛纵，出现成年男子阴茎临房不举，举而不久，不能完成正常性生活的一种疾病。因劳累过度、情志刺激导致一时性的，或老年男子精气虚衰所致阳事不举则不在本节讨论范围。

阳痿最早以“不能”为名，记载于《马王堆汉墓医书·天下至道谈》。《黄帝内经》中则称其为“阴痿”“阴不用”等，并认为气虚、邪热、情志和房劳为引起本病的主要因素。晋、隋、唐时期多沿用“阴痿”之名，认为劳伤、肾虚可导致本病的发生。至明代诸多医家提出本病也可由郁火、湿热、情志所累。清代医家创达郁汤，启阳娱心丹等针对郁火之证。

西医学中的男子性功能障碍和某些慢性疾病表现阳痿证候者，均可参照本节内容辨证论治。

【病因病机】

1. 病因

（1）烦劳过度　先天禀赋不足，或恣情纵欲，房事不节，均可导致肾精亏虚，阳事不用；或因烦劳过度，后天失养，脾胃受损，气血生化乏源，宗筋失养亦可导致本病发生。

（2）情志所伤　所求不遂，肝失疏泄，累及肝经阴络，气血不畅，发为阳痿；或因惊恐气机不升，阳事不起；或忧思过度累及心脾，脾失健运，气血化生不足，宗筋失荣。

（3）饮食内伤　嗜食醇酒肥甘，内生湿热，或饥饱不调伤及脾胃，脾不化湿，久生湿热，下注宗筋，导致阳事纵弛发为阳痿。

（4）感触湿邪　外感寒湿，阻遏阳气升发，发为阳痿；或感触湿热，下注肝经，宗筋纵弛，发而为病。

2. 病机

阳痿的基本病机为阴络失荣，及经络不畅。肝、脾、心、肾内伤，气血阴阳亏虚，导致宗筋失荣发为阳痿；湿邪肝脉、气机不畅、瘀血内停，也可导致宗筋气血不畅，阳事不起。本病病位在宗筋，与肾、肝、脾、心密切相关。

宗筋赖于气血滋养，故劳伤心脾，气血耗散，发为阳痿；肾藏精，主生殖，开窍于前后二阴，肝主疏泄，与肾藏泄互用，共主生殖之精施排，故肝肾功能失调均可导致本病发生。湿邪侵袭或瘀血内阻，阻滞络脉导致宗筋气血不通，亦可导致阳事不用。阻滞络脉之病理因素以气郁、湿热、瘀血为主。

阳痿的病性有虚实两端，并可相互转化。因于气郁、湿热、瘀血多为实证，但邪实日久伤及正气，可出现虚实夹杂之候。肾虚、脾虚脏腑亏虚多为虚证，但虚证日久，精微运化失调，也可因虚致实。

【诊断与鉴别诊断】

1. 诊断

（1）主症为成年男子阴茎临房不举，举而不久，不能完成正常性生活。

（2）常伴有腰膝酸软、性欲下降等肾虚病史。或伴随情志刺激、郁证、劳累过度等病史。

（3）可有情志刺激、劳累过度、感触湿邪、饮食内伤等诱因。

（4）心理评估量表、夜间阴茎勃起试验等可用于鉴别属器质性或精神性（功能性）。精液、尿液、血液的相关检查，可用于排除其他疾病（如甲状腺功能亢进、糖尿病、前列腺炎等）的影响。

知识拓展

阳痿的分类

按照阳痿的病因，西医学将阳痿分成精神心理性、器质性和混合性。

精神心理性阳痿主要指紧张、压力、抑郁、焦虑和夫妻感情不和等精神心理因素所造成的勃起功能障碍，是诱发阳痿的常见病因之一。

器质性阳痿包括血管性原因、神经性原因、手术外伤、内分泌疾病以及阴茎本身结构异常等多种原因。其中血管性原因较为常见，中医药能够改善局部血管状况，达到改善阳痿症状的效果。

混合性阳痿指精神心理因素和器质性病因共同导致的勃起功能障碍。器质性阳痿未及时治疗导致患者压力过大的情况较为常见。因此在治疗阳痿时需要对患者进行心理疏导，树立战胜疾病的信心。

2. 鉴别诊断 阳痿与早泄：阳痿与早泄均属男性疾病，且二者之间易相互转化。但阳痿主要表现为成年男子临房不举，举而不坚，坚而不久，不能正常进行性生活。早泄主要指在性生活时过早射精，大多不涉及勃起障碍。

【辨证论治】

1. 辨证要点

（1）辨虚实 本病属实者多因气滞、湿热、血瘀，当辨别不同病理因素；因虚者，多因气血不足、命门火衰、肾精不足，故当辨别虚损之所在。

（2）辨脏腑 郁怒所伤，病位多在肝；神思恍惚，面色萎黄、神疲乏力者多在心脾；腰膝酸软者，畏寒肢冷者，病位多在肾。

2. 治疗原则 本病的治疗以虚者补之，实则泻之为治疗原则。气机郁滞则疏肝解郁，湿热内阻当清热利湿；命门火衰当温补肾阳，心脾不足当补益心脾。

3. 分证论治

（1）命门火衰

证候：阳事不举，或举而不坚，精薄精冷；神疲倦怠，畏寒肢冷，面色㿠白，头晕耳鸣，腰膝酸软，夜尿清长。舌淡胖，苔薄白，脉沉细。

辨证要点：阳事不举，或举而不坚，腰膝酸软，夜尿清长、畏寒肢冷、精薄精冷。

基本病机：命门火衰，精气虚冷，宗筋失养。

治法：补肾填精，壮阳起痿。

方药：赞育丹（《景岳全书》）加减。常用药：巴戟天、肉桂、淫羊藿、韭菜子、熟地黄、山茱萸、枸杞子、当归。

加减：若滑精频繁，精薄精冷，可加覆盆子、金樱子、益智仁；火衰不甚，精血不足，可予左归丸。

（2）心脾亏虚

证候：阳痿不举，心悸，失眠多梦；神疲乏力，面色萎黄，食少纳呆，腹胀便溏。舌淡，苔薄白，脉细弱。

辨证要点：阳痿不举，心悸，失眠多梦，食少纳呆，腹胀便溏。

基本病机：心脾两虚，气血乏源，宗筋失养。

治法：健脾养心，益气起痿。

方药：归脾汤（《济生方》）加减。常用药：党参、黄芪、白术、茯苓、当归、熟地黄、酸枣仁、远志、淫羊藿、补骨脂、九香虫、阳起石、木香、香附。

加减：若夜寐不酣，可加首乌藤、合欢皮、柏子仁；胸脘胀满，泛恶纳呆，痰湿内盛者，加用半夏、竹茹。

（3）肝郁气滞

证候：阳事不起，或起而不坚，心情抑郁；胸胁胀痛，脘闷不适，食少便溏。舌淡，苔薄白，脉弦。

辨证要点：阳事不起，心情抑郁，胸胁胀痛，食少便溏。

基本病机：肝郁气滞，血行不畅，宗筋所聚无能。

治法：疏肝解郁，行气起痿。

方药：逍遥散（《太平惠民和剂局方》）加减。常用药：柴胡、香附、郁金、川楝子、当归、白芍、生地黄、枸杞子、白术、茯苓、甘草。

加减：若肝气郁结者，加枳壳、陈皮、青皮、川芎、佛手、香橼，配合仙茅、淫羊藿。

（4）惊恐伤肾

证候：阳痿不振，心悸易惊；胆怯，多疑，夜多噩梦，常有被惊吓史。舌淡，苔薄白，脉弦细。

辨证要点：心悸易惊，胆怯，多疑，常有被惊吓史。

基本病机：惊恐伤肾，肾精破散，心气逆乱，气血不达宗筋。

治法：益肾补肝，壮胆宁神。

方药：启阳娱心丹（《辨证录》）加减。常用药：人参、菟丝子、当归、白芍、远志、茯神、龙齿、石菖蒲、柴胡、香附、郁金。

加减：若气郁化火，可加牡丹皮、栀子、龙胆草、川芎、丹参，赤芍；惊悸不安，梦中惊叫者，可加磁石；久病入络，经络瘀阻者加蜈蚣、蜂房、丹参、川芎。

（5）湿热下注

证候：阴茎痿软，阴囊潮湿，瘙痒腥臭，睾丸坠胀痛；小便赤涩灼痛，胁胀腹闷，肢体困倦，泛恶口苦。舌红，苔黄腻，脉滑数。

辨证要点：阴茎痿软，阴囊潮湿，小便赤涩灼痛，舌红，苔黄腻，脉滑数。

基本病机：湿热下注肝经，宗筋经络失畅。

治法：清肝泻热，利湿通阳。

方药：龙胆泻肝汤（《医方集解》）加减。常用药：龙胆草、牡丹皮、栀子、黄芩、木通、车前子、泽泻、土茯苓、柴胡、香附、当归、生地黄、牛膝。

加减：若阴部瘙痒，潮湿重者，可加地肤子、苦参、蛇床子；湿盛困遏脾肾阳气者，可用右归丸合平胃散；阴虚火旺者，可合用知柏地黄丸。

（6）阴精亏损

证候：阳举不坚，中道痿软；易举易泄，时有遗精，腰膝酸软，耳鸣眩晕，足跟疼痛，溲黄便干，重者潮热盗汗，五心烦热，咽干颧红。舌红，苔少或有剥苔，脉细数。

辨证要点：阳痿不举，腰膝酸痛，耳鸣眩晕，兼阴虚内热证。

基本病机：阴精亏损，肾精不充，宗筋失养。

治法：滋阴填精，润养宗筋。

方药：二地鳖甲煎（《男科纲目》）加减。常用药：生地黄、熟地黄、鳖甲、枸杞子、菟丝子、五味子、桑寄生、牡蛎、金樱子、天花粉、茯苓、牡丹皮、丹参。

加减：若阴损及阳者，可合用右归丸；阴虚火旺者，可加用知母、黄柏。

（7）瘀血阻络

证候：阴茎不能勃起经久不愈，少腹、睾丸刺痛，会阴胀感，肌肤粗糙失润。舌暗，或有瘀斑瘀点，脉沉涩。

辨证要点：阴茎不能勃起，睾丸刺痛，会阴胀感，肌肤粗糙失润伴血瘀征象。

基本病机：阳痿经久不愈或外伤史，久病必瘀或外伤致瘀，宗筋经络失养。

治法：活血化瘀，通络振痿。

方药：少腹逐瘀汤（《医林改错》）加减。常用药：小茴香、干姜、延胡索、没药、川芎、官桂、赤芍、五灵脂、蒲黄、当归。

加减：若疼痛重者加金铃子、蜈蚣；烦躁易怒者，瘀久化热，加知母、黄柏。

4. 其他疗法

（1）中成药疗法　肾精不足者，可选五子衍宗丸；肾阴亏虚者，可选六味地黄丸；肝郁气滞型可选逍遥丸；肾阳不足者，可选男宝胶囊。

（2）外治法　蛇床子、五倍子、地骨皮各15g，水煎3次，去渣，和匀，早、中、晚三次毛巾浸湿，湿敷龟头30分钟，配合局部按摩至勃起。

【预防调护】

注意房事有节，切勿纵欲过度损伤命门之火及肾中精气。平素勿过食醇酒厚味，避免酿生痰湿。保持心情愉悦，调畅情志。因其他疾病导致阳痿者，当积极治疗原发病。

对于因情志所致阳痿患者，当帮助患者树立治疗信心，避免因情志抑郁致使该病久病不愈。患者平素可服用山药、枸杞、海马等进行食疗，并辨证选用海狗丸、金匮肾气丸、逍遥丸、归脾丸、右归丸、左归丸、知柏地黄丸、强腰健肾丸等中成药进行调理。

【重点难点】

1. 阳痿是指因情志刺激、外邪侵袭导致宗筋弛纵出现成年男子阴茎临房不举，举而不久，不能完成正常性生活的一种疾病。

2. 多因烦劳过度、情志所伤、饮食内伤、感触湿邪导致宗筋不用，发为阳痿。

3. 病位在宗筋，与肾、肝、脾、心密切相关，临床当注意辨别病位、虚实。

4. 治疗应当采用虚则补之，实则泻之。气机郁滞则疏肝解郁，湿热内阻当清热利湿；命门火衰当温补肾阳，心脾不足当补益心脾。

5. 临床以命门火衰、湿热下注、肝郁气滞等证型较为常见。

【临证备要】

1. 五脏皆可致痿　男子阳痿并非是孤立存在的问题，治疗时除补肾益精外，也应当兼顾其他脏腑，若兼有后天不足，气血亏虚培补脾胃，以后天滋养先天；精血不足者兼补肝肾；心肾不交者交通心肾。

2. 情志在阳痿的发病中起重要作用　心为五脏六腑之大主，心神主宰人体的生命活动，心神功能正常，气血才能输布，宗筋才得以正常勃起，若七情劳心伤神，则可发为阳痿。肝经走行络阴器，若情志抑郁肝失疏泄，也可能导致宗筋气血失和，痿而不用。故在治疗阳痿时，当注意条畅情志，调节心肝。

3. 男子阳事以通为用　男子阳痿当注意宗筋气机的通畅，久坐少动、肝郁气结、痰浊阻滞均可影响宗筋气机，导致阳事不用。故阳痿辨证不可拘泥于补法，当适当选用祛邪通阳治法。

4. 名医经验　路志正治疗阳痿命门火衰者用自拟经验方，药用盐茴香9g，补骨脂10g，菟丝子10g，炒山药15g，炙豺狗骨9g（先煎），黑大豆12g，巴戟天9g，肉苁蓉15g，枸杞子10g，盐黄柏6g，紫河车10g，制首乌15g，沉香曲6g。（路志正.路志正医林集腋.北京：人民卫生出版社，1990.）

目标检测

答案解析

A1型题

1.“阳痿”最早见于（　）

A.《内经》　B.《景岳全书》　C.《难经》　D.《金匮要略》　E.《医学正传》

2. 下列不属于阳痿的病因是（　）

A. 烦劳过度　B. 情志所伤　C. 饮食内伤　D. 感触湿邪　E. 跌仆损伤

3. 阳痿较少涉及的脏腑是（　）

A. 心　B. 肝　C. 脾　D. 肺　E. 肾

A2型题

4. 男，49岁。阳事不举，或举而不坚，精薄精冷；神疲倦怠，畏寒肢冷，面色㿠白，头晕耳鸣，腰膝酸软，夜尿清长。舌淡胖，苔薄白，脉沉细。宜选用（　）

A. 右归丸　B. 金匮肾气丸　C. 赞育丹　D. 归脾汤　E. 左归丸

5. 男，31岁，阳痿不举，心悸，失眠多梦；神疲乏力，面色萎黄，食少纳呆，腹胀便溏。舌淡，苔薄白，脉细弱。此病方宜选用（　）

A. 附子理中丸　B. 归脾汤　C. 六君子汤　D. 养心汤　E. 黄土汤

6. 男，19岁。阳痿不振，心悸易惊；胆怯，多疑，夜多噩梦，常有被惊吓史。苔薄白，脉弦细。方选（　）

A. 启阳娱心丹　B. 逍遥散　C. 柴胡疏肝散　D. 安神定志丸　E. 温胆汤

A3型题

王某，男，43岁，阴茎不能勃起经久不愈，少腹、睾丸刺痛，会阴胀感，肌肤粗糙失润，舌质暗，或有瘀斑瘀点，脉沉涩。

7. 该患者的证候属于（　）

A. 心脾两虚　B. 阴精亏损　C. 痰火扰神　D. 湿热下注　E. 惊恐伤肾

8. 其治法是（　）

A. 滋阴填精，润养宗筋　B. 健脾益气，养心安神　C. 清肝泻热，利湿通阳

D. 益肾补肝，壮胆宁神　E. 滋阴降火，安定神志

9. 其治疗首选方是（　）

A. 启阳娱心丹　B. 少腹逐瘀汤　C. 龙胆泻肝汤　D. 逍遥散　E. 归脾汤

B1型题

A. 健脾养心，益气起痿　B. 疏肝解郁，行气起痿　C. 益肾补肝，壮胆宁神

D. 清肝泻热，利湿通阳　E. 滋阴填精，润养宗筋

10. 阳痿湿热下注治宜（　）

11. 阳痿惊恐伤肾治宜（　）

（于鹏龙）

书网融合……

知识回顾　习题

第五节　耳鸣耳聋

PPT

学习目标

知识要求：

1. 掌握耳鸣耳聋的治则及各证型的辨证要点、治法、代表方剂。
2. 熟悉耳鸣耳聋的定义、病因病机及鉴别诊断。
3. 了解耳鸣耳聋的历史源流、其他疗法及预防调护。

技能要求：

1. 熟练掌握辨析耳鸣耳聋各证型、处方用药及适当调护的技能。
2. 学会运用辨证论治的方法治疗耳鸣耳聋。

岗位情景模拟 33

聂某，女，50岁。1991年12月24日初诊。

双耳轰鸣已1个月。患者耳鸣前曾发带状疱疹。近1个月感双耳轰鸣。刻下症见：轰鸣为持续性，遇噪音则更响，夜卧躺平后即不响，伴双耳胀感。双侧听力各丧失30分贝左右。近来头晕重，口腔、咽喉有干燥感，经常思饮，喜温。舌淡红苔白腻，脉滑。

问题与思考

1. 本病的临床特征是什么？
2. 患者为虚证还是实证？虚在哪个脏腑，实证有何病理因素？
3. 当前的中医治法是什么？如何选方用药？

答案解析

耳鸣是指患者自觉耳中鸣响，如闻蝉声，或如潮声，是一种主观感觉。耳鸣可发生于单侧，也可发生于双侧。耳聋是指不同程度的听力减退，甚至听力丧失。耳鸣可伴有耳聋，耳聋亦可由耳鸣发展而来。两者在病因病机上有颇多相似之处，均与肾有密切关系，故合并讨论。

耳鸣、耳聋的记载最早见于《黄帝内经》。如《灵枢·口问》说："故上气不足，脑为之不满，耳为之苦鸣，头为之苦倾，目为之眩。"《灵枢·海论》说："髓海不足，则脑转耳鸣。"汉代张仲景《伤寒论·辨少阳病脉证治》中有"少阳中风，两耳无所闻"之说，属感受外邪所致的暴聋。隋唐时期对耳鸣、耳聋的病机阐述较为详细，《诸病源候论·耳病诸候》发展了《内经》学说，认为耳鸣、耳聋虽有内伤、外感之别，但无不与肾虚有关。《备急千金要方·耳聋》对耳聋分类较为详细，有劳聋、风聋、虚聋、毒聋、久聋等等。《丹溪心法·耳聋》中指出："耳聋皆属于热。"并认为少阳、厥阴病耳聋，当属热多；还有阴虚火动耳聋、因邪化火耳聋等，在治疗上主张即使大病后耳聋亦应降火。明代《明医杂著·卷三》说："耳鸣……世人多作肾虚，治不效，殊不知此是痰火上升，郁于耳中而为鸣，郁甚则壅闭矣。若遇此症，但审其平昔饮酒厚味，上焦素有痰火，只作清痰降火治之。"《景岳全书》则以"闭"字立论，把耳聋分为火闭、气闭、邪闭、窍闭、虚闭五种，并指出应辨虚实。清代对耳聋、耳鸣的论述，均源于《黄帝内经》，由于各家的临床经验不同，选方用药有所偏重，如《寓意草》从“痰”治、《医林改错》从“瘀”治等，都从不同方面丰富了耳鸣、耳聋辨证论治的内容。

耳鸣、耳聋包括西医学很多疾病。耳鼻咽喉科方面有外耳病变（如外耳道炎等）、鼓膜病变（如鼓膜穿孔、破裂等）、中耳病变（如中耳炎中耳硬化症等）、耳蜗听觉感受器病变（如感音神经性耳聋等）。内科方面有感染性疾病（如流行性感冒、猩红热、脑膜炎等）、中枢性病变、全身系统性疾病（如高血压、糖尿病、肾衰竭、甲状腺功能减退、白血病等），以及中毒性、先天性、老年性、创伤性、自身免疫性疾病等。上述病症临床表现与本证的特点相符者，可参照本篇辨证论治。

【病因病机】

1. 病因

（1）脾虚肾亏　素体不足，或病后精血衰少，或恣情纵欲，肾精耗伤，髓海空虚；或劳累过度或病后脾胃虚弱，气血生化之源不足，经脉空虚，不能上奉于耳，或脾虚阳气不振，清气不升，均可导致耳鸣、耳聋。

（2）外邪侵袭　若感受风邪或风热，壅闭清窍可致耳鸣、耳聋；或因耵聍塞耳，复感风热亦可发病。

（3）肝火上扰　情志抑郁，肝气失于疏泄，郁而化火，清窍被蒙，往往引起耳鸣、耳聋。肝火上扰亦常因肾虚所致，因肾水不足而致水不涵木，肝火偏亢，循肝胆之经而上扰；亦因肾水不足，可使相火偏亢，妄动于上而致耳鸣、耳聋。

（4）痰浊阻耳　形体素胖，多食厚味，痰浊内盛，上阻清窍而致耳鸣、耳聋。或因素有湿热，蕴聚成痰，郁久化火，痰火上升，壅塞清窍。

（5）瘀阻耳窍　耳是宗脉之所聚，经脉瘀阻，经气不通于耳，致使耳失于经气的滋养，而失润、失聪，产生耳鸣耳聋；或因血瘀阻于耳道，亦可致耳鸣、耳聋。

2. 病机　耳鸣耳聋的基本病机，实证多为肝胆实火上扰清窍；虚证多为肾精不足，耳失所养。

耳鸣耳聋的病位主要在肝胆脾肾，尤与肾关系密切，情志失调，肝气郁结，郁而化火蒙蔽清窍；久病脾虚，气血化生不足或清阳不升，清窍失养；素体亏虚，肾精耗伤，髓海空虚均可导致耳鸣耳聋。

耳鸣、耳聋的病性有虚实之异，实者多见风热、肝火、痰火、血瘀；虚者多责之于肾亏脾虚、气血不足，但耳为肾窍，其病机变化与肾息息相关。肾虚是本，风火痰瘀为标。

病理因素包括有虚、风、火、痰、瘀之别，有外感内伤之分。一般新病突发之耳鸣耳聋易调治，但重度久聋较顽固，久治不愈。

【诊断与鉴别诊断】

1. 诊断

（1）主症为自觉耳中鸣响，或听力减退。耳鸣常以夜间为甚。

（2）常伴有头痛面赤，口苦咽干，心烦易怒，手足心热，腰酸膝软，神疲乏力，食少便溏等症状。

（3）常因外界环境刺激、恼怒太过、过度疲劳、睡眠不足、情绪紧张、恣情纵欲等因素而诱发。

（4）外耳道及鼓膜检查：检查是否有外耳道疖肿、外耳道炎、鼓膜穿孔等。听力学检测：了解听力损失的程度、性质及病变部位。影像学检查：CT检查可以明确外耳道畸形情况，还可全面了解有无中耳畸形及伴随的面神经走行异常。MRI检查可确定是否有颅内病变。

2. 鉴别诊断

（1）耳鸣耳聋与耳胀、耳闭　耳胀、耳闭是指以耳内胀闷堵塞感及听力下降为主要特征的中耳疾病。耳胀多为病之初起，以耳内胀闷为主，或兼有疼痛，多因风邪侵袭而致。耳闭多为病之久者，耳内如物阻隔，清窍闭塞，听力明显下降。耳鸣、耳聋是指自觉耳中鸣响，或听力减退。耳胀、耳闭以耳闷、耳痛、耳鸣、听力下降为主要症状。

（2）耳鸣耳聋与耳疔　耳疔是指发生于外耳道的疖肿，以耳痛，局限性红肿、突起为其特征，当疖肿堵塞外耳道时，可致耳鸣、耳聋。耳鸣、耳聋是指自觉耳中鸣响，或伴听力减退。

【辨证论治】

1. 辨证要点

（1）辨突发性聋、久聋　突发性耳聋是指突然出现耳聋，多属外感或痰热；久聋则是逐渐出现听觉障碍，或由耳鸣转化而来，多属肾虚。

（2）辨虚实　一般来说，老年人耳鸣耳聋多虚证，年轻人耳鸣耳聋多实证；平素体质强壮者多实证；一向体质虚弱者耳鸣耳聋多虚证。起病急者多实证；起病缓者多虚证。耳鸣声音大者多实证，耳鸣声音小者多虚证。实证多见于风邪侵袭、肝火上扰、痰火郁结及气滞血瘀者。虚证宜分气、血、肝、肾。疲乏倦怠、面色㿠白耳鸣者属气虚；皮肤甲错、唇白耳鸣者属血虚。

（3）辨标本缓急　初期标实，久则正虚。久聋久鸣又突然加重，则多属本虚标实。

2. 治疗原则　根据耳鸣、耳聋的基本病机变化，肾虚为本，风火痰瘀为标，故治疗原则为，急则治标，以疏风清火，化痰行瘀为主；缓则治本，以治肾为主。若本虚标实，则标本同治。

知识拓展

耳鸣耳聋治五脏

现代治疗耳鸣耳聋的方法繁多，疗效欠佳，而中医以其整体观念和辨证论治的特点，治疗本病颇有优势。

1. 从肾论治，补肾益精为主：中医认为肾为一身阴阳之根，先天之本，肾藏精，开窍于耳，肾之精气输注于耳则听力聪敏。临证多以六味地黄汤配制何首乌、枸杞子、白芍、当归等益精养血之品为主。

2. 从脾论治，升清降浊为法：脾主运化水谷精微，为气血津液生化之源。脾气主升，将后天之精输注于四肢百骸，脏腑清窍，使其面色荣润，肢体灵活，耳聪目明。常用方剂有益气聪明汤、补中益气汤健脾益气，升阳举陷。

3. 从肝胆论治，理气开郁为先：常用柴胡疏肝散加减，配伍龙胆草、黄芩、栀子清肝泻火，葛根、当归活血通络，伤血者配以白芍养血敛营。

4. 从肺论治，复其宣肃之性：肺主气，开窍于鼻，易为外邪所伤，失其宣发肃降之性。常选用三拗汤辛温宣散，或银翘散辛凉疏散，配以葛根、石菖蒲、路路通以通络开窍。

5. 从心论治，养血气、清火气：心藏神，主血脉，开窍于舌。临床常用四物加益气健脾的茯苓、白术、山药等养血健脾，补血之源，或用八珍汤、炙甘草汤加减气血并补，养血复脉，并在辨证用药基础上配以川芎、葛根引血上行，石菖蒲、远志芳香开窍，养心安神。

3. 分证论治

（1）实证

①肝胆火盛

证候：郁怒之后猝然耳鸣或耳聋，头痛面赤，口苦咽干，心烦易怒；或夜寐不安，胸胁胀闷，小便短赤，大便秘结。舌红，苔黄，脉弦数。

辨证要点：郁怒后猝然耳鸣或耳聋，口苦咽干，心烦易怒。

基本病机：肝胆实火，上扰清窍。

治法：清肝泄热。

方药：龙胆泻肝汤（《医方集解》）加减。常用药：龙胆草、黄芩、栀子、当归、生地黄、柴胡、泽泻、木通、车前子等。

加减：若肝气郁甚，加白芍、夏枯草、川楝子；肾气偏虚，虚实夹杂者，加牡丹皮、女贞子、旱莲草。

②痰火郁结

证候：两耳蝉鸣，有时闭塞如聋，头晕沉重，胸闷，痰多。苔薄黄而腻，脉弦滑。

辨证要点：两耳蝉鸣，头晕沉重，胸闷痰多。

基本病机：痰火郁结，闭塞清窍。

治法：化痰清火，和胃降浊。

方药：温胆汤（《备急千金要方》）加减。常用药：陈皮、半夏、茯苓、竹茹、枳实、甘草。

加减：若痰多者，加胆南星、海浮石；郁结甚者，加浙贝母、天花粉；膈上烦热，加桔梗、栀子、淡豆豉。

③风热上扰

证候：猝然耳鸣、耳聋，伴有头痛、眩晕、恶风或有发热，骨节酸痛，或耳内作痒。舌红，苔薄白，脉浮数；或耳聋并见耳根及牙龈肿痛，或有寒热，咳嗽，口干，耳中疼痛、出血、流脓等症。

辨证要点：猝然耳鸣，耳聋，初起伴有恶寒、发热、头痛、口干等全身症状。

基本病机：外感风热，壅闭清窍。

治法：祛风清热。

方药：清神散（《鸡峰普济方》）加减。常用药：连翘、金银花、桔梗、薄荷、竹叶、生甘草、荆芥穗、淡豆豉、牛蒡子。

加减：若耳中疼痛、出血、流脓者，可加黄芩、天花粉、大青叶、板蓝根、浙贝母；头目不爽，肝热上蒙，加蝉衣、僵蚕、刺蒺藜、菊花；热甚者，加羚羊角、苦丁茶。

（2）虚证

①肾精亏虚

证候：耳鸣、耳聋日渐加重，甚则眩晕，颧赤口干，手足心热，腰酸膝软，遗精。舌红，脉细数或弱；或兼有肢软腰冷，阳痿早泄。舌淡，苔薄，脉沉细。

辨证要点：耳鸣耳聋，腰酸膝软，颧赤口干，手足心热。

基本病机：肾精不足，髓海空虚。

治法：补肾益精。

方药：耳聋左慈丸（《重订广温热论》）或补肾丸（《圣济总录》）加减。常用药：磁石、熟地黄、山茱萸、牡丹皮、山药、茯苓、泽泻、竹叶、柴胡；肉苁蓉、菟丝子、巴戟天、当归、白芍、黄芪、人参、生地黄、附子、肉桂等。

加减：若肝阴亏损明显者，加枸杞子、女贞子、墨旱莲；邪实者，加防风、细辛；痰多者，加半夏、陈皮；瘀血者，加桃仁、红花；火旺者，加黄柏、黄连。

②中气不足

证候：耳鸣，或如蝉噪，或如钟鼓，或如水激，久则耳聋，耳内有空虚感，劳则更甚，神疲乏力，食少便溏，时轻时重。舌苔白腻，脉细弱或大而无力。

辨证要点：耳鸣耳聋，神疲乏力，食少便溏。

基本病机：脾胃中气虚弱，气血化生不足，耳失所养。

治法：益气健脾，提升中气。

方药：益气聪明汤（《东垣试效方》）加减。常用药：黄芪、人参、升麻、葛根、蔓荆子、芍药、黄柏、炙甘草。

加减：若兼肾气不足者，加熟地黄、怀山药、菟丝子、杜仲；兼心气不足者，加五味子、远志、酸枣仁、柏子仁；兼肝胆之火者，加栀子、牡丹皮、车前子；痰湿偏重者，去黄柏、芍药，加白术、天麻、半夏；出现腹胀、便溏、脏器脱垂者可用补中益气汤。

4. 其他疗法

（1）单方验方　①吹耳方：可用麝香末，以葱管吹入耳内，后将葱管塞耳，治经气厥逆之耳聋。②黄芪丸：黄芪30g，白蒺藜15g，羌活15g，附子10g，羯羊肾1对。研为末，蜜丸，如梧子大，每服8g，食前煨葱盐汤送服，治肾虚耳鸣。③通耳再聆汤：石菖蒲6g，路路通6g，皂角刺6g，龟甲10g，龙齿10g，远志5g，水煎服。适用于听力下降不久的耳聋。

（2）穴位注射　取听宫、翳风等穴，常用如当归注射液、丹参注射液补血活血，疏通经络。

【预防调护】

加强身体锻炼，增强体质，调适冷暖，谨防虚邪贼风侵袭。少食醇甘厚味，减少痰浊内生，宜食清淡易消化食物。应根据病因采用不同的措施预防，如暴聋的主要原因是外邪侵袭，故注意寒温，增强体质，预防风热、风毒之侵袭，若痰火素盛者，宜常服鲜竹沥、贝母、瓜蒌、桔梗等化痰清火，若肝胆之火偏盛者，宜常服用决明子、夏枯草等清肝明目。产生久聋的重要原因是肾虚气血不足，故应避免劳倦，节制房事。

避免或慎用耳毒性药物，如：①解热镇痛药：阿司匹林、水杨酸钠、非那西丁等；②抗生素：尤其是氨基糖苷类抗生素危害最大；③利尿剂：利尿剂最易引起暂时性或永久性耳聋，对肾功能不全者更易导致耳聋；④抗恶性肿瘤药：氮芥、顺铂等可引发听力障碍，出现不可逆的高频听力丧失，且与药物用量和用药时间成正相关；⑤抗疟药：奎宁、氯喹的主要损害部位在螺旋神经节，引起耳鸣耳聋。

避免噪声刺激，禁止过度挖耳，保持耳道清洁。

【重点难点】

1. 耳鸣、耳聋均是指听觉异常，若自觉耳内鸣响，如闻蝉声，或如潮声者，称耳鸣；若听觉减退，甚至消失者，称耳聋。耳聋可由耳鸣发展而来。

2. 肾虚是本，风、火、痰、瘀是标。病本虽在肾，而与肝脾又有密切关系。

3. 若风邪侵袭者，宜疏风解表；肝火旺者，宜清肝泄热；痰火郁结者，宜化痰清火；瘀阻耳窍者，宜活血化瘀；气血亏损者，宜补益气血；肾精亏虚者，宜补益肝肾。

4．临床以肝胆火盛、肾精亏损、中气不足证较为常见。

【临证备要】

1．石菖蒲、葛根是治疗耳鸣、耳聋的常用药物 石菖蒲气味芳香，辛温行散之力较强，为宣气通窍之佳品，强调一个“开”字；葛根轻扬升发，既能发表散邪，解肌退热，又能疏通经气，改善血液循环治疗耳鸣、头痛、头晕等症。二药相合，一开一升，并走于上，启闭开窍甚妙。

2．名医经验 刘渡舟治疗肝胆火盛之暴聋，处方：连翘10g，柴胡16g，漏芦10g，白芷8g，玄参15g，丹皮10g，夏枯草16g，天花粉10g，黄连8g，黄芩4g，石决明30g，牡蛎30g。（刘渡舟.刘渡舟验案精选.北京：学苑出版社，2007.）

目标检测

答案解析

A1型题

1．下列哪项不是耳鸣耳聋的病理因素（ ）

A．风 B．火 C．痰 D．气 E．瘀

2．耳鸣耳聋虚证以（ ）为本

A．肾精亏虚 B．心气不足 C．脾气虚弱 D．肝血不足 E．肾气不固

3．痰火郁结耳鸣耳聋的治法是（ ）

A．清肝泄热 B．滋肾降火 C．清热化痰 D．补益气血 E．益气升清

A2型题

4．男，50岁。耳鸣、耳聋，神疲乏力，食少便溏，时轻时重，休息暂缓，烦劳加重，舌苔白腻，脉细弱。最佳方剂（ ）

A．龙胆泻肝汤 B．四君子汤 C．耳聋左慈丸 D．益气聪明汤 E．补中益气汤

5．女，60岁。长期耳鸣、耳聋，甚则眩晕，颧赤口干，手足心热，腰酸膝软，遗精，舌红，脉细弱或尺脉虚大。最佳方剂为（ ）

A．龙胆泻肝汤 B．左归丸 C．耳聋左慈丸 D．益气聪明汤 E．补中益气汤

6．男，35岁。突然耳鸣或耳聋，头痛面赤，口苦咽干，心烦易怒，怒则更甚，夜寐不安，胸胁胀闷，小便短赤，大便秘结，舌红苔黄，脉弦数。证属（ ）

A．肾精亏虚 B．肝胆火盛 C．阴虚内热 D．心火亢盛 E．风热上扰

A3型题

患者，女，39岁。猝然耳鸣、耳聋，伴有头痛、眩晕、恶风或有发热，或耳内作痒，舌红苔薄白，脉浮数。

7．该患者所患疾病证属（ ）

A．肾精亏虚 B．风热上扰 C．肝胆火盛 D．清气不升 E．痰火郁结

8．此证的治法是（ ）

A．化痰清火 B．滋肾降火 C．清肝泄热 D．疏风清热 E．益气升清

9．治疗此证应首选的方剂是（ ）

A．耳聋左慈丸加减 B．补中益气汤加减 C．龙胆泻肝汤加减

D．温胆汤加减　　E．银翘散加减

10．若患者兼见热甚者，可加（　）

A．葛根、薄荷　　B．羚羊角、苦丁茶　　C．金银花、连翘

D．黄连、黄芩　　E．生石膏、竹叶

B1型题

A．耳鸣耳聋、口苦咽干、心烦易怒

B．两耳蝉鸣、胸中烦闷痰多、口苦

C．耳鸣耳聋，伴恶寒发热、头痛、口干

D．耳鸣耳聋、腰膝酸软、颧赤口干、手足心热

E．耳鸣耳聋、神疲乏力、食少便溏

11．痰火郁结的审证要点是（　）

12．清气不升的审证要点是（　）

13．肝胆火盛的审证要点是（　）

A．耳聋左慈丸　　B．龙胆泻肝汤　　C．银翘散　　D．益气聪明汤　　E．温胆汤

14．痰火郁结首选方剂是（　）

15．清气不升的首选方剂是（　）

16．肝胆火盛的首选方剂是（　）

A．火　　B．痰　　C．瘀　　D．风　　E．虚

17．形体肥胖，耳鸣重浊如塞，苔腻者属（　）

18．疲乏倦怠，面色皖白耳鸣者属（　）

19．心烦易怒而耳鸣、耳聋加重者属（　）

20．面色黧黑，耳聋闭塞，舌质紫暗者属（　）

（魏　潇）

书网融合……

知识回顾

第六章　气血津液病证

学习提要

1．血证、消渴的概述、病因病机、诊断与鉴别诊断、辨证论治、转归预后、预防调护。
2．郁证的概述、病因病机、诊断与鉴别诊断、辨证论治、预防调护。
3．虚劳的概述、病因病机、诊断与鉴别诊断、辨证论治、转归预后。
4．内伤发热的概述、病因病机、诊断、辨证论治。
5．痰饮的概述、分类、病因病机、辨证论治。
6．癌病的概述、病因病机、诊断与鉴别诊断。

气、血、津液是构成人体的基本物质，也是维持脏腑组织器官功能活动的重要精微物质。气是人体内不断运动着的具有很强活力的精微物质，具有推动、温煦、防御、固摄等作用。血是循行于脉中的红色液态物质，具有营养和滋润全身的作用，又是神的主要物质基础。津液是人体内一切正常水液的总称，具有滋润、濡养、化生血液以及排泄代谢产物的作用。气、血、津液之间不仅在生理上相互联系，病理上也相互影响。气血津液病证是在外感或内伤等致病因素的作用下，导致脏腑功能失调，引起气、血、津液生成不足、输布失常或亏损过度的多种内科病证。

本章重点介绍气机郁滞引起的郁证，血溢脉外引起的血证，水液代谢异常引起的痰饮，阴虚燥热引起的消渴，津液过度外泄引起的汗证，脏腑气血阴阳失调引起的内伤发热，脏腑亏损、气血阴阳亏虚引起的虚劳以及正虚邪结，气、血、痰、湿、毒蕴结引起的癌病等病。

气血津液病证的治疗原则，虚证宜补益，实证宜疏导。但临床多见虚实夹杂，治疗时又当兼顾补虚泻实。

思政课堂

为患者而“演戏”的张子和

金元时期的医学家张子和非常善于以情治情。当时的举人项关令老年得子，视若掌上明珠，可惜儿子未满两周岁，不幸患病夭折了。项夫人悲痛欲绝，身患重病，百药难施，特请名医张子和诊治。张先生一边诊脉，一边了解起病缘由，然后突然起身说：“今天我的夫人叮嘱我做油豆腐嵌肉，我还没来得及做，得赶快回家，不然我夫人的拳头可不留情啊！容我告辞，明天一定将药亲自送上。”项夫人闻之，忍俊不禁。

第二天张先生背着药袋而来，见到项夫人就开始伸手掏药，但药袋里装满红丹绿粉，染满了他的五指，却没找到一粒药丸，急得他抓耳挠腮，结果竟把自己涂了个大花脸，忙对项夫人解释："请夫人见谅，药丸忘在家中，明日一定送到！"黄氏夫人一见他这个花脸样子，禁不住"咯咯"笑出声来。

第三天，张子和身穿长袍而来，见到项夫人，急忙伸手到长袍摸药袋，结果找了半天，药袋不见踪影，他干脆脱下长袍来找，却露出了里面红红绿绿的女人衣衫，连忙对项夫人说："让夫人又见笑了，我真糊涂，怎么把老伴的衣服错穿在身上了呢。"项夫人笑得前仰后合。

自此项夫人见人就讲，讲一次笑一次，不出半月，项夫人的病奇迹般痊愈了。项夫人至此恍然大悟，原来"笑"就是治病的良药！

医生治病不仅要治疗身体疾患，更要重视心理治疗。张子和惟妙惟肖地演了三场戏，治好了项夫人的心病。这种始终以患者为中心，不拘泥于单纯的开方喝药，既展示了张子和高超的医术，更体现了他良好的医德医风。

岗位情景模拟 34

李某，女，36岁。2016年3月21日就诊。

心情抑郁2年，加重1个月。患者2年前因工作不顺心，压力大，间断性出现情绪不佳，胸闷不舒，睡眠欠佳，未进行治疗，病情时有反复。1个月前因与同事发生争执，患者自觉情绪不宁、失眠加重，遂来就诊。刻下症见：精神抑郁，情绪不宁，胸胁胀痛，善太息，体倦乏力，心悸，时有头晕，脘腹胀满，纳呆，眠差，大便不成形，舌质淡紫，有齿痕，苔薄白，脉弦涩细。

问题与思考

1．本病的临床特征是什么？

2．患者为虚证还是实证，寒证还是热证？虚有什么病理因素，实有什么病理因素？这些病理因素所在的病位在哪里？

3．中医治法是什么？如何选方用药？患者如何调养？

答案解析

第一节　郁　证

PPT

学习目标

知识要求：

1．掌握郁证的治则及各证型的辨证要点、治法、代表方剂。

2．熟悉郁证的定义、病因病机及鉴别诊断。

3．了解郁证的历史源流、其他疗法及预防调护。

技能要求：

1．熟练掌握辨析郁证各证型、处方用药及适当调护的技能。

2．学会运用辨证论治的方法治疗郁证。

郁证是指因情志内伤等导致气机郁滞，出现心情抑郁，情绪不宁，胸部满闷，胁肋胀痛，或易怒善哭，或咽中如有异物梗阻等为主要临床表现的病证。

郁有广义和狭义之分。凡由外邪、七情、饮食等引起气、血、痰、火、湿、食的郁结，为广义的郁证。若由情志不舒所引起的郁结，则为狭义的郁证。本节所讨论的内容主要为狭义的郁证。

《黄帝内经》首先记载了郁证的病因病机。《素问·举痛论》曰："思则心有所存，神有所归，正气留而不行，故气结矣。"《灵枢·本神》云："愁忧者，气闭塞而不行。"《素问·六元正纪大论》还提出了"木郁达之，火郁发之，土郁夺之，金郁泄之，水郁折之"的郁证治则。东汉张仲景在《金匮要略·妇人杂病脉证并治》中记载了脏躁、梅核气两种郁证的辨证施治。"妇人脏躁，喜悲伤欲哭，象如神灵所作，数欠伸，甘麦大枣汤主之""妇人咽中如有炙脔，半夏厚朴汤主之"。元代朱震亨《丹溪心法·六郁》最早将郁证列为专篇论述，提出了六郁学说，认为气郁总领六郁，并创立了治疗郁证的名方越鞠丸，沿用至今。明代虞抟《医学正传·郁证》首先将"郁证"作为病名。自明代后，情志之郁逐渐成为郁证的主要内容。徐春甫《古今医统大全·郁证门》曰："郁为七情不舒，遂成郁结，既郁之久，变病多端。"张景岳《景岳全书·郁证》云："凡五气之郁，则诸病皆有，此因病而郁也。"均认为气郁日久，易生他郁。清代叶天士《临证指南医案·郁》记载郁证的治则除了疏肝理气外，还有苦辛通降、健脾和胃、化痰涤饮、益气养阴等多种方法，用药灵活，而且还提出了"郁证全在病者能移情易性"，强调了精神治疗的重要性，对后世有很大的启发。王清任在《医林改错》中，明确提出了活血化瘀法治疗郁证，进一步丰富了郁证的治疗方法。

西医学的神经官能症、抑郁症、癔症、焦虑症、围绝经期综合征及反应性精神病等，出现郁证临床表现时，均可参照本节辨证论治。

【病因病机】

1. 病因

（1）情志内伤　七情过极、过久，尤以忧思郁怒最易致郁证。正如清代尤在泾《金匮翼·积聚统论》所说："凡忧思郁怒，久不得解者，多成此疾。"

（2）体质因素　郁证的发生还与机体正气强弱以及对情志刺激的调节能力密切相关。如禀赋不足，体质虚弱，或平素性情忧郁，或女性年过半百，肝体不用，肝血亏虚，如遇情志所伤，则更易发病。如《杂病源流犀烛·诸郁源流》曰："诸郁，脏气病也，其原本于思虑过深，更兼脏气弱，故六郁之病生焉。"

2. 病机　郁证的基本病机是气机郁滞，脏腑阴阳气血失调。忧思恼怒等情志刺激，均可致肝失疏泄，气机郁结，形成气郁。气郁日久化火，而成火郁。因气为血帅，气行则血行，气滞则血瘀，故气郁日久而成血郁。气行则津行，气不行则津停，聚而生痰，而成痰郁。痰湿中阻，脾失健运，则食滞不消，形成食郁。总之，六郁之首为气郁，是血、火、痰、湿、食诸郁的病变基础，六郁之间亦可错杂相见。

本病的病位主要在肝，与心、脾、肾关系密切。愤懑恼怒，肝失条达，气机不舒。忧思伤脾，思则气结，脾失运化，湿聚成痰，痰气郁结，上阻咽喉，可发为梅核气。脾胃纳运失常，饮食减少，气血生化乏源，则可导致心脾两虚或心神失养之脏躁。郁久暗耗阴血，阴虚火旺，心病及肾，而致心肾阴虚。

郁证的病理性质初起多实，日久转虚或虚实夹杂。本病之初，以气滞为主，常兼夹血瘀、火邪、痰湿、食积等，一般多为实证。若经久不愈，可损伤心脾，出现气血两虚，或气郁化火，耗伤阴血，出现心肾阴虚。

【诊断与鉴别诊断】

1. 诊断

（1）主症为心情抑郁，情绪不宁，胸胁胀满疼痛，或善怒易哭，或咽中如有异物梗塞，吞之不下，咯之不出等特殊症状，常伴失眠多梦，不思饮食。

（2）有忧愁、焦虑、悲哀、恐惧、郁怒等情志内伤病史。病情随情志变化而波动。

（3）多发于中青年女性。

（4）可借助抑郁量表、焦虑量表等诊断郁证，各系统检查和实验室检查需排除器质性病变。

2. 鉴别诊断

（1）梅核气与虚火喉痹、噎膈　三者均有咽喉部不适的症状。梅核气因情志抑郁而起病，多见于青中年女性，自觉咽中如有异物梗阻，与情绪波动有关，但无吞咽困难与咽痛。虚火喉痹常因感冒、长期吸烟饮酒或嗜食辛辣食物而发病或加剧，多见于青中年男性，咽部除有异物感外，还见有咽干、咽痒、灼热，但症状与情绪无关，也无吞咽困难。噎膈多因酒食不节，常见于中老年男性，为进行性加重的吞咽困难，后期甚则饮食难下，梗阻部位主要在胸骨后，食管镜检查有助于明确诊断。

（2）脏躁与癫证　脏躁多发于青中年女性，在精神刺激下呈间歇性发作，不发作时可如常人，临床常见神志恍惚、哭笑无常、多疑易惊、时时欠伸等症状。而癫证则多发于青壮年，无明显性别差异，病程迁延，症状极少自行缓解，一般可见表情淡漠、沉默痴呆、语无伦次或喃喃自语、静而多喜等临床表现。

【辨证论治】

1. 辨证要点

（1）辨六郁　胸胁胀痛，痛无定处，善太息者，为气郁；急躁易怒，口干口苦，面红目赤者，为火郁；胸胁刺痛，痛有定处，舌质紫暗，有瘀斑瘀点者，为血郁；咽中如有物梗塞，吞之不下，咯之不出者，为痰郁；身体沉重，腹胀，纳呆，便溏者，为湿郁；胃脘胀满，嗳腐吞酸，不思饮食者，为食郁。

（2）辨脏腑　郁证的发生与多个脏腑有关。一般说来，气郁、血郁、火郁，主要与肝相关；食郁、湿郁、痰郁主要与脾相关；而虚证则与心、脾、肾的关系密切。

（3）辨证候虚实　六郁初起，多为实证；病久则易致心、脾、肾亏虚。临床也常见正虚邪实、虚实夹杂的复杂证候。

2. 治疗原则　理气开郁，调畅气机，怡情易性是郁证的基本治疗原则，正如《医方论·越鞠丸》曰："凡郁病必先气病，气得疏通，郁于何有？"实证在理气开郁的基础上，如有血瘀、化火、痰结、湿滞、食积等兼夹证，则应分别配合活血、降火、祛痰、化湿、消食等法治疗。虚证则应补益，如健脾养心、滋养肝肾等。虚实夹杂者，则应视虚实的偏颇，适当兼顾。此外，精神治疗是郁证的重要治疗方法，应贯穿全过程。注意保持良好心态，调整生活方式，减轻心理压力。

3. 分证论治

（1）肝气郁结

证候：精神抑郁，情绪不宁，善太息，胸部满闷，胁肋胀痛，痛无定处，脘闷嗳气，不思饮食，大便不调，妇女经前乳房胀痛，月经不调。舌淡红，苔薄腻，脉弦。

辨证要点：精神抑郁，胸胁胀痛，痛无定处，脉弦。

基本病机：肝郁气滞，脾胃失和。

治法：疏肝解郁，理气和中。

方药：柴胡疏肝散（《证治准绳》）加减。常用药：柴胡、香附、枳壳、陈皮、川芎、芍药、甘草。

加减：若胸胁胀痛甚者，加延胡索、郁金、佛手、青皮；肝胃失和，脘腹胀满，嗳气，甚则呕吐者，加法半夏、旋覆花、代赭石；食滞腹胀，嗳腐吞酸，纳呆者，加神曲、焦山楂、鸡内金、麦芽、莱菔子；气滞湿阻，腹痛、腹泻者，加白术、茯苓、苍术、白豆蔻、厚朴；胸胁刺痛，舌质紫暗，有瘀点、瘀斑，或经前乳房胀痛，月经不调者，加益母草、当归、丹参、蒲黄、五灵脂。

（2）气郁化火

证候：性情急躁易怒，胸胁胀痛，口苦而干，或头痛、目赤、耳鸣，或嘈杂吞酸，大便秘结。舌红，苔黄，脉弦数。

辨证要点：性情急躁易怒，口苦，舌红，苔黄，脉弦数。

基本病机：气郁化火，肝火上炎。

治法：疏肝解郁，清热泻火。

方药：丹栀逍遥散（《内科摘要》）加减。常用药：丹皮、栀子、柴胡、当归、白芍、茯苓、白术、薄荷、甘草。

加减：若胸胁胀痛甚者，加延胡索、炒川楝子；肝火上炎而见头痛，目赤者，加菊花、夏枯草、刺蒺藜、钩藤；口苦口干，便秘者，加龙胆草、大黄；肝火横逆犯胃，嘈杂吞酸，嗳气，呕吐者，加黄连、吴茱萸；火郁伤阴，症见舌质红少苔，脉细数者，去原方中当归、白术、生姜等温燥之品，加生地黄、麦冬、五味子、石斛，或改用滋水清肝饮。

（3）痰气郁结

证候：精神抑郁，胸部闷塞，胁肋胀满，咽中如有物梗塞，吞之不下，咯之不出。舌苔白腻，脉弦滑。

辨证要点：精神抑郁，咽部有异物感。

基本病机：肝气郁滞，痰气交阻。

治法：理气化痰，开郁散结。

方药：半夏厚朴汤（《金匮要略》）加减。常用药：法半夏、厚朴、紫苏、茯苓、生姜。

加减：若气郁甚者，加香附、枳壳、郁金；胸闷胁胀者，加瓜蒌壳、丝瓜络；痰郁甚者，加陈皮、紫菀、款冬花；痰郁化热，症见烦躁，舌红，苔黄腻者，合用黄连温胆汤；久病多瘀，症见胸胁刺痛，舌质紫暗或有瘀点，瘀斑，脉涩者，加郁金、丹参、桃仁、五灵脂。

（4）心神失养

证候：精神恍惚，心神不宁，坐卧不安，多疑易惊，悲忧欲哭，喜怒无常，时时欠伸，或手舞足蹈，骂詈喊叫。舌质淡，苔薄白，脉弦。

辨证要点：精神恍惚，悲忧欲哭，喜怒无常。

基本病机：营阴暗耗，心神失养。

治法：甘润缓急，养心安神。

方药：甘麦大枣汤（《金匮要略》）加味。常用药：小麦、大枣、甘草。

加减：若失眠者，加酸枣仁、首乌藤、茯神、合欢花、龙齿、牡蛎；血虚生风，症见手足蠕动或抽搐者，加生地黄、钩藤、珍珠母、当归、白芍。

知识拓展

百合病

“百合病”首见于汉代张仲景《金匮要略·百合狐惑阴阳毒病脉证治》，原文曰：“百合病者，百脉一宗，悉致其病也。意欲食复不能食，常默默，欲卧不能卧，欲行不能行，饮食或有美时，或有不用闻食臭时，如寒无寒，如热无热，口苦，小便赤。诸药不能治，得药则剧吐利，如有神灵者，身形如和，其脉微数。”一般起于伤寒大病之后，余热未解，或情志不遂。临床特征主要为精神恍惚、饮食失调、行动失常等症状。张仲景认为“百合病，不经吐下发汗，病形如初者，百合地黄汤主之”。其中百合养阴润肺、清心安神，生地黄清热凉血、益阴生津。两者合用，共奏养阴清热、补益心肺之效。

（5）心脾两虚

证候：多思善虑，心悸胆怯，失眠健忘，面色不华，头晕神疲，纳呆，便溏。舌淡，苔白，脉细弱。

辨证要点：心悸胆怯，头晕神疲，失眠，纳呆。

基本病机：脾虚血亏，心神失养。

治法：健脾养心，益气补血。

方药：归脾汤（《济生方》）加减。常用药：黄芪、党参、白术、茯苓、当归、龙眼肉、酸枣仁、远志、茯神、木香、甘草。

加减：若心悸胆怯，失眠者，加龙骨、牡蛎、珍珠母；忧思焦虑者，加香附、玫瑰花、合欢花、佛手；纳呆、便溏者，加山药、白扁豆、莲子，或用香砂六君子汤；气血亏虚甚者，也可选用八珍汤或人参养荣汤。

（6）心肾阴虚

证候：心烦，心悸，健忘，失眠多梦，五心烦热，腰膝酸软，盗汗，口咽干燥。舌质红少津，苔少，脉细数。

辨证要点：心悸，心烦，失眠，腰膝酸软，伴阴虚症状。

基本病机：阴虚火旺，阴不涵阳。

治法：滋阴清热，养心安神。

方药：天王补心丹（《校注妇人良方》）合六味地黄丸（《小儿药证直诀》）加减。常用药：人参、茯苓、玄参、丹参、桔梗、远志、当归、五味子、麦冬、天冬、柏子仁、酸枣仁、生地黄、山茱萸、山药、丹皮、泽泻。

加减：若阴虚内热甚者，加地骨皮、银柴胡、白薇；腰膝酸软，耳鸣者，加续断、桑寄生、杜仲、怀牛膝；心肾不交，症见心烦，失眠，多梦者，可合用交泰丸；遗精较频者，加金樱子、芡实。

4. 其他疗法

（1）中成药疗法　六郁之轻证，可服用越鞠丸；肝气郁结郁证，可选用逍遥丸；肝郁血虚、肝脾不和郁证，可服用加味逍遥丸；心脾两虚郁证，可服用归脾丸。

（2）心理疗法　可采用移情疗法、情景疗法、音乐疗法、情志相胜法等心理疗法，配合药物治疗，有助于提高治疗效果。

（3）气功疗法　通过自我锻炼，运用主观意识自我调节的治疗方法。包括调整呼吸、调整身体、调整意识，达到身心放松。

（4）针灸疗法　主穴：内关、神门、百会、太冲等，配穴：肝气郁结者，配膻中、期门；气郁化火者，配行间、大敦；痰气郁结者，加丰隆、中脘；心脾两虚者，加心俞、脾俞。

【预防调护】

正确对待各种事物，怡情自遣，学会心理放松和自我减压，避免不良刺激，是防治郁证的重要措施。起居有常，生活规律，积极参加运动，如八段锦、太极拳、气功等，有助于调节心境。饮食应清淡，忌食辛辣、油腻、生冷食物，戒烟戒酒。可选择玫瑰花、佛手、陈皮、百合、薏苡仁等中药辨证养生。

【重点难点】

1. 郁证是指因情志内伤等导致气机郁滞，出现心情抑郁，情绪不宁，胸部满闷，胁肋胀痛，或易怒善哭，或咽中如有异物梗阻等为主要临床表现的病证。

2. 病因主要是情志内伤和体质因素，病机为气机郁滞，脏腑阴阳气血失调。

3. 病位主要在肝，临床以气郁为主，兼夹他郁，尤其注意梅核气和脏燥两个特殊病证。

4. 基本治疗原则是理气开郁，调畅气机，怡情易性。实证以疏肝理气解郁为主，根据兼夹的不同，分别配以清肝泻火、化痰散结等治法。虚证根据阴阳气血偏虚的不同，分别采用养心安神、补益心脾、滋养肝肾等治法。

5. 临床以肝气郁结、气郁化火、痰气郁结、心神失养等证型较为常见。

【临证备要】

1. 久郁应化瘀　郁证以气郁为先，气机郁滞，久则内入五脏，入络入血，易形成瘀血。正如《临证指南医案》所说：“郁则气滞……初在气分，久延血分，延及郁劳沉疴。”临床治疗郁证，尤其是病程较长，症状顽固，久治效果不佳的郁证，可加用活血化瘀药提高疗效，如丹参、赤芍、桃仁、红花、川芎等，严重者可选用虫类药，如地龙、僵蚕、土鳖虫、全蝎、蜈蚣等。

2. 梅核气变化多端　一直以来，许多医生临床每遇梅核气，多以半夏厚朴汤加减治疗，一般遵仲景“妇人咽中有炙脔，半夏厚朴汤主之”。虽可痊愈一二，但不效者亦多。其实梅核气病机复杂，证型繁多，并不局限于痰气互结型，还有肝郁化火型、湿热内阻型、气滞血瘀型、肝肾阴虚型、正气虚弱型等，临床上应辨证论治，方可起效。

3. 名医经验　国医大师李振华治疗梅核气用理气消梅汤，健脾疏肝，理气化痰，清利咽喉。药用半夏10g，厚朴10g，紫苏10g，陈皮10g，香附10g，木香6g，桔梗10g，白术10g，茯苓15g，牛蒡子10g，山豆根10g，射干10g，麦冬12g，甘草3g。（郭淑云．李振华医案医论集．北京：人民卫生出版社，2008.）

目标检测

答案解析

A1型题

1. 郁证的形成常以何者为先（　）

A．血郁 B．热郁 C．痰郁 D．食郁 E．气郁

2．痰气互结于咽喉的病证是（ ）

A．脏躁 B．癫证 C．噎膈 D．梅核气 E．瘿瘤

3．导致郁证的主要病因是（ ）

A．感受外邪 B．肺气上逆 C．情志所伤 D．饮食不节 E．痰湿郁滞

A2型题

4．女，26岁。有精神分裂症史，刻下见性情急躁易怒，胸闷胁胀，嘈杂吞酸，口干而苦，大便秘结，头痛，目赤，耳鸣，舌质红，苔黄，脉弦数。治疗方剂宜选（ ）

A．柴胡疏肝散 B．丹栀逍遥散 C．滋水清肝饮 D．知柏地黄丸 E．龙胆泻肝汤

5．女，39岁。长期精神抑郁，刻下见多思善虑，心悸胆怯，少寐健忘，面色不华，头晕神疲，食欲不振，舌质淡，脉细。此时辨证为（ ）

A．肝气郁结 B．气郁化火 C．阴虚火旺 D．心脾两虚 E．忧郁伤神

6．女，45岁。刻下见咽中不适，如有物梗阻，咳之不出，咽之不下，胸中窒闷，苔白腻，脉弦滑。方药宜选（ ）

A．柴胡疏肝散 B．丹栀逍遥散合左金丸 C．半夏厚朴汤

D．甘麦大枣汤 E．涤痰汤

A3型题

患者王某，女，34岁。近2年来情绪不宁，急躁易怒，胸胁胀满，口苦而干，头痛目赤，耳鸣舌质红苔黄，脉弦数。

7．该患者所患疾病属于何种证型（ ）

A．肝气郁结证 B．气郁化火证 C．痰气郁结证 D．心神失养证 E．心脾两虚证

8．此证的治法是（ ）

A．行气开郁，化痰散结 B．疏肝解郁，理气畅中 C．疏肝解郁，清肝泻火

D．甘润缓急，养心安神 E．健脾养心，补益气血

9．治疗此证应首选的方剂是（ ）

A．甘麦大枣汤加减 B．半夏厚朴汤加减 C．归脾汤加减

D．柴胡疏肝散加减 E．丹栀逍遥散加减

B1型题

A．甘麦大枣汤 B．半夏厚朴汤 C．柴胡疏肝散 D．归脾汤 E．滋水清肝饮

10．心脾两虚型郁证，治疗首选（ ）

11．心神失养型郁证，治疗首选（ ）

12．肝阴亏虚型郁证，治疗首选（ ）

（杨 勤）

书网融合……

知识回顾 习题

第二节 血 证

PPT

学习目标

知识要求：

1. 掌握血证的治则及各证型的辨证要点、治法、代表方剂。
2. 熟悉血证的定义、病因病机及鉴别诊断。
3. 了解血证的历史源流、其他疗法及预防调护。

技能要求：

1. 熟练掌握辨析血证各证型、处方用药及适当调护的技能。
2. 学会运用辨证论治的方法治疗血证。

岗位情景模拟 35

赵某，男，53岁。2018年9月16日就诊。

患者大便色黑半年，加重3天。患者半年前反复出现便血，大便为黑色软便，经检查，胃镜提示为十二指肠溃疡，经治疗未见明显改善。3天前因聚餐时饮过量白酒，出现便血加重，遂来就诊。刻下症见：大便色黑，排便黏滞不爽，每日排便1次，面色萎黄，头晕，乏力，动则尤甚，纳呆。舌质淡，有齿痕，苔薄黄腻，脉细滑。

问题与思考

1. 本病的临床特征是什么？

2. 患者为虚证还是实证，寒证还是热证？虚有什么病理因素，实有什么病理因素？这些病理因素所在的病位在哪里？这些病理因素的主次？

3. 中医治法是什么？如何选方用药？患者如何调养？

答案解析

血证是由外感或内伤原因引起火热熏灼或气虚不摄，致使血液不循常道，出现上溢于口鼻诸窍，或下泄于前后二阴，或溢出于肌肤等主要临床表现的一类出血性病证。本节主要讨论常见的鼻衄、齿衄、咳血、吐血、便血、尿血、紫斑等病证。

早在《黄帝内经》就记载了衄血、咳血、呕血、溺血、溲血、便血等病证，并对血证的病因、病机及预后有所论述。东汉张仲景《金匮要略·惊悸吐衄下血胸满瘀血病脉证并治》论述了吐血、衄血、便血的辨证论治，指出“衄血家不可发汗”，并创立了泻心汤、柏叶汤、黄土汤等有效方剂，沿用至今。唐代孙思邈《备急千金要方》收载了治疗血证的经典名方犀角地黄汤，并记载了用针灸治疗吐血。宋代严用和《济生方·失血论治》曰：“夫血之妄行也，未有不因热之所发，盖血得热则淖溢，血气俱热，血随气上，乃吐衄也。”强调失血的病机以热盛迫血妄行者居多。而元代朱震亨则认为阳盛阴虚容易导致出血，并提出了血证预后的判断方法。如《丹溪心法·吐血》谓：“诸见血，身热脉大者难治，是火邪胜也。身凉脉静者易治，是正气复也。”明·虞抟《医学正传·血证》首次以“血证”命名各种出血病证，并被后世医家所采用。明·缪希雍在《先醒斋医学广笔记·吐血》中提出了著名的治吐血三要法，即“宜行血不宜止血”“宜补肝不宜伐肝”“宜降气不宜降火”，强调了行血、补肝、降气在治疗吐血中的重要作用。明代张介宾《景岳全书·血证》将出血的病机概括为“火盛”及“气伤”两个方面，强调治疗要明确“有火无火”及“气虚气实”两个辨证要点。清·唐宗海《血证论》是首部论述血证的专著，详细论述了各种血证的病因病机、辨证论治，提出了止血、消瘀、宁血、补血治血四法，为治疗各种血证之大纲。

西医学中多种急、慢性疾病所引起的出血，均可参照本节辨证论治。

【病因病机】

1. 病因

（1）感受外邪　六淫侵袭，以风、热、燥、火之邪易损伤脉络而出血。损伤上部脉络，则引起鼻衄、咳血、吐血；损伤下部脉络，则引起尿血、便血。

（2）饮食失调　过食辛辣厚味或饮酒过度，易滋生湿热，灼伤脉络，引起鼻衄、吐血、便血；或长期饮食不节，损伤脾胃，脾胃虚弱，气不摄血，引起吐血、便血、紫斑等。

（3）情志不节　过度恼怒，肝郁化火，肝火上逆犯肺，则引起鼻衄，咳血；肝火横逆犯胃，则引起吐血、便血。

（4）劳倦过度　过度劳累易导致心、脾、肾气阴亏虚。若气虚，则不能摄血，血溢脉外，形成鼻衄、吐血、便血、紫斑；若阴虚，则虚火迫血妄行，形成鼻衄、尿血、紫斑。

（5）久病　久病可导致阴津耗伤，阴虚火旺，迫血妄行而出血，或久病正气亏损，气不摄血，血溢脉外而出血，或久病入络，血脉瘀阻，血不循经而出血。

2. 病机　血证的基本病机为火热熏灼，迫血妄行及气不摄血，血溢脉外。火热有实火虚火之分。外感风热燥火之邪，肝郁化火，湿热内蕴等均属于实火，而阴虚火旺之火则属虚火。气虚又有气虚及气损及阳、阳虚的不同。

血证的病变部位涉及五脏六腑，根据出血不同，病位也有所区别。鼻衄病位多在鼻、肺、胃；齿衄主要与胃、肾有关；咳血多在肺、肝、肾；吐血病位主要与胃、肝、脾有关；便血多在肠、肝、脾；尿血病位在膀胱、肾、脾；紫斑多与脾、胃、肾有关。

血证的病理性质有虚实之分。外感风热燥火之邪，肝郁化火，湿热内蕴等导致的出血为实证；阴虚火旺及气虚、阳虚所致者为虚证；久病入络，血脉瘀阻，血不循经而出血者，为虚实夹杂证。临床中虚实两证也可互相转化。比如，因实火引起的反复出血，火热熏灼阴津，则会导致阴血亏耗，虚火内生；或因出血过多过久，气随血脱，导致气虚不能摄血。因此，阴虚火旺及气虚不摄，既是出血的结果，又是引起继续出血的病理因素。此外，出血之后，血液若已离经而又未及时排出体外，则会蓄积为瘀血，“瘀血不去，新血不生”，又会导致血虚，使出血反复不止。

【诊断与鉴别诊断】

1. 诊断

（1）鼻衄　主症为血自鼻道外溢，而非外伤、倒经所致者。

（2）齿衄　主症为血自齿龈或齿缝外溢，且排除外伤所致者。

（3）咳血

①主症为血经咳嗽而出，或一咯即出，血色鲜红，或夹泡沫，或痰血相兼，痰中带血。

②发病前多有喉痒、胸闷等先兆症状。

③多有慢性咳嗽、喘证、肺痨等肺系疾病，或反复咳血病史。

④血常规、血沉、痰培养、胸部X线检查、胸部CT、纤维支气管镜检查或造影等，有助于诊断。

（4）吐血

①主症为血随呕吐而出，常夹食物残渣等胃内容物，呕吐液呈咖啡色或暗红色，吐血量多或出血急骤时可呈鲜红色，大便色黑如柏油样或呈暗红色。可伴有腹痛、头晕、心慌、气短等症，严重者可出现面色苍白、肢冷汗出、脉微欲绝等。

②发病前多有恶心、胃脘不适、头晕等先兆症状。

③多有胃痛、胁痛、黄疸、鼓胀、积聚等病史。

④体格检查可见腹部压痛，听诊可闻及肠鸣音活跃。

⑤呕吐物或大便隐血试验、胃肠X线钡餐造影、胃镜、肝功能、腹部彩超、腹部CT、核磁共振等，可明确出血原因。

（5）便血

①主症为大便色鲜红、暗红、紫暗，或色黑如柏油样，便次增多。可伴有头晕、心慌、气短、腹痛等症，出血量大，可出现晕厥、面色苍白、汗出、肢冷、脉微等。

②多有消化性溃疡、胃肠炎症、息肉或肝硬化等病史。

③血常规、大便常规及培养、大便潜血试验、胃镜、肛门指检及纤维结肠镜检查，可明确诊断。

（6）尿血

①主症为小便中混有血液或夹有血丝，尿色多呈淡红、鲜红、洗肉水样，甚至夹有血块，排尿时无疼痛。亦有部分尿色正常，需在显微镜下才能发现的“镜下血尿”。

②多有淋证、肾炎、肾与膀胱肿瘤、肾外伤、剧烈过度运动等病史。

③尿常规、尿细菌学检查、泌尿系X线检查、膀胱镜检查等，有助于诊断。

（7）紫斑

①主症为皮肤出现青紫斑点，小如针尖，大者融合成片状青紫斑块，不高出皮肤，压之不退色，好发于四肢，尤以下肢为甚，常反复发作，重者可伴鼻衄、齿衄、尿血、便血及崩漏。

②小儿及成人皆可患病，以女性多见。

③多有积聚、鼓胀、痹证、外感热病，或有饮食不当等病史。

④血小板计数，出、凝血时间，血管收缩时间，凝血酶原时间，毛细血管脆性试验等，必要时行骨髓穿刺检查，有助于明确病因。

2. 鉴别诊断

（1）内科鼻衄与外伤鼻衄　外伤鼻衄一般有外伤、挖鼻等病史，出血多在受损的一侧，经局部止血后不再出血，且无全身症状。

（2）鼻衄与经行衄血　经行衄血，又名倒经、逆经，其发生与月经周期有密切关系，多于经行前或经期出现，但内科鼻衄一般和月经周期无关。

（3）齿衄与舌衄　齿衄是血从牙龈、齿缝溢出；舌衄为血自舌面而出，舌面上常有针眼样出血点。

（4）咳血与吐血　咳血与吐血均为血从口出，但两者在先兆症状、来源、血色、病史等方面有所不同。咳血之前多有咳嗽、胸闷、喉痒等症状，血由肺来，经气道随咳嗽而出，血色多为鲜红色，血中常夹有气泡痰液，大量咳血后，痰中带血数天，大便一般不呈黑色，多有慢性咳嗽、喘证、肺痨等肺系病史。吐血之前多有胃脘不适或胃痛、恶心等症状，血由胃而来，经呕吐而出，常夹有食物残渣，血色紫暗，吐血之后无痰中带血，大便多呈黑色，多有胃痛、胁痛、黄疸、鼓胀、积聚等病史。

（5）远血与近血　远血出血处远离肛门，病位主要包括食管、胃及十二指肠在内的上消化道，血与粪便相混，血色紫暗或色黑如柏油；近血出血处距肛门较近，病变多在结肠、直肠、肛门的下消化道，血便分开，或便外裹血，血色多呈鲜红色或暗红色。

（6）便血与痢疾、痔疮　三者均为大便带血。痢疾的便血为脓血相兼，一般有腹痛，里急后重等症；痔疮属外科范畴，特点为便时或便后出血，血色多鲜红，常伴有疼痛或肛门异物感，肛门直肠检查时可发现内痔或外痔。

（7）尿血与血淋、石淋　三者均有血随尿出，鉴别要点为小便时是否疼痛。不痛者为尿血，痛者为血淋。石淋排尿涩痛，可见尿中夹有砂石，或排尿突然中断，或伴腰腹绞痛等症。

（8）紫斑与出疹　出疹与紫斑均有局部肤色改变，紫斑压之不退色，抚之不碍手；疹高出皮肤，抚之碍手，压之退色。

（9）紫斑与温病发斑　紫斑与温病发斑从外观看区别不大，但温病发斑是感受温热之邪，发病急骤，常伴有高热，神昏谵语，四肢抽搐，舌质红绛等症，传变迅速，病情险恶；紫斑多为内伤发病，起病缓慢，常有反复发作史，也有突然发生者，但不会快速传变，全身症状较温病轻。

（10）紫斑与丹毒　丹毒属于外科皮肤病，皮肤色红如涂丹，灼热肿痛，轻者压之退色，重者不退色，与紫斑有明显区别。

【辨证论治】

1. 辨证要点

（1）辨病证　血证应根据病因、病史、临床表现，辨明病证类型。如口中出血，有吐血与咳血之分；小便出血，有尿血、血淋或石淋的区别；大便下血则需排除痔疮、痢疾等，才能诊断为便血。

（2）辨病变脏腑　同为血证，可以由不同的脏腑病变而引起，应注意辨明。如鼻衄，有在肺、在胃、在肝的不同；吐血有病在胃、在肝之别；齿衄有病在胃、在肾之分；尿血则有病在膀胱、肾或脾的不同。

（3）辨证候虚实　血证一般初病多实，久病多虚；若病程较短，出血血色鲜红，血量较多，舌红，脉数者，一般为实火；病程较长，血色鲜红，伴五心烦热，舌红少苔，脉细数者，则属阴虚火旺；病程较长，血色淡红，兼见面色不华，心悸头晕者，多为气虚证。

2. 治疗原则　血证的基本治疗原则为治火、治气、治血。临床应根据血证的病因病机及病位的不同，结合证候虚实及病情轻重而论治。

（1）治火　实火当清热泻火，虚火当滋阴降火。

（2）治气　实证治当清气降气，虚证治当补气益气。

（3）治血　包括了《血证论》提出的止血、消瘀、宁血、补虚“治血四法”，常用止血法有凉血止血、收敛止血或化瘀止血等。有瘀血者宜活血化瘀，兼顾宁血，血止后补益气血以善后。

3. 分证论治

（1）鼻衄

①热邪犯肺

证候：鼻燥衄血，血色鲜红，口干咽燥或咽痛，或兼有恶风、身热、头痛、咳嗽、痰少等。舌红，苔薄，脉数。

辨证要点：鼻衄，口干，舌红，脉数。

基本病机：风热犯肺，血热妄行，上溢清窍。

治法：清泻肺热，凉血止血。

方药：桑菊饮（《温病条辨》）加减。常用药：桑叶、菊花、薄荷、连翘、桔梗、杏仁、芦根、甘草。

加减：若鼻衄量多者，可去原方中之桔梗，加白茅根、藕节、侧柏叶、仙鹤草；口咽干燥明显者，加天花粉、玄参、麦冬；咽痛者，加马勃、射干、板蓝根；肺热盛者，加黄芩、石膏、知母；咳嗽者，加浙贝母、瓜蒌。

②胃热炽盛

证候：鼻衄，血色鲜红，或兼齿衄，口干喜饮，口中臭秽，烦躁，便秘。舌红，苔黄，脉数。

辨证要点：鼻衄，口干臭秽，便秘。

基本病机：胃热炽盛，迫妄血行。

治法：清胃泻火，凉血止血。

方药：玉女煎（《景岳全书》）加减。常用药：石膏、知母、地黄、麦冬、牛膝。

加减：若鼻衄甚者，加白茅根、大蓟、小蓟、藕节；胃热盛者，加黄连、丹皮、栀子；口干甚者，加天花粉、芦根、石斛；便秘者，加生大黄、瓜蒌。

③肝火上炎

证候：鼻衄，血色鲜红，口苦，烦躁易怒，面红目赤，头痛，目眩，耳鸣。舌红，苔黄，脉弦数。

辨证要点：鼻衄，烦躁易怒，口苦，目赤，脉弦数。

基本病机：肝郁化火，迫血妄行。

治法：清肝泻火，凉血止血。

方药：龙胆泻肝汤（《医方集解》）加减。常用药：龙胆草、柴胡、栀子、黄芩、木通、泽泻、车前子、生地黄、当归、甘草。

加减：若出血甚者，加白茅根、牡丹皮、大蓟、小蓟、藕节；肝火甚者，加栀子、菊花、夏枯草。

④气血亏虚

证候：鼻衄，血色淡红，或兼齿衄、肌衄，神疲乏力，面色少华，头晕耳鸣，心悸失眠。舌淡，脉细无力。

辨证要点：鼻衄，神疲乏力，面色少华，舌淡，脉细无力。

基本病机：气不摄血，血溢清窍。

治法：补气摄血。

方药：归脾汤（《济生方》）加减。常用药：人参、黄芪、白术、当归、酸枣仁、远志、茯苓、龙眼肉、木香、甘草。

加减：若鼻衄者，加仙鹤草、阿胶、茜草；心血亏虚者，加熟地黄、白芍、川芎；心悸失眠者，加炒酸枣仁、首乌藤、茯神。

（2）齿衄

①胃火炽盛

证候：齿衄，血色鲜红，齿龈红肿疼痛，口干，口臭，头痛，大便秘结。舌红，苔黄，脉洪数。

辨证要点：齿衄，齿龈红肿疼痛，口臭，便秘。

基本病机：胃火炽盛，灼伤血络。

治法：清胃泻火，凉血止血。

方药：加味清胃散（《校注妇人良方》）合泻心汤（《金匮要略》）加减。常用药：生地黄、牡丹皮、犀角（用水牛角代替）、连翘、升麻、当归、甘草、黄芩、黄连、大黄。

加减：若齿衄甚者，可加白茅根、仙鹤草、大蓟、藕节；口渴者，加天花粉、知母；大便秘结者，加大黄、芒硝。

②阴虚火旺

证候：齿衄，血色淡红，齿龈嫩红微痛，齿摇不坚。舌红，苔少，脉细数。

辨证要点：齿衄，齿摇不坚，伴阴虚症状。

基本病机：阴虚火旺，络损血溢。

治法：滋阴降火，凉血止血。

方药：六味地黄丸（《小儿药证直诀》）合茜根散（《济生方》）加减。常用药：熟地黄、山萸肉、山药、牡丹皮、茯苓、泽泻、茜草根、侧柏叶、黄芩、生地黄、阿胶、甘草。

加减：若齿衄量多，加白茅根、仙鹤草、藕节；五心烦热者，加地骨皮、白薇、知母；肾阳虚而虚火上浮所致齿衄，可选用金匮肾气丸。

（3）咳血

①燥热伤肺

证候：喉痒咳嗽，痰中带血，血色鲜红，痰少而黏，不易咳出，咽干，鼻燥，口渴，或有身热，恶寒等表证。舌红，少津，苔薄黄，脉数。

辨证要点：干咳少痰，痰中带血，咽干，鼻燥，口渴。

基本病机：燥热伤肺，肺络受损。

治法：清热润肺，宁络止血。

方药：桑杏汤（《温病条辨》）加减。常用药：桑叶、栀子、淡豆豉、沙参、梨皮、杏仁、贝母。

加减：若咳血较多者，加白茅根、藕节、茜草、侧柏叶，也可冲服三七粉；兼见发热，头痛，咳嗽，咽痛者，为风热犯肺，可选用银翘散；燥热伤津较甚，症见咽干、口干、鼻干者，加天花粉、芦根、玄参、麦冬。

②肝火犯肺

证候：咳嗽阵作，痰中带血或纯血鲜红，胸胁胀痛，烦躁易怒，口苦目赤，便秘溲赤。舌红，苔薄黄，脉弦数。

辨证要点：痰中带血，烦躁易怒，口苦目赤，脉弦数。

基本病机：肝火犯肺，肺络受损。

治法：清肝泻肺，凉血止血。

方药：泻白散（《小儿药证直诀》）合黛蛤散（《医说》）加减。常用药：桑白皮、地骨皮、海蛤壳、青黛、甘草。

加减：若咳血量较多者，加白茅根、墨旱莲、藕节、茜草根，也可用犀角地黄汤加三七粉冲服；肝火较重，烦躁易怒，口苦，目赤者，加龙胆草、牡丹皮、栀子；痰热蕴肺，症见咯痰黄稠，舌红，苔黄，脉数者，加浙贝母、瓜蒌、胆南星。

③阴虚肺热

证候：咳嗽痰少，痰中带血或反复咳血，血色鲜红，口干咽燥，颧红，潮热盗汗。舌红，少苔或无苔，脉细数。

辨证要点：咳嗽痰少，痰中带血，伴阴虚症状。

基本病机：虚火灼肺，肺络受损。

治法：滋阴润肺，宁络止血。

方药：百合固金汤（《慎斋遗书》）加减。常用药：百合、麦冬、玄参、生地黄、熟地黄、当归、白芍、贝母、甘草。

加减：若咳血甚者，加藕节、白及、茜草，或三七粉冲服，也可合用十灰散以加强止血；颧红潮热者，加地骨皮、白薇、青蒿；盗汗者，加浮小麦、煅牡蛎、糯稻根。

（4）吐血

①胃热壅盛

证候：吐血色红或紫暗，常夹有食物残渣，胃脘胀闷，反酸嘈杂，甚则疼痛，口臭，便秘，大便色黑。舌红，苔黄腻，脉滑数。

辨证要点：吐血，口臭，便秘。

基本病机：胃热内盛，热伤胃络。

治法：清胃泻火，化瘀止血。

方药：泻心汤（《金匮要略》）合十灰散（《十药神书》）加减。常用药：黄芩、黄连、大黄、大蓟、小蓟、荷叶、侧柏叶、茜草根、白茅根、棕榈皮、牡丹皮、栀子。

加减：若恶心呕吐者，加旋覆花、代赭石、竹茹；胃脘胀满者，加木香、砂仁、枳壳；反酸明显者，加海螵蛸、浙贝母、煅瓦楞子；胃热伤阴，症见口渴，舌干红，脉细数者，加天花粉、麦冬、沙参。

②肝火犯胃

证候：吐血色红或紫暗，心烦易怒，口苦胁痛，寐少梦多。舌红，苔黄，脉弦数。

辨证要点：吐血，心烦易怒，口苦胁痛，脉弦数。

基本病机：肝火犯胃，胃络损伤。

治法：泻肝清胃，凉血止血。

方药：龙胆泻肝汤（《医方集解》）加减。常用药：龙胆草、栀子、黄芩、木通、泽泻、车前子、柴胡、当归、生地黄、甘草。

加减：若吐血量多者，加白茅根、藕节、墨旱莲、茜草等，或合用十灰散；胁痛甚者，加延胡索、郁金；失眠者，加合欢皮、黄连、莲子心。

③气虚血溢

证候：吐血缠绵不止，时轻时重，血色暗淡，神疲乏力，面色苍白，心悸气短。舌淡，脉细弱。

辨证要点：吐血，神疲乏力，面色苍白，心悸气短。

基本病机：脾失统摄，血溢脉外。

治法：健脾养血，补气摄血。

方药：归脾汤（《济生方》）加减。常用药：人参、茯苓、白术、黄芪、当归、龙眼肉、酸枣仁、远志、木香、甘草。

加减：若吐血不止，加阿胶、白及、海螵蛸、炮姜炭；气损及阳，脾胃虚寒，可改用柏叶汤合理中丸；吐血量多，气随血脱，症见面色苍白，汗出肢冷，脉微欲绝等，可以选用独参汤或参附汤益气固脱。

知识拓展

止血良药——大黄

大黄始载于《神农本草经》，其味苦，性寒，归胃、大肠、肝、脾、心包经，具有泻下攻积、清热泻火、止血、解毒、活血祛瘀、除湿退黄的功效。大黄虽以泻下功效著称，但它也是一味止血良药，对于各种出血证，如吐血、衄血、咳血、便血、尿血等，大黄都能够充分发挥其止血而不留瘀的功效。唐宗海认为十灰散止血效果好，“其妙全在大黄降气即以降血”。现代药理学研究发现，大黄成分中的没食子酸和儿茶素能促进血小板的聚集和血栓形成，同时能降低抗凝血酶及纤溶酶的活性，增加血管内的纤维蛋白原含量，加快血液的凝固过程，达到止血的效果。

（5）便血

①肠道湿热

证候：便血色红，或黑如柏油，大便黏滞不爽，或有腹痛，口苦，口臭。舌红，苔黄腻，脉濡数。

辨证要点：便血色红，大便黏滞不爽，舌红，苔黄腻，脉濡数。

基本病机：湿热蕴结肠道，脉络受损。

治法：清热化湿，凉血止血。

方药：地榆散（《太平圣惠方》）合槐角丸（《太平惠民和剂局方》）加减。常用药：地榆、茜草、栀子、黄芩、黄连、茯苓、槐角、防风、枳壳、当归。

加减：若便血甚者，加藕节、小蓟、大蓟、侧柏叶；大便黏滞不爽者，加大黄、木香、车前子；便血日久，湿热未尽而阴液已亏，应兼顾清热利湿与补益阴血，可选用清脏汤或脏连丸。

②气虚不摄

证候：便血反复发作，血色淡红或暗淡，食少体倦，面色萎黄，心悸少寐。舌淡，脉细。

辨证要点：便血日久，血色淡红或暗淡，兼气虚证。

基本病机：气不摄血，血溢胃肠。

治法：益气摄血。

方药：归脾汤（《济生方》）加减。常用药：白术、人参、黄芪、当归、茯苓、远志、酸枣仁、木香、龙眼肉、生姜、大枣、甘草。

加减：若便血者，可加地榆、槐花、阿胶、仙鹤草；中气下陷，神疲乏力，肛门坠胀者，用补中益气汤。

③脾胃虚寒

证候：便血紫暗，甚则黑如柏油，脘腹隐痛，喜温，喜热饮，面色不华，神倦懒言，食少便溏。舌淡，苔白，脉细。

辨证要点：便血紫暗，脘腹喜温，神倦懒言，喜热饮，食少便溏。

基本病机：脾胃虚寒，统血无力，血溢胃肠。

治法：健脾温中，养血止血。

方药：黄土汤（《金匮要略》）加减。常用药：灶心土、白术、附子、甘草、阿胶、地黄、黄芩。

加减：若便血不止者，加白及、海螵蛸、三七粉、茜草；若气虚者，加党参、黄芪补气摄血；若阳虚较甚者，加炮姜炭、艾叶、干姜。

（6）尿血

①下焦湿热

证候：小便黄赤灼热，尿血鲜红，心烦口渴，面赤口疮，夜寐不安。舌红，苔黄腻，脉数。

辨证要点：尿血，小便灼热，面赤口疮，舌红，苔黄腻，脉数。

基本病机：热伤阴络，血渗膀胱。

治法：清热利湿，凉血止血。

方药：小蓟饮子（《济生方》）加减。常用药：小蓟、生地黄、藕节、蒲黄、栀子、竹叶、木通、滑石、当归、甘草。

加减：若尿血较多者，可加白茅根、仙鹤草、侧柏叶、血余炭；尿中见血块者，加桃仁、红花、益母草；下焦热盛，可合用四妙丸；口干者，加天花粉、芦根。

②肾虚火旺

证候：小便短赤带血，头晕耳鸣，神疲乏力，腰膝酸软，颧红，潮热盗汗。舌红，苔少，脉细数。

辨证要点：尿血，腰膝酸软，伴阴虚症状。

基本病机：虚火内炽，热伤脉络。

治法：滋阴降火，凉血止血。

方药：知柏地黄丸（《医宗金鉴》）加减。常用药：知母、黄柏、熟地黄、山药、山茱萸、丹皮、茯苓、泽泻。

加减：若尿血多者，加小蓟、大蓟、墨旱莲、茜草根、藕节；腰膝酸软者，加狗脊、桑寄生、续断、怀牛膝；虚火甚者，加地骨皮、白薇；心烦少寐者，加淡竹叶、莲子心、首乌藤。

③脾不统血

证候：久病尿血，血色淡红，甚则兼见齿衄，肌衄，体倦乏力，气短声低，面色不华，食少便溏。舌淡，脉细弱。

辨证要点：久病尿血，体倦乏力，面色不华。

基本病机：脾气亏虚，统血无力，血渗膀胱。

治法：补中健脾，益气摄血。

方药：归脾汤（《济生方》）加减。常用药：人参、茯苓、白术、黄芪、当归、龙眼肉、酸枣仁、远志、木香、甘草。

加减：若尿血者，可加阿胶、仙鹤草、槐花；气虚下陷，少腹坠胀者，加升麻、柴胡，也可用补中益气汤加减。

④肾气不固

证候：久病尿血，血色淡红，头晕耳鸣，精神困倦，腰膝酸软。舌淡，脉沉弱。

辨证要点：久病尿血，耳鸣，腰膝酸软，精神困倦。

基本病机：肾虚不固，血失藏摄。

治法：补益肾气，固摄止血。

方药：无比山药丸（《太平惠民和剂局方》）加减。常用药：熟地黄、山药、山茱萸、怀牛膝、肉苁蓉、菟丝子、杜仲、巴戟天、茯苓、泽泻、五味子、赤石脂。

加减：若尿血甚者，加仙鹤草、海螵蛸、金樱子、补骨脂；腰膝酸软，耳鸣者，加桑寄生、续断；

形寒肢冷者，加仙茅、淫羊藿。

（7）紫斑

①血热妄行

证候：皮肤出现青紫斑点或斑块，颜色偏红，或伴有鼻衄、齿衄、便血、尿血，或有发热，口渴，便秘。舌红，苔黄，脉弦数。

辨证要点：皮肤出现青紫斑点或斑块，便秘，舌红，苔黄，脉弦数。

基本病机：血热炽盛，迫血妄行。

治法：清热解毒，凉血止血。

方药：十灰散（《十药神书》）加减。常用药：大蓟、小蓟、荷叶、侧柏叶、茜草根、白茅根、棕榈皮、丹皮、栀子、大黄。

加减：若血热炽盛，出血甚者，加生石膏、仙鹤草、紫草；热壅胃肠，症见腹痛、便血者，加白芍、甘草、地榆、槐花；关节肿痛者，加秦艽、豨莶草、忍冬藤、桑枝。

②阴虚火旺

证候：肌肤青紫斑点或斑块，时发时止，常伴鼻衄、齿衄或月经过多，心烦，颧红，潮热盗汗，口燥咽干。舌红，苔少，脉细数。

辨证要点：皮肤青紫斑点或斑块，伴阴虚症状。

基本病机：阴虚火旺，火伤脉络。

治法：滋阴降火，宁络止血。

方药：茜根散（《济生方》）加减。常用药：茜草根、侧柏叶、黄芩、生地黄、阿胶、甘草。

加减：若青紫斑块较多者，加紫草、丹皮、墨旱莲、大蓟；潮热者，可加地骨皮、白薇、秦艽；肾阴虚，腰膝酸软者，可合用知柏地黄丸；胃阴虚者，症见口渴明显，舌红少津者，可合用益胃汤。

③气不摄血

证候：肌肤青紫斑点或斑块，颜色较淡，反复发作，日久不愈，神疲乏力，头晕目眩，面色苍白或萎黄，纳呆。舌淡，脉细弱。

辨证要点：肌衄，神疲乏力，面色萎黄，纳呆。

基本病机：脾气亏虚，统摄无力。

治法：益气摄血。

方药：归脾汤（《济生方》）加减。常用药：人参、茯苓、白术、甘草、黄芪、当归、龙眼肉、酸枣仁、远志、木香。

加减：若肌衄明显者，加仙鹤草、紫草、棕榈炭、茜草根；肾虚腰痛者，加续断、桑寄生、杜仲、怀牛膝。

4. 其他疗法

（1）中成药疗法　血热型鼻衄、吐血、便血、尿血，可选用止血宝胶囊；胃热炽盛型鼻衄、齿衄、吐血，可选用黄连上清丸；肝火上炎型鼻衄、咳血、吐血，可选用龙胆泻肝丸；阴血火旺型齿衄、尿血、紫斑，可服用知柏地黄丸；气不摄血型血证，可选用归脾丸；各种出血性疾患，可选用云南白药、三七胶囊。

（2）外治法　大蒜去皮，捣烂如泥，作成药饼，贴敷同侧涌泉穴，可治疗鼻衄；生蒲黄30g，煎汤500ml，冷后漱口，可用于齿衄。

（3）药膳疗法　火热内盛型血证，可食用桑菊茅根茶、甘蔗雪梨汁、莲花茶、绿豆粥；气不摄血型血，可选用艾叶炖母鸡、花生衣红枣汁；阴虚血热型出血，可食用白及肺、糯米阿胶粥、墨旱莲粳米粥。

【预防调护】

保持作息规律，劳逸适度，情志舒畅。各种血证，尤其出血量大时，应避免过度紧张、恐惧、忧虑，禁止剧烈运动，以免加剧出血。

饮食宜清淡，富有营养且易于消化，多食新鲜蔬菜、水果、瘦肉、禽蛋等，严禁暴饮暴食，戒烟酒，忌食辣椒、鸡肉、牛羊肉等辛辣香燥，油腻炙烤之品，免其生热助火，加重出血。可用白茅根、三七、藕节等中药辨证调护。

不论何种出血，若出现头晕，心慌，汗出，烦躁不安，面色苍白，四肢湿冷，脉芤或细数等，常为大出血的征兆，应及时救治，以防止厥脱证的发生。当出血量大时应暂禁饮食，绝对卧床休息，严密观察病情的发展和变化，待出血停止或出血量少时逐渐过渡至流质饮食或半流质饮食。此外，止血的同时，应积极治疗引起出血的原发疾病。

【重点难点】

1．血液不循常道，或上溢于口鼻诸窍，或下泄于前后二阴，或溢出于肌肤，所形成的一类出血性疾患，统称为血证。

2．随出血部位的不同，而有鼻衄、齿衄、咳血、吐血、便血、尿血、紫斑等类型。

3．多因感受外邪，饮食不节，情志过极，劳倦过度，久病或热病之后等，主要病机为火热熏灼，迫血妄行及气不摄血，血溢脉外。

4．辨证应注意辨病证的不同、病变脏腑的不同和辨虚实。

5．治疗应掌握治火、治气、治血三个基本原则。实火当清热泻火，虚火当滋阴降火，实证当清气、降气，虚证当补气、益气，各种血证在辨证治疗时均可酌情选用凉血止血，收敛止血或活血止血的药物。

【临证备要】

1．**活血化瘀时机的选择**　唐容川在《血证论》中提出“治血四法”，主张在止血之后尽早消瘀。但临床中，应根据出血量的多少、出血时间之长短、出血部位、体质盛衰等，决定是否需要活血以及活血的程度，以免加重出血。

2．**根据出血部位选用止血药**　鼻衄宜选用白茅根、侧柏叶等；齿衄可选墨旱莲、茜草根等；咯血可选用藕节、白及、仙鹤草等；吐血可选大黄粉、白及或云南白药；便血应选地榆、槐花；尿血多选白茅根、大蓟、小蓟。

3．**名医经验**　郑邦本治疗血证用脾肾双补汤，药用党参15g，黄芪15g，升麻5g，柴胡5g，枸杞子10g，覆盆子10g，五味子10g，山药20g，当归炭10g，茜草炭10g，海螵蛸12g。功效：双补脾肾，固精止血。主治：脾肾两虚型血证。出血多而偏血虚者，加阿胶、艾叶；血瘀者，加三七、丹参、益母草；肾阳虚者，加鹿茸、附片；肾阴虚者，加女贞子、墨旱莲。（胡波，张文涛.郑邦本医集.北京：中国中医药出版社，2021.）

目标检测

答案解析

A1 型题

1．下列除哪项外，均是《血证论》提出的治血四法（　）

A．止血　B．消瘀　C．宁血　D．凉血　E．补虚

2．下列除哪项外，均是治疗咯血的主要方法（　）

A．补肺益气　B．清热润肺　C．泻肝宁络　D．滋阴降火　E．凉血止血

3．下列哪一项是尿血与血淋的关键鉴别要点（　）

A．尿色红鲜艳还是晦暗　B．是否伴有小便淋漓涩痛　C．腰痛及少腹疼痛有　D．发热与否　E．是否伴有水肿

A2 型题

4．男，34岁。皮肤出现青紫斑点及斑块，伴有鼻衄，发热，口渴，便秘，舌质红，苔黄，脉弦数。辨证应属（　）

A．气不摄血证　B．阴虚火旺证　C．血热妄行证　D．脾胃虚寒证　E．以上均不是

5．女，52岁。反复发生肌衄，久病不愈，体倦无力，头晕目眩，食欲不振，面色萎黄，舌质淡，脉细弱，主方宜选（　）

A．六味地黄丸合茜根散加减　B．左归饮加减　C．百合固金汤加减　D．四物汤加减　E．归脾汤加减

6．女，49岁。吐血色红或紫暗，口苦，胁痛，心烦易怒，寐少多梦，舌质红绛，脉弦数。治疗应首选（　）

A．泻白散合黛蛤散　B．龙胆泻肝汤　C．柴胡疏肝散　D．丹栀逍遥散　E．滋水清肝饮

A3 型题

患者陈某，女，28岁。平素头痛，目眩，耳鸣，烦躁易怒。现鼻衄，两目红赤，口苦，舌红，脉弦数。

7．该患者所患疾病属于何种证型（　）

A．肝火上炎证　B．胃热炽盛证　C．热邪犯肺证　D．气血亏虚证　E．心肝火炽证

8．此证的治法是（　）

A．清泄肺热，凉血止血　B．清肝泻火，凉血止血　C．清胃泻火，凉血止血　D．滋阴降火，凉血止血　E．补气摄血

9．治疗此证应首选的方剂是（　）

A．玉女煎加减　B．桑菊饮加减　C．龙胆泻肝汤加减　D．银翘散加减　E．归脾汤加减

10．若阴虚内热，手足心热者，可加（　）

A．玄参、麦冬、女贞子、墨旱莲　B．玄参、龟甲、地骨皮、知母　C．白茅根、仙鹤草、藕节　D．黄芩、牡丹皮、栀子　E．银花、连翘、牛蒡子

B1 型题

A．归脾汤　B．八珍汤　C．黄土汤　D．补中益气汤　E．六味地黄丸

11. 患者便血缠绵不止，时轻时重，血色暗淡，神疲乏力，心悸气短，喜热饮，面色苍白，便溏，舌质淡，脉细弱，主方宜选（　）

12. 患者反复发生肌衄，久病不愈，体倦无力，头晕目眩，食欲不振，面色萎黄，舌质淡，脉细弱，主方宜选（　）

（杨　勤）

书网融合……

知识回顾　　习题

第三节　痰　饮

PPT

学习目标

知识要求：

1. 掌握痰饮的分类、治则及各证型的辨证要点、治法、代表方剂。
2. 熟悉痰饮的定义、病因病机及鉴别诊断。
3. 了解痰饮的历史源流、其他疗法及预防调护。

技能要求：

1. 熟练掌握辨析痰饮各证型、处方用药及适当调护的技能。
2. 学会运用辨证论治的方法治疗痰饮。

岗位情景模拟 36

张某，女，69岁。2020年4月12日就诊。

呼吸困难，伴咳嗽、咯痰、下肢水肿半年，加重2天。患者有慢性阻塞性肺疾病病史15年，半年前因不慎感冒，出现咳嗽，气喘，夜间不能平卧，下肢浮肿，经过治疗后，症状稍有减轻。2天前患者因受凉后，出现咳喘加重，伴有恶寒、发热，服用感冒药后，效果不佳，遂来就诊。刻下症见：气喘，咳嗽，动则尤甚，夜间不能平卧，痰白量多，胸闷，恶寒，发热，气短乏力，畏寒肢冷，下肢水肿，尿少，纳差，便溏。舌质淡，舌体胖大，苔白，脉浮细滑。

问题与思考

1. 本病的临床特征是什么？
2. 患者为表证还是里证？虚证还是实证，寒证还是热证？病位在哪里？
3. 中医治法是什么？如何选方用药？患者如何调养？

答案解析

痰饮是由于外感、内伤多种病因导致脏腑功能失调，三焦气化不利，体内水液输布、运化失常，停聚于某些部位所出现的一类病证。痰饮有广义和狭义之分。广义痰饮包括《金匮要略》提出的痰饮、悬饮、溢饮、支饮，为诸饮之总称。狭义痰饮是指停于胃肠之痰饮。本节讨论是以《金匮要略》痰饮病内容为主的广义痰饮。

《黄帝内经》提出了“积饮”之名，并对水液代谢过程有精辟的论述，如《素问·经脉别论》曰：“饮入于胃，游溢精气，上输于脾，脾气散精，上归于肺，通调水道，下输膀胱，水精四布，五经并行。”而且认为脾失健运，肾不制水，则易发生痰饮，如《素问·至真要大论》曰：“太阴之胜……饮发于中。”《素问·气交变大论》则谓：“岁土太过，雨湿流行，肾水受邪……饮发中满食减。”为痰饮学说的形成和发展奠定了理论基础。汉·张仲景《金匮要略》正式提出“痰饮”病名，并立专篇详细论述，首次将痰饮分为痰饮、悬饮、溢饮、支饮四类，提出了“病痰饮者，当以温药和之”的治疗原则，并采用苓桂术甘汤、小青龙汤等方剂治疗痰饮，被后世沿用至今。隋·巢元方《诸病源候论·痰饮病诸候》系统地论述了痰饮的病因、证候及治疗原则。唐·孙思邈《备急千金要方》提出“五饮”学说，并创立了治痰名方温胆汤。宋·杨士瀛《仁斋直指方》首次区分了痰和饮，提出“稠浊为痰，清稀为饮”。元·朱震亨《丹溪心法》认为“痰夹瘀血，遂成窠囊”，倡导痰瘀同病。清·叶天士《临证指南医案》重视脾肾，提出“外饮治脾，内饮治肾”的治疗痰饮病方法。

西医学中的慢性支气管炎、支气管哮喘、渗出性胸膜炎、慢性胃炎、慢性肾炎、慢性心功能不全等疾病出现痰饮证候者，均可参照本节辨证论治。

【病因病机】

1. 病因

（1）外感寒湿　久居湿地，或气候潮湿阴冷，或淋雨涉水，寒湿之邪阻遏肺卫，导致肺不能宣发而布散津液，或寒湿困阻脾阳，脾失健运，水液停留，聚为痰饮。

（2）饮食不节　恣食生冷，暴饮暴食，或饮食冷热交结，易阻遏脾阳，中州失运，水湿内生，停积而为痰饮。正如《金匮要略·痰饮咳嗽病脉证并治》所云：“夫病人饮水多，必暴喘满。凡食少饮多，水停心下，甚者则悸，微者短气。”

（3）劳欲体虚　思虑过度，劳倦太过，房事不节，或年高体弱，久病体虚，脾肾之阳受损，或素体脾肾阳气不足，年高体弱，水液气化、输布失调，停而成饮。

2. 病机　痰饮的基本病机为肺、脾、肾功能失调，三焦气化不利，阳虚阴盛，津液停聚。三焦主持全身的气化，为内脏的外府，是运行水谷津液的道路，气化则水行。三焦乃水气通行的道路，总领五脏六腑，沟通表里内外，若三焦气化失宣，可影响脾、肺、肾等脏腑输布、排泄水液的功能，津液停聚成饮为患。正如《类经·藏象类》所说：“上焦不治，则水泛高原；中焦不治，则水留中脘；下焦不治，则水乱二便。”

痰饮的形成与肺、脾、肾三脏功能失调关系最为密切。肺居上焦，主宣发肃降，能通调水道，为水之上源；脾居中州，主运化水液，能将水液上输于肺，再经肺的宣发肃降输布全身，使“水精四布，五经并行”；肾为水脏，居下焦，主水，司开阖，肾气的蒸腾气化作用可调节全身的水液代谢。若外感寒湿，饮食不节或劳欲体虚，可致肺失宣降，通调水道失职，或脾失运化，水液停聚，或肾阳蒸腾气化失司，水湿泛滥，均可生成痰饮。而三脏之中，以脾失运化最为关键。肺为水之上源，肾为水之下源，而脾居中焦，为水液升降输布的枢纽。若脾运化水液功能失常，可影响水液之上输下达，从而停聚体内，成饮化痰。

痰饮的病理性质，总属阳虚阴盛，本虚标实。水饮属阴，既依赖阳气的气化转输，又能伤阳。若阳气亏虚，气不化津，则致寒饮内停。而水饮又能进一步损伤阳气，两者常互为因果，故病理性质为阳虚阴盛。初起多为脾阳亏虚，病久可波及肺、肾，而致脾肾阳虚等证。在病变过程中，也有虚实错杂，虚实转化的情况，如久虚可阻滞气机，形成气滞、血瘀之候。

知识拓展

中医之"水"

中医学中"水"的概念非常广泛。病理性的"水"主要包括"水、湿、痰、饮"，四者均是机体水液代谢障碍所致，在量、质、病位、临床症状等方面有所不同。一般认为，湿聚为水，水聚为饮，饮聚为痰。其中"湿"是少量水分留于肌肉、关节、经络，以身痛、肢体屈伸不利、纳呆、乏力为主症；"水"是指大量清稀的水液，泛溢于人体的头面、眼睑、四肢，以水肿、胸水、腹水为主要特征的病证；"饮"是一定量的较为清稀的水液停聚于身体某一局部，如胃肠、胸胁、肌肤等脏腑组织的间歇或疏松部位，有痰饮、悬饮、溢饮、支饮的不同；"痰"则外达皮肉筋骨，内连脏腑，无处不到，临床表现繁杂，分为咯痰、瘰疬等有形之痰，以及眩晕、癫狂、痴呆、中风等无形之痰。

【诊断与鉴别诊断】

1. 诊断

（1）四饮具有不同的临床主症，具体如下。

①痰饮：心下满闷，呕吐清水痰涎，胃中有振水声，肠间沥沥有声，形体昔肥今瘦，属饮停胃肠。

②悬饮：胸胁饱满，咳唾胸胁引痛，喘促不能平卧，或有肺痨病史，属饮流胁下。

③溢饮：身体疼痛而沉重，甚则肢体浮肿，当汗出而不汗出，或伴咳喘，属饮溢肢体。

④支饮：咳逆倚息，短气不得平卧，其形如肿，属饮邪支撑胸肺。

（2）一般起病缓慢。

（3）常有心肺、脾胃、肝肾等脏腑的相关病史，有天冷受凉、恣食生冷等病史。

（4）临床应根据不同的痰饮，选择相关的检查。如胸部X线及CT、超声，胸水常规，胃镜，尿常规，肾功能等。

2. 鉴别诊断

（1）悬饮与胸痹　二者均有胸痛。悬饮为胸胁胀痛，疼痛常在咳嗽、转侧、呼吸时加重，持续不解，可见肋间饱满，伴有咳嗽、咯痰等症状。胸痹疼痛的部位为膻中或左心前区，多为闷痛、绞痛等，可放射至左肩背部或左臂内侧，常由受寒、激动、劳累、饱餐后诱发，发作时间一般在15分钟内，休息或用药后可缓解。

（2）溢饮与风水证　溢饮与水肿之风水相搏证的表实证基本相同，均表现为水肿，恶寒无汗，身体疼重。

（3）支饮、伏饮与喘证、哮病、肺胀　支饮、伏饮、喘证、哮病、肺胀五者均有咳嗽，气喘，咯痰等表现。支饮是饮邪支撑胸肺而致，以咳逆倚息，短气不得平卧为特征；伏饮是伏于体内而时发，病位较深，治疗较难的饮证总称；喘证以呼吸困难，甚则张口抬肩、鼻翼煽动、不能平卧为特点，是多种急慢性疾病的主症；哮病发作时喉中有哮鸣音，是反复发作的一个独立疾病；肺胀是多种慢性肺系疾病日久发展而成，以咳、痰、喘、胀、瘀为特征。它们的病因、病机、发展、预后虽有不同，但之间又有一定联系。如肺胀、喘证在外感风寒后，可表现为支饮证候；哮病又属于伏饮范围。

【辨证论治】

1. 辨证要点

（1）辨痰饮部位　饮停胃肠者为痰饮，饮流胁下者为悬饮，饮溢四肢者为溢饮，饮停胸肺者为支饮。

（2）辨虚实主次　痰饮常为虚实夹杂证候，虚一般为肺、脾、肾阳气亏虚，实多指水饮留聚。临床应根据病程长短、正气强弱、痰饮盛衰等判断虚实主次。

（3）辨寒热　痰饮为阴邪，一般寒证居多。但病变日久，易出现郁久化热或寒热错杂证。痰饮内阻气机，形成气滞、血瘀，亦可郁而化火。

2. 治疗原则　痰饮以温化为基本治疗原则。由于痰饮为阴邪，遇寒则聚，得温则行，故治疗宜按《金匮要略·痰饮咳嗽病脉证并治》所说“病痰饮者，当以温药和之”。临床应根据标本缓急、表里虚实的不同，采取相应的治疗措施。水饮壅盛者，实证当发汗、利水、攻逐以治标；虚证宜温阳以治本；若邪实正虚者，则当攻补兼施；寒热错杂者，又当温清并用。当饮邪基本消退，无论虚证还是实证，皆应继续健脾温肾，以扶正固本。

3. 分证论治

（1）痰饮

①脾阳虚弱

证候：胸胁支满，心下痞闷，胃中振水音，脘腹喜温畏寒，背寒，呕吐清水痰涎，水入易吐，口渴不欲饮，心悸气短，头晕目眩，食少便溏，形体逐渐消瘦。舌苔白滑，脉弦细滑。

辨证要点：胸胁支满，心下痞闷，胃中有振水音，脘腹喜温畏寒，兼阳虚症状。

基本病机：脾阳虚弱，饮停于胃，清阳不升。

治法：温脾化饮。

方药：苓桂术甘汤（《金匮要略》）合小半夏加茯苓汤（《金匮要略》）加减。常用药：茯苓、桂枝、白术、半夏、生姜、甘草。

加减：若胸胁胀满者，加瓜蒌、薤白、厚朴；胃中水饮甚者，加猪苓、泽泻；脘腹冷痛，泛吐清水者，加干姜、肉桂、吴茱萸；心悸气短，头晕目眩者，加党参、黄芪；纳呆便溏者，加白豆蔻、砂仁、薏苡仁、莲子。

②饮留胃肠

证候：心下痞满或痛，自利，利后反快，或虽利，心下续坚满，或水走肠间，沥沥有声，腹满便秘，口舌干燥。舌苔腻，色白或黄，脉沉弦或伏。

辨证要点：心下痞满或痛，自利，利后反快，或虽利，心下续坚满，或水走肠间，沥沥有声，苔腻，脉沉弦或伏。

基本病机：水饮郁结，留于肠胃，郁久化热。

治法：攻下逐水。

方药：甘遂半夏汤（《金匮要略》）或己椒苈黄丸（《金匮要略》）加减。常用药：甘遂、半夏、甘草、白芍、蜂蜜、大黄、葶苈子、防己、椒目。

加减：若胸满者，加厚朴、陈皮、薤白；肠鸣腹满者，加木香、枳壳、大腹皮；口干者，加天花粉、芦根；舌苔腻者，加白豆蔻、佩兰、砂仁。

（2）悬饮

①邪犯胸肺

证候：咳嗽少痰，气急，胸胁刺痛，呼吸、转侧疼痛加重，伴寒热往来，身热起伏，汗少或发热不恶寒，有汗热不解，心下痞满硬，干呕，口苦咽干。舌苔薄白或黄，脉弦数。

辨证要点：咳嗽少痰，气急，胸胁刺痛，呼吸、转侧疼痛加重，寒热往来。

基本病机：邪犯胸肺，枢机不利，肺失宣降。

治法：和解宣利。

方药：柴枳半夏汤（《医学入门》）加减。常用药：柴胡、黄芩、瓜蒌仁、半夏、枳壳、桔梗、杏仁、青皮、甘草。

加减：若咳逆上气者，加苏子、白芥子、桑白皮、葶苈子；痰郁而化热者，加浙贝母、鲜竹沥；胁痛甚者，加郁金、玄胡索；热盛有汗，咳嗽气粗，去柴胡，加麻杏石甘汤；干呕，口苦、咽干，加黄连、竹茹。

②饮停胸胁

证候：咳唾引痛，胸胁疼痛较前减轻，呼吸困难反加重，咳逆气喘，息促，不能平卧，或仅能偏卧于停饮的一侧，病侧肋间饱满，甚则可见病侧胸廓隆起。舌苔薄白腻，脉沉弦或弦滑。

辨证要点：胸胁疼痛，咳逆气喘，不能平卧，肋间饱满或隆起。

基本病机：饮停胸胁，肺气郁滞，脉络受阻。

治法：泻肺祛饮。

方药：椒目瓜蒌汤（《医醇賸义》）合十枣汤（《伤寒论》）或控涎丹（《三因极一病证方论》）加减。常用药：苏子、葶苈子、瓜蒌、桑白皮、橘红、半夏、川椒目、茯苓、泽泻、车前子、甘遂、大戟、芫花、大枣、白芥子。

加减：若咳逆气喘甚者，加杏仁、紫菀、款冬花；水饮久治效果不佳，伴见体弱食少者，加桂枝、白术、甘草，不宜再攻伐伤正。

③络气不和

证候：胸胁疼痛，如灼如刺，胀闷不舒，呼吸不畅，或有闷咳，甚至迁延不愈，阴雨天加重，可见病侧胸廓变形。舌质暗，苔薄，脉弦。

辨证要点：胸胁疼痛，如灼如刺，胸闷，呼吸不畅，病侧胸廓变形。

基本病机：饮邪久郁，气血阻滞。

治法：理气和络。

方药：香附旋覆花汤（《温病条辨》）加减。常用药：旋覆花、苏子、半夏、薏苡仁、茯苓、香附、陈皮。

加减：若胸胁刺痛者，加桃仁、红花、蒲黄、五灵脂；胸闷者，加厚朴、瓜蒌、枳壳；饮留不净者，加茯苓皮、冬瓜皮、泽泻；久病伴见体倦乏力者，加党参、黄芪。

④阴虚内热

证候：咳呛时作，咯吐少量黏痰，口干咽燥，或午后潮热，颧红，盗汗，五心烦热，或伴胸胁闷痛，病久不复，形体消瘦。舌质偏红，少苔或无苔，脉细数。

辨证要点：咳呛，咯吐少量黏痰，伴阴虚内热症状。

基本病机：饮阻气郁，化热伤阴，阴虚肺燥。

治法：滋阴清热。

方药：沙参麦冬汤（《温病条辨》）合泻白散（《小儿药证直诀》）加减。常用药：沙参、麦冬、玉竹、天花粉、桑白皮、地骨皮、甘草。

加减：若干咳少痰者，加川贝母、枇杷叶、百部；潮热、盗汗者，加地骨皮、白薇；胸胁闷痛者，加瓜蒌皮、枳壳、郁金、丝瓜络；积液未尽者，加泽泻、茯苓、通草；病久出现气阴两虚者，加黄芪、太子参、五味子。

（3）溢饮

证候：身体沉重而疼痛，甚则肢体浮肿，恶寒无汗，或有咳喘，痰多白沫，胸闷干呕，口不渴。苔白，脉弦紧。

辨证要点：身体沉重而疼痛，肢体浮肿，恶寒，无汗，脉弦紧。

基本病机：肺脾失调，寒饮内停，泛溢肢体。

治法：解表化饮。

方药：小青龙汤（《伤寒论》）加减。常用药：麻黄、桂枝、半夏、干姜、细辛、白芍、五味子、甘草。

加减：若表寒内热者，加石膏、黄芩，或改用大青龙汤；肢体浮肿甚者，加茯苓、猪苓、泽泻；咳嗽气喘者，加杏仁、桑白皮、葶苈子。

（4）支饮

①寒饮伏肺

证候：咳逆喘满不得卧，咳吐白沫量多，经久不愈，天冷受寒加重，甚则面浮跗肿；或平素伏而不作，遇寒即发，发则寒热，背痛，腰痛，目泣自出，身体振振瞤动。舌苔白滑或白腻，脉弦紧。

辨证要点：咳逆喘满不得卧，痰吐白沫量多，受寒加重，舌苔白滑或白腻，脉弦紧。

基本病机：寒饮伏肺，遇感引触，肺失宣降。

治法：宣肺化饮。

方药：小青龙汤（《伤寒论》）加减。常用药：麻黄、桂枝、半夏、干姜、细辛、白芍、五味子、甘草。

加减：若咳喘，痰多甚者，加苏子、白芥子、莱菔子、葶苈子；痰饮郁而化火，痰黄稠，加瓜蒌、浙贝母、桑白皮、海蛤壳；痰热伤津，症见口干咽燥，舌红少津，脉细数者，加麦冬、天花粉。

②脾肾阳虚

证候：喘促，动则尤甚，心悸气短，或咳而气怯，痰多，食少胸闷，蜷卧肢冷，神疲，少腹拘急不仁，脐下动悸，小便不利，足跗浮肿，或吐涎沫，头目昏眩。舌质淡，舌体胖大，苔白润或腻，脉沉细而滑。

辨证要点：喘促，动则尤甚，心悸气短，兼脾肾阳虚症状。

基本病机：脾肾阳虚，饮凌心肺。

治法：温脾补肾，以化水饮。

方药：金匮肾气丸（《金匮要略》）合苓桂术甘汤（《金匮要略》）加减。常用药：附子、桂枝、熟地黄、山茱萸、山药、茯苓、泽泻、丹皮、白术、甘草。

加减：若咳嗽痰多者，加半夏、陈皮、紫菀、款冬花；喘促甚者，加补骨脂、沉香、胡桃肉；神疲食少，可合用附子理中丸；肢体水肿，小便不利者，用五苓散加减。

4. 其他疗法

（1）中成药疗法　脾阳虚弱型痰饮，可选用理中丸、附子理中丸等；悬饮可选用小柴胡颗粒等；外寒内饮型溢饮、支饮，可服用小青龙合剂；支饮可用桂龙咳喘宁、金匮肾气丸、固本咳喘片等。

（2）穴位贴敷法　痰饮病一般寒证较多，较适合应用穴位贴敷法。以白芥子、延胡索、甘遂、细辛、生姜作为基本处方，根据痰饮部位和证型的不同选穴，主穴：肺俞、肾俞、脾俞、膈俞、膏肓、天突、膻中、大椎等。配穴：脾阳虚者，配气海、太溪；肺气虚者，配足三里；痰热者，配尺泽。

【预防调护】

凡有痰饮病史者，平时应多锻炼身体，增强体质，提高抗病能力；注意防寒保暖，预防感冒；注意劳逸适度，调畅情志；饮食宜清淡，忌肥甘厚腻、生冷之品，戒烟酒。可用茯苓、白豆蔻、薏苡仁、陈皮等中药健脾化湿。

【重点难点】

1. 痰饮是体内水液输布、运化失常，停聚于某些部位所出现的一类病证。

2. 痰饮有广义和狭义之分。广义的痰饮为诸饮之总称，分痰饮、悬饮、溢饮、支饮四类；狭义仅指四饮中的痰饮。

3. 因外感寒湿、饮食不节、劳欲所伤，导致肺、脾、肾功能失调，三焦气化不利，阳虚阴盛，津液停聚而发病。

4. 痰饮应先辨病位：饮停胃肠者为痰饮，饮流胁下者为悬饮，饮溢四肢者为溢饮，饮停胸肺者为支饮。其次分清虚实和寒热。痰饮总属阳虚阴盛，本虚标实。

5. 以温化为基本治疗原则，实证多治标，采用发汗、利水、攻逐之法；虚证多治本，以健脾、温肾为主，亦用作善后调理。

【临证备要】

1. 重视调补脾胃　痰饮病发病和肺、脾、肾三脏相关，但和脾关系最密切。脾在水液的升降布散中发挥着枢转作用，使之上行下达，维持着水液代谢的平衡。因此痰饮病的治疗应时时顾护脾胃，特别是在应用发汗、利水、峻下逐饮之法时，应中病即止，勿伤正气。临床常用白术、茯苓、山药、薏苡仁、木香、砂仁、陈皮等健脾理气药，对于食少纳呆者，常用炒神曲、鸡内金、焦山楂、炒麦芽、炒谷芽、莱菔子等开胃消导之品。

2. 注意证候演变，法随证变　痰饮病的治则虽为“病痰饮者，当以温药和之”，但临床证候复杂，常出现虚实夹杂，寒热错杂，痰瘀互结的情况，临床应仔细辨别，在温化的治则下，灵活应用扶正祛邪、活血化痰之法。

3. 名医经验　武维屏治疗支饮用桑苏桂苓汤，药用桑白皮10g，苏子10g，桂枝10g，茯苓15g，泽泻15g，猪苓15g，大腹皮15g，橘皮10g，半夏10g，生姜5g，杏仁10g。消痰、化饮、降逆。（武维屏.武维屏学术思想及临床经验集.北京：中国中医药出版社，2014.）

目标检测

答案解析

A1型题

1. 治疗痰饮的主要原则是（　）

A. 清热　B. 化痰　C. 利水　D. 温化　E. 逐饮

2. 悬饮是指饮邪留于（　）

A. 胃肠　B. 胁下　C. 肢体　D. 胸肺　E. 腹内

3. 痰饮病的病变脏腑，主要涉及（　）

A. 肺、心、肾　B. 肝、心、肾　C. 肺、肝、脾　D. 肺、脾、肾　E. 心、肝、脾

A2型题

4. 男，35岁。痰饮病，胸胁疼痛，咳唾引痛，呼吸困难，咳逆气喘，仅能偏卧一侧，舌苔白腻，脉弦滑。应辨证为（　）

A. 痰饮脾阳虚弱证　B. 痰饮饮留胃肠证　C. 悬饮邪犯胸肺证

D. 悬饮饮停胸胁证　E. 悬饮络气不和证

5. 男，42岁。饮停胸胁咳唾引痛，胸胁疼痛较前减轻，呼吸困难反加重，咳逆气喘，息促，不能平卧，病侧肋间饱满，舌苔薄白腻，脉沉弦。本病例治疗首选方是（　）

A. 沙参麦冬汤合泻白散　B. 柴枳半夏汤　C. 苓甘五味姜辛汤

D. 椒目瓜蒌汤合十枣汤　E. 金匮肾气丸合苓桂术甘汤

6. 女，24岁。痰饮病，心下坚满或痛，自利，利后反快，水走肠间，沥沥有声，腹满，便秘，口舌干燥，舌苔腻，脉沉弦。应辨证为（　）

A. 痰饮脾阳虚弱证　B. 痰饮饮留胃肠证　C. 悬饮邪犯胸肺证

D. 悬饮饮停胸胁证　E. 悬饮络气不和证

A3型题

祁某，男，72岁。有哮喘十余年。2周来寒热往来，身热起伏，有汗而热不解，咳嗽痰少，气急，胸胁刺痛，心下痞硬，干呕，口苦咽干，舌苔薄白，脉弦数。

7. 本病的证候诊断是（　）

A. 悬饮络气不和证　B. 溢饮阴虚内热证　C. 悬饮邪犯胸肺证

D. 支饮饮停胸胁证　E. 支饮脾肾阳虚证

8. 此证的治法是（　）

A. 理气和络　B. 泻肺祛饮　C. 和解宣利　D. 滋阴清热　E. 温阳化饮

9. 治疗此证应首选的方剂是（　）

A. 香附旋覆花汤加减　B. 椒目瓜蒌汤合十枣汤或控涎丹加减

C. 柴枳半夏汤加减　D. 沙参麦冬汤合泻白散加减

E. 苓桂术甘汤加减

10. 若胁痛甚者，可加（　）

A. 郁金、桃仁、延胡索　B. 白芥子、桑白皮　C. 半夏、瓜蒌

D. 麻黄、杏仁、石膏　E. 桂枝、白术、甘草

B1 型题

A．柴枳半夏汤加减　　B．香附旋覆花汤加减　　C．小青龙汤加减
D．甘遂半夏汤加减　　E．肾气丸合苓桂术甘汤

11．治疗支饮寒饮伏肺证宜选用（　）

12．治疗支饮脾肾阳虚证宜选用（　）

（杨　勤）

书网融合……

知识回顾　　习题

第四节　消　渴

PPT

学习目标

知识要求：

1．掌握消渴的治则及各证型的辨证要点、治法、代表方剂。

2．熟悉消渴的定义、病因病机及鉴别诊断。

3．了解消渴的历史源流、其他疗法及预防调护。

技能要求：

1．熟练掌握辨析消渴各证型、处方用药及适当调护的技能。

2．学会运用辨证论治的方法治疗消渴。

岗位情景模拟 37

刘某，男，65岁。2019年11月25日就诊。

多饮、多食、多尿反复发作1年余。患者1年来出现口渴，喜饮水，容易饥饿，小便频数，在医院查空腹血糖8.3mmol/L，诊断为糖尿病，坚持服药治疗，但效果不佳。刻下症见：口渴欲饮，食量增大，容易饥饿，小便多，尤其夜尿频多，体倦乏力，腰膝酸软，下肢时有麻木感，便溏。舌暗红，苔少，脉细涩。

问题与思考

1．本病的临床特征是什么？

2．患者为虚证还是实证，寒证还是热证？

3．中医治法是什么？如何选方用药？患者如何调养？

答案解析

消渴是因禀赋不足、饮食不节、情志失调等，导致肺、胃、肾功能失调，阴精亏损，燥热偏盛，以多饮、多食、多尿、形体消瘦乏力，或尿有甜味为主要临床表现的一种疾病。

消渴之名，首见于《黄帝内经》。此外，《黄帝内经》还记载了“消瘅”“肺消”“膈消”“消中”等名称，提出了消渴的病因多为过食肥甘、情志失调、五脏柔弱，病机主要为胃肠热盛。如《素问·奇病论》曰：“此人必数食甘美而多肥也，肥者令人内热，甘者令人中满，故其气上溢，转为消渴。”还明确记载了消渴三多一少的症状，如《素问·气厥论》载“肺消者饮一溲二”“大肠移热于胃，善食而瘦人”。汉·张仲景《金匮要略》对消渴立专篇阐述，提出了消渴的主要病机是胃热肾虚，并创立了白虎加人参汤、肾气丸等名方，沿用至今。隋·巢元方《诸病源候论·消渴候》认识到消渴日久，可出现并发症，如“其久病变，或发痈疽，或成水疾”。唐·孙思邈《备急千金要方》详细记载了消渴的病因、病机和治疗，尤其强调了饮食疗法的重要性，认为：“能慎此者，虽不服药而自可无他。”唐·王焘《外台秘要·消中消渴肾消》云：“消渴者……每发即小便至甜。”最先记载了消渴病尿甜的表现，阐述了尿甜的发生机理，并把小便有无甜味，作为判断消渴是否好转的标准。金·刘河间《三消论》提出了三消燥热学说，认为消渴归咎于“热燥太甚”，因此治疗应“补肾水阴寒之虚，而泻心火阳热之实，除肠胃燥热之甚，济人身津液之衰”。张子和进一步发展了刘河间用寒凉药治疗消渴的经验，李东垣提出了健脾治消的理论，元·朱丹溪《丹溪心法》形成了以养阴为主的治疗体系，并倡导三消分治：上消用清法，中消用下法，下消用补肾之法。明·王肯堂《证治准绳·消瘅》规范了三消的临床分类：“渴而多饮为上消（《经》谓膈消），消谷善饥为中消（《经》谓消中），渴而便数有膏为下消（《经》谓肾消）。”消渴病的三消辨证论治日趋成熟。

西医学的糖尿病、尿崩症、神经性多尿症等，如有消渴表现者，均可参照本节辨证论治。

【病因病机】

1. 病因

（1）禀赋不足　先天禀赋不足，肾精亏虚，复因后天失养，终至精亏液竭而发为消渴，如《灵枢·五变》所说：“五脏皆柔弱者，善病消瘅。”其中，阴虚体质最易罹患本病。

（2）饮食不节　长期过食肥甘，辛辣香燥，醇酒厚味，损伤脾胃，脾失健运，或致胃肠积热，或致水液聚湿变浊生痰，日久化热伤津，而为消渴。

（3）情志失调　抑郁恼怒，忧思焦虑等长期的精神刺激，常致肝、脾等脏腑功能失调，易化火生热，而发消渴。正如《临证指南医案·三消》曰：“心境愁郁，内火自燃，乃消证大病。”

（4）劳欲过度　劳倦过度或房事不节，易肾阴亏损，虚火上炎，致肺燥、胃热、肾虚，而发为消渴。《外台秘要·消渴消中》曰：“房劳过度，致令肾气虚耗故也，下焦生热，热则肾燥，肾燥则渴。”

2. 病机　消渴的基本病机是阴津燥热，阴虚为本，燥热为标，两者互为因果。阴愈虚则燥热愈盛，燥热愈盛则阴愈虚。

病变部位主要在肺、胃（脾）、肾，其中以肾为关键。燥热是消渴最主要的病理因素。肺主通调水道，燥热伤肺，肺失宣肃，津液不能上承，则口渴多饮，津液不能输布而直趋下行，故尿频量多。胃主腐熟水谷，燥热伤胃，胃火炽盛，则消谷善饥；脾主运化，燥热伤脾，脾失健运，水谷精微不能上行布散全身，濡养肌肉，故形体消瘦，水谷精微下行入小便，故小便味甘。肾为元阴元阳之本，燥热伤肾，耗伤肾阴，肾封藏固摄失司，故小便频数、量多、味甘。燥热在上，则肺燥津亏，口渴多饮；燥热伤中，则胃火炽盛，脾失健运，消谷善饥；燥热在下，则耗伤肾阴，肾失封藏固摄，故小便量多，尿甜。

消渴的病理性质为本虚标实，虚实夹杂。本虚，主要为阴虚，贯穿于消渴病始终，日久阴损及阳，可致气阴两虚，阴阳俱虚。标实，以燥热为主，病久入络，也可致瘀血阻滞，瘀血又进一步影响津液的输布，产生痰浊。临床上，消渴常见虚实夹杂，使病情错综复杂。

消渴容易发生多种并发症，如肝肾精血亏虚，不能濡养耳目，可并发白内障、雀目、耳聋等；肺热伤阴，日久可并发肺痨；阴虚燥热，内生痰瘀，痹阻心脉，可致胸痹，或阻滞脑脉，发为眩晕、中风，或络脉瘀阻，蕴毒成脓，可生疮疖、痈疽；燥热损伤肺、脾、肾三脏，水液代谢失常，水湿潴留，发为水肿；消渴后期，因阴液极度耗损，虚阳浮越，可见昏迷、面红、烦躁、四肢厥冷、脉微欲绝等阴竭阳脱的危象。

【诊断与鉴别诊断】

1. 诊断

（1）主症为口渴多饮，多食易饥，尿频量多，形体消瘦的“三多一少”或尿有甜味等特征。

（2）部分患者“三多一少”症状不显著，可能以雀目、眩晕、中风、胸痹、肺痨、疮痈或水肿等病而就诊。

（3）本病多发于中老年人，平素嗜食肥甘厚味，饮酒无度者。

（4）本病与禀赋不足有关，故患者的家族史是否有消渴病，可供参考诊断。

（5）空腹与餐后2小时血糖测定、口服葡萄糖耐量试验（OGTT）、糖化血红蛋白测定、C肽释放试验、胰岛素释放试验、尿常规等，有助于明确诊断。

2. 鉴别诊断

（1）消渴与瘿病　瘿病属气郁化火、阴虚火旺证与消渴之中消，均有多食易饥、消瘦的表现，但瘿病以颈部一侧或两侧肿大、眼球突出、情绪激动、心悸、手颤为特点，无消渴病的多饮、多尿、尿甜等症，空腹血糖、甲状腺激素检测可辨别。

（2）消渴与口渴症　两者均有口渴多饮的症状，但口渴症常见于外感热病，虽口渴多饮，但无多食、多尿、形体消瘦，故与消渴有异。

【辨证论治】

1. 辨证要点

（1）辨病位　根据消渴病“三多”症状的轻重不同，可分为上、中、下三消。以肺燥为主，多饮症状较突出者，称为上消；以胃热为主，多食症状较突出者，称为中消；以肾虚为主，多尿症状较突出者，称为下消。

（2）辨标本　消渴病以阴虚为本，燥热为标。一般起病多以燥热为主，日久则以阴虚为主，病变后期阴损及阳，可出现气阴两虚、阴阳俱虚之证。病程较长还可并见痰瘀阻络。

（3）辨本症与并发症　消渴病的本症为“三多一少”，即多饮、多食、多尿及形体消瘦，并发症常见有雀目、耳聋、胸痹、眩晕、中风、痈疽疮疡等。临床多数患者，一般先见本症，再见并发症，但也有部分患者本症并不明显，常因眼疾、心脑病证、痈疽等为首发症状，进而发现本病。

2. 治疗原则　本病的基本治疗原则为清热润燥、养阴生津。《医学心悟·三消》曰“治上消者，宜润其肺，兼清其胃”“治中消者，宜清其胃，兼滋其肾”“治下消者，宜滋其肾，兼补其肺”。此外，还应针对具体病情，配合活血化瘀、清热解毒、健脾益气、滋补肾阴、温补肾阳等治法。

3. 分证论治

（1）上消

肺热津伤

证候：烦渴多饮，口干舌燥，尿频量多，烦热多汗。舌边尖红，苔薄黄，脉洪数。

辨证要点：烦渴多饮，口干舌燥，尿频量多。

基本病机：肺热炽盛，伤津耗液。

治法：清热润肺，生津止渴。

方药：消渴方（《丹溪心法》）加减。常用药：天花粉、黄连、生地黄、藕汁。

加减：若口干甚者，重用天花粉，加葛根、麦冬；肺热明显者，加黄芩、知母；心烦失眠、口舌生疮、小便赤涩者，可配合导赤散；烦渴不止，小便频数，脉数无力者，为肺热津亏，气阴两伤，可选用二冬汤或玉泉丸，二冬汤清热作用较强，玉泉丸益气作用较强。

（2）中消

①胃热炽盛

证候：多食易饥，口渴多饮，尿多，形体消瘦，大便干燥。舌干质红，苔黄燥，脉滑实有力。

辨证要点：多食易饥，大便干燥，苔黄燥，脉滑实有力。

基本病机：胃火内盛，耗伤津液。

治法：清胃泻火，养阴生津。

方药：玉女煎（《景岳全书》）加减。常用药：生石膏、知母、生地黄、麦冬、川牛膝。

加减：若胃火甚者，加黄连、栀子；口渴明显者，加天花粉、葛根、乌梅；大便秘结不通，可用增液承气汤泻热通便，滋阴增液，但应中病即止，转为上方治疗；本证亦可选用白虎加人参汤，清肃肺胃，益气生津。

②气阴亏虚

证候：口渴引饮，能食与便溏并见，或腹胀，饮食减少，精神不振，四肢乏力，形体消瘦。舌淡红，苔白而干，脉弱。

辨证要点：能食与便溏并见，四肢乏力，形体消瘦，兼气阴两虚症状。

基本病机：气阴不足，脾失健运。

治法：益气健脾，生津止渴。

方药：七味白术散（《小儿药证直诀》）加减。常用药：党参、白术、茯苓、木香、藿香、葛根、甘草。

加减：若气短、乏力、汗多甚者，加麦冬、五味子；气虚明显者，加黄芪、山药；口渴明显，加天花粉、生地黄；腹胀纳呆者，加木香、砂仁、神曲、鸡内金。

知识拓展

消渴名方——玉液汤

玉液汤为中西医汇通学派著名医家张锡纯所创立，记载在其著作《医学衷中参西录》中。玉液汤组成为：山药30g，生黄芪15g，知母10g，鸡内金6g，葛根15g，五味子9g，天花粉15g，功效益气滋阴，固肾止渴，主治气阴两虚型消渴，症见口渴引饮，小便频数量多，气短乏力，脉虚细无力等。方中山药、黄芪为君，用量较重，具有健脾固肾，益气生津之功；知母、天花粉为臣药，功效养阴润燥，清热生津；佐以葛根，助黄芪升发脾气，布散津液而止渴；方中鸡内金的应用十分精妙，张锡纯认为其能“化饮食中糖质为津液也”，可助脾运化水谷精微；五味子味酸，收敛阴津，助山药补肾固精，使精微不外泄。

（3）下消

①肾阴亏虚

证候：尿频量多，浑浊如脂膏，或尿甜，腰膝酸软，乏力，头晕，耳鸣，口干唇燥，皮肤干燥，或五心烦热，骨蒸潮热，盗汗，遗精等。舌红，苔少，脉细数。

辨证要点：尿频量多，伴肾阴亏虚症状。

基本病机：肾阴亏虚，肾失固摄。

治法：滋阴补肾，固精缩尿。

方药：六味地黄丸（《小儿药证直诀》）加减。常用药：熟地黄、山药、山茱萸、茯苓、泽泻、牡丹皮。

加减：若尿多浑浊，或遗精者，可加益智仁、桑螵蛸、金樱子、芡实；阴虚火旺甚者，可加知母、黄柏；腰膝酸软、耳鸣者，加桑寄生、杜仲、牛膝；气阴两虚，可加党参、黄芪、北沙参、黄精；阴伤阳浮者，症见烦渴，头痛，唇红舌干，呼吸深快，用生脉散加天冬、鳖甲、龟甲。

②阴阳两虚

证候：小便频数量多，浑浊如膏，甚至饮一溲一，面容憔悴，耳轮干枯，腰膝酸软，四肢欠温，畏寒肢冷，阳痿或月经不调。舌淡，苔白而干，脉沉细无力。

辨证要点：小便频数，腰膝酸软，畏寒肢冷，苔白而干，脉沉细无力。

基本病机：阴损及阳，肾阳衰微，肾失固摄。

治法：温阳滋阴，补肾固摄。

方药：金匮肾气丸（《金匮要略》）加减。常用药：熟地黄、山药、山茱萸、茯苓、泽泻、牡丹皮、附子、肉桂。

加减：若小便频数，量多，浑浊如膏者，加金樱子、芡实、桑螵蛸、益智仁、覆盆子；畏寒肢冷或阳痿者，加仙茅、淫羊藿、巴戟天；阴虚甚者，加鳖甲、龟甲；气虚明显，症见体倦乏力者，加黄芪、党参；神昏，四肢厥冷，脉微细者，为阴竭阳亡的危重证候，急用生脉散合参附汤加龙骨、牡蛎。

消渴容易发生多种并发症，应在治疗本证的同时，积极治疗并发症。并发白内障、雀目者，可用杞菊地黄丸、石斛夜光丸或明目地黄丸滋阴补肾，养肝明目。并发疮疡、痈疽者，用五味消毒饮清热解毒，消痈散结；若疮疡痈疽病程日久，伤及正气，可用黄芪六一汤合犀黄丸托毒生肌。若并发胸痹、肺痨、眩晕、中风、水肿者，可参考有关章节辨证论治。

4. 其他疗法

（1）中成药疗法　气阴两虚型消渴，可选用天芪降糖胶囊、津力达颗粒、参芪降糖颗粒、芪明颗粒、天麦消渴片；肾阴亏虚型消渴，可选六味地黄丸；阴阳两虚型，服用金匮肾气丸；气虚内热型消渴，服用金芪降糖片；气阴两虚兼血瘀型，可选用木丹颗粒、渴络欣胶囊；消渴伴水肿，可选用黄葵胶囊。

（2）药膳疗法　气阴两虚型消渴，可食用山药薏仁粥、燕麦饼、人参猪胰汤等；阴虚内热型消渴，可食用苦瓜炒肉、葛根粥、麦冬生地黄茶；消渴合并眼病者，可食用洋葱炒肝尖、杞菊饮；消渴合并水肿者，可用玉米须冬瓜赤豆饮；消渴合并眩晕者，可选天麻炖猪胰。

（3）传统功法　八段锦、太极拳、五禽戏等可缓解症状，调畅情志，改善生活质量。

【预防调护】

保持情志舒畅，精神乐观，避免紧张、焦虑、恼怒。适当参加体育锻炼，生活起居有度，调节劳逸，节制房事等，均有利于消渴的控制和稳定。

饮食调摄对消渴病的预防和控制十分重要。做到总量控制，结构调整，定时定量进餐，少吃多餐，少糖少盐，低脂少油，注意粗细搭配，荤素搭配，多吃蔬菜和水果，戒烟戒酒。肥胖者须控制体重，选择低热量、粗纤维的食物。可配合食用葛根、山药、石斛、玉竹、黄芪、太子参等中药及药膳。

【重点难点】

1．消渴是以多饮、多食、多尿、形体消瘦乏力，或尿有甜味为主要临床表现的一种疾病。

2．病因有禀赋不足、情志失调、饮食不节、劳欲过度等，其病机主要为阴虚燥热，以阴虚为本，燥热为标。

3．分为上消、中消和下消，临床辨证应区分标本、本症和并发症。

4．以清热润燥、养阴生津为基本治则，上消侧重于清热润肺，中消侧重于清胃泻火，下消侧重于滋阴补肾。

【临证备要】

1．起病隐匿，重视“三早” “三多一少”虽然是消渴病的典型症状，但是部分患者起病隐匿，“三多一少”症状并不明显，有些患者没有症状或症状轻微，甚至是出现并发症后才被确诊，因此要重视早发现，早诊断，早治疗。最简单易行的筛查是空腹血糖检测，及时发现，及时进行干预。

2．有效的生活方式干预是消渴治疗的基础 适当的运动，保持正常的体重，改变饮食结构，减少热量、糖分的摄入，限盐、戒烟，不过量饮酒，保持良好的情志，是消渴预防和治疗的关键措施。

3．小檗碱的现代药理作用及其在糖尿病治疗中的应用 研究表明，小檗碱具有较明显的降糖作用。若将小檗碱用于糖尿病一级预防，对延缓糖耐量受损（IGT）向糖尿病转化有积极的意义，但小檗碱作用机制并不单一，临床上剂量也不统一，临床观察时间较短，尚缺乏大量的临床循证医学研究，需进一步临床研究。

4．苦瓜、青钱柳、鬼箭羽对血糖的作用 苦瓜含有苦瓜皂苷，有较明显的降血糖作用。青钱柳属于冰川纪幸存下来的珍稀树种，对糖尿病患者群有较好的调理作用。鬼箭羽即卫矛，有破血通经、解毒消肿、杀虫之功效，临床用鬼箭羽30g，与蒺藜、生葛根等同用，有一定的降糖作用。

5．名医经验 祝谌予治疗消渴用降糖基本方，药用黄芪30~50g，生地黄30g，苍术15g，玄参30g，葛根15g，丹参30g。功效：益气养阴兼有活血。主治：气阴两虚型消渴。血糖不降者，用人参白虎汤；尿糖不降，津伤口渴者，加天花粉、生地黄、乌梅、五味子；腰痛，夜尿频多者，加续断、桑寄生、益智仁；皮肤瘙痒者，加白蒺藜、地肤子、苦参；肢体麻木者，加豨莶草、鸡血藤；视物模糊者，加川芎、白芷、菊花。（王道瑞．中国百年百名中医临床家丛书——祝谌予．北京：中国中医药出版社，2006.）

目标检测

答案解析

A1型题

1．消渴病的基本病机特点（　）

A．劳累过度，气阴两虚　　B．燥热偏盛，阴津亏耗　　C．肝气郁滞，郁热伤阴

D．饮食不节，湿热内生　　E．血瘀

2．消渴病最基本的治法（　）

A．养阴清热　B．益气养阴　C．活血化瘀　D．疏肝理气　E．补肾健脾

3．三消辨证理论认为消渴为病以下列何脏关键（　）

A．心、肾　B．脾、肾　C．肺、胃、肾　D．肝　E．脾

A2型题

4．男，45岁。多食易饥，口燥咽干，体重明显减轻，大便干燥，舌红苔黄，脉滑数有力。治法宜用（　）

A．消胃泻火，养阴增液　B．清泻肺胃，养阴增液　C．滋肾养阴，益气健脾
D．滋养肺肾，清胃泻火　E．清热润肺，养阴增液

5．男，68岁。患消渴病20余年，现多食、多饮诸症不明显，唯小便频数，饮一溲一，面色黧黑，腰膝酸软，形寒怕冷，舌淡苔白，脉沉无力。治疗应首选（　）

A．消渴方　B．玉女煎　C．左归饮　D．金匮肾气丸　E．六味地黄丸

6．女，66岁。发现血糖升高10年，目前多食易饥，口渴，尿多，形体消瘦，大便干燥，苔黄，脉滑实有力。治疗本病的首选方剂是（　）

A．六味地黄丸　B．玉女煎　C．白虎汤　D．消渴方　E．七味白术散

A3型题

李某，女，65岁，有消渴病史十余年。口渴引饮，能食，便溏，精神不振，四肢乏力，体瘦，舌质淡红，苔白而干，脉弱。

7．该患者所患疾病属于何种证型（　）

A．气阴亏虚证　B．阴阳两虚证　C．肾阴亏虚证　D．肺热津伤证　E．胃热炽盛证

8．此证的治法是（　）

A．滋阴固肾　B．滋阴温阳，补肾固涩　C．清热润肺，生津止渴
D．益气健脾，生津止渴　E．清胃泻火，养阴增液

9．治疗此证应首选的方剂是（　）

A．七味白术散加减　B．六味地黄丸加减　C．金匮肾气丸加减
D．消渴方加减　E．玉女煎加减

10．若并发疮毒痈疽者，则可加（　）

A．地骨皮、知母、黄芩　B．五味消毒饮　C．红花、泽兰、鬼箭羽
D．杞菊地黄丸　E．党参、黄芪、黄精

B1型题

A．消渴方　B．玉女煎　C．六味地黄丸　D．金匮肾气丸　E．真武汤

11．消渴病，肺热津伤证主方（　）

12．消渴病，肾阴阳两虚证主方（　）

（杨　勤）

书网融合……

知识回顾　习题

第五节　汗　证

PPT

学习目标

知识要求：

1. 掌握汗证的概念、证候特征、诊断与鉴别诊断、辨证论治。
2. 熟悉汗证的病因病机。
3. 了解汗证的转归预后、预防与调护。

技能要求：

1. 熟练掌握辨析汗证各证型、开展预防与调护指导的技能。
2. 学会运用辨证论治的方法治疗自汗、盗汗。

岗位情景模拟38

患者王某，女，16岁。2017年5月20日就诊。

手足心多汗2年余。患者手足心多汗，每因天气炎热或工作学习书写时手足心汗出如滴，且手足心潮湿起疱，曾多方求医无效。平素体弱易感冒。刻下症见：汗出恶风，形寒肢冷，倦怠少语，气短声低，时头晕多梦，遇劳则甚。舌淡苔薄白，脉细弱。

问题与思考

1. 本病的临床特征是什么？
2. 该病证的病机是什么？
3. 当前的中医治法是什么？如何选方用药？

答案解析

汗证是指由于阴阳失调，营卫失和，腠理不固，而致汗液外泄失常的病证。其中，不因外界环境因素的影响，而白昼时时汗出，动辄益甚者，称为自汗；寐中汗出，醒来自止者，称为盗汗，亦称为寝汗。自汗、盗汗作为症状，既可单独出现，也常伴见于其他疾病过程中。

《内经》对汗的生理及病理有了一定的认识，指出汗液为人体津液的一种，并与血液有密切关系，所谓血汗同源，在出汗异常的病症方面，记载魄汗、多汗、炅汗、大汗、漉汗、灌汗、寝汗、夺汗、绝汗、漏泄、偏沮等。其中魄汗、多汗、炅汗、漏泄等相当于后世所谓之自汗，寝汗则为后世所言之盗汗，偏沮是指半身出汗。《素问·经脉别论》言“惊而夺精，汗出于心”，为后世医家论述脏腑汗证奠定了理论基础。后世医籍所见多为“汗证”二字，且其所论多就自汗盗汗言，直至明代虞天民《医学正传·汗证》将诸汗汇总于一处，统称为汗证。《金匮要略》最早记录“盗汗”病名。《诸病源候论》中着眼于虚，将诸归为虚劳候下，此后，时医习称“阳虚自汗，阴虚盗汗”。《三因极一病证方论》对自汗、盗汗作了鉴别。朱丹溪对自汗、盗汗的病理属性作了概括，认为自汗属气虚、血虚、湿、阳虚、痰；盗汗属血虚、阴虚。《景岳全书》认为：“自汗、盗汗亦各有阴阳之证，不得谓自汗必属阳虚，盗汗必属阴虚也。”《临证指南医案》谓：“阳虚自汗，治宜补气以卫外；阴虚盗汗，治当补阴以营内。”王清任《医林改错》补充了针对血瘀所致自汗、盗汗的治疗方药。

西医学中的甲状腺功能亢进、自主神经功能紊乱、风湿热、结核病等所致的自汗、盗汗，感染及慢性消耗性疾病或手术、大出血、产后等，以汗出异常为主要症状时，均可参考本节辨证论治。

知识拓展

汗证与汗法

汗证与汗法是不同的概念。汗证属于病名范畴，汗法则属治法的范畴。汗证所出之汗，不论是自汗或是盗汗，均为病理性的汗出，并不具备散邪的功效，且会导致体内阴津的耗损。而汗法则是利用辛味的药物来使机体出汗已达到散邪的目的，如《素问·阴阳应象大论》所言："其在皮者，汗而发之。"

【病因病机】

1. 病因

（1）病后体虚　素体薄弱，或病后体虚，或久患咳喘，耗伤肺气，肺与皮毛相表里，肺气不足之人，表虚不固，汗液外泄故见自汗。或因表虚卫弱，复加微受风邪，营卫不和，卫外失司，而见汗出恶风。

（2）情志不遂　思虑烦劳过度，心脾损伤，血不养心，心不敛营，心液失藏，则汗液外泄。或因耗伤阴精，虚火内生，阴津被扰，不能自藏而汗泄。亦有因忿郁恼怒，气机郁滞，肝郁化火，火热逼津外泄，自汗盗汗。

（3）饮食偏嗜　嗜食辛辣厚味，或素体湿热偏盛，以致湿热内盛，邪热郁蒸，津液外泄，汗出增多。

2. 病机　汗证的基本病机是阴阳失调，营卫失和，腠理不固，汗液外泄失常。肺气亏虚或营卫不和，卫外失司而见自汗；阴虚火旺、邪热蕴蒸，迫津外出，故而多汗；思虑过度，心血暗耗，亦可出汗，故汗证的发生与在表、在里之阴阳失调、津液外泄有关。

汗证的病理性质有虚实之分，但虚多实少。属实证者，多由肝火或湿热郁蒸所致；属虚证者，多与气虚、血虚、阴虚、阳虚有关，其中自汗多为气虚，盗汗多为阴虚。虚实之间每可兼见或相互转化。如邪热郁蒸，迫津外出，气随津出，日久气阴耗伤，转为虚证；虚证者亦可兼有火旺或湿热。

【诊断与鉴别诊断】

1. 诊断

（1）主症为白昼时时汗出，动则益甚为自汗；睡则汗出，醒后汗止为盗汗。可伴有气虚、血虚、阴虚、湿热内蕴等相关症状。

（2）有病后体虚，表虚受风、思虑烦劳过度，情志不舒，饮食不节等病史。

（3）风湿性心脏病患者出现多汗，可见血沉加快、抗"O"增高；T_3、T_4、TSH、基础代谢率有助于排除甲状腺疾病；此外，怀疑肺结核者，应进行胸部X线摄片、痰涂片、结核菌素试验等检查，以排除肺结核之盗汗。

2. 鉴别诊断

（1）自汗、盗汗与脱汗　脱汗又称为绝汗，为阳气亡脱、病势危急的征象，表现为大汗淋漓，汗出如珠，声低息微，精神疲惫，四肢厥冷，脉微欲绝或散大无力等。其汗出的情况及病情的危重程度均较自汗、盗汗为重。

（2）自汗、盗汗与战汗　战汗，主要出现于急性热病过程中，为邪正交争的征象，表现为突然恶寒战栗，全身汗出，发热，口渴，烦躁不安。战汗是病情发展变化的转折点，若汗出之后，热退脉静，气息调畅，为正胜邪却，病趋好转的佳兆。若患者出现“脉促气粗，形体不仁，水浆不下，目直视，舌痿不能言，此则欲脱之象”（《伤寒寻源·中集·战汗》）。与阴阳失调，营卫不和之自汗、盗汗迥然有别。

（3）自汗、盗汗与黄汗　黄汗因湿热内郁所致，症见汗出色黄，染衣着色，常伴见口中黏苦，渴不欲饮，小便不利，苔黄腻。与自汗盗汗中的邪热郁蒸型相似，但黄汗汗出色黄的程度相对较重。如《金匮要略》所述：“黄汗之为病，身体肿，发热汗出而渴，状如风水，汗沾衣，色正黄如柏汁。”

【辨证论治】

1. 辨证要点

（1）辨汗出虚实　应着重辨明阴阳虚实。一般来说，汗证属虚者多。自汗多属气虚不固，盗汗多属阴虚内热。实证多因肝火、湿热等邪热郁蒸所致。病程较久或病重者，会出现阴阳虚实错杂的情况。由于汗出过多，气随津出，因此多出现气阴两虚之证。

（2）辨局部汗出　有些患者的汗出发生与局部，应结合其他临床表现，仔细辨证，常见手足汗出、头汗出等。

①手足汗出：若汗出手热，小便自利，大便硬，为胃肠燥热；若汗出手凉，小便不利，为中寒胃虚。足汗出、气味臭秽者多为湿热下注。

②头汗出：指仅头面部或者头颈部出汗较多，而身体无汗的病证。头汗病机复杂，可因湿热、瘀血、胃热等，应结合其他症状表现仔细辨证。

③半身汗出：即患者出汗时，只左半身或右半身有汗，而另侧无汗。多因气血偏虚，夹寒痰阻滞经络所致。常为偏枯预兆。如果上半身出汗，而下半身无汗者，一般多见于截瘫症。

④心汗：指当心一片，津津汗出之证，多因思虑过度，耗伤心血所致。《类证治裁》用补心丹治之。

⑤阴汗：下焦湿热不行，以致会阴部及阴囊俱有汗出，常觉黏而不爽。治法宜祛下焦湿热，利小便，滋阴而自止。

2. 治疗原则　针对汗证阴阳失调，营卫失和，腠理不固，五脏气血失调的病机，治疗当以“补虚泻实，调和阴阳”为原则。虚证，根据气、血、阴、阳亏虚的不同分别给予益气、养阴、补血、温阳、调和营卫之法；实证，当清肝泻热、化湿和营、固涩敛汗；虚实夹杂，分清虚实主次而兼顾之。

3. 分证论治

（1）肺卫不固

证候：自汗出，恶风，稍劳汗出尤甚；易感冒，气短而喘，声低懒言，体倦乏力，面白少华。苔薄白，脉细弱。

辨证要点：汗出恶风，稍劳汗出尤甚，易于感冒，体倦乏力。

基本病机：肺气虚弱，无力卫外，营卫不和，汗液外泄。

治法：益气固表。

方药：桂枝加黄芪汤（《金匮要略》）或玉屏风散（《究原方》）加减。常用药：桂枝、白芍、生姜、大枣、甘草、黄芪、白术、防风。

加减：若气虚甚，加党参；兼有阴虚而见舌红，脉细数加麦冬、五味子；兼阳虚加附子；汗多加浮小麦、糯稻根、龙骨、牡蛎；半身或局部出汗，可配合甘麦大枣汤加减。

（2）心血不足

证候：自汗或盗汗，心悸少寐，多梦，头晕眼花，面色不华，神疲气短。舌质淡，脉细无力。

辨证要点：自汗或盗汗，心悸少寐，面色不华，神疲气短。

基本病机：心血不足，心之体神失养，心液不藏。

治法：养血补心。

方药：归脾汤（《济生方》）加减。常用药：人参、黄芪、茯苓、白术、当归、龙眼肉、酸枣仁、远志。

加减：若汗出较多，加五味子、煅牡蛎、浮小麦；血虚甚加制首乌、枸杞子、熟地黄。

（3）阴虚火旺

证候：夜寐盗汗，或有自汗；形体消瘦，口燥咽干，五心烦热，两颧潮红，或兼午后、夜间潮热，小便短黄，大便干结。舌红少苔，脉细数。

辨证要点：夜寐盗汗，五心烦热，舌红少苔，脉细数。

基本病机：虚火内灼，迫津外出。

治法：滋阴降火。

方药：当归六黄汤（《兰室秘藏》）加减。常用药：当归、生地黄、熟地黄、黄连、黄芩、黄柏、黄芪。

加减：若汗出多，加牡蛎、浮小麦、糯稻根；潮热甚，加秦艽、银柴胡、白薇；兼气虚，重用黄芪；大便干结，排便困难，可合方增液承气汤。

（4）邪热郁蒸

证候：蒸蒸汗出，汗黏，汗液易使衣服黄染；面赤烘热，烦躁，口苦，小便色黄，大便干结。舌苔薄黄，脉象弦数。

辨证要点：汗出而黏，衣服黄染，口苦，尿黄，舌苔黄。

基本病机：湿热蕴蒸，迫津外泄。

治法：清肝泄热，利水化湿。

方药：龙胆泻肝汤（《医方集解》）加减。常用药：龙胆草、黄芩、栀子、柴胡、泽泻、木通、车前子、当归、生地黄、甘草。

加减：若里热较甚，小便短赤者，加车前子、茵陈；湿重脘痞，加苍术、茯苓、陈皮、苏梗；汗出色黄染衣者，加茵陈、秦艽；大便干结，可加大黄、厚朴。

（5）营卫不和

证候：汗出恶风，周身酸楚，时寒时热，或半身、局部出汗。苔薄白，脉缓。

辨证要点：汗出、恶风、脉缓。

基本病机：营卫不和，腠理不固。

治法：调和营卫。

方药：桂枝汤（《伤寒论》）加减。常用药：桂枝、白芍、生姜、大枣、甘草。

加减：若汗多者，加煅龙骨、牡蛎；有气虚见症者，加黄芪。

4. 其他疗法

（1）中成药疗法　表虚自汗，易感冒者，可服用玉屏风颗粒；湿热重，汗多色黄，口苦，尿黄，舌苔黄腻者，可服龙胆泻肝丸；心血不足，心悸少寐，面色无华，神疲气短者，可服归脾丸。

（2）止汗粉疗法　用粉剂、散剂外扑敛汗，使用方便，至今仍有应用，可配合中药内服效果更佳。

此法最早见于《伤寒论》大青龙汤方后注“汗出多者，温粉扑之”。《证治准绳》载：“治脚汗，白矾、干葛各等份为末，每半两、水三碗，煎十数沸洗，日一次，三五日自然无汗。”《证治汇补》载：“用牡蛎、白术、麦麸、麻黄根、糯米、防风、白芷等末，绢包，周身扑之。”《张氏医通》载：“阴囊湿者，以炉甘石煅过扑之，密陀僧末亦佳。”《奇效良方》载：“麻黄根、牡蛎粉、败扇灰、栝楼各三两，白术二两、米粉三升，上为末，和粉搅匀，以生绢袋盛，用粉身体，日三两度，忌桃李雀肉，仍灸大椎五六百炷，日灸二七五七，任意灸亦得，汗即渐止。”

（3）脐疗法　用75%乙醇棉球擦拭患者脐孔及周围，将五倍子5g，研成细末，加少许食用醋，调成糊状放于神阙穴（肚脐），外敷消毒纱布用胶布固定。每24小时换药1次，连续敷药3~5次为1个疗程。临床上亦常用五味子粉，或用五味子、五倍子合而打粉。

【预防调护】

汗出之时，腠理空虚，易于感受外邪，故当避风寒，以防感冒。汗出之后，应及时用干毛巾将汗擦干。出汗多者，需经常更换内衣，并注意保持衣服、卧具干燥清洁。注意劳逸结合，加强体育锻炼，少食辛辣厚味，保持精神愉快，避免思虑烦劳过度，是预防自汗、盗汗的重要措施。

肺卫不固患者宜进温热健脾益气食品，如山药、桂圆、大枣等。平时用大枣、党参一起煎煮，有补气固表作用，对自汗易感冒者有良好效果。阴虚火旺患者应加强饮食营养，多食新鲜多汁水果，以滋养阴液。平时饮服枸杞子茶，有补肾降火作用。邪热郁蒸患者宜以清淡、富有营养、容易消化、爽口食物为佳。

【重点难点】

1. 汗证是指由于阴阳失调，营卫失和，腠理不固，而致汗液外泄失常的病证。不因天暑、厚衣、劳作及其他疾病，而白昼时时汗出者，称为自汗；寐中汗出，醒来自止者，称为盗汗。

2. 因病后体虚、情志不遂、饮食偏嗜等，导致五脏气血阴阳失调，营卫失和，腠理不固，汗液外泄失常而为病。

3. 以虚者多见。自汗多由气虚不固，营卫不和；盗汗多因阴虚内热。由邪热郁蒸所致者，则属实证。辨证时须分清阴阳虚实，并掌握局部汗出的病理意义。

4. 治疗以补虚泻实，调和阴阳为原则。益气固表、养血补心、滋阴降火、清化湿热、调和营卫是治疗自汗、盗汗的主要治法，可在辨证方药的基础上酌加固涩敛汗之品，以提高疗效。

5. 临床以肺卫不固、阴虚火旺、邪热郁蒸等证型较为常见。

【临证备要】

1. 夺血者无汗，夺汗者无血　汗血同源，临床上对于失血、出血患者，一般禁用发汗法，以免更伤津液而竭化血之源；对于多汗、伤津的患者，一般不用针刺放血疗法，也不宜用耗血动血之药，以免进一步耗伤津液。

2. 可以适当应用一些具有敛汗（止汗）作用的中药　常用的止汗药有仙鹤草、山茱萸、牡蛎、五味子、五倍子、乌梅、麻黄根、浮小麦、糯稻根等。亦有重用生麦芽者。

3. 名医经验　《小品方》将桂枝加龙骨牡蛎汤去桂枝，加少量白薇、附子，称“二加龙骨牡蛎汤”，国医大师张志远据此方化裁：白芍30g，白薇6g，炮附子6g，龙骨30g，牡蛎30g，甘草6g，生姜6片，大枣20枚。用以治疗身体虚弱、阴液亏损、卫阳不固之汗证患者，往往数剂便愈。可据病情添入浮小麦、山茱萸、麻黄根、五味子等。（张志远.张志远临证七十年精华录.北京：人民卫生出版社，2016.）

答案解析

目标检测

A1型题

1．汗证，自汗或盗汗，神疲气短，面色不华，舌质淡，脉细。辨证应属（　）

A．脾胃虚弱证　B．邪热郁蒸证　C．阴虚火旺证　D．肺卫不固证　E．心血不足证

2．汗证，邪热郁蒸证的最佳选方是（　）

A．茵陈蒿汤　B．四妙丸　C．黄连解毒汤　D．龙胆泻肝汤　E．黄连温胆汤

3．汗证，夜寐盗汗，或有自汗，五心烦热，或兼午后潮热，两颧色红，口渴，舌红少苔，脉细数。辨证应属（　）

A．邪热郁蒸证　B．肺卫不固证　C．心血不足证　D．脾胃虚弱证　E．阴虚火旺证

A2型题

4．男，52岁。近日外感，现汗出恶风，时有寒热，周身酸楚，苔薄白，脉缓。治宜（　）

A．益气固表　B．滋阴降火　C．调和营卫　D．滋养心脾　E．益气温阳

5．男，55岁。有慢性咳喘病史十余年，平素易汗出，劳动后尤甚，易外感，体倦乏力，恶风，舌苔薄白，脉细弱。该患者治疗首选（　）

A．麻杏石甘汤　B．桂枝汤　C．玉屏风散

D．当归六黄汤　E．桂枝甘草龙骨牡蛎汤

A3型题

张某，男，46岁。因1周来自汗多而就诊，现蒸蒸汗出，面赤烘热，口苦，烦躁易怒，小便黄，大便干，舌红苔黄，脉弦数。

6．该患者的证候属于（　）

A．肝火郁蒸　B．阴虚火旺　C．营卫不和　D．肺卫不固　E．脾虚湿盛

7．其治法为（　）

A．滋阴降火　B．健脾化湿　C．清肝泻热　D．调和营卫　E．益气固表

8．其治疗首选方是（　）

A．玉屏风散　B．桂枝汤　C．当归六黄汤　D．五苓散　E．龙胆泻肝汤

B1型题

A．玉屏风散　B．桂枝汤　C．归脾汤　D．当归六黄汤　E．龙胆泻肝汤

9．阴虚火旺所致的盗汗宜选用（　）

10．肺卫不固所致的自汗宜选用（　）

（王　淞）

书网融合……

知识回顾　习题

第六节　内伤发热

PPT

学习目标

知识要求：

1. 掌握内伤发热的概念、病因病机、诊断与类证鉴别、辨证论治。
2. 熟悉内伤发热的预防调护。
3. 了解内伤发热的西医病症、衍变与预后。

技能要求：

1. 熟练掌握正确诊断内伤发热并为患者进行辨证论治的技能。
2. 学会运用辨证论治的方法治疗内伤发热。

岗位情景模拟 39

孙某，男，79岁。2002年9月9日初诊。

发热20天。患者2002年8月19日开始发热，体温39.7℃，在某医院治疗未效。目前用亚胺培南西司他丁钠（泰能）、白蛋白治疗，并用激素降温，但体温持续不退。目前诊断尚未明确。刻下症见：午后高热，热前寒战，半小时后发，身热持续至夜晚9时，用激素方退；上午一般体温在38℃左右，用药热降时汗多，口干明显，渴而不能多饮，恶心，食少，饮荤汤则易腹泻，形体消瘦，精神萎靡，脘痞嗳气。舌光红隐紫欠津，苔少，脉细弦兼数。

问题与思考

1. 中医诊断为何病？当辨为何证？
2. 本病的临床特征是什么？
3. 中医治法是什么？选何方药？

答案解析

内伤发热是指以脏腑功能失调、气血阴阳失衡为基本病机，以发热为主要临床表现的病证。一般起病较缓，病程较长，常反复发热，热势高低不一，但以低热多见，或仅自觉发热而体温并不升高。

关于内伤发热的记载，《素问·调经论》指出："阴虚则内热。"《素问·刺热论》详述了五脏热病的症状及预后，为后世辨别五脏热病奠定了基础。在治疗上，《素问·至真要大论》提出了"诸寒之而热者取之阴"，即"壮水之主，以制阳光"的治疗原则。汉·张仲景《金匮要略·血痹虚劳病脉证并治》以小建中汤治疗虚劳"手足烦热"，开后世甘温除热治法的先河。《金匮要略·惊悸吐衄下血腹满瘀血病脉证治》中云："病者如热状，烦满，口干燥而渴，其脉反无热，此为阴伏，是瘀血也。"论述了瘀血发热。元·李东垣用补中益气汤治疗气虚发热，他还在《内外伤辨惑论》中以当归补血汤治疗血虚发热，并对内伤发热与外感发热的鉴别作了详细的论述。朱丹溪提出"阳有余，阴不足"学说，创制大补阴丸等方治疗"阴虚火动"之证，并提出"气有余便是火"的观点。明·秦景明《症因脉治》最先明确提出"内伤发热"这一病证名称，并用气虚柴胡汤治疗气虚发热，血虚柴胡汤治疗血虚发热。清·王清任

《医林改错》载："晚发一阵热……每晚内热，兼皮肤一时热，此方（血府逐瘀汤）一付可愈，重者两付。"为瘀血发热的治疗提供了有效方剂。

凡不因感受外邪所致的发热，可归属内伤发热的范畴。西医学的功能性低热、肿瘤、血液病、结缔组织病、内分泌疾病及部分慢性感染性疾病所引起的发热，和某些原因不明的发热，具有内伤发热的特点时，均可参照本节辨证论治。

知识拓展

甘温除热法

最早提出甘温除热法的是金元四大家之一，补土派的李杲。其思想的源流则更早，如《难经》云：实实虚虚，损不足而益有余。如此死者，医杀之尔。然则奈何？曰：惟当以甘温之剂，补其中，升其阳，甘寒以泻其火则愈。《黄帝内经》曰：劳者温之，损者温之。由此，李杲提出了治疗内伤发热的治疗大法和禁忌：甘温能除大热，大忌苦寒之药泻胃土，并组方补中益气汤，作为甘温除热的代表方，临证量轻重治之。

【病因病机】

1. 病因

（1）情志不遂　情志抑郁，肝失条达，气郁化火；或忧思气结，脾胃运失职，湿邪内生，郁而化热。

（2）瘀血阻滞　气滞、气虚、外伤、痰阻、出血、寒凝、邪热等均可产生瘀血。瘀血内积，郁而化热，则引起发热。瘀血阻滞，新血不生，阴血不足，阳无所附，阳气浮越亦可发热。

（3）饮食所伤　过食肥甘厚味或饮酒过度，湿浊内生，郁而化热，引起湿郁发热。

（4）劳倦久病　劳倦过度，或久病失治，脾胃虚弱，以致中气不足，阴火内生而引起发热；或因中焦失运，精微不足，生血乏源，或久病心肝血虚，或长期慢性失血，或外伤、产后、手术失血过多等，致营血亏虚。血有形而属阴，阴血不足，则无以敛阳，阳气偏亢而引起发热；或久病气虚无力卫外，营卫失和，阴阳失衡而发热。

（5）体质因素或他病转归　素体阴虚，或因热病日久、吐泻汗多、过用温燥等导致阴液耗伤，阴衰则阳盛，水不制火而生内热。素体阳虚，或患寒证日久、过用寒凉，耗伤阳气，或久病气虚、气损及阳等，阳气虚衰，阴寒内盛，火不归原、虚阳外浮而引起阳虚发热。

2. 病机　内伤发热的基本病机为脏腑功能失调，阴阳失衡。肾为先天之本，肾阴、肾阳为一身阴阳之根本，脾胃为后天之本，脾胃气虚，阴火内生，可致气虚发热，肝之疏泄功能可调畅一身之气、血、津液的运行，气、血、津液郁结皆可化热，故内伤发热的病位涉及脾、胃、肝、肾，并以脾肾为主。

内伤发热的病理性质有虚实两端，久病可形成虚实兼夹之证。实证由气郁化火、瘀血阻滞及内湿停聚，郁而化热而致。虚证由中气不足、血虚失养、阴精亏虚及阳气虚衰引起发热。本病也可由多种病因同时引起发热，如气郁血瘀，气阴两虚、气血两虚等。

【诊断与鉴别诊断】

1. 诊断

（1）主症为低热，或自觉发热，或五心发热，或骨蒸潮热，或面部烘热，而体温多不升高，表现为高热者较少。不恶寒，或虽感怯冷，但得衣被则减轻或消失。发热持续，或时作时至，或发有定时。常伴有头痛，头晕、神疲、自汗、盗汗、脉弱等症。因内伤发热主要由于气、血、阴、阳亏损，或气、血、水湿的郁滞壅遏所致，故在发热的同时，会兼见相关症状。

（2）起病缓慢，病程较长，一般有气、血、阴、阳亏虚，或气郁、血瘀、湿阻的病史，或有反复发热史。

（3）慢性发热患者常规进行血、尿、粪三大常规检查，血沉测定，心电图及X线检查。怀疑结缔组织疾病时，做链球菌溶血素“O”效价测定、血中狼疮细胞检查及有关血清免疫学检查。怀疑肝脏疾病时，做肝功能检查。怀疑甲状腺疾病时，做基础代谢检查。有未能解释原因的严重贫血时，需做骨髓象检查。

2. 鉴别诊断　内伤发热与外感发热：内伤发热主要是因为脏腑气血失调而导致的，一般表现为低热，发病迟缓，病情比较长，可能和内伤久病虚弱有一定关系。外感发热因感受外邪而起，起病较急，病程较短，发热初期大多伴有恶寒，其恶寒得衣被而不减。发热的程度大多较高，发热的类型随病种的不同而有所差异。初起常兼有头身疼痛、鼻塞、流涕、咳嗽、苔薄、脉浮等表证。外感发热由感受外邪，正邪相争所致，属实证者居多。此外，还可以从局部症状进行鉴别，如李杲《内外伤辨惑论》指出：“内伤及劳役饮食不节病，手心热，手背不热。外伤风寒，则手背热，手心不热。”

【辨证论治】

1. 辨证要点

（1）辨证候虚实　依据病史、病因、症状、舌象、脉象等辨别证候的虚实。虚证病程较长，而实证相对较短；虚证舌或胖大或瘦小，苔少或无苔，而实证舌质紫暗，或苔黄腻；虚证脉多细弱无力，而实证脉多实、弦、滑、数；由气郁、血瘀、痰湿阻滞所致的内伤发热属实，由气虚、血虚、阴虚、阳虚所致的内伤发热属虚。若邪实伤正及因虚致实，表现虚实夹杂证候者，应分辨其主次。

（2）辨病情轻重　病程较长，热势亢盛，持续发热，或反复发作，久治不愈，胃气衰败，正气虚甚，兼夹证多，则病情较重。反之则病情较轻。若内脏无实质性病变，仅属一般体虚所致者，病情亦轻。

（3）辨发热特点　气郁发热多见低热或午后潮热，热势常随情绪波动而起伏；血瘀发热多在午后或夜晚发热，或自觉身体某些部位发热；湿郁发热多表现为低热，身热不扬；气虚发热，热势或高或低，常在劳累后发作或加剧；阴虚发热多在午后潮热或夜间发热，手足心热，骨蒸潮热；阳虚者发热而欲近衣被，畏寒肢冷。

2. 治疗原则　针对内伤发热邪实阻滞，郁而化热或气血阴阳亏虚，阴阳失衡之病机，治疗当以补虚泻实，调理阴阳，调和气血为基本原则。实则泻之，根据肝郁、瘀血及湿阻之异，分别施以行气、活血、化湿之法，邪气瘀滞郁而化热者可适当佐以清热。虚则补之，根据气、血、阴、阳亏虚的不同，分别施以益气、养血、滋阴、温阳之法。对虚实夹杂者，应分清主次，随证治之。

3. 分证论治

（1）阴虚发热

证候：午后或夜间潮热，不欲近衣，五心烦热；盗汗，少寐，多梦，口干咽燥，尿少色黄，大便干结。舌体瘦小，舌质干红，或有裂纹，苔少或无苔，脉细数。

辨证要点：午后或夜间潮热，盗汗，五心烦热，舌红，苔少，脉细数。

基本病机：阴虚阳盛，虚火内炽。

治法：滋阴清热。

方药：清骨散（《证治准绳》）加减。常用药：银柴胡、知母、胡黄连、地骨皮、青蒿、秦艽、鳖甲、甘草。

加减：若盗汗明显者，宜去青蒿，加煅牡蛎、浮小麦、糯稻根、五味子；阴虚较甚者，加玄参、生地黄、制首乌；失眠者，加酸枣仁、柏子仁、首乌藤；兼气虚而见头晕气短、体倦乏力者，加太子参、黄精。肝肾阴虚火旺而见低热，五心烦热，头晕目眩，耳鸣，腰膝酸软，遗精等症者，可选用知柏地黄丸。

（2）血虚发热

证候：发热多为低热；面色淡白或萎黄，头晕眼花，心悸多梦，身倦乏力，健忘神疲，唇甲色淡，或妇女月经量少而色淡，延期甚至闭经。舌淡，苔白，脉细弱无力。

辨证要点：低热，面白少华，唇甲色淡，舌质淡，脉细弱。

基本病机：血虚失养，阳无所附，阳气浮越。

治法：养血益气。

方药：归脾汤（《济生方》）加减。常用药：黄芪、人参、茯苓、白术、当归、龙眼肉、酸枣仁、远志、大枣、炙甘草、木香、生姜、熟地黄、白芍。

加减：若血虚较甚者，加枸杞子、制首乌；偏于脾气虚，纳差，腹胀者，去龙眼肉、熟地黄，重用黄芪、人参，加陈皮、神曲、谷芽、麦芽；低热持续者，可酌加牡丹皮、银柴胡、白薇；若慢性失血所致，仍有少许出血者，可酌加三七粉、仙鹤草、茜草、棕榈炭；兼阴虚者，酌加麦冬、生地黄、鳖甲；血虚冲任不足，妇女月经量少色淡或闭经者，可重用熟地黄、当归，加川芎、益母草。

（3）气虚发热

证候：发热，低热或高热，常在劳累后发作或加重；倦怠乏力，气短懒言，食少便溏，自汗，易于感冒。舌淡，苔薄白，脉细弱或细数。

辨证要点：发热，常在劳累后发作或加重，倦怠乏力，气短懒言，食少便溏，脉细弱。

基本病机：中气不足，阴火内生。

治法：益气健脾，甘温除热。

方药：补中益气汤（《脾胃论》）加减。常用药：黄芪、人参、白术、当归、陈皮、升麻、柴胡、炙甘草。

加减：若营卫不调，时冷时热，汗出恶风者，加桂枝、白芍；脾虚夹湿，而见胸闷脘痞，大便溏薄，舌苔白腻者，加苍术、厚朴、藿香；易患感冒者，可合用玉屏风散；自汗较多者，加煅牡蛎、浮小麦、糯稻根。

（4）阳虚发热

证候：发热而欲近衣被，形寒怯冷，四肢不温，少气懒言，头晕嗜卧，腰膝酸软，纳少便溏，面色㿠白。舌体胖或有齿痕，舌质淡，苔白润，脉沉细无力。

辨证要点：发热而欲近衣被，形寒怯冷，腰膝酸软，舌质淡，苔白润，脉沉细无力。

基本病机：肾阳亏虚，火不归原，虚阳外浮。

治法：温阳补肾，引火归原。

方药：金匮肾气丸（《金匮要略》）加减。常用药：附子、肉桂、山茱萸、熟地黄、山药、茯苓、牡丹皮、泽泻。

加减：若阳虚而气短乏力者，加人参、黄芪；阳虚较甚者加仙茅、淫羊藿；火不暖土，便溏者，加白术、干姜，薏苡仁或合方理中丸。

（5）气郁发热

证候：发热多为低热或潮热，热势常随情绪波动而起伏，精神抑郁，胁肋胀满，烦躁易怒，妇女常兼月经不调，经来腹痛，或乳房胀痛，口干而苦，纳食减少。舌红，苔黄，脉弦数。

辨证要点：低热，热势常随情绪波动而起伏，精神抑郁，胁肋胀满，烦躁易怒，舌红苔黄，脉弦数。

基本病机：肝郁气滞，郁而化热。

治法：疏肝理气，解郁泻热。

方药：丹栀逍遥散（《内科摘要》）加减。常用药：牡丹皮、栀子、柴胡、薄荷、当归、白芍、白术、茯苓、炙甘草。

加减：若气郁较甚者，加郁金、川楝子、青皮；热象较甚，舌红口干，便秘者，可去白术，加龙胆草、决明子；妇女若兼月经不调，可加泽兰，益母草；素体阴虚，或肝郁发热日久伤阴，可选用滋水清肝饮。

（6）湿郁发热

证候：低热，午后热甚，热难速已，或身热不扬，心中烦热，胸闷脘痞，身体困重，头重如裹，不思饮食，渴不欲饮，呕恶，大便稀薄或黏滞不爽。舌苔白腻或黄腻，脉濡或濡数。

辨证要点：低热或身热不扬，胸闷脘痞，身体困重，苔腻，脉濡或濡数。

基本病机：湿邪阻滞，郁而化热。

治法：除湿清热，宣畅气机。

方药：三仁汤（《温病条辨》）加减。常用药：杏仁、白蔻仁、生薏苡仁、飞滑石、常山、白通草、竹叶、厚朴、半夏。

加减：若头痛如裹者，加藁本、苍术；呕恶者，加竹茹、藿香、陈皮；胸闷、苔腻者，加郁金、佩兰；湿热阻滞少阳枢机，症见寒热如疟，寒轻热重，口苦呕逆者，加青蒿、黄芩。湿郁发热，亦可用中和汤（《丹溪心法》）或甘露消毒丹（《医效秘传》）加减。痰郁化热者，可选用黄连温胆汤加减治疗，方中半夏、陈皮、茯苓燥湿化痰，黄连、竹茹清热化痰，枳实行气，诸药合用，可燥湿清热、理气化痰，是治疗痰热证的重要方剂。

（7）血瘀发热

证候：午后或夜晚发热，或自觉身体某些部位发热，肢体或躯干有固定痛处或肿块，口干咽燥，但不多饮，面色萎黄或晦暗，肌肤甲错。舌质青紫或有瘀点、瘀斑，脉弦或涩。

辨证要点：午后或夜晚发热，肢体或躯干有固定痛处或肿块，舌有瘀点，瘀斑，脉涩。

基本病机：瘀血阻滞，瘀久化热。

治法：养血活血，化瘀清热。

方药：血府逐瘀汤（《医林改错》）加减。常用药：当归、川芎、牡丹皮、赤芍、生地黄、柴胡、黄芩、枳壳、桔梗、桃仁、红花、川牛膝、炙甘草。

加减：若发热较甚者，可加秦艽、白薇；便秘者，重用桃仁，加大黄；素体脾虚者，加黄芪、党参；兼肝郁者，加莪术、佛手；肢体肿痛者，可加姜黄、乳香、没药、地龙。

4. 其他疗法

（1）中成药疗法　气虚发热证可服补中益气丸；阳虚发热证可服金匮肾气丸；血虚发热证可服人参归脾丸；阴虚发热证可服六味地黄丸、知柏地黄丸；阴虚火旺证可服大补阴丸、天王补心丹；少阳郁热证可服小柴胡颗粒；瘀血发热证可服血府逐瘀口服液；肝郁化火证可服加味逍遥丸；痰湿郁热证可服黄连温胆丸。

（2）针灸疗法　气虚发热选脾俞、胃俞、气海、合谷、尺泽等穴，用补泻兼施法，每日1~2次；阴虚发热选三阴交、太溪、复溜、大椎等穴，用补泻兼施法，每日1~2次；肝郁发热选行间、风池、大椎、曲池、内关等穴，用泻法，每日1~2次；瘀血发热选血海、膈俞、中冲、阳陵泉、人中、神门等穴，用泻法，每日1~2次；湿郁发热选合谷、大椎、丰隆、内关、公孙、足三里等穴，用泻法，每日1~2次。

【预防调护】

内伤发热患者应注意生活规律，住所寒温适宜，并注意保暖、避风，防止感受外邪，常自汗、盗汗者，应注意更换内衣。饮食宜清淡而富有营养又易于消化，适当多食水果、蔬菜，少食油腻，忌烟酒。体温高者应卧床休息，长期低热的患者，在体力允许的情况下，可进行适当户外活动，可习练八段锦等健身气功功法增强体质。

气郁发热者平时还可用佛手泡水代茶。若胁痛明显，可醋炒青皮煎服或研末吞服。气虚发热者宜食甘温补气的食物，如大枣、薏苡仁、山药等，忌生冷硬固之品。

【重点难点】

1. 内伤发热是以发热为主要临床表现的病证。一般起病较缓，病程较长，或有反复发热的病史。热势高低不一，但以低热为多，或自觉发热，或五心烦热而体温并不升高。一般发热而不恶寒，或虽感怯冷但得衣被则冷感减轻或消失。或发热持续，或时作时止，或作有定时。发热的同时多伴有头晕，神疲，自汗盗汗，脉弱无力等症。

2. 因情志不舒、饮食失调、劳倦过度，以致瘀血阻滞，久病伤正等，以致脏腑功能失调，气血阴阳失衡而为病。

3. 病机有虚实两类，其中气滞、血瘀、湿邪郁滞，壅遏化热者属实，气、血、阴、阳亏虚发热者属虚。临证应注意辨别证候虚实和发热特点，并与外感发热相鉴别。

4. 治疗以补虚泻实，调理阴阳，调和气血为原则。

5. 临床以阴虚发热、气虚发热及湿郁发热证较为常见。

【临证备要】

1. **食积亦可发热** 多见于小儿，其治应遵循“和而兼消”的原则，可用疏肝和胃药配合消食导滞药物治疗。如《张氏医通》“气口脉滑，内有宿食，常暮发热，明日复止”。此为有余之证，可用枳实导滞丸、四逆散、枳术丸、保和丸等方消导以治之。

2. **内伤发热四时用药** 发热的时间规律及四时阴阳的消长变化规律，在用药时宜顺应四时阴阳的变化，灵活选药，可与自然界阴阳之气感召相应，提高临床疗效。可以参考《慎斋遗书》的经验：“内伤夹外感者，于补中益气汤中，春加川芎、防风、荆芥、柴胡、紫苏；夏加干葛、石膏、薄荷、甘草、升麻、柴胡之类；秋加苍术、防风、荆芥之类；冬加麻黄、桂枝、炮姜、附子之类。”

3. **气有余便是火** 语出《丹溪心法》。“气”是多指外界的六淫邪气和人自身的情志。六淫邪气侵害人体久而久之会化热而伤阴液，而人之情志过极则相火妄动而生内热，这都是气有余之象，故言气有余便是火。而此火往往都是邪火。如由于阴液不足，阳气偏盛引起的目赤、咽痛、牙龈肿痛等虚火上炎证候。又如五志、七情过极，出现阳亢或气郁化火的肝火、胆火、胃火、心火等证候。

4. **名医经验** 国医大师张志远治疗阴虚发热，常用滋阴养津加清虚热药，以知柏地黄丸为基础方化裁成育阴汤，常用生地黄15g，山茱萸15g，牡丹皮15g，知母9g，麦冬9g，黄柏6g，银柴胡9g，地骨皮15g，胡黄连9g，白薇9g，女贞子9g。（张志远，刘桂荣.张志远临证七十年日知录.北京：人民卫生出版社，2016.）

目标检测

答案解析

A1型题

1．下列各项中，不属内伤发热病因的是（　）

A．感受外邪　B．久病体虚　C．饮食劳倦　D．情志失调　E．外伤出血

2．甘温除热治法的代表方剂是（　）

A．大建中汤　B．小建中汤　C．黄芪建中汤　D．补中益气汤　E．人参养荣汤

3．治疗内伤发热阴虚发热证，首选的方剂是（　）

A．清营汤　B．清骨散　C．归脾汤　D．补中益气汤　E．青蒿鳖甲汤

4．治疗内伤发热血虚发热证，首选的方剂是（　）

A．清营汤　B．清骨散　C．归脾汤　D．补中益气汤　E．青蒿鳖甲汤

5．治疗内伤发热痰湿郁热证，首选的方剂是（　）

A．苓桂术甘汤　B．龙胆泻肝汤　C．丹栀逍遥散

D．藿香正气散　E．黄连温胆汤合中和汤

6．治疗内伤发热血瘀发热证，首选的方剂是（　）

A．复元活血汤　B．桂枝茯苓丸　C．天台乌药散　D．血府逐瘀汤　E．黄连温胆汤

7．内伤发热中血虚发热的主要表现是（　）

A．低热或潮热，烦躁易怒　B．发热而欲近衣，形寒肢冷　C．热势或低或高，气短懒言

D．热势多为低热，面白少华　E．午后或夜间发热，手足心热

A2型题

8．男，36岁。发热而欲近衣，形寒怯冷，四肢不温，少气懒言，头晕嗜卧，腰膝酸软，纳少便溏，面色㿠白，舌质淡胖，边有齿痕，苔白润，脉沉细无力。此时的证候诊断是（　）

A．气虚发热　B．血虚发热证　C．阴虚发热证　D．阳虚发热证　E．气郁发热证

9．女，42岁。自觉发热近1年，多为低热，热势常随情绪波动而起伏，精神抑郁，胁肋胀满，烦躁易怒，口干而苦，纳食减少，舌红苔黄，脉弦数。治疗本病首选的方剂是（　）

A．清肝饮　B．龙胆泻肝汤　C．丹栀逍遥散　D．一贯煎　E．黄连温胆汤

10．女，36岁。低热半个月，午后热甚，心内烦热，胸闷脘痞，不思饮食，渴不欲饮，呕恶，大便黏滞不爽，舌苔黄腻，脉濡数。本病的治法是（　）

A．滋阴清热　B．活血化瘀　C．燥湿化痰，清热和中

D．疏肝理气，解郁泄热　E．温补阳气，引火归原

11．女，50岁。自觉午后发热近2个月，口燥咽干，但不多饮，肢体有固定痛处，面色晦暗，舌质青紫，有瘀点，脉涩。治疗本病首选的方剂是（　）

A．血府逐瘀汤　B．桂枝茯苓丸　C．天台乌药散　D．复元活血汤　E．黄连温胆汤

A3型题

患者，女，43岁。宫外孕术后1周。低热，头晕眼花，身倦乏力，心悸不宁，面白少华，唇甲色淡，舌淡，脉细弱。

12．其证候是（　）

A．阴虚发热证　B．血虚发热证　C．气虚发热证　D．阳虚发热证　E．外伤发热证

13. 此证的治法是（ ）

A. 滋阴清热 B. 益气养血 C. 温补阳气，引火归原

D. 益气健脾，甘温除热 E. 谷气活血

14. 治疗此证应首选的方剂是（ ）

A. 补中益气汤加减 B. 知柏地黄丸加减 C. 归脾汤加减

D. 金匮肾气丸加减 E. 三仁汤加减

15. 若发热较甚，可加（ ）

A. 葛根、防风 B. 石膏、知母 C. 银柴胡、白薇

D. 黄柏、黄连 E. 生地黄、赤芍

B1 型题

A. 秦艽、白薇 B. 龙胆草、黄芩 C. 青蒿、黄芩

D. 竹茹、藿香、白蔻仁 E. 郁金、香附、青皮

16. 内伤发热痰湿郁热证，若出现寒热如疟，寒轻热重，口苦呕逆者，应加用（ ）

17. 内伤发热痰湿郁热证，若呕恶明显者，应加用（ ）

A. 肝 B. 脾胃 C. 心 D. 肺 E. 肾

18. 内伤发热患者，发热每因劳累而起，伴乏力、自汗、食少、便溏，其病位在（ ）

19. 内伤发热患者，发热常因郁怒而起，伴胸胁胀满，叹气得舒，口苦便干，其病位在（ ）

（王 淞）

书网融合……

知识回顾 微课 习题

第七节 虚 劳

PPT

学习目标

知识要求：

1. 掌握虚劳的定义、病因病机、辨证分型及治疗。
2. 熟悉虚劳的诊断及与其他虚证的鉴别诊断。
3. 了解虚劳的源流，演变与预后调护方法。

技能要求：

1. 熟练掌握对虚劳病患者的常见症型进行辨证论治的技能。
2. 学会运用辨证论治的方法治疗虚劳气、血、阴、阳亏虚诸证。

岗位情景模拟 40

患者，女，29岁。2017年8月15日就诊。

倦怠、乏力3个月余。患者因长期过度劳累，生活不规律，饮食不节，3个月前出现倦怠、乏力，易疲劳，纳差，面色萎黄，体重下降10kg，时精神压力大，急躁易怒，月经前乳房胀痛，月经量少，期间曾服用黄芪颗粒、生脉饮不效，近日上述症状加重，遂来本院就诊。刻下症见：神清，精神不振，面色萎黄，身体消瘦，倦怠乏力，四肢困倦，二便可。舌质偏红，苔薄白，脉细弦。

问题与思考

1. 中医诊断为何病？当辨为何证？
2. 本病的临床特征是什么？
3. 中医治法是什么？选何方药？

答案解析

虚劳又称虚损，是由于禀赋薄弱、后天失养及外感内伤等多种原因引起的，以脏腑功能衰退，气血阴阳亏损，日久不复为主要病机，以五脏虚证为主要临床表现的多种慢性虚弱证候的总称。虚劳所涉及的疾病非常多，可以说是中医内科中范围最广的一个病证。凡因禀赋不足、后天失养、病久体虚、积劳内伤、久虚不复等所致的多种以脏腑气血阴阳亏损为主要表现的病证，均属于本病证的范畴。

虚劳是气血津液病证中涉及脏腑及表现证候最复杂的一种病证，临床较为常见。中医药在补益气血、调理阴阳、促进脏腑功能的恢复等方面，积累了丰富的经验。历代医籍对虚劳的论述甚多。《素问·通评虚实论》所说的“精气夺则虚”可视为虚证的提纲。而《素问·调经论》所谓：“阳虚则外寒，阴虚则内热。”进一步说明虚证有阴虚、阳虚的区别，并指明阴虚、阳虚的主要特点。《金匮要略·血痹虚劳病脉证并治》首先提出了虚劳的病名。《诸病源候论·虚劳病诸候》比较详细地论述了虚劳的原因及各类症状，对五劳、六极、七伤的具体内容做了说明。金元以后，许多医家对虚劳的理论认识及临床治疗都有较大的发展。如李东垣重视脾胃，长于甘温补中。朱丹溪重视肝肾，擅用滋阴降火法。明·汪绮石《理虚元鉴》为治疗虚劳的专书，对引起虚劳的原因作了比较全面的归纳，并认为“治虚有三本，肺脾肾是也”。认为“虚劳当治其未成”“知节知防、二护、二候、二守”的预防方法。明代张景岳对阴阳互根的理论做了深刻的阐发，在治疗肾阴虚、肾阳虚的理论及方药方面有新的发展。

西医学中多个系统的多种慢性、消耗性和功能衰退性疾病，如慢性疲劳综合征、垂体功能减退症、再生障碍性贫血、恶性肿瘤化疗后血细胞减少症、艾滋病等，出现类似虚劳的临床表现时，均可参照本病辨证论治。

知识拓展

中医“五劳”“六极”“七伤”

五劳：肺劳令人短气，面肿，鼻不闻香臭；肝劳令人面目干黑，口苦，目视不明；心劳令人忽忽喜忘，大便苦难，时或溏泄，口中生疮；脾劳令人舌本苦直，不能咽唾；肾劳令人背难以俯仰，小便黄赤，时有余沥，阴痛生疮，小腹满急。

六极：气极令人内虚，五脏不足，邪气多正气少，不欲言；血极令人无颜色，眉发堕落，忽忽喜忘；筋极令人数转筋，十指爪甲皆痛，苦倦不能久立；骨极令人酸削齿苦痛，手足烦疼，不可以立，不欲行动；肌极令人羸瘦无润泽，饮食不生肌肤；精极令人少气吸吸，然内虚五脏气不足，发毛落，悲伤喜忘。

七伤：大饱伤脾，脾伤则善噫，欲卧面黄；大怒气逆伤肝，肝伤则少血目暗；强力举重，久坐湿地伤肾，肾伤则少精，腰背痛，厥逆下冷；形寒饮冷伤肺，肺伤则少气，咳嗽鼻鸣；忧愁思虑伤心，心伤则苦惊喜忘善怒；风雨寒暑伤形，形伤则肤发枯夭；大恐惧不节伤志，志伤则恍惚不乐。

【病因病机】

1. 病因

（1）禀赋不足　虚劳的形成与禀赋薄弱、体质虚弱有关。或因胎中失养，孕育不足，或生后喂养失当，水谷精气不充，皆可导致禀赋薄弱，正气不足，无力抗邪，易于罹患疾病，且病情常迁延不愈，使脏腑气血阴阳亏虚日甚，日久而成虚劳。

（2）过度劳累　劳神过度或恣情纵欲，气血阴津耗损，日久而成虚劳。忧郁思虑，积思不解等劳神过度，心脾损伤，气血亏虚，久则形成虚劳。或早婚多育，房事不节，频繁手淫等，易使肾精亏耗，久则形成虚劳。

（3）饮食不节　暴饮暴食，饥饱失宜，嗜酒过度等，损伤脾胃，水谷精微不能化生，气血亏虚，不能濡养脏腑经络，日久形成虚劳。

（4）大病久病　大病之后，正气难复，脏气损伤，日久而成虚劳。久病而成虚劳者，随疾病性质的不同，损耗人体的气血阴阳各有侧重。如热病日久，则耗伤阴津；寒病日久，则伤气损阳；瘀血日久，则新血不生；或病后失于调理，正气难复，均可演变为虚劳。

（5）失治误治　由于辨证诊断有误，或选用药物不当，以致药误，使精气受损难复，从而导致虚劳。在现今的临床实践中，也有过用某些化学药物或接触有害物质（如放射线）过多，严重损伤阴精及气血，而形成虚劳者。

2. 病机　虚劳的基本病机为脏腑亏损、气血阴阳虚衰、久虚不复。脾为后天之本，脾失运化，则气血生化乏源；肾为先天之本，肾虚则一身之阴阳皆虚，故虚劳病症尤以脾肾两脏更为重要。虚劳之“虚”主要为气、血、阴、阳的虚损，可见气虚、血虚、阴虚、阳虚。

虚劳的病理性质总属里虚证。在疾病的发生发展过程中，或因实致虚，或因虚致实，最终导致虚实夹杂，病势日渐发展，而病情趋于复杂。

【诊断与鉴别诊断】

1. 诊断依据

（1）主症为神疲体倦、心悸气短、面容憔悴、自汗盗汗，或五心烦热或畏寒肢冷，脉虚无力等。患者常呈现慢性病面容，形容枯槁，瘦削肉脱或臃肿虚浮。

（2）常具有引起虚劳的致病因素及病史。发病前多有较长时间的疾病，或轻或重，反复发作，日久不愈。

（3）部分患者有明显的诱因，如遇到天气变化、恼怒、劳累、暴饮暴食、饥饿、饮食生冷干硬会使病情加重。

（4）可以涉及多种疾病，应根据其临床表现针对性地进行相关检查。可对患者做血常规、尿常规、便常规、血生化、心电图、X线摄片等基础检查做初步筛选检查。怀疑免疫疾病或内分泌疾病及血液病时，可分别做免疫功能测定、内分泌功能测定、骨髓检查等协助诊断。

2. 病证鉴别

（1）虚劳与肺痨　两者均为虚性病证、病程较长，在唐代以前，尚未将虚劳与肺痨加以区分，一般都统括在虚劳之内。宋代以后，即对虚劳与肺痨的区别有了明确的认识。肺痨因正气不足、痨虫侵袭所致，主要病位在肺，具有传染性，以阴虚火旺为基本病机，以咳嗽、咯痰、咯血、潮热、盗汗、消瘦为主要临床症状；而虚劳则由多种原因所致，久虚不复，病程较长，无传染性，以脏腑气血阴阳亏虚为基本病机，分别出现五脏气、血、阴、阳亏虚的多种症状。

（2）虚劳与虚证　虚劳与内科其他病证中的虚证在临床表现上有类似之处，但两者是有区别的。虚劳以出现一系列精气亏虚的症状为特征，而其他病证中的虚证则各以其病证的主要症状为突出表现，如眩晕气血亏虚证，虽有面色无华，神疲懒言，心悸等气血亏虚之表现，但眩晕是其最主要、最突出的表现；虚劳一般病程较长，往往涉及多个脏腑甚至整体呈现虚衰，其他病证的虚证虽有病程长者，但亦有病程较短而呈现虚证者，病变涉及的脏腑较少。

【辨证论治】

1. 辨证要点

（1）辨五脏气血阴阳亏虚　虚劳病机虽为气血阴阳不足，但五脏各有特点，因此对虚劳的辨证应以气血阴阳为纲，五脏虚候为目。气虚者必见神疲乏力，气短懒言，脉弱无力；阳虚者为气虚的进一步发展，除气虚见症外，阳气不能温煦、推动而见形寒肢冷，乏力脉沉；血虚者因血虚不能濡养，出现色淡、头晕、心悸、视物昏花等；阴虚者因阴液不足、阴不制阳而见潮热盗汗，五心烦热、舌红少苔、脉细数等症。结合患者五脏功能失调的相关症状表现，即可辨证。但由于气血同源、阴阳互根、五脏相关，以此虚损往往互相影响，相互累及，使病情趋于复杂和严重，辨证时应加注意。

（2）辨兼夹病因　虚劳久病常伴兼症，辨清兼夹之症，应分清标本主次、缓急轻重和虚实兼夹的不同，分别施以祛痰逐饮、理血行气等综合治疗，才会疗效显著。因病致虚者，应辨明原有疾病是否还继续存在。如因热病、寒病或瘀结致虚者，原发疾病是否已经治愈。久病虚损，正气消残，可因虚致实，如因气虚不能行血，形成瘀血；脾气虚不能运化水湿，可致水湿内停等。

2. 治疗原则　根据《素问》“虚则补之”“损者益之”“劳者温之”的理论，针对虚劳脏腑亏损、气血阴阳虚衰、久虚不复的病机，治疗以补益虚损为原则。可根据气血阴阳亏虚的实际情况，分别采取益气、养血、滋阴、温阳的治疗方药，临床应结合饮食调养和生活调摄。另外，还要密切结合五脏病位的不同而选方用药，治疗时尤其应重视补益脾肾，补益“后天”，充实“先天”，可改善人体虚损的状态。对于虚中夹实及兼感外邪者，病情复杂，当补中有泻，扶正祛邪，防止因邪恋而进一步损伤正气。

3. 分证论治

（1）气虚

①肺气虚

证候：咳嗽无力，痰液清稀，短气自汗，声音低怯，憎寒怕热，平素易于感冒，面白。

舌淡，脉虚无力。

辨证要点：气短乏力，憎寒怕热，平素易感冒。

基本病机：肺气亏虚，卫外不固。

治法：补益肺气。

方药：补肺汤（《永类钤方》）加减。常用药：人参、黄芪、熟地黄、五味子、紫菀、桑白皮。

加减：若无咳嗽，可去桑白皮、紫菀；自汗较多，加牡蛎、麻黄根；气阴两虚而兼见潮热、盗汗，加鳖甲、地骨皮、秦艽。

②心气虚

证候：心悸怔忡，胸闷气短，劳则尤甚，神疲体倦，自汗，面色淡白。舌淡，脉弱。

辨证要点：心悸，神疲体倦，自汗。

基本病机：心气不足，心失所养。

治法：益气养心。

方药：七福饮（《景岳全书》）加减。常用药：熟地黄、当归、人参、炙甘草、远志、酸枣仁、白术。

加减：若自汗多者，可加黄芪、五味子；不思饮食者，加砂仁。

③脾气虚

证候：饮食减少，食后胃脘不舒，倦怠乏力，大便溏薄，面色萎黄。舌淡苔薄，脉弱。

辨证要点：食少便溏，倦怠乏力。

基本病机：脾虚失健，生化乏源。

治法：健脾益气。

方药：加味四君子汤（《三因极一病证方论》）加减。常用药：人参、茯苓、白术、炙甘草、黄芪、白扁豆。

加减：若胃失和降而兼见胃脘胀满，嗳气呕吐，加陈皮、半夏；食积停滞而见脘闷腹胀，嗳气酸腐，苔腻，加神曲、麦芽、山楂、鸡内金；气虚及阳，脾阳渐虚而兼见腹痛即泻、手足欠温加肉桂、炮姜。

④肾气虚

证候：神疲乏力，腰膝酸软，小便频数而清，白带清稀。舌质淡，脉弱。

辨证要点：腰酸乏力，小便频数。

基本病机：肾气不充，腰府失养，固摄无权。

治法：益气补肾。

方药：大补元煎（《景岳全书》）加减。常用药：人参、炒山药、熟地黄、杜仲、枸杞子、当归、山茱萸、炙甘草。

加减：若神疲乏力甚，加黄芪；尿频较甚及小便失禁，加菟丝子、五味子、益智仁；脾失健运而兼见大便溏薄，去熟地黄、当归，加肉豆蔻、补骨脂。

（2）血虚

①心血虚

证候：心悸怔忡，健忘，失眠，多梦，面色不华。舌质淡，脉细或结代。

辨证要点：心悸怔忡，面色不华。

基本病机：心血亏虚，心失所养。

治法：养血宁心，安神定志。

方药：养心汤（《证治准绳》）加减。常用药：黄芪、茯神、当归、川芎、炙甘草、半夏曲、柏子仁、酸枣仁、远志、五味子、人参、肉桂。

加减：若失眠、多梦较甚，可加合欢花、首乌藤；心脾两虚，可用归脾汤。

②肝血虚

证候：头晕，目眩，胁痛，肢体麻木，筋脉拘急，或惊惕肉瞤，妇女月经不调量少甚则闭经，面色不华。舌淡，脉弦细或细涩。

辨证要点：头晕目眩，筋脉拘急，女性月经不调。

基本病机：肝血亏虚，筋脉失养。

治法：补血养肝。

方药：四物汤（《仙授理伤续断秘方》）加减。常用药：熟地黄、当归、芍药、川芎、黄芪、党参。

加减：若血虚甚，加制首乌、枸杞子、鸡血藤；胁痛，加丝瓜络、郁金、香附；目失所养，视物模糊，加楮实子、枸杞子、决明子；干血瘀结，新血不生，羸瘦，腹满，腹部触有癥块，硬痛拒按，肌肤甲错，状如鱼鳞，两目暗黑，妇女可有经闭，舌有青紫瘀点、瘀斑，脉细涩，可合方大黄䗪虫丸。

（3）阴虚

①肺阴虚

证候：干咳无痰，或痰少难咯，或痰中带血，甚或咯血，口燥咽干，声音嘶哑，潮热盗汗，面色潮红。舌红少津，脉细数。

辨证要点：干咳，咽燥，潮热，盗汗。

基本病机：肺阴亏虚，虚热内扰，肺失清润。

治法：养阴润肺。

方药：沙参麦冬汤（《温病条辨》）加减。常用药：沙参、麦冬、玉竹、天花粉、桑叶、白扁豆、甘草。

加减：若咳嗽甚，加百部、款冬花；咯血，加白及、仙鹤草、小蓟；潮热，加地骨皮、银柴胡、秦艽、鳖甲；盗汗，加牡蛎、浮小麦。

②心阴虚

证候：心悸烦躁，失眠多梦，潮热盗汗，口燥咽干，或见手足心热，面色潮红。舌红少津，脉细数。

辨证要点：心悸，盗汗，舌红少津，脉细数。

基本病机：心阴亏耗，虚热内扰，心失濡养。

治法：滋阴清热，养心安神。

方药：天王补心丹（《校注妇人良方》）加减。常用药：人参、玄参、丹参、茯苓、五味子、远志、桔梗、当归身、天冬、麦冬、柏子仁、酸枣仁、生地黄、辰砂。

加减：若火热偏盛而见烦躁不安，口舌生疮者，去当归、远志，加黄连、木通、淡竹叶；潮热，加地骨皮、银柴胡、秦艽；盗汗，加牡蛎、浮小麦。

③脾胃阴虚

证候：不思饮食，口干唇燥，大便燥结，甚则干呕，呃逆，面色潮红。舌干少苔或无苔，脉细数。

辨证要点：不思饮食，口干唇燥，大便燥结。

基本病机：脾胃阴伤，失于濡养，纳运失常。

治法：养阴和胃。

方药：益胃汤（《温病条辨》）加减。常用药：沙参、麦冬、生地黄、玉竹、冰糖。

加减：若口干唇燥，津亏较甚者，加石斛、天花粉；不思饮食，加麦芽、扁豆、山药；呃逆，加刀豆、柿蒂、竹茹；大便干结，加麻子仁、蜂蜜。

④肝阴虚

证候：头晕眼花，两目干涩畏光，视物不明，急躁易怒，胁肋灼痛隐隐，或见耳鸣，或肢体麻木，筋惕肉瞤，颜面潮红。舌红少苔，脉弦细数。

辨证要点：眩晕，耳鸣，急躁易怒，舌红少苔，脉弦细数。

基本病机：肝阴不足，失于濡润，虚热内扰。

治法：滋养肝阴。

方药：补肝汤（《医宗金鉴》）加减。常用药：当归、白芍、川芎、熟地黄、酸枣仁、木瓜、炙甘草。

加减：若风阳内盛而见头痛，眩晕，耳鸣较甚，或筋惕肉瞤，加石决明、菊花、钩藤、刺蒺藜；目干涩畏光，或视物不明，加枸杞子、女贞子、决明子；肝火旺而见急躁易怒，尿赤便秘，舌红脉数，加夏枯草、牡丹皮、栀子。

⑤肾阴虚

证候：腰膝酸软，眩晕，耳鸣耳聋，男子阳强易举、遗精、早泄，女子经少或闭经、崩漏，两足痿弱，口干，咽痛，颧红，形体消瘦，五心烦热，潮热盗汗，或见骨蒸。舌红少津，脉沉细。

辨证要点：腰膝酸软，潮热盗汗，五心烦热。

基本病机：肾精不足，失于濡养。

治法：滋补肾阴。

方药：左归丸（《景岳全书》）加减。常用药：熟地黄、山药、山茱萸、菟丝子、枸杞子、怀牛膝、鹿角胶、龟甲胶。

加减：若遗精，加牡蛎、金樱子、芡实、莲须；阴虚火旺而见潮热，口干咽痛，脉数，去鹿角胶、山茱萸，加知母、黄柏、地骨皮。

（4）阳虚

①心阳虚

证候：心悸，自汗，神倦嗜卧，心胸憋闷疼痛，形寒肢冷，面色苍白。舌淡或紫暗，脉细弱或沉迟。

辨证要点：心胸憋闷疼痛，形寒肢冷。

基本病机：心阳不振，运血无力。

治法：益气温阳。

方药：保元汤（《博爱心鉴》）加减。常用药：人参、黄芪、肉桂、甘草、生姜。

加减：若心胸疼痛者，酌加郁金、川芎、丹参、三七；阳虚较甚，形寒肢冷较重，加附子、巴戟天、仙茅、淫羊藿、鹿茸。

②脾阳虚

证候：面色萎黄，食少，形寒，神倦乏力，少气懒言，大便溏薄，肠鸣腹痛，每因受寒或饮食不慎而加剧。舌淡，苔白，脉弱。

辨证要点：形寒食少，神倦乏力，大便溏薄。

基本病机：中阳亏虚，运化失常。

治法：温中健脾。

方药：附子理中汤（《太平惠民和剂局方》）加减。常用药：炮附子、人参、白术、炮姜、炙甘草。

加减：若腹中冷痛较甚，为寒凝气滞，加高良姜、香附或丁香、吴茱萸；若胃寒气逆而见食后腹胀及呕逆者，加砂仁、半夏、陈皮；若腹胀冷痛，便溏，完谷不化，加肉豆蔻、补骨脂、薏苡仁。

③肾阳虚

证候：腰背酸痛，遗精，阳痿，多尿或不禁，面色苍白，畏寒肢冷，下利清谷或五更泄泻。舌淡胖，有齿痕，苔白，脉沉迟。

辨证要点：腰背酸痛，多尿，畏寒肢冷。

基本病机：肾阳亏虚，固摄无权。

治法：温补肾阳。

方药：右归丸（《景岳全书》）加减。常用药：熟地黄、山药、山茱萸、枸杞子、杜仲、菟丝子、附子、肉桂、当归、鹿角胶。

加减：若遗精，加金樱子、桑螵蛸、莲须，或金锁固精丸；脾虚以致下利清谷，减去熟地黄、当归，加党参、白术、薏苡仁；命门火衰以致五更泄泻，合四神丸；阳虚水泛以致浮肿，尿少，加茯苓、泽泻、车前子，或合五苓散；肾不纳气而见喘促短气，动则尤甚，加补骨脂、五味子、蛤蚧。

4. 其他疗法

（1）中成药疗法　气血亏虚者可服用八珍口服液、龟芪参口服液，健脾增力丸；肝郁脾虚者可服用柴芍六君丸、开郁舒肝丸；心脾两虚者可服用归脾颗粒、健脾生血颗粒、酸枣仁合剂；肝肾阴虚者可服疏肝益阳胶囊、精乌冲剂、鱼鳔丸、牛蒡螺旋藻颗粒；心肾不交者可服宁心补肾丸、补肾安神胶囊、宁神灵冲剂、滋肾宁神丸、鱼鳔补肾丸。

（2）膏方法　冬季是一年四季中进补的最好季节，而冬令进补，更以膏方为佳。膏方在大型复方汤剂的基础上，根据患者的不同体质、不同临床表现而确立不同处方，经浓煎后掺入某些辅料而制成的一种稠厚状半流质或胶冻状剂型。

（3）推拿疗法　运用“三线”擦法，取胸腰段的督脉及膀胱经第一侧线自上而下运用掌根依次按压擦法，力度逐渐增大，再擦督脉，最后擦另一侧的膀胱经的第一侧线。如此反复操作数次，操作时长20分钟。

（4）穴位贴敷法　双侧肾俞、神阙、气海、关元、命门穴进行贴敷，药物组成为菟丝子30g，麻黄30g，蛇床子30g，白芷30g，淫羊藿30g，巴戟天40g，细辛20g，冰片20g，韭菜籽20g。每日1次，每次贴敷12小时。

（5）联合治疗法　走罐联合耳穴疗法：取背部膀胱经自上而下施以走罐治疗，20分钟后取心、肝、脾、肾等穴，用王不留行籽耳贴进行贴压，每次持续30分钟，取3~5个穴位进行贴压，3天更换1次。

【预防调护】

虚劳患者应注意冷暖，尽量减少伤风感冒，防止病情恶化。饮食应以富于营养，不宜食用生冷滋腻之品，禁食辛辣厚味。作息应有规律，戒烟戒酒，适度劳逸，节制房事。并保持乐观情绪。可选择八段锦、太极拳等运动增强气力。做好调摄护理，对虚劳的康复具有重要作用。

气虚者宜食用糯米粥、猪肺等补气；血虚者宜多食补血类食物，如猪肝、菠菜、瘦肉、鸡蛋、龙眼肉等；阴虚者可选百合、绿豆、甲鱼等滋阴食物；阳虚者宜多食羊肉、狗肉等温阳之品。

补虚药宜久煎。治疗虚劳的中药以滋补人体气血为主要功用，宜久煎。常用黄芪、党参、白术、当归、白芍、地黄、牛膝、黄精、玉竹、天冬、麦冬、仙茅、何首乌、山药、莲子、肉苁蓉、龟甲、鳖甲等，以上多为植物的根茎、果实及动物的甲壳类等，若煎煮时间短，有效成分难以完全煎出，直接影响滋补调理的功效。

【重点难点】

1. 虚劳是一种以脏腑阴阳气血亏虚为主要表现的慢性虚损性证候群。

2. 因禀赋薄弱，劳倦过度，饮食损伤，久病失治等久虚不复，导致五脏功能衰退，气血阴阳亏损而为病。

3. 病变涉及五脏，属虚证或虚实夹杂，以虚为主。辨证应以气血阴阳为纲，五脏虚证为目。由于气血同源，阴阳互根，五脏相关，故应同时注意气血阴阳相兼为病及五脏之间的相互影响。

4. 多为“因虚致病，久虚不复成劳”，故其治疗当以补益为基本原则，根据不同的虚证，分别采用益气、养血、滋阴、温阳的治法，并结合五脏病位的不同而选方用药，以加强治疗的针对性。对于虚中夹实及兼感外邪者，治疗当补中有泻，补泻兼施，防止因邪恋而进一步耗伤正气。

【临证备要】

1. 治虚有三本 《理虚元鉴》中指出治虚有三本，肺脾肾是也。肺为五脏之天，脾为百骸之母，肾为性命之根，治疗时，一则清金保肺，无犯中州之土；二则培土调中，不损至高之气；三则金行清化，不觉水自流常，金水相生。

2. 虚劳当重视治未病 虚劳患者，应做好防治，若待其已成而后治之，病情虽愈，而患者已成不经风浪、不堪辛苦之人。故而应在虚劳未成之前加以调摄治疗，做到知节、知防，防外邪，节嗜欲，调七情，勤医药。

3. 名医经验 国医大师张志远认为，《金匮要略》的薯蓣丸，从健身作用讲，亦可称“养生的激素”。方中以大量山药平补为主；当归、生地黄、川芎、白芍、大枣养血；人参、白术、茯苓、甘草益气；桂枝活络，麦冬滋阴，神曲、干姜开胃，杏仁、桔梗、防风、柴胡、白蔹、大豆黄卷，清热解毒、调畅气机；用延寿药蜂蜜为丸，方便应用。该方对易患感冒、身体虚弱、气血两亏、精神不振、营养不足者，疗效颇佳。（张志远.张志远临证七十年精华录.北京：人民卫生出版社，2016.）

目标检测

答案解析

A1型题

1. 下列各项中，不是虚劳病因的是（　）
   A. 禀赋薄弱　B. 情志失调　C. 烦劳过度　D. 饮食不节　E. 大病久病
2. 下列各项中，不符合虚劳诊断依据的是（　）
   A. 多见形神衰败、身体羸瘦、食少厌食等虚证症状
   B. 兼有其他病证的主要症状
   C. 病程长，症状可呈进行性加重
   D. 具有引起虚劳的致病因素
   E. 应着重排除其他病证中的虚证
3. 虚劳辨证中，首先要辨别的要点是（　）
   A. 辨别五脏气血阴阳亏虚　B. 辨本症与并发症　C. 是否兼夹外邪
   D. 辨明有无因虚致实的表现　E. 辨明原有疾病是否还继续存在
4. 治疗虚劳心血虚证，首选的方剂是（　）
   A. 归脾汤　B. 四物汤　C. 养心汤　D. 天王补心丹　E. 炙甘草汤
5. 治疗虚劳肺阴虚证，首选的方剂是（　）
   A. 一贯煎　B. 六味地黄丸　C. 沙参麦冬汤　D. 天王补心丹　E. 左归丸
6. 治疗虚劳肾阳虚证，首选的方剂是（　）
   A. 四逆汤　B. 保元汤　C. 附子理中汤　D. 左归丸　E. 右归丸

A2型题

7. 女，40岁。平素多病，自觉头晕，目眩加重半月，胁痛，肢体麻木，筋脉拘急，闭经，面色不华，

唇、指甲色淡，肌肤枯糙，舌质淡红苔少，脉细。治疗本病的首选方剂是（　）

A．归脾汤　B．天麻钩藤汤　C．四物汤　D．养心汤　E．天王补心丹

8．女，60岁。年老体虚，近1年来，心悸气短，劳则尤甚，自汗，头晕神疲，肢体无力。舌苔淡白，脉细软弱。治疗本病的首选方剂是（　）

A．天王补心丹　B．养心汤　C．大补元煎

D．七福饮　E．加味四君子汤

9．男，56岁。自觉近期口干唇燥，不思饮食，大便燥结，甚则干呕，呃逆，面颧红赤，唇红，午后潮热，盗汗，口干，舌质光红少津，脉细数无力。此时的证候诊断是（　）

A．脾阳虚　B．心血虚　C．脾气虚　D．脾胃阴虚　E．脾血虚

10．男，38岁。平素长期熬夜工作，自觉腰背酸痛多年，近期腰痛加重，遗精，阳痿，夜多尿，下利清谷，怕冷，手足不温，出冷汗，精神疲倦，面色苍白，舌质胖嫩，边有齿印，苔淡白而润，脉沉迟。本病的治法是（　）

A．健脾益气　B．滋补肾阴　C．补血养肝　D．温中健脾　E．温补肾阳

A3型题

患者，女，51岁。头晕目眩，胁痛，肢体麻木，筋脉拘急，面色不华，月经不调，经量少，经期短。

11．该患者所患疾病属于何种证型（　）

A．心血虚证　B．肝血虚证　C．肾精不足证　D．脾不统血证　E．气血两虚证

12．此证的治法是

A．益肾填精　B．养血补心　C．益气健脾　D．补血养肝　E．养血益气

13．治疗此证应首选的方剂是（　）

A．酸枣仁汤加减　B．十全大补汤加减　C．四物汤加减　D．人参养荣汤加减　E．八珍汤加减

14．若患者视物模糊，加（　）

A．楮实子、枸杞子、决明子　B．菊花、蔓荆子　C．蝉蜕、薄荷

D．石斛、蝉蜕　E．黄精、石斛

B1型题

A．肺、脾　B．心、肝　C．脾、肾　D．心、肾　E．肾、肝、肺

15．血虚主要涉及的脏腑是（　）

16．气虚主要涉及的脏腑是（　）

A．黄芪、党参、白术　B．沙参、五味子、百合　C．肉豆蔻、补骨脂

D．补骨脂、五味子、蛤蚧　E．菟丝子、五味子、益智仁

17．肾气虚证者，若出现尿频较甚及小便失禁，应加用的药物是（　）

18．肾阳虚证患者，若出现喘促短气，动则更甚，应加用的药物是（　）

（王　淞）

书网融合……

知识回顾　习题

第八节 癌 病

PPT

学习目标

知识要求：

1. 掌握癌病的定义及病因病机。
2. 熟悉癌病的辨证论治、诊断与鉴别诊断。
3. 了解癌病的预防调护方法。

技能要求：

1. 熟练掌握对癌病患者的常见证型进行辨证论治的技能。
2. 学会运用辨证论治的方法治疗癌病。

岗位情景模拟 41

李某，女，59岁。2019年3月3日就诊。

胁痛30余年，胁下结块1年。患者有“乙肝”病史30余年，近1年来，胁痛频繁发作，右胁下出现硬块，遂来就诊。经某三甲医院检查后，诊断为肝癌。刻下症见：右胁疼痛较剧，如锥如刺，入夜更甚，甚至痛引肩背，右胁下结块较大，质硬拒按，面色萎黄而暗，倦怠乏力，腹胀，食欲不振，大便溏结不调舌质紫暗有瘀点瘀斑，脉弦涩。

问题与思考

1. 该患者中医诊断是什么？病机特点如何？
2. 中医应采用何种治疗原则？用药如何？

答案解析

癌病是多种恶性肿瘤的总称，以脏腑组织发生异常增生为其基本特征。临床以肿块逐渐增大、表面凹凸不平、质地坚硬，时有疼痛、发热，常伴乏力、纳差、消瘦并进行性加重为主要症状的病证。

殷墟甲骨文就有“瘤”的记载。《素问·玉机真脏论》说：“大骨枯槁，枯槁陷下，胸中气满，喘息不便，内痛引肩项，身热，脱肉破䐃，真脏见，十月之内死。”所述症状类似肺癌晚期临床表现，并明确指出其预后不良。《素问·六元正气大论》言“大积大聚，其可犯也，衰其大半而止，过者死”，明确指出治疗原则，这与西医学“带瘤生存”理念不谋而合。唐代时，我国已有手术治疗癌病的记载，如《晋书·景帝纪》记载：“初，帝目有瘤疾，使医割之。”“癌”字首见于宋·东轩居士所著的《卫济宝书》。刘完素《黄帝素问宣明论方·积聚论》言：“世传冷病，然瘕病亦有热，或阳气郁结，怫热壅滞而坚硬不消者。世传寒癥瘕也，或坚痞，腹满急痛，寒主筋缩，故急主痛，寒极血凝泣而反兼土化制之，故坚痞之腹满。或热郁于内而腹满坚结，痛不可忍者，皆可为寒？”指出了寒、热俱为癥瘕之病因。在治疗方面孙思邈指出：“凡有脏腑积聚，无问少长，须泻则泻。”明·张景岳《景岳全书·积聚》提出了治癌四法：“曰攻，曰消，曰散，曰补。”清·祁坤《外科大成·论痔漏》对癌病的病因病机多认为是由于情志失调、七情郁结、脏腑受损等原因，导致气滞血瘀所致。

西医学中的各种恶性肿瘤，如脑瘤、肺癌、大肠癌、肾癌、膀胱癌、肝癌、食道癌、胃癌、甲状腺癌、乳腺、直肠癌、皮肤癌以及白血病等，均可参照本病辨证论治。

知识拓展

周仲瑛的“癌毒”论

国医大师周仲瑛认为，“癌毒”是癌病的特异性致病因子。“癌毒”是在脏功能失调，气血郁滞的基础上，受内外多种因素诱导而生成，与相关非特异性病理因素杂合而为病。毒必附邪，邪盛生毒，毒因邪而异性，邪因毒而鸱张，以痰瘀为依附而成形，耗精血自养而增生，随体质、病邪、病位而从化，表现证类多端，终至邪毒损正，因病致虚，癌毒与血瘀互相搏结而凝聚，在至虚之处留着而滋生，与相关脏腑亲和而增长、复发、转移。

抗癌解毒应贯穿于肿瘤治疗的始终。抗癌解毒、祛邪扶正是肿瘤治疗的基本原则，强调抗癌祛毒之法在治疗肿瘤中的主导作用，提出“祛毒即是扶正”“邪不祛，正必伤”，认为抗癌祛邪是积极的、主动的进攻性的治疗措施；而扶正是防御性姑息疗法。特别对处于肿瘤初中期的患者，虽已伴发气血、津液、阴阳的虚损，过于注重补益，不仅起不到治疗效果，尚有可能助邪，即所谓的“养奸存患”。但祛邪切勿伤正，需防伤脾败胃。

以辨证求机为主导，针对癌毒不同类别的病理特性选药。如风毒偏盛，可选禹白附、蜂房、蛇蜕、地龙、全蝎、蜈蚣、马钱子等；火（热）毒偏盛，可选白花蛇舌草、半枝莲、蜀羊泉、藤梨根、龙葵、石见穿、蚤休、青黛、漏芦、山豆根等。与此同时，还需结合病位、主症选药，区别邪正主次，针对阴阳气血之虚，益气、养阴、补血、温阳扶正以抗癌。

【病因病机】

1. 病因

（1）体质内虚　体质状况决定了正气的强弱和癌病的易患性和倾向性，机体正气在防治癌病的发生发展中起主导作用。素体虚弱，或久病伤正，或年老体衰，正气内虚，阴阳失衡，脏腑失调，外邪每易乘虚而入，客邪留滞不去，气机不畅，终致血行瘀滞结而成块。正如《医宗必读·积聚》所说：“积之成也，正气不足，而后邪气居之。”

（2）六淫邪毒　风、寒、暑、湿、燥、火六淫，为引发癌病的外因，其发病与季节气候、居处环境有关，可从口鼻或肌肤入侵人体，可单独或同时合并其他因素致病等特点，由表入里。若正气不能抗邪，则致客邪久留，脏腑气血阴阳失调，而致气滞、血瘀、痰浊、热毒等病变，久则可形成结块。人们逐渐认识到自然界中存在着很多化学、物理以及生物致癌物质，如工业废气、石棉、放射性物质等，这些致癌物质亦可以归属于中医邪毒的范畴。

（3）七情内伤　情志不遂，气机郁结，久则导致气滞血瘀，或气不布津，久则津凝为痰，血瘀、痰浊互结，渐而成块。

（4）饮食失调　不当的饮食习惯及恣食甘肥厚腻，或辛辣腌炸烧烤，或烟酒海腥发物，导致脏腑功能失调及气血津液的紊乱，使正气亏虚，邪自内生，津伤气结痰凝而变生肿块。

（5）宿有旧疾　机体脏腑阴阳的偏盛偏衰，气血功能紊乱，如治不得法或失于调养，病邪久羁，损伤正气，或正气本虚，驱邪无力，加重或诱发气、痰、食、湿、水、血等凝结阻滞体内，邪气壅结成块。

2. **病机** 癌病的基本病机为痰瘀郁毒，阴伤气耗，虚实夹杂，气郁为先。癌病多由于正气内虚，感受邪毒，情志怫郁，饮食损伤，宿有旧疾等因素，使脏腑功能失调，气血津液运行失常，产生气滞、血瘀、痰凝、湿浊、热毒等病理产物，蕴结于脏腑组织，相互搏结，日久渐积而成。由于肝主疏泄，条达气机，脾为气血生化之源，肾主髓、藏元阴元阳，故癌病的发生和发展与肝、脾、肾三脏的关系也较为密切。

癌病的病理性质多属本虚标实。发病初期邪盛而正虚不显，故以气郁、血瘀、痰结、湿聚、热毒等实证为主。中晚期由于癌瘤耗伤人体气血津液，故多出现阴伤、气虚、气血亏虚、阴阳两虚等病机转变。由于邪愈盛而正愈虚，本虚标实，病变错综复杂，病势日益深重。

【诊断与鉴别诊断】

1. 诊断

（1）癌病主症为局部有坚硬、表面不平的肿块，肿块进行性增大，伴乏力、纳差、疼痛及消瘦等症，呈进行性加重，并出现与病变部位有关的局部表现，如脑瘤患者可有头痛、呕吐、视力障碍等表现；肺癌患者可有呛咳、顽固性干咳或痰中带血及胸痛、气急、发热等表现；肝癌患者可有右胁不适、乏力、纳差、黄疸等表现；大肠癌可有大便习惯改变，如腹泻或便秘等，常见大便变细或带血；肾癌可有腰部不适、尿血等表现。

（2）有情志内伤、饮食偏嗜、吸烟饮酒，接触有毒物质、射线等病史，多有家族遗传病史。

（3）可行胸片、超声、断层扫描（CT）、磁共振等影像学检查；胃镜、肠镜、纤维支气管镜等器械检查辅助诊断；痰、血、大小便、肿瘤标志物等实验室检查，病理检查判断良性或恶性肿瘤准确性很高。

2. **鉴别诊断** 癌病（恶性肿瘤）与良性结节、良性肿块：结节和肿块都是对于病灶的一种描述，一般结节体积相对较小（病灶<2cm），而肿块体积相对较大（病灶>2cm）。结节和肿块有可能都是良性疾病，也有可能属于恶性肿瘤。良性肿瘤生长速度缓慢，界限清晰，一般不伴有明显全身症状，预后较好；恶性肿瘤生长迅速，界限不清晰，可发生转移，早期症状多较轻或不明显，中晚期伴见明显的全身症状，如神疲倦怠、消瘦等，预后欠佳。

此外，可借助B超等现代辅助检查，根据病灶是否伴有明显的血流信号、钙化灶，回声是否均匀等因素，来进行区分结节和肿块的具体性质。临床上也可以通过细针穿刺，并借助现代理化检查，来明确病灶的情况，以资鉴别。

【辨证论治】

1. 辨证要点

（1）辨标本虚实 癌病患者应分清标本虚实。神疲乏力，气短懒言，脉弱无力者为气虚；见形寒肢冷，脉沉者，为阳虚；头晕目眩、心悸、面色无华，舌淡脉系弱为血虚；潮热盗汗，五心烦热、舌红少苔脉细数者为阴虚，临床每多兼杂，如气阴两虚等。以上为本虚。标实多见气滞、痰浊、瘀血、热毒、寒结之见症，并可相兼为病，如痰瘀互结等。

（2）辨病程阶段 临床上常根据邪正盛衰的关系，结合患者的症状表现，将癌病分为早、中、晚三期。早期以邪实为主，痰湿、气滞、血瘀与毒互结成癌块，正虚不显；中期则正虚渐甚，癌块增大，变硬；晚期以正虚为主，正气消残，癌块发生远处转移。

2. **治疗原则** 针对癌病痰瘀郁毒，阴伤气耗，虚实夹杂，气郁为先的基本病机，治疗应把握好分期，分清标本虚实，分段治之。癌病早期以邪盛阻滞为主，正气尚足，当先攻邪；癌病中期，邪气未衰，正气渐虚，宜攻补兼施；晚期正气大伤，不耐攻伐，当以扶正为主。扶正要根据正虚的不同，结合主要病变脏腑，分别采用益气、养血、滋阴、温阳等扶正之法；祛邪主要采用理气、除湿、化痰、散结、祛瘀、解毒等法，并适当配伍有抗肿瘤作用的中药。

需注意，癌病的治疗应遵循“衰其大半而止”的原则，治疗癌病不应以完全消除癌块为目的，尤其攻邪之法应当适可而止，或采用扶正祛邪的方法，提高患者生存质量，实现带瘤生存。

3. 分证论治

（1）气郁痰瘀

证候：胸膈痞闷，善太息，神疲乏力，脘腹胀满，或胀痛不适，或隐痛或刺痛，纳呆食少，便溏或呕血、黑便，或咳嗽咳痰，痰质稠黏，痰白或黄白相兼。舌暗隐紫，苔薄腻，脉弦或细涩。

辨证要点：胸膈痞闷，纳呆食少，咳嗽咳痰，痰质稠黏，舌暗隐紫，脉弦或细涩。

基本病机：气滞、血瘀、痰浊胶着，郁积为块。

治法：行气解郁，化痰祛瘀。

方药：越鞠丸（《丹溪心法》）合化积丸（《丹溪心法》）加减。常用药：香附、川芎、栀子、苍术、神曲、三棱、莪术、苏木、五灵脂、阿魏、海浮石、瓦楞子、香附、槟榔。

加减：若疼痛较明显者，加郁金、延胡索、石见穿；肿块明显者，加桃仁、半夏、浙贝母、土鳖虫；呕血、黑便者，加三七粉、白及、仙鹤草。

（2）毒热壅盛

证候：局部肿块灼热疼痛，发热，口咽干燥，心烦寐差，或热势壮盛，久稽不退，咳嗽无痰或少痰，或痰中带血，甚则咳血不止，胸痛或腰酸背痛，小便短赤，大便秘结或便溏泄泻。舌红，苔黄腻或薄黄少津，脉细数或弦细数。

辨证要点：局部肿块灼热疼痛，心烦寐差，热势壮盛，久稽不退，舌红，脉数。

基本病机：热邪炽盛，热盛酿毒。

治法：清热解毒，抗癌散结。

方药：犀角地黄汤（《备急千金药方》）合犀黄丸（《外科全生集》）加减。常用药：水牛角、生地黄、赤芍、丹皮、犀黄、麝香、乳香、没药、黄米饭。

加减：若热毒伤阴，加天冬、麦冬、北沙参；热毒久稽，损伤络脉，出现血证，加大蓟、小蓟、藕节炭、侧柏叶、白茅根；热毒壅盛，腑气不通，加生大黄、芒硝。

（3）湿热郁毒

证候：时有发热，恶心，胸闷，口干口苦，心烦易怒，胁痛或腹部阵痛，身黄，目黄，尿黄，便中带血或黏液脓血便，里急后重，或大便干稀不调，肛门灼热。舌红，苔黄腻，脉弦滑或滑数。

辨证要点：恶心，胸闷，口干口苦，身目尿黄，舌红，苔黄腻，脉滑数。

基本病机：湿邪化热，湿热蕴毒。

治法：清热利湿，泻火解毒。

方药：龙胆泻肝汤（《医方集解》）合五味消毒饮（《医宗金鉴》）加减。常用药：龙胆草、黄芩、栀子、泽泻、木通、车前子、生地黄、当归、柴胡、甘草、金银花、野菊花、蒲公英、紫花地丁、紫背天葵。

加减：若腹痛较著者，加香附、郁金、延胡索；大便脓血黏液，泻下臭秽，为热毒炽盛，加白头翁、败酱草、马齿苋；尿血者，酌加小蓟、白茅根、仙鹤草。

（4）瘀毒内阻

证候：面色晦暗，或肌肤甲错，胸痛或腰腹疼痛，痛有定处，如锥如刺，痰中带血或尿血，血色暗红，口唇紫暗。舌暗或有瘀点、瘀斑，苔薄或薄白，脉涩或细弦或细涩。

辨证要点：面色晦暗，胸痛或腰腹疼痛，如锥如刺，痛有定处，舌暗或有瘀点、瘀斑，脉涩。

基本病机：瘀血蓄结，壅阻气机。

治法：活血化瘀，理气散结。

方药：血府逐瘀汤（《医林改错》）或膈下逐瘀汤（《医林改错》）加减。常用药：桃仁、红花、川芎、赤芍、当归、白芍、枳实、柴胡、桔梗、牛膝、甘草。

加减：若发热者，加丹皮、丹参；胸痛明显者，加五灵脂、香附、乌药、枳壳、延胡索、全蝎；反复咯血者，去桃仁、红花，加蒲黄、三七、藕节、仙鹤草、茜草炭；瘀滞化热，耗伤津气，口干舌燥者，加沙参、天花粉、生地黄、玄参、知母；食少，乏力，气短者，加黄芪、党参、白术。

（5）阴伤气耗

证候：口咽干燥，盗汗，头晕耳鸣，视物昏花，五心烦热，腰膝酸软，乏力，纳差，腹痛隐隐，大便秘结或溏烂。舌淡红少苔，脉细数或细。

辨证要点：五心烦热，口咽干燥，舌淡红少苔，脉细数。

基本病机：脏腑阴伤，气阴两虚。

治法：益气养阴，扶正抗癌。

方药：生脉地黄汤（《医宗金鉴》）加减。常用药：人参、麦冬、五味子、熟地黄、山药、山萸肉、茯苓、泽泻、丹皮。

加减：若阴虚明显者，加北沙参、炙鳖甲、炙龟甲；气虚明显者，加生黄芪、太子参、白术；口渴明显者，加芦根、天花粉、知母；咯痰不利，痰少而黏者，加贝母、百部、杏仁；五心烦热，潮热盗汗者，加知母、地骨皮。

（6）气血双亏

证候：形体消瘦，面色无华，唇甲色淡，气短乏力，动则为甚，伴头晕心悸，目眩眼花，动则多汗，口干舌燥，纳呆食少。舌淡，脉细或细弱。

辨证要点：形体消瘦，面色无华，气短乏力，纳呆食少，舌淡，脉细弱。

基本病机：久病伤正，气虚血亏。

治法：益气养血，扶正抗癌。

方药：十全大补汤（《太平惠民和剂局方》）加减。常用药：人参、茯苓、白术、甘草、川芎、当归、熟地黄、白芍、黄芪、肉桂。

加减：若气虚明显者，重用人参、黄芪；血虚明显者，加阿胶、制何首乌、鸡血藤；纳呆食少者，加党参、白术、薏苡仁、神曲；下利清谷，腰酸膝冷突出者，可加补骨脂、肉豆蔻、吴茱萸、五味子；尿血者，酌加仙鹤草、血余炭、藕节炭。

4. 其他疗法

（1）中成药疗法　中成药常作为癌病治疗的辅助用药。一些毒性抗癌药物目前临床饮片不易购买，同时用量不易控制，所以运用含毒性药物中成药更安全有效，如复方斑蝥胶囊、平消片、华蟾素、金龙胶囊等。肺癌患者常用口服中成药如康莱特胶囊、复方红豆杉胶囊、紫龙金片、西黄丸（胶囊）、复方斑蝥胶囊、华蟾素片（胶囊）；乳腺癌伴瘀毒内结患者，可用平消片以活血化瘀、解毒散结；肝癌、结肠癌等消化道肿瘤伴血瘀患者，可服用复方斑蝥胶囊；肝胆系统肿瘤伴疼痛患者，可用华蟾素胶囊；肝癌伴血瘀患者，可用金龙胶囊。

（2）中药溻渍法　在放疗或化疗后均给予中西医结合内科常规对症治疗，包括保肝、止吐、抑酸等处理。在上述治疗基础上加用中药溻渍法，药物组成如下：莪术15g，茵陈15g，商陆15g，椒目15g，香橼15g，白芍20g，枳壳10g，厚朴10g，薏苡仁15g，山药15g，炒白术20g，陈皮15g，茯苓皮15g，大腹皮15g，桑白皮15g，赤小豆20g，汉防己15g，五味子20g，白蔻仁20g，白花蛇舌草30g。以水煎煮，文火慢慢熬膏，备用。治疗前取100g，平摊于10cm×10cm大小的无菌纱布上，制成膏贴，将此膏贴外敷于腹部以神阙穴为中心的皮肤上，再将电磁波治疗器的灯头置于膏贴上方约30cm处，开始磁热照射治疗，每日1次，每次20分钟。

（3）针灸疗法　针灸对改善肿瘤患者的临床症状、减轻放化疗不良反应有帮助。如肺癌咳喘者，选定喘、风门、肺俞、列缺、合谷等穴，以宣肺平喘。放化疗后骨髓造血功能受抑制时，选大椎、足三里、肾俞等穴针刺，以健脾补气，补气生血。亦可用艾灸相关穴位。放化疗后胃肠道反应的辅助治疗，可选内关、曲池、足三里、中脘等穴，在放化疗开始前同时进行，隔日针1次。

【预防调护】

癌病患者应加强精神护理，耐心做好患者疏导劝慰工作，消除紧张与绝望情绪，提高战胜疾病的信心，发挥患者的主观能动性，调动起内在的抗癌能力，并使之积极配合治疗，起居有节，调畅情志，适当参加锻炼，以求迅速控制疾病的发展。对某些精神异常紧张，又不能自控的患者，应延缓，或在适当的时候，说明真相，避免使病情快速恶化。癌病患者应保持规律作息，戒烟戒酒，健康饮食，应避免使用腌制食物、过烫食物、霉变食物及高蛋白饮食等。能早期发现、早期诊断和早期治疗，是防治癌病的重要手段。

【重点难点】

1. 癌病是多种恶性肿瘤的统称，以脏腑组织发生异常增生为其基本特征。

2. 在脏腑阴阳气血失调的基础上，六淫邪毒入侵，并与气、痰、湿、瘀、热等相搏结积滞而成。

3. 发生和肝脾肾三脏关系密切，多为本虚标实证，本虚为脏腑气血阴阳的亏虚，标实为气滞、瘀血、痰浊、热毒互结，结而成块。临床辨证应分清标本虚实，把握不同病期特点。

4. 治疗以扶正祛邪，攻补兼施为原则，攻邪应“衰其大半而止”，切不可一味消除肿瘤。临证应细审病机，对症治疗，以减轻患者痛苦，提高生活质量为治疗目的。

【临证备要】

1. 癌病保守治疗应遵循“衰其大半而止”的原则　“带瘤生存”是当代中医肿瘤学家周岱翰教授在20世纪80年代提出的观点，周教授认为应根据恶性肿瘤发现时多为中晚期，已丧失手术治疗机会的事实，充分发挥中医药治疗肿瘤的优势，实现患者“带瘤生存”。癌病的治疗目的，不应只关注肿瘤的有无、大小，癌病指标的高低，真正应该关注的是如何改善临床症状，保证肿瘤患者的生存质量。使用祛邪之剂，只能衰其大半而止，过则伤正，对放射治疗或化学药物治疗也应如此，缓缓图之，最大限度地延长患者生存期，减少痛苦，提高生活质量。

2. 丸剂渐消缓散作用不可忽视　张仲景《金匮要略·五脏风寒积聚病脉证并治》云：“积者脏病也，终不移，聚者腑病也，发作有时。”提出用丸剂缓消癥结的治疗方法，如《金匮要略》载：“妇人宿有癥病，经断未及三月，而得漏下不止，胎动在脐上者，为癥痼害。妊娠六月动者，前三月经水利时胎也。下血者，后断三月衃也。所以血不止者，其癥不去故也，当下其癥，桂枝茯苓丸主之。”这种攻邪之法较为缓和，符合癌病患者体质虚弱的特点。

3. 辨证结合辨病 按肿瘤性质和部位不同选择适当的药物，如肝癌加平地木、片姜黄；肺癌加泽兰、绞股蓝、石见穿；肾癌加土茯苓、白花蛇舌草、马鞭草；膀胱癌加龙葵、石韦；胃癌加藤梨根、白英；肠癌加水红花子、凌霄花；胰腺癌加红花、赤芍；食管癌加威灵仙、急性子；喉癌加一枝黄花、山豆根；鼻咽癌加山豆根、蛇六谷；甲状腺癌加石上柏、蛇六谷；乳腺癌加八月札、王不留行、夏枯草；宫颈癌加土茯苓、龙葵；淋巴转移加黄药子、夏枯草；癌性胸腹水加猪苓、泽泻等。

4. 名医经验 国医大师朱良春擅用虫类药物治疗疑难杂症，常用的抗癌虫类药如僵蚕、壁虎、地龙、土鳖虫、蜈蚣、蝼蛄、凤凰衣、蝉蜕等。创制了一系列治疗肿瘤的有效经验方，其中治疗肝癌的验方蟾龙散，组方为：蟾酥5g，蜈蚣、儿茶各25g，参三七、丹参、白英、龙葵、山豆根各50g，共研极细末，每服4g，每日3次。有活血化瘀、散结消癥、清热解毒、镇痛作用。（朱建平，马旋卿，强刚.朱良春精方治验实录.北京：人民军医出版社，2011.）

目标检测

答案解析

A1型题

1．下列各项，不是癌病病因的是（ ）

A．素体内虚 B．六淫邪毒 C．饮食不节 D．误治失治 E．内伤七情

2．下列有关癌病的论述错误的是（ ）

A．癌病中晚期可出现相关特异性证候表现

B．癌病肿块表面光滑

C．病变局部可有坚硬、表面不平的肿块

D．不明原因发热及消瘦，并进行性加重多为癌病诊断的主要参考依据

E．由于肿瘤部位不同而主症各异

3．肺癌瘀阻肺络证的主治方剂（ ）

A．血府逐瘀汤 B．少腹逐瘀汤 C．桃红四物汤 D．通窍活血汤 E．百合固金汤

4．肝癌肝气郁结证的主治方剂（ ）

A．茵陈蒿汤 B．柴胡疏肝散 C．泻白散 D．一贯煎 E．四逆散

5．大肠癌瘀毒内阻证的治疗方剂（ ）

A．少腹逐瘀汤 B．复元活血汤 C．膈下逐瘀汤 D．血府逐瘀汤 E．桃核承气汤

6．最早记载我国手术治疗癌病的是下列哪部医著（ ）

A．《外科大成》 B．《黄帝内经》 C．《景岳全书》 D．《圣济总录》 E．《晋书》

7．提出治疗积聚的攻、消、散、补四法的医家是（ ）

A．张景岳 B．东轩居士 C．张仲景 D．朱丹溪 E．杨仁斋

8．肺癌的标实以下列何者为多见（ ）

A．痰浊、瘀血、风毒 B．湿热、瘀毒 C．气阻、瘀血、痰浊

D．湿热蕴结、瘀血内阻 E．气滞、热毒

9．下列哪项不是肺癌的主症（ ）

A．咳嗽 B．咯血 C．胸痛 D．消瘦 E．发热

10. 下列哪项不是癌病的辨证要点（　）

A. 辨病变脏腑　B. 辨病邪性质　C. 辨病程阶段

D. 辨本虚标实　E. 辨本症与并发症

11. 脑瘤属痰瘀阻窍证的首选方为（　）

A. 紫雪丹　B. 天麻钩藤饮　C. 桃红四物汤　D. 通窍活血汤　E. 血府逐瘀汤

12. 大肠癌属肝肾阴虚证的首选方为知柏地黄丸，若便秘甚者加（　）

A. 大黄、芒硝　B. 火麻仁、郁李仁　C. 泽泻、丹皮

D. 桃仁、大黄　E. 丹皮、生地黄

A2型题

13. 肺癌患者，女，66岁。咳嗽不畅，胸闷，气憋，胸痛有定处，口唇紫暗，舌暗，治法为（　）

A. 健脾燥湿，行气祛痰　B. 养阴清热，解毒散结　C. 益气养阴

D. 行气活血，散瘀消结　E. 以上皆非

14. 肾癌患者，男，72岁。腰痛，腹胀，尿血，腰腹部肿块，纳差呕吐，气短乏力，便溏，怕冷。宜选方（　）

A. 八正散　B. 大补元煎　C. 左归丸　D. 金匮肾气丸　E. 附子理中丸

A3型题

大肠癌患者，男，56岁，腹部阵痛，腹有肿块，大便变形，便中带血，间有黏液脓血便，里急后重，肛门灼热，恶心、胸闷、口干、小便黄，舌质红，苔黄腻，脉滑数。

15. 该患者证型为（　）

A. 湿热郁毒　B. 脾胃不和　C. 瘀毒内阻　D. 肝肾阴虚　E. 热邪炽盛

16. 治法宜选（　）

A. 补益肝肾，清热活血　B. 清热利湿，化瘀解毒　C. 利湿和胃，清热化痰

D. 健脾化湿，清热解毒　E. 滋阴活血，化湿解毒

（王　淞）

书网融合……

知识回顾　微课　习题

第七章 肢体经络病证

学习提要

1．痹证的概述、病因病机、诊断与鉴别诊断、辨证论治、转归预后、预防调护。
2．痿证的概述、病因病机、诊断与鉴别诊断。
3．颤证、腰痛的概述、病因病机、诊断与鉴别诊断、辨证论治。

肢体即四肢和外在的躯体，与经络相连，具有防御外邪、保护内在脏腑组织的作用，在生理上以通为顺，在病理常见瘀滞或失养；经络是经脉和络脉的总称。经脉纵行人体上下，沟通脏腑表里；络脉横行经脉之间，交错分布在全身各处。《灵枢·本脏》所云："经脉者，所以行血气而营阴阳，濡筋骨，利关节者也。"经络在人体内连五脏六腑，外络四肢百骸。肢体经络病证临床多表现为肢体疼痛、麻木、颤动、肢体不用或屈伸不利等。

临床上痹证、痿证、颤证、腰痛皆属于肢体经络病证范畴。如风、寒、湿、热等外邪痹阻经络，气血运行不畅，可致痹证；精血受损，肌肉筋脉失养，肢体痿弱不用，可致痿证；气血阴精亏虚，或痰瘀壅滞经脉，致筋脉肌肉失养，则发颤证；经脉痹阻，腰府失养，则发腰痛。

肢体经络病证的治疗当分虚实，以祛邪通络、缓急补虚为大法。祛邪通络有疏风、散寒、除湿、清热、活血、化瘀、通络诸法，补虚有补肾、健脾、益气、养血诸法；临床上可针对不同病证，辨证施用。另外，根据病情需要，适当运动和采用外治法、理疗法，亦是常用辅助疗法。

第一节 痹 证

PPT

学习目标

知识要求：

1. 掌握痹证的定义及各证型的辨证要点、治法、代表方剂。
2. 熟悉痹证的病因病机、鉴别诊断、治则。
3. 了解痹证的历史源流、其他疗法及预防调护。

技能要求：

1. 熟练掌握辨析痹证各证型、处方用药及适当调护的技能。
2. 会运用辨证论治的方法治疗痹证。

岗位情景模拟42

史某，女，46岁。于2019年12月3日就诊。

全身关节疼痛半年。半年前患者无明显诱因出现周身多处关节疼痛不适。天气变化时加重，尤以下雨时疼痛更加明显，夜间疼痛加重，晨起好转。各检查无异常。自诉冬天特别怕冷，小便清长，便溏。刻下症见：患者周身多处关节疼痛不适较前更甚，关节无红肿、压痛及变形，天气变化时关节疼痛明显加重，头身困重。舌体胖，舌质瘀暗，苔白腻，脉弦紧。

问题与思考

1. 本病的临床特征是什么？

2. 患者为虚证还是实证，偏寒还是偏热？辨证有哪些病理因素？

3. 中医治法是什么？以哪个方剂为基础方加减？患者在平素生活起居上需注意哪些？

答案解析

痹证是由于风、寒、湿、热等邪气痹阻经络，以肢体筋骨、关节、肌肉等处发生疼痛、酸楚、重着、麻木，甚或关节屈伸不利、僵硬、肿大、变形为主要表现的病证。

古代医家对痹证作了详细的观察和论述。早在《素问·痹论》就对痹证的病因、发病原理及证候分类等内容均有论述，奠定了中医对痹证认识的基础。就病因学而言，认为本病的发生与感受风寒湿邪有关，如“所谓痹者，各以其时，重感于风寒湿之气也”。在痹证的证候分类上，可根据风寒湿的偏胜将其分为行痹、痛痹、着痹三类，如“其风气胜者为行痹，寒气胜者为痛痹，湿气胜者为着痹也”。又根据病变部位、发病时间的不同而分为皮、脉、肉、筋、骨痹，《素问·痹论》曰：“以冬遇此者为骨痹，以春遇此者为筋痹，以夏遇此者为脉痹，以至阴遇此者为肌痹，以秋遇此者为皮痹。”此以时令言五痹。东汉时期，张仲景《金匮要略·中风历节病脉证并治》中的历节，即指痹证一类疾病。该书采用祛风除湿、温阳散寒的桂枝芍药知母汤及乌头汤作为治疗方剂。隋代医家巢元方《诸病源候论·卷一·风湿痹身体手足不随候》认为体虚外感是引起痹证的主要因素。唐代的《备急千金要方》《外台秘要》等书，收藏了较多治疗痹证的方剂，现临床常用的有效方剂独活寄生汤即首载于《备急千金要方·治诸风方》。明清时期，张介宾《景岳全书·风痹》概括了痹证的寒热阴阳属性；李中梓《医宗必读·痹》提倡行痹参以补血，痛痹参以补火，着痹参以补脾补气之法，并具体阐明“治风先治血，血行风自灭”的治则；叶天士则认为痹证日久不愈与“久病入络”相关，主张用活血化瘀法并重用虫类药物以活血通络；王清任《医林改错·痹症有瘀血说》认为痹证与瘀血关系密切，可用活血化瘀为主的身痛逐瘀汤。

西医学中的风湿热、痛风、风湿性关节炎、类风湿关节炎、强直性脊柱炎、骨性关节炎等出现痹证临床表现时，均可参照本节辨证论治。

【病因病机】

1. 病因

（1）感受风寒湿邪　如久居潮湿之地、暴雨浇淋、贪凉露宿、严寒冻伤、睡卧当风、水中作业或汗出入水等，外邪留滞经络而发为风寒湿痹。因感受风寒湿各邪有所偏盛，而有行痹、痛痹、着痹之别。风气盛者，以风性善行而数变而称为行痹；寒气盛者，以寒性凝滞收引，易使疼痛部位固定，痛势较剧，而称为痛痹；湿气盛者，以湿性黏滞重着而称为着痹。

（2）感受风湿热邪或风寒湿痹郁火化热　久居炎热潮湿之地，感受风热之邪，与湿相并，而致风湿热合邪为患。若素体阳气偏盛，内有蓄热，复感风寒湿邪，可从阳化热。风寒湿痹经久不愈，亦可蕴而化热。上述情况，均会导致风湿热邪痹阻经络关节，以致关节疼痛，灼热红肿，发热，脉数，而形成热痹。

（3）禀赋亏虚　素体虚弱，气血不足，或脾虚失于运化，气血生化乏源，易感外邪。

（4）年老体虚　老年体虚，肝肾不足，肢体筋脉失养；病后气血不足，腠理空虚，外邪乘虚而入。

此外，恣食肥甘厚味或酒热海腥发物，易致脾失健运，湿热痰浊内生；或跌仆外伤，损及肢体筋脉，气血经脉痹阻，亦与痹证的发生密切相关。

2. **病机**　痹证基本病机为风、寒、湿、热等邪气留滞肢体、筋脉、肌肉、关节，经脉痹阻，气血运行不畅，不通则痛。外邪侵袭机体，又因先天禀赋不同而有寒热转化。素体阳气偏盛，内有蕴热者，感受外邪，易从阳化热，而成为风湿热痹。素体阳气虚衰者，寒自内生，复感风寒湿邪，多易从阴化寒，而成为风寒湿痹。

痹证初病属实，久则多呈正虚邪实、虚实夹杂之候。痹证易出现以下三种病机演变：一是风寒湿痹或风湿热痹日久不愈，气血津液运行不畅，内生瘀血痰浊，痹阻经络；二是痹证日久耗伤气血，脾肾损伤，虚实相兼；三是痹证久不愈，复感于邪，病邪由经络而入于脏腑，出现脏腑痹证，其中以心痹多见。如《素问·痹论》："心痹者，脉不通，烦则心下鼓，暴上气而喘。"

【诊断与鉴别诊断】

1. **诊断**

（1）肢体关节、肌肉疼痛是痹病的证候特征。或有屈伸不利、疼痛游走不定，甚则关节剧痛、肿大、强硬变形等临床表现。

（2）本病可发生于任何年龄。其发病及病情轻重多与寒冷、潮湿、劳累以及天气变化等有关。某些痹证的发生和加重可与饮食不当有关。

（3）类风湿因子、抗链球菌溶血素"O"、红细胞沉降率、C-反应蛋白、血清抗核抗体、抗环瓜氨酸抗体（CCP）、血尿酸以及X线和CT等辅助检查有助于本病的诊断。

2. **鉴别诊断**　痹证与痿证：鉴别要点为关节的痛与不痛。痿证表现为肢体痿弱，羸瘦无力，肢体活动艰难，甚则瘫软于床，但肢体关节多无疼痛；而痹证以关节疼痛为特征。

【辨证论治】

1. **辨证要点**

（1）辨邪气的偏盛　风邪盛者其肢体关节疼痛游走不定；寒邪盛者痛势较甚，痛有定处，遇寒加重；湿邪盛者关节酸痛、重着，其发病多在下肢腰膝；热邪盛者关节红肿热痛。

（2）辨虚实　一般而言，新病多实，久病多虚。痹证新发，风、寒、湿、热之邪入中，疼痛较剧，脉实有力者为实；痹证日久，耗伤气血，损及脏腑，肝脾肾不足，疼痛绵绵，痛势较缓，脉虚无力者为虚；病情缠绵，日久不愈，常为痰瘀互结，肝肾亏虚之虚实夹杂证。临证应辨明虚实主次。

2. **治疗原则**　痹证的基本治疗原则为祛邪活络，缓急止痛，后期还应适当配伍补益正气之剂。此外，还应重视养血活血，正所谓"治风先治血，血行风自灭"；治寒宜结合温阳补火之法，即所谓"阳气并则阴凝散"；治湿需结合健脾益气，即所谓"脾旺能胜湿，气足无顽麻"。久病入络者，还应结合涤痰、化瘀之品。久痹正虚者，还应重视扶正，健脾胃、补肝肾、养气血均为是常用之法。

知识拓展

狗皮膏

狗皮膏是膏药中的传统品种，它是以生川乌、生草乌、独活、高良姜、小茴香、官桂、木瓜、苏木、川芎、冰片、樟脑等药物经过熬制等处理后涂于狗皮上的膏药，它具有祛风散寒、活血止痛的功效，用于风寒湿邪、经脉痹阻引起的四肢麻木，肌肉关节疼痛，跌打损伤等症。不同的古代医著中记载的狗皮膏药物组成有所不同。

最初选择结实耐用的狗皮作为依附材料，因狗皮透气性好，皮薄厚适中，炮制之后没有异味。狗皮膏是中医特有的缓释透皮吸收制剂。后来因狗皮来源紧张，因此多选择油纸、帆布等材料制成膏药，但依然沿用“狗皮膏”的名称。

3. 分证论治

（1）行痹

证候：肢体关节、肌肉酸痛，疼痛呈游走性，初起关节亦红肿，屈伸不利，可累及多个关节，恶风、发热、头痛。舌淡红，苔薄白或薄腻，脉浮或浮缓。

辨证要点：肢体关节、肌肉酸痛，疼痛呈游走性，可兼表证。

基本病机：风邪兼夹寒湿之邪，留滞经脉，痹阻气血。

治法：祛风通络，散寒除湿。

方药：防风汤（《圣济总录》）加减。常用药：防风、秦艽、麻黄、肉桂、葛根、当归、薏苡仁、赤茯苓、甘草、生姜、大枣。

加减：若疼痛以上肢为主，加羌活、白芷、川芎、威灵仙；疼痛以下肢为主，加独活、牛膝、防己、萆薢；疼痛以腰背酸痛为主，加桑寄生、续断、杜仲、淫羊藿；关节红肿渐热，宜用桂枝芍药知母汤。

（2）痛痹

证候：肢体关节疼痛，痛势较剧，痛有定处，遇寒痛甚，得热痛减，关节屈伸不利，局部皮肤或有寒冷感，口淡不渴，恶风寒。舌淡，苔薄白，脉弦紧。

辨证要点：肢体关节疼痛较剧，痛有定处，遇寒痛甚，得热痛减。

基本病机：寒邪兼夹风湿之邪留滞经络，气血痹阻。

治法：温经散寒，祛风除湿。

方药：乌头汤（《金匮要略》）加减。常用药：川乌、麻黄、芍药、甘草、蜂蜜、黄芪。

加减：若寒邪甚，加附子、桂枝、细辛、干姜。

（3）着痹

证候：肢体关节、肌肉酸楚、重着、疼痛，或有肿胀，关节活动不利，肌肤麻木不仁。舌淡，苔白腻，脉濡缓。

辨证要点：肢体关节、肌肉酸楚、重着、疼痛。

基本病机：湿邪兼夹风寒之邪，湿注经脉，痹阻气血。

治法：除湿通络，祛风散寒。

方药：薏苡仁汤（《奇效良方》）加减。常用药：黄芪、苍术、薏苡仁、羌活、独活、防风、麻黄、桂枝、川乌、当归、川芎、生姜、甘草。

加减：若关节肿胀者，加萆薢、木通、姜黄；肌肤不仁者，加海桐皮、豨莶草、路路通。

（4）热痹

证候：肢体关节疼痛，活动不便，局部灼热红肿，得冷则舒，可有皮下结节或红斑，常兼有发热，恶风，汗出，口渴，烦躁，尿黄，便干。舌红，苔黄腻或黄燥，脉滑数或浮数。

辨证要点：肢体关节疼痛，局部灼热红肿，常兼风热表证，舌红，苔黄腻或黄燥，脉滑数或浮数。

基本病机：风湿热邪壅滞经脉，气血痹阻不通。

治法：清热通络，祛风除湿。

方药：白虎加桂枝汤（《金匮要略》）加减。常用药：石膏、知母、粳米、甘草、桂枝。

加减：若皮肤有红斑者，加赤芍、丹皮、生地黄、地肤子；热盛伤津，而见口渴心烦者，加天冬、麦冬、生地黄；清热解毒，除湿通络可酌加忍冬藤、黄柏、连翘；活血通络，祛风除湿可酌加海桐皮、姜黄、威灵仙、防己、桑枝。

（5）痰瘀痹阻

证候：病程日久，肌肉关节肿胀刺痛，痛有定处，夜间痛甚；或关节肌肤紫暗、肿胀，按之较硬，肢体麻木或重着；或关节僵硬变形，屈伸不利，有硬结、瘀斑，面色暗黧，肌肤甲错，或痰多胸闷。舌暗紫或有瘀点瘀斑，苔白腻，脉弦涩。

辨证要点：病程日久，肌肉关节肿胀刺痛，痛有定处，夜间痛甚，舌暗紫或有瘀点瘀斑，苔白腻，脉弦涩。

基本病机：痰瘀互结，留滞肌肤，经脉痹阻。

治法：化痰祛瘀，蠲痹通络。

方药：双合汤（《万病回春》）加减。常用药：桃仁、红花、当归、川芎、白芍、茯苓、半夏、陈皮、竹沥、白芥子、姜汁。

加减：若皮下有节结加胆南星、天竺黄；痰瘀互结者，加蜈蚣、地龙、全蝎、水蛭、乌梢蛇等虫类药；痰瘀化热者，加生地黄、牡丹皮。

（6）肝肾两虚

证候：痹证日久不愈，关节肿胀，僵硬变形，屈伸不利，肌肉瘦削，腰膝酸软；或畏寒肢冷，阳痿遗精；或骨蒸潮热，头晕目眩，心烦失眠，面色潮红。舌淡红，苔薄白或少津少苔，脉沉细弱或细数。

辨证要点：痹证日久不愈，关节肿胀，僵硬变形，腰膝酸软，可兼有肾虚表现。

基本病机：痹久伤阴，肝肾不足，肌肉筋脉失于濡养。

治法：补益肝肾，舒筋活络。

方药：独活寄生汤（《备急千金要方》）加减。常用药：独活、细辛、肉桂心、秦艽、防风、熟地黄、杜仲、牛膝、桑寄生、当归、白芍、川芎、人参、茯苓、甘草。

加减：若肾气虚明显者，加补骨脂、菟丝子、黄精；肾阳虚明显者，加附子、巴戟天、狗脊；若阴虚明显者，加龟甲、女贞子。

痹证常缠绵难愈，需长期医治，可将药物做成膏剂、散剂、丸剂、冲剂、酒剂等，便于患者持久服药。

4. 其他疗法

（1）中成药疗法　风寒湿痹可选小活络丸、木瓜丸、九味羌活丸；热痹可选服当归拈痛丸、复方伸筋胶囊；风湿瘀阻之痹证可服用散痛疏分散片；久痹服用益肾蠲痹丸。

（2）内服验方　①风寒湿痹：鸡血藤20g，生地黄25g，防风9g，秦艽9g，没药9g，益母草15g，威灵仙12g，独活9g，防己12g，乳香9g，水煎服；独活10g，桑寄生30g，秦艽12g，牛膝10g，杜仲10g，当归12g，甘草6g，水煎服。②热痹：葛根60g，金银花藤45g，丝瓜络15g，路路通12g，水煎分3次服，每日1剂；桑枝2500g，西河柳250g，水煎去渣，加蜂蜜250g，文火熬膏，每服12g，开水调服，早晚各1次。

（3）外治法　海桐皮、桂枝、海风藤、路路通、宽筋藤、两面针各30g，水煎，趁热熏洗关节，每日1~2次，每次20~30分钟，坚持1个月以上；干姜3g，桂枝、赤芍、当归各2g，羌活、葛根、川芎、海桐皮、姜黄、乳香各1g，分装于约25cm×15cm布袋中（每袋量9~12g）缝口，置蒸锅中加热，至蒸汽透出布袋，取出，稍降温至40~42℃热敷患处，或加直流电导入。

（4）外用膏药　伤湿止痛膏、麝香虎骨膏、关节止痛膏、万灵筋骨膏等均可祛风散寒除湿，舒筋活络止痛。

【预防调护】

注意防风寒、防潮湿。避免久居阴冷、潮湿之地。尤其在气候变化时，注意增减衣服。不宜劳汗当风、冒雨涉水，忌汗后用冷水沐浴。注意生活调摄，合理进行体育锻炼，以促进血液循环，提高机体对病邪的抵御能力。行走不便者，用防止跌仆损伤，避免发生骨折。

【重点难点】

1. 痹证是由于风、寒、湿、热等邪气痹阻经络，以肢体筋骨、关节、肌肉等处发生疼痛、酸楚、重着、麻木，甚或关节屈伸不利、僵硬、肿大、变形为主要表现的病证。

2. 因感受风寒湿热邪为外因，以先天不足或正气亏耗为内因，邪气壅塞、气血凝滞、经脉痹阻不通为病机关键。

3. 病位在肌肉、经络、关节，与肝、脾、肾密切相关，涉及五脏。

4. 因感受风、寒、湿、热邪之偏盛有异，有行痹、痛痹、着痹、热痹之不同。若痹证日久，伤耗气血，损及肝肾，寒邪凝滞，痰瘀交结。

5. 治疗以祛邪活络，缓急止痛为其大法。

6. 各证型在临床均较为常见。

【临证备要】

1. 辨病位用药　根据痹证的病位不同，在辨证的基础上有针对性地选择药物，以提高疗效。疼痛在上肢者可选用羌活、桂枝、桑枝、秦艽以通经达络，祛风胜湿；疼痛在下肢者可选用独活、牛膝、木瓜以引药下行；痹证累及项背，出现颈部僵硬不适、疼痛者，可选用葛根、桂枝以舒筋通络；腰部僵硬、疼痛，活动受限者，可选用杜仲、桑寄生、巴戟天以补肾强腰；两膝关节肿胀，或有积液者，可用薏苡仁、防己、木通以清热祛湿，消肿止痛。

2. 谨慎应用有毒药物　治疗顽固性痹证，常选择毒性药物如川乌、草乌、马钱子、雷公藤等入药，往往可以获得显效。在运用时，必须注意以下几点：①注意炮制法、煎煮法；②要严格掌握用量；③如用药后有唇舌麻木、头晕、恶心、心悸、促结代脉者，需立即停药，先排除中毒反应。

3. 名医经验　国医大师朱良春善用自拟益肾蠲痹丸治疗顽痹，认为顽痹具有久痛多瘀、久痛入络、多痛多虚、久必及肾的特点。该方在应用补肾药物的基础上，应用大量虫类药物，组方为：①熟地黄100g，当归90g，鹿衔草90g，炙露蜂房45g，炙乌梢蛇60g，炙全蝎25g，炙蜈蚣25g，淫羊藿80g，千斤拔90g，甘草40g，寻骨风90g，伸筋草60g，炙地龙50g；②鸡血藤100g，老鹳草100g，苍耳子100g。先将第①组药共研极细末，再将第②组药中鸡血藤、老鹳草、苍耳子等煎取浓汁注丸。每服6g，1日2次。（朱建平，马旋卿，强刚.朱良春精方治验实录.北京：人民军医出版社，2011.）

目标检测

答案解析

A1型题

1. 下列各项，不属痹证病理因素的是（　）

A. 风邪　B. 寒邪　C. 湿邪　D. 热邪　E. 燥邪

2. 痹证日久出现关节周围结节、关节肿大畸形的病机是（　）

A. 气血不足　B. 肝肾亏虚　C. 寒湿留滞经脉
D. 瘀血痰浊痹阻经络　E. 湿热壅滞经脉

3. 痹证日久病邪可累及脏腑，最常见的脏腑痹是（　）

A. 肝痹　B. 心痹　C. 脾痹　D. 肺痹　E. 肾痹

A2型题

4. 男，50岁。肢体关节疼痛，活动不便，局部灼热红肿，痛不可触，得冷则舒，伴有发热，恶风，汗出，口渴，舌质红，苔黄腻，脉浮数。治疗首选方剂是（　）

A. 薏苡仁汤　B. 乌头汤合五味消毒饮　C. 羌活胜湿汤
D. 白虎加桂枝汤　E. 防风汤合桂枝芍药知母汤

5. 女，65岁。右手掌指关节疼痛，痛势较剧，部位固定，遇寒则痛甚，得热则痛缓，关节屈伸不利。舌质淡，舌苔薄白，脉弦紧。其治疗首选的方剂（　）

A. 白虎加桂枝汤　B. 防风汤　C. 乌头汤
D. 薏苡仁汤　E. 桂枝芍药知母汤

6. 女，74岁。类风湿关节炎病史15年，关节屈伸不利，僵硬变形，肌肉瘦削，腰膝酸软，畏寒肢冷，舌质淡红，舌苔薄白，脉沉细弱。其治法为（　）

A. 补益肝肾，舒筋活络　B. 化痰祛瘀，蠲痹通络　C. 清热通络，祛风除湿
D. 除湿通络，祛风散寒　E. 祛风通络，散寒除湿

A3型题

陆某，男，70岁。关节、肌肉疼痛，屈伸不利20年。现肌肉关节刺痛，固定不移，夜间疼痛加重，关节僵硬变形，屈伸不利，有硬结、瘀斑。舌质紫暗，舌苔白腻，脉弦涩。

7. 该患者属于（　）

A. 行痹　B. 痛痹　C. 着痹
D. 痰瘀痹阻型痹证　E. 肝肾两虚型痹证

8. 其治法是（　）

A. 补益肝肾，舒筋活络　B. 化痰祛瘀，蠲痹通络　C. 除湿通络，祛风散寒
D. 温经散寒，祛风除湿　E. 清热通络，祛风除湿

9. 其治疗首选方是（　）

A. 独活寄生汤　B. 薏苡仁汤　C. 双合汤　D. 乌头汤　E. 防风汤

B1 型题

A．土茯苓、车前子、薏苡仁　B．独活、川牛膝、木瓜　C．土贝母、猫眼草、蜂房
D．桑寄生、杜仲、巴戟天　E．片姜黄、羌活、桂枝

10．治疗上肢部位的痹证，宜加用的药物是（　）

11．治疗下肢部位的痹证，宜加用的药物是（　）

A．薏苡仁汤　B．宣痹汤　C．独活寄生汤　D．防风汤　E．乌头汤

12．治疗着痹，首选的方剂是（　）

13．治疗痛痹，首选的方剂是（　）

（张　晶）

书网融合……

知识回顾　习题

第二节　痿　证

PPT

学习目标

知识要求：

1．掌握痿证的概念及病因病机。

2．熟悉痿证的诊断及鉴别诊断。

3．了解痿证的历史源流、各证型的辨证要点、治法、代表方剂。其他疗法及预防调护。

技能要求：

1．熟练掌握痿证的处方用药及适当调护的技能。

2．学会运用辨证论治的方法治疗痿证。

岗位情景模拟 43

赵某，男，30岁。2018年7月初诊。

四肢进行性麻木无力8个月余。8个月前，患者无明显诱因出现双侧指尖、足尖麻木，并逐渐延伸至肘关节、膝关节处，麻木感日益加重，四肢无力并伴有捆绑感。肌电图提示神经源性肌电改变，周围神经损害可能（运动及感觉神经脱髓鞘损害伴轴索损害）。西医诊断：慢性格林-巴利综合征。刻下症见：四肢痿软、麻木，身困，伴胸脘痞闷，纳呆，腹胀，便溏，口干苦，寐欠安。舌红，苔黄腻，脉弦滑。

问题与思考

1. 本病的临床特征是什么？
2. 该患者为虚证还是实证？该患辨证属于什么证型？
3. 该患者的中医治法？临床如何选方用药？如何调养？

答案解析

痿证是指脏腑内伤，肢体筋脉失养，而致肢体筋脉弛缓，软弱无力，不能随意运动，甚则伴有肌肉萎缩的一种病证。临床以下肢痿弱不用较为常见，亦称“痿躄”。王冰谓：“痿指无力运动。”指不能举步之意。“躄”同蹵，《礼记·王制》载“喑聋跛蹵”，王冰注《痿论》云：“挛躄，足不得以行也。”故痿躄者，指肢体痿弱不用，足不能举步的意思。

本病名首见于《内经》，并设专题《素问·痿论》论述其病因、病机、证候分类及治疗大法，强调其主要病理为“肺热叶焦”，并提出“治痿独取阳明”的基本原则，至今仍有效指导临床。《素问·生气通天论》提出“湿热不攘”也是痿证的成因之一，“因于湿，首如裹，湿热不攘，大筋软短，小筋弛长，软短为拘，弛长为痿”。本病在汉、晋、隋、唐时期，较少专题论述，多列入风、痹、厥、虚劳诸证中。直到金元，张从正把风、痹、厥证的证候与痿病作了鉴别。他的《儒门事亲·指风痹痿厥近世差玄说》强调“痿病无寒”，认为痿证的病机为“痿之为病……由肾水不能胜心火，心火上烁肺金。肺金受火制，六叶皆焦，皮毛虚弱，急而薄著，则生痿躄”。朱丹溪承张从正之说，力纠“风痿混同”之弊，提出了“泻南方，补北方”的治则，“泻南方则肺金清而东方不实……补北方则心火降而西方不虚”，用滋阴清热法达到除肺热、补肝肾、实胃的目的，也是对“治痿独取阳明”的一种补充理解。明清以后，对痿证的辨证论治日趋完善。明·张介宾《景岳全书·杂证谟·痿证》指出，痿证并非尽是阴虚火旺，认为：“元气败伤，则精虚不能灌溉，血虚不能营养者，亦不少矣。”清·邹滋九在《临证指南医案·痿》按中曰：“肝肾肺胃四经之病。”

西医学中多发性神经炎、急性脊髓炎、进行性肌萎缩、重症肌无力、肌营养不良、周期性瘫痪、癔症性瘫痪等，出现以肢体痿弱无力，甚至不能随意运动为主症，均可参照本章辨证论治。

【病因病机】

1. 病因

（1）感受温毒　温热毒邪内侵，或温病持续高热，或病后余邪未尽，皆致内热燔灼，伤津耗气，肺热叶焦，不能输布津液濡润五脏，五体失养，遂致四肢筋脉痿弱不用。

（2）湿热浸淫　久处湿地，或冒雨涉水，或外感湿邪，湿郁化热，湿热浸淫经脉，气血运行不畅，致使筋脉失于滋养而弛缓不收，发成痿证。

（3）饮食毒物所伤　素体脾胃虚弱，或劳倦思虑过度，或久病中气受损，或思虑过度伤脾，均可引起脾胃受纳、运化、转输功能失常，气血津液生化乏源，无以濡养五脏、筋骨、肌肉；或饮食不节，过食肥甘厚味，嗜酒辛辣，损伤脾胃，致运化失职，痰湿内生，留滞经络，肢体失养，均可致痿。此外，服用或接触特殊毒性药物，可损伤气血经脉，而使经气运行不利，脉道失畅，也可致痿。

（4）劳病体虚　先天不足，或劳役、房事太过而伤肝肾，阴精亏耗，水亏火旺，筋脉失于灌溉濡养，发为痿证。

（5）跌仆瘀阻 跌仆、负重，颈腰受损，致瘀血阻络，新血不生，肢体失于濡养；或产后恶露未尽，瘀血流注于腰膝等部位，以致气血瘀阻，脉道不利，四肢筋脉失于气血荣养，发为痿证。

2. 病机 痿证的基本病机为气血、津液、肾精亏虚，不能濡养肌肉筋脉。痿证病变部位在筋脉肌肉，但根源在于五脏虚损，主要病变脏腑涉及肺、脾（胃）、肝、肾。肺主皮毛、脾主肌肉、肝主筋、肾主骨，各种外感内伤等致病因素，均可使精气耗伤，导致精血津液亏损，宗筋失养弛纵，不能束骨而利关节，进而肌肉软弱无力，消瘦枯萎，肢体不能随意运动，发为痿证。

脾胃虚弱，化源不足，气血亏虚，则五脏失于荣养；脾胃受损，运化失司，痰浊内生，阻滞经脉；脾气受困，水湿不运，郁而化热，湿热上熏于肺或下注于肾致肺肾受灼，均可发为痿证。肝肾阴虚，虚火内盛，火灼肺金，又可加重肺热津伤；肾水不足，津液匮乏，因津血同源，故津亏血瘀；或跌仆瘀阻，均可导致脉道不利，筋脉失养，致使病程缠绵难愈。

久痿虚极，脾肾精气衰败，病情危笃。足少阴肾经贯行舌根，足太阴脾经上行夹咽，连舌本，散舌下。脾肾精气衰微则舌体失去支持，可见舌体瘫软，吞咽、呼吸困难等凶险之候。

【诊断与鉴别诊断】

1. 诊断

（1）主症为肢体筋脉弛缓不收，下肢或上肢、一侧或双侧肢体软弱无力，甚则瘫痪，部分患者伴有肌肉萎缩。

（2）由于肌肉痿软无力，可有睑废、抬头无力、视歧、声嘶音喑等症状，甚则影响呼吸、吞咽功能。

（3）部分患者发病前有感冒、腹泻病史，或有家族遗传史，或有神经毒性药物接触史。

（4）肌电图、肌肉活组织检查、脑脊液检查、血清酶学检测、乙酰胆碱受体抗体检查、CT、MRI等，有助于本病的诊断。

2. 鉴别诊断

（1）痿证与痹证 痹证后期，由于肢体关节疼痛，不能运动，肢体长期失用，亦有类似痿证肌肉松弛萎缩者。但痿证肢体关节一般不痛；痹证则以肢体关节疼痛为特征。

（2）痿证与中风 中风表现为一侧上下肢不能随意运动，日久患侧肢体肌肉也可萎缩瘦削，类似痿证。但中风大多起病急骤，可伴随神志障碍，以单侧肢体偏瘫为主，且多伴有语言謇涩、口舌歪斜等后遗症；痿证起病相对较缓，多无神志异常，以双下肢或四肢瘫痪为主。

【辨证论治】

1. 辨证要点

（1）辨虚实 痿证以虚为本，或本虚标实。因感受温热毒邪或湿热浸淫者，多起病急，发展快，属实证。热邪最易耗气伤津，故早期便可见虚实夹杂。因内伤积损，久病不愈者，多为脾胃虚弱和肝肾阴虚，属虚证，但又常兼夹湿热、郁热、痰浊、瘀血，而致虚中有实，虚实错杂。跌打损伤，脉络瘀阻，或痿证日久，气虚血瘀者，也属常见。

（2）辨病位 痿证初起，症见发热，咳嗽，咽痛，或在热病后出现肢体痿弱不用者，病位多在肺；凡见四肢痿软无力，神疲肢倦，食少纳呆，腹胀便溏者，病位多在脾胃；凡以下肢痿软无力明显，甚则不能站立，兼有腰膝酸软，头晕耳鸣者，病位多在肝肾。

知识拓展

格林-巴利综合征

格林-巴利综合征又称吉兰-巴雷综合征（GBS），是以周围神经和神经根的脱髓鞘病变及小血管炎性细胞浸润为病理特点的自身免疫性周围神经病，经典型的GBS称为急性炎症性脱髓鞘性多发性神经病（AIDP），临床表现为急性对称性弛缓性肢体瘫痪。

目前病因尚未充分阐明。约70%的GBS患者发病前8周内有前驱感染史，通常见于病前1~2周，少数患者有手术史或疫苗接种史。急性或亚急性起病；首发症状为肌无力，多于数日至2周发展至高峰，常见类型为上升性麻痹，首先出现对称性两腿无力，典型者在数小时或短短数天后无力从下肢上升至躯干、上肢或累及脑神经。下肢较上肢更易受累，肢体呈弛缓性瘫痪，通常在发病早期数天内腱反射降低或消失，部分患者轻度肌萎缩，长期卧床可出现失用性肌萎缩。

中医药早期、全程参与治疗，可显著改善症状，对阻断病程发展、减少重症病例发生率和降低患者死亡率具有积极作用。

2. 治疗原则 痿证的治疗，总以扶正补虚为原则。脾胃虚弱者，宜益气健脾；肝肾亏虚者，宜滋养肝肾。虚实兼夹者，即当扶正补虚，又应祛邪和络。肺热伤津者，当清热润燥；湿热浸淫者，当清热利湿；瘀阻脉络者，当活血行瘀。

3. 分证论治

（1）肺热津伤

证候：发病急，病起发热，或热后突然出现肢体软弱无力，可较快发生肌肉瘦削。可见皮肤干燥，心烦，口渴，咽干，咳呛少痰，小便黄赤或热痛，大便干燥。舌红，苔黄，脉细数。

辨证要点：急性起病，病起发热，突然出现肢体软弱无力，进展快，舌红，苔黄，脉细数。

基本病机：肺燥津伤，五脏失润，筋脉失养。

治法：清热润燥，养阴生津

方药：清燥救肺汤（《医门法律》）加减。常用药：北沙参、西洋参、麦冬、甘草、阿胶、胡麻仁、霜桑叶、杏仁、枇杷叶、生石膏。

加减：若身热未退、口渴有汗者，可重用生石膏，并加金银花、连翘、黄芩、知母；咳嗽痰多，加瓜蒌、桑白皮、贝母；咳呛少痰、咽喉干燥，加沙参、天花粉、百合、玉竹；身热已退，兼见食欲减退、口干咽干较甚，属肺胃阴伤，宜用益胃汤加石斛、薏苡仁、山药、麦芽。

（2）湿热浸淫

证候：起病较缓，逐渐出现肢体困重，四肢痿软，尤以下肢或两足痿弱为甚，兼见肢体麻木、微肿，喜凉恶热，或有发热，身热不扬，胸脘痞闷，尿短赤涩。舌红，舌苔黄腻，脉濡数或滑数。

辨证要点：起病较缓，逐渐加重，肢体困重，四肢痿软，下肢或两足为甚，舌红，舌苔黄腻，脉濡数或滑数。

基本病机：湿热浸淫肢体筋脉，气血阻滞，筋脉失养。

治法：清热利湿，通利经脉.

方药：加味二妙散（《外科大成》）加减。常用药：苍术、黄柏、防己、薏苡仁、萆薢、蚕沙、木瓜、牛膝、龟甲。

加减：若湿邪偏盛，胸脘痞闷，肢重且肿，加厚朴、茯苓、半夏、陈皮；长夏雨季，加藿香、佩兰，健脾祛湿；热邪偏盛，小便赤涩热痛，加忍冬藤、连翘、蒲公英；兼有瘀血阻滞者，加丹参、鸡血藤、赤芍、当归、桃仁。

（3）脾胃虚弱

证候：肢体软弱无力逐渐加重，起病缓慢，神疲肢倦，面色无华，少气懒言，纳呆便溏。舌淡苔薄白，脉细弱。

辨证要点：肢体软弱无力逐渐加重，起病缓慢，舌淡苔薄白，脉细弱。

基本病机：脾胃虚弱，气血化源不足，肢体筋脉失养。

治法：补中益气，健脾升清。

方药：参苓白术散（《太平惠民和剂局方》）加减。常用药：人参、白术、白扁豆、山药、莲子肉、大枣、甘草、茯苓、薏苡仁、陈皮、砂仁、桔梗。

加减：若中气不足，可加用补中益气汤。脾胃虚弱食积者，酌加麦芽、山楂、神曲；气血不足兼有血瘀，唇舌紫暗、脉兼涩象者，加丹参、川芎、牛膝。

（4）肝肾亏损

证候：起病缓慢，渐见肢体痿软无力，下肢尤甚，腰膝酸软，不能久立，甚至步履全废，腿胫大肉渐脱，或伴目眩发落，咽干，耳鸣。舌红少苔，脉细数。

辨证要点：起病缓慢，渐见肢体痿软无力，下肢尤甚，腰膝酸软，舌红少苔，脉细数。

基本病机：肝肾亏虚，精血不足，筋骨失养。

治法：补益肝肾，滋阴清热。

方药：虎潜丸（《丹溪心法》）加减。常用药：虎骨（用狗骨代替）、牛膝、熟地黄、龟甲、知母、黄柏、锁阳、当归、白芍、陈皮、干姜。

加减：若久病伤阳，兼有神疲、怯寒怕冷、尿频而清、脉沉细无力，去黄柏、知母，加淫羊藿、鹿角霜、紫河车、附子、肉桂；面色无华或萎黄，头晕，心悸，加黄芪、党参、何首乌、龙眼肉、当归；热甚者，可去锁阳、干姜，或服用六味地黄丸加鹿角胶、牛骨髓、枸杞子。

（5）脉络瘀阻

证候：久病体虚，四肢痿弱，肌肉瘦削，青筋显露，手足麻木不仁，可伴肌肉活动时隐痛不适，舌痿不能伸缩。舌紫暗或有瘀点瘀斑，脉细涩。

辨证要点：久病体虚，四肢痿弱，肌肉瘦削，舌紫暗或有瘀点瘀斑，脉细涩。

基本病机：气虚血瘀，经络痹阻，筋脉失养。

治法：益气养血，化瘀通络。

方药：圣愈汤（《兰室秘藏》）合补阳还五汤（《医林改错》）加减。前方益气养血为主，后方重在补气活血通络。常用药：人参、黄芪、当归、白芍、川芎、熟地黄、牛膝、地龙、桃仁、红花、鸡血藤。

加减：若手足麻木、舌苔厚腻者，加橘络、木瓜；下肢痿软无力者，加杜仲、锁阳、桑寄生；瘀血久留者，可用圣愈汤送服大黄䗪虫丸，以丸缓图。

4．其他疗法

（1）中成药疗法　肾阴亏虚者，可选健步虎潜丸；脾胃虚弱，气血两虚者，可选服人参归脾丸、八珍丸、参桂养荣丸；脉络瘀阻者，可服用通络活血丸、活血胶囊等。

（2）针灸治疗　主穴上肢取曲池、合谷、颈胸部夹脊穴；下肢取足三里、阳陵泉、三阴交、髀关、风市、腰部夹脊穴。配穴：肺热者，配尺泽、肺俞；湿热者，配阴陵泉、脾俞；脾胃虚弱者，配胃俞、中脘；肝肾亏虚者，配肝俞、肾俞、悬钟。按虚实补泻法操作。

（3）推拿治疗　按胸腹部、腰背部、臀部、肩部、上肢部、下肢部不同部位取穴操作。手法常采用一指禅推法、按揉法、推法、擦法、拿法、捻法等。

【预防调护】

注意经常锻炼身体，增强体质，起居有常，饮食有节并富有营养，避免久居湿地，避风寒，调情志。急性发病者，应卧床休息；下肢痿软，行走困难者，防止摔倒发生意外；病情危重，卧床不起者，防止痰湿壅肺及发生压疮。对于瘫痪者，加强肢体被动活动，帮助其按摩，防止肌肉萎缩。注意患肢保暖，对肌肤麻木、感觉迟钝者，应防止冻烫伤。

【重点难点】

1. 痿证是指脏腑内伤，肢体筋脉失养，而致肢体筋脉弛缓，软弱无力，不能随意运动，甚则伴有肌肉萎缩的一种病证。

2. 多由感受温毒、湿热浸淫，饮食毒物所伤，劳病体虚，跌仆瘀阻致肢体筋脉失养而发病。本病以虚为本，或虚实夹杂。

3. 治疗以扶正补虚为原则，对于兼实邪者予以祛邪和络。

4. 临床以脾胃虚弱、肝肾亏损证较为常见。

【临证备要】

1. **祛邪不可伤正，补益防止助邪**　本病临床一般虚证居多，或虚实错杂，单纯实证、寒证较少。临证又有夹湿、夹痰、夹热、夹瘀者，治疗时还当配合利湿、化痰、清热、祛瘀等法。应用辛温、苦寒、燥湿等药物时，需时时注意护阴及顾护正气，要注意祛邪不可伤正；补虚扶正亦当防止恋邪助邪。

2. **“治痿者独取阳明”**　主要是指采用补益脾胃的方法治疗痿证。阳明即足阳明胃经，统指脾胃。肺的津液来源于脾胃，肝肾精血有赖于脾胃的化生，脾胃功能健旺，则气血津液充足，筋脉得以濡养，有利于痿证恢复。对于“治痿独取阳明”，临床可从以下三方面来理解：一是临床选方用药、针灸取穴，都应重视补益脾胃；二是临床用药注重补益脾胃，即益胃养阴，健脾益气养血；三是临证时要重视清阳明之热邪，如清胃火、祛湿热。

3. **治痿慎用风药**　痿证多虚多热，治风之剂，皆为发散之品，若误用过用之，则阴血愈燥，常酿成坏病。

4. **综合治疗**　对痿证的治疗除内服药物外，还应积极配合针灸、推拿、气功等疗法，以适当加强肢体活动，有助于痿证的恢复。

5. **名医经验**　熊继柏临床善用益气健脾升津舒脉、滋补肝肾祛湿强筋法治疗痿证。善用《医学心悟》五痿汤治疗痿证，方中以四君子汤益气健脾，知母、黄柏、薏苡仁清热燥湿，麦冬、当归滋阴养血。[单书健.重订古今名医临证金鉴（痿证卷）.北京：中国医药科技出版社，2017.]

目标检测

答案解析

A1 型题

1.《黄帝内经》提出的“治痿者独取阳明”是指（　　）

A．补肾精、清心火　　B．益气、养血、活血　　C．补肝肾、强筋骨

D．补脾胃、清胃火、祛湿热　　E．益气、养血、通络

2．下列关于痿证病机的叙述，错误的是（　　）

A．与肝、肾、肺、胃四脏密切相关　　B．虚证可夹湿、夹热

C．病理性质虚少实多　　D．病位在筋脉、肌肉

E．常因实致虚

3．关于痿证的护理措施，错误的是（　　）

A．饮食宜清淡富有营养　　B．患肢避免活动　　C．应防止冻烫伤

D．居住环境不宜潮湿　　E．瘫痪者注意患肢保暖

A2 型题

4．女，70岁。双侧肢体软弱无力逐渐加重2年，肌肉萎缩，神疲肢倦，面色无华，少气懒言，纳呆便溏。舌淡苔薄白，脉细弱。治宜选用（　　）

A．补中益气，健脾升清　　B．清热利湿，通利经脉　　C．益气养血，化瘀通络

D．清热润燥，养阴生津　　E．补益肝肾，滋阴清热

5．男，16岁。发热2周后突然出现四肢软弱无力，很快出现肌肉萎缩，伴皮肤干燥，咽干，大便干燥，舌质红，苔黄，脉细数。此病为（　　）

A．湿热浸淫之痿证　　B．脾胃虚弱之痿证　　C．肺热津伤之痿证

D．气虚发热　　E．湿阻发热

6．女，78岁。久病体虚，四肢痿弱，肌肉瘦削，青筋显露，活动时肌肉隐痛不适，舌痿不能伸缩，舌质暗淡，脉细涩。该病证的治法是。方选（　　）

A．参苓白术散　　B．加味二妙散　　C．归脾汤

D．圣愈汤合补阳还五汤　　E．虎潜丸

A3 型题

吴某，男，80岁。四肢痿软无力逐渐加重3年，下肢尤甚，腰膝酸软，不能久立，头晕目眩，咽干耳鸣，舌红少苔，脉细数。

7．该患者所患疾病及证型为（　　）

A．脾胃虚弱之痿证　　B．肝肾亏损之痿证　　C．脉络瘀阻之痿证

D．湿热浸淫之痿证　　E．肺热津伤之痿证

8．其治法是（　　）

A．益气养血，化瘀通络　　B．清热润燥，养阴生津　　C．清热利湿，通利经脉

D．补中益气，健脾升清　　E．补益肝肾，滋阴清热

9．其治疗首选方是（　　）

A．虎潜丸　　B．参苓白术散　　C．加味二妙散　　D．圣愈汤　　E．补阳还五汤

B1型题

A．清燥救肺汤　B．加味二妙散　C．参苓白术散
D．虎潜丸　E．圣愈汤合补阳还五汤

10．脉络瘀阻之痿证宜选用（　）

11．湿热浸淫之痿证宜选用（　）

A．清热利湿　B．益气健脾　C．祛邪和络　D．扶正补虚　E．活血行瘀

12．痿证实证的治疗原则是（　）

13．痿证虚证的治疗原则是（　）

（张　晶）

书网融合……

知识回顾　微课　习题

第三节　颤　证

PPT

学习目标

知识要求：

1．掌握颤证的治则及各证型的辨证要点、治法、代表方剂。

2．熟悉颤证的定义、病因病机及鉴别诊断。

3．了解颤证的历史源流、其他疗法及预防调护。

技能要求：

1．熟练掌握辨析颤证各证型、处方用药及适当调护的技能。

2．学会运用辨证论治的方法治疗颤证的轻、中症。

岗位情景模拟44

邢某，男性，65岁。2018年3月就诊。

上肢颤抖2年，加重半年。患者2年前开始自觉左上肢不自主颤抖，半年前开始症状明显加重，并且右上肢亦有颤抖，头部时有不自主的摇动。曾行头部CT及MRI示老年性脑改变，余未见明显异常。刻下症见：双上肢颤抖不止，形体瘦长，平素腰腿酸软，眩晕眼花，时有耳鸣如蝉，健忘，失眠多梦，大便干燥，手足心热，潮热盗汗。舌体偏瘦，舌质暗红，少苔，脉沉细弦。

问题与思考

1. 本病的临床特征是什么？

2. 患者为虚证还是实证？辨证属何证型？

3. 当前的中医治法是什么？如何选方用药？平素应如何调养？

答案解析

颤证是以头部或肢体摇动、颤抖，不能自制为主要表现的一种病证。本病又称“振掉”“颤振”“震颤”。轻者仅表现为头摇或手足微颤，重者可见头部振摇大动、肢体颤动不止，甚则四肢拘急，生活不能自理。

《黄帝内经》无颤证病名，但《素问·至真要大论》云：“诸风掉眩，皆属于肝。”其“掉”字，即为震颤之义，说明振掉、眩晕与肝风密切相关。《素问·脉要精微论》有“骨者，髓之府，不能久立，行则振掉，骨将惫矣”的论述，认识到震颤的发生与骨髓是否充盛相关，为后世对颤证的认识奠定了理论基础。明·楼英于《医学纲目·颤振》指出“《内经》云诸风掉眩，皆属于肝，掉即颤抖之谓也”“风火相乘，动摇之象，比之瘛疭，其势为缓”“此证多由风热相合，亦有风寒所中者，亦有风夹湿痰者，治各不同也”，以上论述即肯定了《黄帝内经》肝风内动的观点，也进一步扩充了本病的病因病机的内容。明·王肯堂在《证治准绳·颤振》中论述了本病的发病特点、治疗和预后，并指出本病以中老年居多。明·孙一奎《赤水玄珠·颤振门》认为气虚、血虚均可引起颤证，提出“气虚颤振，用参术汤”“血虚而振，用秘方定心丸”。清·张璐在《张氏医通·颤振》认为本病多因风、火、痰、虚所致，并记载相应的治疗方剂十余首，使本病的理法方药更趋充实。

西医学中的震颤麻痹、肝豆状核变性、小脑病变的姿势性震颤、原发性震颤、甲状腺功能亢进等，具有颤证临床特征的锥体外系疾病和某些代谢性疾病，均属本病范畴，可参照本节辨证论治。

知识拓展

帕金森病

帕金森病又称为震颤麻痹，是一种中枢神经系统慢性疾病，多发生于中老年以上的人群。本病主要表现震颤、肌强直及运动减少。震颤常为帕金森病的首发症状。震颤特点为静止性震颤，主动运动时不明显。多由一侧上肢的远端及手指开始，然后逐渐扩展到同侧下肢及对侧上、下肢。下颌、口唇、舌头及头部一般最后受累。病情会随着时间的推移而有所改变，不同时期会有不同的症状出现，而且病情会越来越严重。通常帕金森病患者的记忆力及智力均不会受到影响。

帕金森病至今病因不明，但大多认为和某些脑细胞多巴胺缺乏有关。目前此病仍无法根治。治疗目的是缓解症状，使患者尽快地恢复功能，延缓病程进展。中药、针灸等治疗方法对改善症状能起到一定的积极作用。

【病因病机】

1. 病因

（1）年老体虚　人过中年，脾胃渐损，肝肾阴虚，精气暗衰，筋脉失养；或先天禀赋不足，肾精虚损，脏气失调；或久病体弱，脏腑功能紊乱，气血阴阳不足，虚风内动，筋脉失养。

（2）情志过极　郁怒伤肝，肝失疏泄，肝气郁结，气滞血瘀，筋脉失养；或肝郁化火生风，风阳扰动筋脉；或思虑太过，损伤心脾，气血化源不足，筋脉失养；或脾虚失运，聚湿生痰，痰浊流窜，扰动筋脉。

（3）饮食不节　饥饱无常，过食生冷，脾胃受损，气血生化乏源，使筋脉失养；或嗜食肥甘厚味或嗜酒无度，损伤脾胃，聚湿生痰，痰浊阻络而动风；或痰郁滋生内热，痰热互结，壅阻经脉而动风，发为颤证。

（4）劳逸失当　劳倦太过，使肌肉筋膜损伤疲极，虚风内动；或房事劳欲无度，肝肾亏虚，精血暗耗，筋脉失养；或贪逸少动，使气缓脾滞，气血生化乏源，筋脉失养不能自主，发为颤证。

2. 病机　本病基本病机为内风扰动，筋脉失养。颤证的病变部位在筋脉，与肝、肾、脾三脏关系密切。肝阳化风，肝肾亏虚，脾胃受损，痰湿内生，均可导致筋脉不能自持，而引起头颈或肢体颤抖摇动。

本病病理属性多为本虚标实。本虚主要为气血阴精亏虚，标实有风、火、痰、瘀四端。在一定条件下相互影响，标本可相互转化。风、火、痰、瘀可因虚而生，诸实邪又可耗伤气血阴精。风、火、痰、瘀之间也相互联系，并可兼夹，甚至互相转化，气滞、痰湿也可化热，致热极生风等。

颤证早期，若尚无正气大亏的表现，经积极治疗后，颤动尚可减轻。如病情迁延不愈，将逐渐加重，出现气血阴阳及肝、脾、肾多脏功能受损，以致难以根治，预后较差。

【诊断与鉴别诊断】

1. 诊断

（1）主症为头部及肢体颤抖、摇动，不能自制，甚则颤动不止，四肢强急。

（2）可伴动作笨拙，行动迟缓，口角流涎，语言缓慢不清，神情呆滞等症状。

（3）多发生于中老年人，大多隐匿起病，逐渐发展加重，不能自行缓解。部分患者继发于脑部病变，或发病与情志密切相关。

（4）眼底检查，肝功能，血、尿酮测定，甲状腺功能检测，颅脑CT、MRI等检查有助于本病的诊断及鉴别诊断。

2. 鉴别诊断　颤证与瘛疭：瘛疭多见于急性热病或某些慢性疾病的急性发作，其以手足屈伸牵引为特征，常伴头手颤动、发热、神昏、两目窜视。颤证多为慢性起病并逐渐加重，以头部、手摇动、颤抖为特征，一般无发热、神昏、手足抽搐牵引及其他神志改变症状。

【辨证论治】

1. 辨证要点

辨标本虚实：肝肾阴虚、气血不足为病之本，属虚；风、火、痰、瘀等病理因素多为病之标，属实。一般颤动较剧、肢体僵硬、烦躁不宁、胸闷体胖、遇郁怒而发者，多为实证；颤抖无力、缠绵难愈、腰膝酸软、体瘦眩晕、遇烦劳而加重者，多为虚证。但病久常虚实夹杂，临证需仔细辨别其主次。

2. 治疗原则　颤证的治疗，需遵循急则治其标，缓则治其本，标本兼治三大法则。本病初期，本虚之象多不明显，常见风火相煽、痰热壅阻之标实证，应治以清热、化痰、息风为主；病情迁延，年老体弱，则肝肾亏虚、气血不足等本虚之象愈加突出，治疗当以调补阴阳，滋补肝肾，益气养血为主，兼以息风通络。因本病多发生于中老年人，故治疗时更应重视补益肝肾。

3. 分证论治

（1）风阳内动

证候：头部、四肢颤动不止，不能自制，头晕耳鸣，面红头胀，急躁易怒，心情紧张时颤动加重，或肢体麻木，口苦而干，小便短赤，大便干结。舌红，苔黄，脉弦滑数。

辨证要点：头部、四肢颤动不止，头晕耳鸣，急躁易怒，舌质红，苔黄，脉弦滑数。

基本病机：肝气内郁，肝阳上亢，肝风内动。

治法：镇肝息风，舒筋止颤。

方药：天麻钩藤饮（《杂病证治新义》）合镇肝熄风汤（《医学衷中参西录》）加减。常用药：天麻、钩藤、石决明、代赭石、生龙骨、生牡蛎、黄芩、栀子、川楝子、生麦芽、龟甲、牛膝、杜仲、桑寄生、首乌藤、益母草、白芍、玄参、天冬、甘草。

加减：若肝火偏盛、焦虑心烦，便秘者，加龙胆草、夏枯草；痰涎壅盛者，加天竺黄、竹沥；眩晕耳鸣者，加知母、黄柏、牡丹皮；心烦失眠，加炒枣仁、柏子仁、丹参；颤动不止，加僵蚕、全蝎。

（2）痰热风动

证候：头摇不止，肢麻颤动，胸脘痞闷，头晕目眩，口苦口黏，甚则口吐痰涎。舌体胖大，有齿痕。舌红，舌苔黄腻，脉弦滑数。

辨证要点：头摇不止，肢麻颤动，胸脘痞闷，舌体胖大，有齿痕，舌质红，舌苔黄腻，脉弦滑数。

基本病机：痰热内蕴，阳盛动风。

治法：清热化痰，息风解痉。

方药：导痰汤（《校注妇人良方》）合羚角钩藤汤（《通俗伤寒论》）加减。前方以化痰行气为主；后方重在清热、平肝、息风。常用药：半夏、橘红、胆南星、竹茹、川贝母、羚羊角（水牛角代）、钩藤、桑叶、菊花、生地黄、白芍、枳实、茯苓、甘草。

加减：若胸闷恶心、咯吐痰涎、苔厚腻、脉滑，属痰湿内聚者，加煨皂角、白芥子；颤动较重，可加珍珠母、生石决明、全蝎；胸闷脘痞，加瓜蒌皮、厚朴、苍术；肌肤麻木不仁，加地龙、丝瓜络；心烦易怒者，加郁金、佛手；神志呆滞，加石菖蒲、远志。

（3）气血亏虚

证候：头摇肢颤，面色㿠白或苍白，神疲乏力，动则气短，表情淡漠，眩晕，纳呆，心悸健忘。舌体胖大。舌淡红，苔薄白滑，脉沉濡无力或沉细弱。

辨证要点：头摇肢颤，面色㿠白或苍白，神疲乏力，脉沉濡无力或沉细弱。

基本病机：气血两虚，筋脉失养。

治法：益气养血，濡养筋脉。

方药：人参养荣汤（《太平惠民和剂局方》）加减。常用药：熟地黄、当归、白芍、白术、茯苓、炙甘草、人参、黄芪、陈皮、五味子、肉桂、远志。

加减：若血虚心神失养，心悸，失眠，健忘，加酸枣仁、柏子仁；脾气虚，湿聚成痰，可加用导痰汤；气虚血瘀，肢体颤动、疼痛麻木，加鸡血藤、丹参、桃仁、红花。

（4）髓海不足

证候：头摇肢颤，持物不稳，腰膝酸软，头晕，耳鸣，失眠心烦，善忘，老年患者常兼有神呆、痴傻。舌红，舌苔薄白，或红绛无苔，脉象细数。

辨证要点：头摇肢颤，腰膝酸软，头晕，耳鸣，舌红，舌苔薄白，或红绛无苔，脉象细数。

基本病机：肾虚髓海不足，筋脉失养。

治法：填精补髓，育阴息风。

方药：龟鹿二仙膏（《医便》）合大定风珠（《温病条辨》）加减。常用药：鹿角、龟甲、钩藤、生牡蛎、阿胶、人参、山药、茯苓、生地黄、熟地黄、枸杞子、五味子、白芍、麦冬。

加减：若肢体颤动、眩晕较重者，加天麻、全蝎、石决明；若阴虚火旺，兼见五心烦热、躁动失眠，加黄柏、知母、丹皮、玄参；若肢体麻木、拘急强直，加木瓜、僵蚕、地龙，重用白芍、甘草。

（5）阳气虚衰

证候：头摇肢颤，筋脉拘挛，畏寒肢冷，四肢麻木，心悸乏力，动则气短、自汗，小便清长，大便溏。舌淡，苔薄白，脉沉迟无力。

辨证要点：头摇肢颤，筋脉拘挛，畏寒肢冷，脉沉迟无力。

基本病机：阳气虚衰，温煦失职。

治法：补肾助阳，温煦筋脉。

方药：地黄饮子（《宣明论方》）加减。常用药：熟地黄、附子、肉桂、巴戟天、山萸肉、石斛、肉苁蓉、五味子、茯苓、麦冬、石菖蒲、远志。

加减：若大便稀溏者，加干姜、肉豆蔻；心悸，加远志、柏子仁；小便自遗，加桑螵蛸、益智仁。

4. 其他疗法

（1）中成药疗法　风阳内动，可服用全天麻胶囊、蝎蜈胶囊；气血亏虚，可选八珍丸、人参鹿茸丸；髓海不足，可服益髓颗粒；阳气虚衰，可服参茸丸等。

（2）经验方药　①定振丸（《证治准绳》）：生地黄、熟地黄、当归、白芍、川芎、黄芪、白术、防风、荆芥、细辛、天麻、秦艽、全蝎、威灵仙。适用于老年体虚，阴血亏虚，脉络瘀阻所致之颤证。②经验方（《中国奇方全书》）：丹参、牡蛎、珍珠母、地龙、白芍、茯苓、熟地黄、生地黄、山药、菊花、刺蒺藜、川芎、牡丹皮、泽泻、麻仁，煎汤服用可定振止颤。③天麻60g，全蝎15g，蜈蚣15g，研为细末，每次4.5g，每日2次，清茶调服长期代茶饮。

（3）针灸疗法　根据患者病情，辨证选穴，健侧与患侧肢体交替进行，以调和气血，祛风通络。并可配合耳针，取神门、皮质下、内分泌、肝、肾等。

【预防调护】

避免和消除导致颤证的各种致病因素。应保持情绪稳定，心情舒畅，避免忧思郁怒等不良精神刺激；生活有规律，房事有节；饮食宜清淡而富有营养，戒除烟酒等不良嗜好。增强人体正气，对颤证的预防及恢复均有积极意义。如适当活动及参加体育锻炼。此外，避免中毒、中风、颅脑损伤等对预防颤证的发生亦有重要意义。

【重点难点】

1. 颤证是以头部或肢体摇动、颤抖，不能自制为主要表现的一种病证。

2. 发病多因年老体虚、情志过极、饮食不节、劳逸失当或其他慢性疾病，致使肝脾肾损伤，肝风内动，筋脉失养，肢体失控而发病。

3. 病位在筋脉，总属本虚标实之证。临证需辨清标本虚实。

4. 治疗需遵循急则治其标，缓则治其本，标本兼治的原则。本虚者治疗当以滋补肝肾、益气养血、调补阴阳为主。标实者当清热、化痰、息风。

5. 临床常因本虚导致标实，治疗尤当重视补益肝肾。

6. 临床以风阳内动、髓海不足证较为常见。

【临证备要】

1. **治当权衡标本虚实**　本病属本虚标实之证，滋补肝肾、息风通络为治疗大法。肝藏血主筋，脾为气血生化之源，主肌肉，肾藏精生髓，肝、脾、肾亏损，则阴精不足，筋脉失养而致肢体震颤，因此，补虚是治本之法。震颤较甚者，风象显著，重在平肝息风，治标为先。

2. **酌情使用虫类药物**　证属“风病”范畴，临床对各证型的治疗均可在辨证的基础上配合息风之法。常用的药物有钩藤、刺蒺藜、天麻、珍珠母、生龙骨、生牡蛎、地龙、全蝎、蜈蚣、僵蚕等。其中虫类药不但息风定颤，还可搜风通络。正如叶天士所言：“久病邪正混处其间，草木不能见效，当以虫蚁疏通逐邪。”

3. **年高久病，治宜缓图**　患者老年体衰，脏腑功能虚衰，病理变化复杂，往往难以迅速收效。若过分求速效，反易招致诸多变证，故治疗应缓缓图之，慎用耗伤气血阴阳等攻伐之品。

4. **名医经验**　国医大师刘祖贻擅长运用温阳息风法治疗颤证，临床治疗重在温补肾阳，常使用淫羊藿、菟丝子、巴戟天等平补肾阳之品，甘温助少火。并在补肾阳药中增添何首乌、枸杞子等，滋肾益精，兼能助阳。其次，健脾益气、顾护脾胃，常配伍黄芪、党参、白术、山楂、鸡内金，同时配伍善用葛根与丹参活血化瘀。[曾楚楚，王琦，周胜强，等.国医大师刘祖贻运用温阳息风法治疗颤证经验.湖南中医药大学学报，2021，41（2）：170–173.]

目标检测

答案解析

A1型题

1. 下列各项，不属颤证病因的是（　）

A. 年老体虚　B. 饮食不节　C. 跌仆损伤　D. 情志过极　E. 劳逸失当

2. 颤证的病变部位是（　）

A. 关节　B. 肌肉　C. 心　D. 脑　E. 筋脉

3. 下列各项，不符合颤证临床特征的是（　）

A. 四肢痿软　B. 头部及肢体颤抖不能自制　C. 隐袭起病，逐渐加重

D. 动作笨拙，活动减少　E. 多发生于中老年人

A2型题

4. 男，70岁。近2个月肢体不自主地颤抖，颤动幅度较大，程度较重，心情紧张时颤动明显加重，伴

有眩晕耳鸣，面赤烦躁，易怒，口苦，大便干，舌质红，苔黄，脉弦滑数。其诊断是（　）

A．颤证痰热风动证　B．颤证髓海不足证　C．颤证风阳内动证

D．眩晕肝阳上亢证　E．中风风痰瘀阻证

5．男，83岁。头摇肢颤7年，持物不稳，腰膝酸软，失眠心烦，头晕耳鸣，善忘神呆，舌质红，舌苔薄白，脉细数。该病证的治法是（　）

A．补中益气，健脾升清　B．填精补髓，育阴息风　C．补肾助阳，温煦筋脉

D．益气养血，濡养筋脉　E．镇肝息风，舒筋止颤

6．女，76岁。2年来头摇不止，肢麻震颤，头晕目眩，胸脘痞闷，口苦口黏，舌体胖大有齿痕，舌质红苔黄腻，脉弦滑数。治疗此证应首选的方剂是（　）

A．导痰汤合羚角钩藤汤　B．天麻钩藤饮合镇肝熄风汤　C．人参荣汤

D．地黄饮子　E．龟鹿二仙膏合大定风珠

A3型题

陈某，女，76岁。3年来头摇肢颤，神疲乏力，面色淡白，表情淡漠，心悸气短，食少纳呆，舌质淡红，舌苔薄白，脉沉濡无力。

7．该患者的证候属于（　）

A．风阳内动　B．痰热风动　C．气血亏虚　D．髓海不足　E．阳气虚弱

8．其治法是（　）

A．补肾助阳，温煦筋脉　B．填精补髓，育阴息风　C．清热化痰，息风解痉

D．滋补肝肾，育阴息风　E．益气养血，濡养筋脉

9．其治疗首选方是（　）

A．地黄饮子　B．人参养荣汤　C．龟鹿二仙膏合大定风珠

D．金匮肾气丸　E．天麻钩藤饮合镇肝熄风汤

B1型题

A．肌肉、关节疼痛　B．头颈、手足不自主颤动、振摇　C．手足抽搐，两目窜视

D．肢体偏瘫　E．肢体痿软，肌肉萎缩

10．瘛疭的主症特点是（　）

11．颤证的主症特点是（　）

A．石菖蒲、远志　B．皂角、白芥子　C．地龙、丝瓜络

D．僵蚕、全蝎　E．龙胆草、夏枯草

12．颤证患者神志呆滞，应加用（　）

13．颤证患者肢体颤动不止，应加用（　）

（张　晶）

书网融合……

知识回顾　微课　习题

第四节　腰　痛

PPT

学习目标

知识要求：

1. 掌握腰痛的治则及各证型的辨证要点、治法、代表方剂。
2. 熟悉腰痛的定义、病因病机及鉴别诊断。
3. 了解腰痛的历史源流、其他疗法及预防调护。

技能要求：

1. 熟练掌握辨析腰痛各证型、处方用药及适当调护的技能。
2. 学会运用辨证论治的方法治疗腰痛。

岗位情景模拟 45

夏某，男，65岁。2019年3月就诊。

患者腰痛5年，加重2周。患者5年前无明显诱因出现腰部疼痛，弯腰、行走或久坐后疼痛明显，近2周患者因受凉，腰痛较前明显加重，行动明显受限，故来就诊。刻下症见：腰部酸痛不适，得温疼痛可稍缓解，腰膝无力，下肢冷，畏寒，尿频。舌淡，苔薄白，脉沉滑。

问题与思考

1. 本病的临床特征是什么？
2. 患者为虚证还是实证？寒证还是热证？虚是什么病理因素，实有什么病理因素？
3. 当前中医治法是什么？如何选方用药？如何调养？

答案解析

腰痛又称“腰脊痛”，凡是由于腰部受损，气血运行不利，脉络绌急，或肾虚腰府失养引起的以腰脊或脊旁部位疼痛为主要表现的一类病证。腰痛是患者的一种自觉症状。其发病有急性和慢性之分。急性腰痛，腰部多拘急疼痛、刺痛，脊柱两旁常有明显的按压痛；慢性腰痛，多时作时止，腰部呈隐痛或酸痛。

腰痛在历代医籍中早有论述。《素问·脉要精微论》云：“腰者，肾之府，转摇不能，肾将惫矣。”《素问·五常政大论》云：“太阴司天，湿气下临，肾气上从……当其时反腰椎痛，动转不便。”说明腰痛的病位在肾，并与外邪侵袭密切相关。《素问·刺腰痛》认为腰痛属于足六经之病，并详细介绍了足三阳经、足三阴经及奇经八脉病变时，引起腰痛的各种表现和相应的针刺治疗。东汉·张仲景于《金匮要略·血痹虚劳病脉证并治》中记载用肾气丸治疗肾虚腰痛。《金匮要略·五脏风寒积聚病脉证并治》提出“肾著”病名，描述了寒湿内侵所致腰痛的症状特点，治以甘姜苓术汤。隋·巢元方《诸病源候论·腰背病诸候》认为腰痛与肾关系密切，腰痛病因虽多，但肾虚是发病之本，在证候分类上，首先提出急慢性分类。唐·孙思邈《备急千金要方·腰痛》记载了治疗腰痛的著名方剂独活寄生汤。元·朱丹溪《丹溪心法·腰痛》提出腰痛病因有“肾虚、瘀血、湿热、痰积、闪挫”五类，首次提出“湿热、痰饮留滞，气血不通，引起腰痛”。清·黄元御《四圣心源》指出：“肾水寒，则脾土必湿，脾土湿则肝木郁，郁则阳气陷，陷而不已，而致腰痛发作。”

西医学中的腰肌劳损、强直性脊柱炎、腰椎间盘病变、腰椎骨质增生及某些内脏疾病等以腰痛为主要症状时，均属于本病治疗范畴，可参照本节辨证论治。

【病因病机】

1. 病因

（1）外邪侵袭　多由久居湿冷之地，或劳作汗出当风，衣着湿冷，或冒雨着凉，或长夏湿热交蒸，腰府失护，风、寒、湿、热之邪乘虚侵入，留着腰部，导致经脉受阻，气血运行不畅，因而发为腰痛。

（2）体虚年老　先天禀赋不足，久病体虚，年老体衰，或房事不节，以致肾精亏虚，腰府失养而发生腰痛。

（3）跌仆闪挫　举重抬物，暴力扭转，坠落跌打，或体位不正，用力不当，屏气闪挫，导致腰部经络气血运行不利，气血阻滞不通，瘀血留着腰部而发生疼痛。

2. 病机　腰痛的基本病机为邪阻经脉，腰府失养。腰为肾之府，由肾之精气所滋养。足太阳膀胱经、冲脉、任脉、督脉、带脉等经脉循行于腰部，故腰痛与经脉密切相关。

寒为阴邪，其性收引，易阻遏阳气，凝滞营阴，以致腰府气血不通，不通则痛；湿邪侵袭，其性黏滞，留着筋骨肌肉，痹阻气血，碍滞气机，以致腰府经气不通，阳气不运，肌肉筋脉拘急而痛；感受热邪，常与湿邪合而为病，或湿蕴生热而滞于腰府，经脉不畅而生腰痛。

内伤腰痛，多起病隐匿，腰部酸痛，病程缠绵，常伴有脏腑虚损症状，多见于肾虚。偏于阴虚则腰府失于濡养，偏于阳虚则腰府失于温煦。内外二因，又常相互影响，风、寒、湿、热诸邪，常因肾虚而乘袭腰府。

经脉以通为常，跌仆、扭伤、闪挫，影响气血运行，气滞血瘀，经脉壅滞，气血阻滞不通而腰痛。正如《景岳全书·杂证谟·腰痛》所云：“跌仆伤而腰痛者，此伤在筋骨而血脉凝滞也。”外感腰痛或跌仆损伤多为邪阻经脉，“不通则痛”，属实证；内伤腰痛多为肾精亏虚，腰府失养，“不荣则痛”，属虚证。

【诊断与鉴别诊断】

1. 诊断

（1）以腰部疼痛为主症。急性腰痛，病程较短，轻微活动即可引起一侧或两侧腰部疼痛加重，脊柱两旁多有明显的按压痛。

（2）慢性腰痛，病程较长，病情缠绵难愈，疼痛多为隐痛或酸痛，遇劳则剧，按之则舒。

（3）常有居处潮湿阴冷、涉水冒雨、跌仆闪挫、劳累过度、体位不当等相关病史。

（4）血、尿常规、抗链球菌溶血素“O”、红细胞沉降率、类风湿因子、肾功能、尿常规，腰椎、骶髂关节X线、CT、MRI等检查有助于腰椎病变的诊断。妇科及泌尿系统检查有助于本病的鉴别诊断。

2. 鉴别诊断

（1）腰痛与石淋　石淋属淋证范畴，多以腰腹突发绞痛，尿中带血或尿中时有砂石，小便艰涩，或排尿时突然中断，少腹拘急，尿道窘迫疼痛等症状为主。腰痛仅为腰部疼痛，可呈局部刺痛、冷痛、酸痛、隐痛等，一般不会出现绞痛。

（2）腰痛与肾痹　肾痹是指腰背强直弯曲、不能屈伸、行动困难而言，多由骨痹日久发展而成。肾痹有一部分亦可导致腰痛。

【辨证论治】

1. 辨证要点

（1）辨虚实　外感腰痛，起病较急，腰痛明显，常伴表证，多属实；内伤者，起病较缓，腰部酸痛，病程缠绵，常伴有脏腑虚损症状，多属肾虚；跌仆闪挫所致者，起病急，疼痛部位固定，多属瘀血为患，以实证为主。

（2）辨病邪性质　腰重痛，难以转侧，行时无力，为湿邪；腰冷痛，得热则舒，四肢倦怠，足寒肢冷，为寒邪；腰部热痛，身热汗出，小便热赤，苔黄腻，为湿热。

2. 治疗原则　腰痛的治疗，实证者，治以祛邪活络为要，针对病因，分别采取祛风、散寒、利湿、清热、祛瘀等法；虚证者，治以补肾壮腰为主，兼调养气血。若为本虚标实，虚实夹杂者，当分清标本缓急。标实为主者，当祛邪兼以补肾；本虚为主者，补肾的同时兼以祛邪。

知识拓展

以形补形

中医治疗腰痛，经常会选取猪腰配合杜仲等药物作为药膳方，疗效颇佳。用猪腰治疗腰痛等疾病，其理论依据来源于中医的“以形补形”。“以形补形”多应用于食疗药膳中，认为结构或颜色和人体组织器官相似的食物或动物器官可以滋补对应的人体器官。

如核桃形似大脑，可补脑；胡萝卜（横断面）像眼睛，推其可明目；芹菜像骨骼，可壮骨。猪腰可以“健肾补腰”；猪肺可以“清补肺经”；猪肚可以“温中和胃”；虚寒胃痛可用猪肚煲白胡椒；心悸等症可用猪心炖柏子仁；肝郁肋痛可买猪肝蒸合欢花等。

“以形补形”是中医学的重要思维方法应用之一，其中不乏妙论，但应采取辩证的、科学的态度去看待，不可不加分析地滥用。

3. 分证论治

（1）寒湿腰痛

证候：腰部冷痛重着，遇阴雨天或腰部感寒后疼痛加重，转侧不利，静卧病痛不减，痛处喜温。舌淡，苔白腻，脉沉紧或沉迟。

辨证要点：腰部冷痛重着，遇阴雨天或腰部感寒后疼痛加重。

基本病机：寒湿留着，痹阻经络，气血不畅。

治法：散寒除湿，温经通络。

方药：甘姜苓术汤（《金匮要略》）加减。常用药：干姜、白术、茯苓、甘草。

加减：若寒邪偏胜，以冷痛为主者，加附子、川乌、细辛；湿邪偏胜，疼痛以沉重为主者，加苍术、厚朴、薏苡仁。兼有风邪，腰痛部位左右不定，或关节游痛者，可加防风、秦艽、独活。

（2）湿热腰痛

证候：腰部疼痛，痛处重着而有热感，每于暑湿阴雨天气疼痛加重，身体困重，口苦烦热，小便短赤。舌红，苔黄腻，脉濡数或弦数。

辨证要点：腰部疼痛，痛处重着而有热感，舌红，苔黄腻，脉濡数或弦数。

基本病机：湿热壅遏，经气不畅，筋脉失舒。

治法：清热利湿，舒筋止痛。

方药：四妙丸（《成方便读》）加减。常用药：黄柏、苍术、牛膝、薏苡仁。

加减：若小便短赤不利，加栀子、萆薢、车前草；湿热蕴久，耗伤阴津，症见口干咽燥，手足心热者，酌加生地黄、知母、女贞子、墨旱莲，注意滋阴而不恋邪。

（3）瘀血腰痛

证候：腰痛如刺，痛处固定且拒按，日轻夜重，轻者俯仰不便，重者不能转侧，多突然发病者，常有闪挫跌打外伤史。舌暗紫，或有瘀斑，脉弦涩。

辨证要点：腰痛如刺，痛处固定且拒按，舌暗紫，或有瘀斑，脉弦涩。

基本病机：瘀血阻滞，经脉痹阻，不通则痛。

治法：活血化瘀，通络止痛。

方药：身痛逐瘀汤（《医林改错》）加减。常用药：桃仁、红花、当归、川芎、香附、牛膝、没药、五灵脂、地龙、秦艽、羌活、甘草。

加减：若兼有风湿，身体困重、阴雨天加重，加独活、秦艽；血瘀络损，伴血尿者，加大小蓟、三七、白茅根；有明显闪挫跌打外伤史者，加乳香、延胡索、土鳖虫；腰痛日久，肾虚者，加杜仲、续断、狗脊、桑寄生。

（4）肾虚腰痛

①肾阴虚

证候：腰部隐隐作痛，酸软无力，缠绵难愈，面色潮红，口燥咽干，心烦少寐，手足心热。舌红少苔，脉弦细数。

辨证要点：腰部隐隐作痛，心烦少寐，手足心热，舌红少苔，脉弦细数。

基本病机：肾阴不足，腰脊失养。

治法：滋补肾阴，濡养筋脉。

方药：左归丸（《景岳全书》）加减。常用药：熟地黄、山茱萸、山药、枸杞子、龟甲胶、鹿角胶、牛膝、菟丝子。

加减：若口燥咽干，舌质红，少苔甚者，加麦冬、生地黄、玄参；心烦失眠甚者，加栀子、酸枣仁；肾阴虚兼相火偏亢，可选用知柏地黄丸或大补阴丸。

②肾阳虚

证候：腰部隐隐作痛，酸软无力，缠绵不愈，腰部发凉，遇劳加重，卧则减轻，喜温喜按，常反复发作，面色㿠白，少腹拘急，肢冷畏寒。舌淡，苔薄白，脉沉细无力。

辨证要点：腰部隐隐作痛，酸软无力，腰部发凉，喜温喜按。

基本病机：肾阳不足，筋脉失于温煦。

治法：补肾壮阳，温煦经脉。

方药：右归丸（《景岳全书》）加减。常用药：附子、肉桂、鹿角胶、熟地黄、山药、山茱萸、枸杞子、菟丝子、杜仲、当归。

加减：若肾虚及脾，脾气亏虚，加黄芪、党参、白术；如无明显阴阳偏盛者，可服用青娥丸；房劳过度而致肾虚腰痛者，可酌加血肉有情之品调理，如河车大造丸。

4. 其他疗法

（1）中成药疗法　寒湿腰痛，可选用小活络丸、虎力散、腰痛宁胶囊；瘀血腰痛，可用脉血康、跌打损伤丸；肾虚腰痛，可选六味地黄丸、抗骨质增生丸、复方补骨脂颗粒等。

（2）民间验方　将猪腰子处理干净后，剖开，将炒或研过的茴香掺入其内，湿纸裹煨熟，盐酒送下空腹服用，治疗肾虚寒滞之腰痛；丝瓜根，烧，存性，为末，每服6g，酒送服，治疗湿热腰痛。

（3）贴敷法　可辨证选用麝香壮骨止痛膏、通络骨质宁膏、通络去痛膏等贴于痛处。

（4）其他　针灸、推拿、按摩、导引等治疗亦对腰痛有较好疗效。

【预防调护】

针对腰痛的危险因素采取预防性干预措施。如避免过度劳累，不可强力负重；避免坐卧湿地，涉水冒雨或运动汗出后即应换衣擦身；暑季湿热蕴蒸时，应避免夜宿室外，贪冷喜凉；应注意保暖，免受风寒湿邪侵袭；在日常生活中要注意正确的坐、卧、行的姿势及体位；避免腰部跌仆闪挫。

急性腰痛，应及时治疗，休息调养，以巩固疗效。慢性腰痛，除药物治疗外，注意腰部保暖，或加用腰托固护，避免腰部损伤。平素适当活动腰部，或进行腰部自我按摩、打太极拳等活动，有助于腰痛的康复。

【重点难点】

1．腰痛是由于腰部受损，气血运行不利，脉络绌急，或肾虚腰府失养引起的以腰脊或脊旁部位疼痛为主要表现的一类病证。

2．因外感、内伤或闪挫跌仆等病因，导致筋脉痹阻，腰府失养而发病。

3．临证应辨明虚实及病邪性质。

4．实证治以祛邪活络；虚证治以补肾壮腰为主，兼以调养气血；本虚标实，虚实夹杂者，当分清标本缓急。

5．除内治外，还可配合针灸、按摩、拔罐、膏贴等方法综合治疗。

6．各证型在临床均较常见。

【临证备要】

1．**辨清虚实**　外伤腰痛多属实，治宜活血祛瘀、通络止痛。应借助腰椎X线、CT或MRI等检查，这对于腰痛的辨证治疗是极为重要的。感受外邪多属实，宜祛邪通络；内伤致病多属虚，宜补肾固本为主。

2．**重视补肾强腰**　常用熟地黄、山药、山茱萸培补肾精，杜仲、牛膝补肾强腰膝，菟丝子、鹿角胶温肾壮腰。

3．**配合活血化瘀**　初发急性期，常配伍小剂量的当归、川芎养血和血，温通血脉；病情相对缓解时，可加大活血化瘀药物的剂量。腰痛日久，反复发作者，可用活血化瘀配合搜风通络的药物，如桃仁、红花、三七、莪术、水蛭、地龙、全蝎、僵蚕、乌梢蛇等。

4．**名医经验**　国医大师朱良春擅用虫类药治疗疼痛性疾病。腰脊痛，多用土鳖虫、乌梢蛇、蜂房；对于湿邪留着引起的腰痛，擅用生白术45g，苍术15g，熟薏苡仁30g，制附子15g，疗效甚佳。（朱良春.朱良春医集.长沙：中南大学出版社，2006.）

目标检测

答案解析

A1型题

1．腰痛辨证，首先应分辨（　）

A．在气在血　B．阴证阳证　C．在经在络　D．在腑在脏　E．寒热虚实

2. 腰痛发病的关键是（ ）

A. 寒湿　B. 湿热　C. 肾虚　D. 血瘀　E. 气滞

3. 腰痛的病因不包括（ ）

A. 饮食生冷　B. 外邪侵袭　C. 年老体虚　D. 屏气闪挫　E. 跌仆损伤

A2 型题

4. 男，45岁。腰部疼痛，痛处重着而有热感，每于暑湿阴雨天气疼痛加重，身体困重，小便短赤，舌质红，苔黄腻，脉濡数。其证候是（ ）

A. 风寒　B. 湿热　C. 瘀血　D. 寒湿　E. 肾虚

5. 女，68岁。腰部隐隐作痛4年余，酸软无力，心烦口干，手足心热，盗汗，舌红少苔，脉弦细数。此病方宜选用（ ）

A. 身痛逐瘀汤　B. 金匮肾气丸　C. 右归丸　D. 左归丸　E. 补髓丹

6. 男，42岁。2日前因抬重物不慎腰部闪挫，现腰痛如刺，腰部转侧则疼痛难忍，痛处固定拒按，日轻夜重，舌质暗紫，脉弦涩。治法为（ ）

A. 补肾壮阳，温煦经脉　B. 滋补肾阴，濡养筋脉　C. 理气活血，温通经脉

D. 活血化瘀，通络止痛　E. 散寒除湿，通络止痛

A3 型题

杨某，男，43岁。腰部冷痛，重着不适，每逢阴雨天或天气寒冷时疼痛加重，腰部得温则舒，舌质淡，苔白腻，脉沉紧。

7. 该患者的证候属于（ ）

A. 寒湿腰痛　B. 湿热腰痛　C. 瘀血腰痛　D. 肾阴虚腰痛　E. 肾阳虚腰痛

8. 其治法是（ ）

A. 滋补肾阴，濡养筋脉　B. 补肾壮阳，温煦经脉　C. 散寒除湿，温经通络

D. 活血化瘀，通络止痛　E. 清热利湿，舒筋止痛

9. 其治疗首选方是（ ）

A. 四妙丸　B. 甘姜苓术汤　C. 身痛逐瘀汤　D. 金匮肾气丸　E. 大补阴丸

B1 型题

A. 甘姜苓术汤　B. 六味地黄丸　C. 四妙丸　D. 身痛逐瘀汤　E. 乌头汤

10. 湿热腰痛宜选用（ ）

11. 瘀血腰痛宜选用（ ）

A. 六味地黄丸　B. 金匮肾气丸　C. 左归饮　D. 右归丸　E. 左归丸

12. 肾阳虚腰痛，宜选用（ ）

13. 肾阴虚腰痛，宜选用（ ）

（张　晶）

书网融合……

知识回顾　习题

附 录

中医内科疾病脏腑证治临床思维

中医临床思维是指医生在临床诊疗过程中，收集疾病信息，分析病因、病机，判断疾病与证候，确立治则、治法及处方用药过程中的思维活动。中医临床辨治过程是一个完整、复杂的思辨过程，有其独特的思维方式。中医在长期的临床实践中，积极吸收了东西方各类逻辑思维并不断加以运用来指导引临床实践的整个过程，逐渐形成了有自己特色的逻辑形态。中医内科临床中应用及中医内科学教材中病证阐述，最重要的是中医临床思维，即为脏腑证治中医临床思维。

脏腑证治是中医各种辨证论治的基础，它是根据脏腑的生理功能、病理表现，结合八纲、病因、经络等理论，通过四诊合参，对疾病的证候进行分析归纳，借以推断病因病机、病变部位及病邪性质、正邪盛衰，以确定所患何证，然后根据证来决定治疗原则和方药。在这个临床思维的过程中，最重要的三个环节是四诊中的问诊、处方用药和交代医嘱，熟练掌握这三个环节的基本技能，并在此基础上熟能生巧，对于中医内科临床极有裨益。

一、问诊思路

中医四诊望、闻、问、切中，直接询问患者，即问诊，可以获得比较客观真实的资料，对患者疾病诊断和辨证论治至关重要。中医问诊，宜在望舌、切脉之后，患者的舌脉对问诊方向有重要辅助意义。

（一）问主诉

主诉是指患者最主要最痛苦的症状、体征以及持续时间。如这样问：您今天哪里不舒服呀？这个现象持续多久了？

（二）问现病史

1. 问发病与诊疗经过 问了主诉之后，然后问诊疗经过。要问主诉症状最初产生的诱因、当时的状态、诊疗经过，含是否就诊，就诊医院、检查及结果、诊断、用药及疗效等。询问这些一定要带着一个目的，就是尽量搞清楚西医诊断是什么病，做到开中药之前心中有底。

2. 问现症 先问清楚主诉的现在具体状态，再围绕着主诉问伴随症状，注意须结合舌脉有方向性地问诊，一边问诊一边考虑证候，一边试探一边肯定或排除，先考虑病性再考虑病位。病性分虚实两方面，肝心脾肺之虚从气血阴阳方面考虑，肾之虚从精气阴阳方面考虑；实从水湿痰饮（或化热为湿热、痰热），气滞，血瘀，食积，外感等方面考虑。病位从肝心脾胃肺肾等考虑。问完病性和病位，证型大概就已经出来。再然后问常规的状态，如口干苦、食纳、睡眠、二便等。

（三）问相关病史

包括既往史、个人史、过敏史、婚育史、家族史等，注意结合患者病症有重点有方向的问诊。

（四）问其他

问其他症状、特殊要求等。有的患者有多个疾病，有可能患者最后的要求与医生判断的不一致，这些都对治疗方案有影响。问诊结束时，应由患者自我补充，这时候患者明白医生基本问完了，会补充自己觉得重要，但医生没问到的情况。

（五）举例

患者，男，35岁。舌淡红，苔薄白，脉细。

问主诉，患者回答：咳嗽，7天了。

1. 问诊疗经过 已询问患者病史为：平素易感冒、咳嗽，7天前因受凉后出现，初起时咳嗽不甚，怕风怕冷，鼻塞流清涕，去当地卫生院就诊，查血常规显示淋巴细胞比例升高，诊断为病毒性感冒，予风寒感冒颗粒，服用3天，鼻塞流涕消失，但咳嗽加重。

2. 问主诉的状态 问这位患者的咳嗽到底是怎么咳的，咳嗽持续时间、程度以及痰的色、质、量、味等。患者咳嗽白天为甚，为阵发咳嗽，咳声不剧，痰白、清稀、量较多。问伴随症状，如咽喉状态、胸部感觉、怕风怕冷、出汗等。如问到患者咽喉不痛，咽痒，这时候要看看患者咽喉（不红，扁桃体不肿大）。无胸闷，稍有怕风怕冷，安静时不汗出，但动则汗出。

3. 问病性 本例患者，结合其病史、主诉、伴随症状及舌脉来判断，患者的诊断为咳嗽，外感表现明显，基本能确定为外感风寒，并且从目前资料初步判断兼有气虚。我们要尝试有方向地去问诊，追根究底去问患者的症状，如果患者有这个症状，患者就会有“今天终于找对了医生”的感觉。临床疾病很复杂，需要全面问诊，否则就可能证候判断不全，难以落实中医的整体观念。经初步分析，接下来问诊须先问病性，病性分虚实，这位患者最可能存在气虚，那就单刀直入地针对性地问气虚症状看患者是否存在，如问患者平时有无短气、乏力，在患者给予肯定的答复后，再结合前面已有的自汗、劳则更甚，就判断患者有气虚。

判断患者有气虚之后，血虚、阴虚、阳虚要不要问呢？虽然存在的可能性小，但还是应该把相应症状问一问，如问这位患者是否有心悸、失眠，手足心热、潮热、盗汗，平时特别怕冷等症状，若患者回答没有，与我们心里预判一致，就佐证了气虚辨证将会准确。需注意，判断阳虚的寒象指的是平时较明显的怕冷，而不是患者感冒后暂时的怕风怕冷。

问了虚的病性之后，要考虑实的病性，不问不等于患者没有。当然，也不能将气滞、血瘀、水湿痰饮等全部去问，而应该是针对性地去问患者最可能有的病性。如本例患者，外感风寒是肯定有的，还可以排除性地问一点风热的症状，如咽喉疼痛（前面已问）、鼻热、口干苦，大便干等，患者没有，就能坚定地排除风热。又如患者有痰白、清稀、量较多的病情，最可能有的是痰湿、痰饮的实性病性，如何判断其有无呢？那就要从水湿痰饮阻滞气机和困阻脾胃的两方面症状去问，如胸闷、头身困重、腹胀、纳呆、呕恶、便溏等症，患者表示没有就能排除痰湿、痰饮。

4. 问病位 在确定患者的病性证候之后，须估计每个证候最可能的病位，按可能性大小依次去问诊。如本例患者，已明确有气虚和风寒的病性证候，气虚最可能病位在肺和脾，风寒病位在肺和肺卫。接下来，直接去针对性地问诊和判断。若见咳、痰、喘，病位在肺，但因本例患者气虚、外感风寒病位肯定是在肺的。考虑脾时，要问平时是否有腹胀、纳呆、便溏的症状，患者表示没有。可推出患者只有肺气虚，并无脾气虚。

5. 问常规状态 一般问完病性和病位，证型就出来了，接下来问常规的症状，如精神、食纳、睡眠、大小便、有无口干苦等，这些是人体宏观的基本状态。问其目的，一为佐证前面证型判断是否准确，二为开方时综合考虑患者的平素状态。需要注意的是，前面已经问过的内容，就不应再重复问诊。

6. **问相关病史** 包括既往史、个人史、过敏史、婚育史、家族史等，注意结合患者病症有重点、有针对性地去询问。如本例患者要排除哮病，就要特别注意问既往史、过敏史、家族史等。

四诊资料收集后，进行证型判断。先把证候摆出来，再分主次。如本例患者辨证为肺气虚、风寒犯肺证，风寒犯肺排第一，肺气虚排第二，故判断为风寒犯肺兼夹气虚之咳嗽。

二、处方思路

以一个病例来阐述并示范。

（一）病例

陈某，男，45岁。2016年8月28日来求诊。

右手腕关节肿痛3天。患者无外伤史。左膝、左踝关节数年前曾有肿痛症状。右手腕关节自觉微热、恶风，左下肢怕冷，精神、饮食睡眠可，汗出无异常，口渴不欲饮，口不苦，大便稀溏，日1次，夜尿多，每晚2~3次，色不黄，腰膝酸软，常有头晕耳鸣，无潮热盗汗，无手足心热。有胃出血、左肾结石、周期麻痹病史。余无异常。体查：右手腕局部肿胀微红，压痛明显，关节活动明显受限。舌淡紫，苔根部稍黄腻，脉滑稍数尺弱。查血尿酸和尿素氮稍高于正常值。血沉、抗“O”和类风湿因子无异常。

（二）辨证分析

患者以右手腕关节肿痛为主症，中医可诊断为痹证。辨病性：右手腕关节肿痛恶风，为风；肿胀、舌苔腻，有湿；左下肢怕冷、舌淡紫为寒凝；关节微红、自觉微热、口渴为热；夜尿多、腰膝酸软、头晕耳鸣为夹虚。舌象符合寒热错杂证候，脉象符合虚实夹杂证候。辨病位：病位在肢体经络关节；夜尿多、腰膝酸软、头晕耳鸣为肾虚。分主次，寒热错杂为主，肾虚为次，寒与热基本持平。因此辨证为寒热错杂兼夹肾虚证。

（三）处方

1. **基本方的开处** 开处方之前，一定要确定治疗思路，急则治其标或缓则治其本，或标本兼治，还有患者的症状要根据先后主次解决等。再根据主证选择最佳的主方，根据次证选择合并用方或者针对性加药。本例患者，寒热错杂为主证，可以选用桂枝芍药知母汤；肾虚是次证，可以不选大补元煎等完整方剂，但可以在这些方内选药加用，也可以自拟加用2~3味补肾中药，如杜仲、怀牛膝、桑寄生等。

2. **用药加味加量** 合理加药的前提是必须熟悉方药和中医基本理论。处方加药，一般从相关方中选取关键药物。针对主证或主症用药时，在合理用药和安全用药的前提下可以考虑加量。

开完主方后，针对最主要的证候看是否需要个别加强，选择相关方药。本例痹证寒热均较明显，主方桂枝芍药知母汤中散寒除痹力强，故可酌加豨莶草、忍冬藤、秦艽等加强清热通痹。

接下来考虑主症，即患者最感痛苦的某症状，作强化对症治疗。本例患者突出痛苦为关节肿痛，故可在延胡索、全蝎、蜈蚣、姜黄、海桐皮、徐长卿、郁金、乳香、没药、五灵脂、蒲黄等中药内选用一两味以加强通痹止痛，在苏木、益母草、泽兰等中药内选一两味以加强活血利水消肿。

针对兼症不见得逐一处理，唯患者的特别不适或特别要求，尤其是精神、食纳、睡眠须注意适当考虑。本例患者没特殊不适兼症必须处理的。

还可根据中医基本理论指导加味化裁，尤其是五行生克理论、气血津液理论、虚实补泻理论、药性升降浮沉理论等。本例痹证，无论寒热，均兼夹湿邪，故可加强健脾祛湿，方中已有白术，还可加苍术、薏苡仁等。气行则水行，气行则血行，故还可加陈皮、木香等。

最后要考虑一下西医病因，看是否有较好的针对性中药对因治疗，如病毒性感冒加板蓝根。调和药性用甘草，凝聚药性用牡蛎，考虑脾胃问题则加健脾开胃药等。本例患者尿酸稍高，可考虑加萆薢以降尿酸。患者曾有胃出血病史，大便稀溏，加之祛风湿药物容易伤胃，故宜注意保护脾胃，加用山药、鸡内金等。

3. 用药减味减量 处方减药，一般开每一味药时，应考虑该味药的药性、功效和患者当前的状态，以及基本病因、病机，不合适时则考虑减量、换用或舍弃。如本例在开药时须思索到较大剂量的白芍会引起便溏，而患者本来就便溏，故宜减量使用。使用麻黄时，马上要想到麻黄可引起某些患者心慌，如有心慌者则减量或舍弃，本例患者无冠心病及心慌不适，故可使用。

由此，本例参考处方如下：

桂枝12g，白芍10g，炙麻黄10g，制附片10g（先煎30分钟），炒白术20g，知母15g，防风10g，生姜3片（自备），炙甘草6g，杜仲15g，怀牛膝20g，豨莶草15g，忍冬藤15g，玄胡30g，苏木15g，萆薢10g，苍术15g，山药30g。

3剂，水煎服，日1剂，分3次饭前温服。

三、医嘱交代思路

（一）交代药物煎服法

药物的煎服法是必须要仔细交代的，尤其是先煎、后下、包煎、服药时间等。若患者或家属原因（如文化程度不高），难以明了，则需特别注意书写清楚，嘱请求他人协助，甚者宁可不用需要特殊煎服法的有毒中药。

（二）交代饮食注意

常规的如忌食生冷、辛辣刺激、油腻、甜腻、粉质，低盐低脂低糖饮食，少食多餐，多吃或少吃稀饭等。辅助食疗，如多吃黑木耳、燕麦降脂，山药、莲米、薏苡仁、芡实、扁豆等煮粥健脾补肺，黄豆豆浆、山药、银耳、桑椹、黑芝麻、核桃、枸杞、玫瑰花泡水当茶等辅助治疗。

（三）交代休息或运动注意

根据患者病情个性化交代。如急性病症一般需要注意休息，慢性病症一般可适当运动，但不可过度劳累。骨关节病要注意避免相应关节的过度使用等。

（四）其他

从治未病的角度交代疾病的预防和养生保健、特殊注意事项、自我病情观察、定期指标检测与复诊时间等。

（五）举例

张某，男，65岁。2018年9月28日诊。

患者心悸5天，自服稳心颗粒、参松养心胶囊无效。有冠心病、高血压病史。刻诊：心悸为阵发性，白天为甚，发作时心率加快，平时心律整齐，心电图提示心肌缺血。胸闷，失眠，健忘，短气，疲乏，平时较为怕冷，自汗，腰腿酸软，头晕耳鸣，口渴不欲饮，口不苦，身重。痰多，色白，清稀。纳呆，大便稀溏。舌淡胖有齿痕，苔白厚腻，脉弦细滑。

分析：患者以心悸为主症，故诊断为心悸。看病性，短气、疲乏、自汗，当为气虚，然平时较为怕冷，表现为气虚加寒象，当为阳虚；胸闷，身重，痰多色白清稀，纳呆，大便稀溏，当为痰饮，而非痰浊，为痰饮阻滞气机，困阻脾胃。看病位，心悸、失眠、健忘，病位在心，腰腿酸软、头晕耳鸣，病位在肾，故阳虚的病位主要在心肾；纳呆、便溏，故痰饮的病位主要在脾胃。按主次分，阳虚为第一，痰饮为第二。舌脉亦符合。故证型可定为心肾阳虚，痰饮困阻。治宜温通心肾，温化痰饮，宁心安神。

针对心肾阳虚的主证，可用桂枝甘草龙骨牡蛎汤；痰饮困阻的次证，可用苓桂术甘汤合瓜蒌薤白半夏汤。在药物的加减上，针对主证阳虚，可加附子、干姜、细辛等；针对次证肾虚，可加杜仲、牛膝等。针对主症心悸，可加丹参、酸枣仁、磁石等养心镇心；针对兼症失眠，可加百合、首乌藤、合欢皮等；胃肠不适，可加山药、鸡内金等。注意附子与半夏是配伍禁忌，最好不要同用。

处方：桂枝20g，炙甘草10g，煅龙骨30g（先煎），煅牡蛎30g（先煎），制附片10g（先煎30分钟），茯苓20g，白术20g，陈皮10g，瓜蒌10g，薤白10g，丹参30g，首乌藤20g，山药30g，杜仲15g，怀牛膝20g。3剂，水煎温服，日1剂，分2次早晚温服。

医嘱交代：

（1）交代中药煎服法　龙骨、牡蛎、制附片要先煎，尤其应注明附片的煎煮时间。熬药的时间、熬药的方法、药量、服药时间和方法等也当描述。

（2）交代饮食注意　阳虚痰饮者，嘱忌食生冷、油腻、甜腻，宜低盐、低脂、低糖。可常食莲子、红豆、薏苡仁、茯苓等。

（3）交代休息或运动注意　心悸者，注意休息，不可劳累；避风寒，畅情志。

（4）其他　可嘱患者用丹参100g，田七100g，西洋参40g等按比例打粉，每次5g吞服，每日2次，用于心血管疾患的预治。艾叶50g煎水泡足，时间不可太长；患者随身携带速效救心丸或硝酸甘油。询求西医心内科专家，定期监测心电图，按时复诊等。

四、中医内科疾病脏腑证治临床思维实训

（一）训练目的

（1）掌握中医门诊脏腑证治的临床思维方法和基本诊疗程序。

（2）熟悉中医内科常见病、多发病的基本诊疗方法。

（3）了解中医诊疗过程中常规的医学人文关怀与职业精神。

（4）能够综合应用脏腑证治的临床思维方法诊治常见病、多发病。

（二）训练方法

采用情景模拟仿真训练。

（三）训练过程

分组：以10~12人为一组，组内每两个同学为1小组。

1. 实训准备

脏腑证治的常见病证病例库、多媒体、脉枕。

2. 实训操作

（1）多媒体集中教学　脏腑证治临床思维方法、病历书写等相关内容介绍与回顾。如脏腑证治之问诊思路概述、辨证技巧、处方思路、医嘱交代、门诊病历的书写规范、中医处方的基本规范等。

（2）中医内科门诊全程诊疗示范（病例演绎）

教师与助教分别扮演医患角色，演绎病例。面色、舌脉只需示意诊察动作。

患者陈某，女，38岁。

医：您面色萎黄啊！请您伸出舌来看看。

患：（伸舌）

医：舌暗红苔薄黄。摸脉看看。

患：（伸左右手摸脉）

医：脉弦滑。请问您哪里不舒服？

患：胃痛。

医：哪个地方？

患：（患者指引上腹心窝处）

医：哦，那是胃痛。痛多久了？怎么来的？

患：我这胃痛反反复复有1年了，一年前发病是因生冷的苹果吃多了，就觉得痛，去了人民医院，说是慢性胃炎，吃了一些莫沙必利分散片和胃苏颗粒，服药后好了。

医：做检查了吗？

患：那次没做，这次才做了胃镜，说是慢性非萎缩性胃炎伴糜烂，吹气查了幽门螺杆菌，阳性。

医：中间常反复发作吗？

患：对的，反反复复，只要吃生冷的食物和生气就会发作，每次我自己吃些药就会好转。这次却没法好转。

医：这次怎么又发作了呢？

患：又是吃了生冷的水果加辛辣的火锅。

医：几天了？

患：3天了。

医：胃是怎么痛的？比如说，胀痛、刺痛、冷痛、热痛等？

患：胀痛、冷痛都有，用热水袋敷着要舒服些，有时又有烧心。

医：喜欢按着舒服些？

患：对。

医：吐酸水吗？

患：有吐酸水。

医：白天、晚上都痛吗？

患：都痛，晚上还痛得厉害一些。

医：这一路下来有什么不舒服吗？（指引胸骨后食管处）

患：没有。

医：背痛吗？（指引左肩胛处）

患：没有。

医：两侧胸胁有不适吗？（双手指胸胁处）

患：对的，经常胀闷，但不痛。

医：嗳气吗？（右手胸前做升提动作）

患：嗳气。

医：心情好吗？您平时容易生气吗？

患：就是容易生气。

医：吃饭还好吗？

患：饮食不行，吃得少。

医：睡觉呢？

患：也睡不好，尤其是痛得睡不着。

医：大便怎么样？干不干，稀不稀？

患：稀溏，黏，不容易被水冲走。

医：一般一天几次？

患：两三次吧。

医：口干苦吗？

患：没有。

医：乏力，有吗？

患：有。

医：腰酸腿软吗？

患：没有。

（某些不太相关病史问诊省略）

（3）病例的四诊资料总结并书写门诊病历

陈某，女，38岁。2018年3月12日就诊。

反复上腹近心窝处疼痛1年，发作并加重3天。患者1年前食生冷以后出现上腹疼痛，当时为胀痛，于当地就医诊断为慢性胃炎后，服用莫沙必利分散片和胃苏颗粒缓解。此后患者稍有饮食不当、情志不舒等因素，则易诱发胃痛，一般自服药能缓解。3天前，又因贪食生冷与辛辣食物，胃痛复发。刻诊：胃脘隐隐冷痛、胀痛，喜温喜按，胸胁胀闷，胸骨后无不适，无背痛。白天、晚上均感疼痛，夜间为甚。嗳气，情绪不佳，易生气，常伴胃脘灼热，吐酸，无口干苦，乏力，食纳欠佳，寐欠安，大便黏滞，稀溏，2~3次/日。舌暗红，舌苔薄黄，脉弦滑。查胃镜示慢性非萎缩性胃炎伴糜烂，幽门螺杆菌阳性。

（4）病例分析

患者以上腹近心窝处疼痛为主症，故诊断为胃痛。分析病性，胃脘冷痛，喜温喜按，为虚寒；常有灼热、吐酸，为热。胃脘胀痛，情绪不佳，为气郁；舌暗，胃痛夜甚，为血瘀。分析病位，主要在脾胃，其次为肝。证候来排序，虚寒第一，热第二，气郁第三，血瘀第四。即可以概括证型为寒热错杂，气滞血瘀。结合患者的乏力、便溏等症，脾胃虚寒是最主要的。治疗当寒温并用，行气活血止痛。针对主证之寒热错杂，选方半夏泻心汤，气滞用四逆散、金铃子散，血瘀用失笑散。针对主证之虚寒，可用黄芪建中汤或理中汤加强处理，针对疼痛的主症已有较多药物，针对睡眠（如首乌藤）、吐酸（如海螵蛸）、幽门螺杆菌阳性（如蒲公英）当加药处理。

（5）处方用药

黄连6g，法半夏9g，黄芩10g，党参20g，干姜10g，炙甘草10g，大枣10g，柴胡10g，枳壳15g，白芍15g，延胡索20g，川楝子6g，五灵脂10g（包），蒲黄10g（包），炒白术15g，首乌藤20g，海螵蛸30g，蒲公英15g。

3剂，水煎温服，日1剂，分2次早晚分服。

说明：人参畏五灵脂，此处开处党参与五灵脂有一定的配伍危险性，医生当特别签字。

（6）医嘱交代

首先要交代患者的中药煎服法。方中五灵脂、蒲黄要包煎。先以冷水浸泡药物，要求冷水略高药面，泡半小时，然后大火烧沸，再小火煎熬20分钟左右，熬出一碗，连煎2次，一起冲兑，分2次早晚空腹温服，如果服药后胃肠不适则改为饭后半小时再服。

其次，要交代患者注意情绪，不要生气，保持情绪舒畅；不吃生冷、辛辣刺激、油腻食物，少吃粉质、甜腻食物，多食容易消化的食物，少食多餐。

再次，要交代患者幽门螺杆菌阳性者最好要和家人分餐，嘱定期复查，必要时行幽门螺杆菌根治疗法。

最后，交代服药观察及下次复诊时间。

3. 分组训练

（1）每两个学生为1小组，其中一个学生选取病例，扮演患者角色，另一学生扮演医生角色。预先给出望诊与舌脉等问诊以外的资料，然后演绎病例，两个学生都书写门诊病历、处方用药，并口头交代医嘱。

（2）从班级选取1名代表，汇报仿真诊疗情况，教师参与集体点评。

4. 实训结束

总结强调中医门诊脏腑证治临床思维应用与常规诊疗的注意事项。

（四）思考与练习

（1）口述中医内科门诊脏腑证治的问诊思路。

（2）口述中医内科门诊脏腑证治的处方思路。

（3）口述中医内科门诊脏腑证治的医嘱交代思路。

（4）课后再仿真练习1个全程诊疗病例。

（李勇华）

中医内科常用方剂

（以笔画为序）

一画

一贯煎（《柳州医话》）：北沙参、麦冬、当归身、生地黄、枸杞子、川楝子。

二画

二冬汤（《医学心悟》）：天冬、麦冬、天花粉、黄芩、知母、甘草、人参、荷叶。

二地二冬汤（《医略六书》）：生地黄、熟地黄、麦冬、天冬。

二至丸（《医便》）：女贞子、墨旱莲。

二阴煎（《景岳全书》）：生地黄、麦冬、酸枣仁、生甘草、玄参、茯苓、黄连、木通、灯心草（或竹叶）。

二陈平胃散（《症因脉治》）：半夏、茯苓、陈皮、甘草、苍术、厚朴。

二陈汤（《太平惠民和剂局方》）：半夏、橘红、茯苓、甘草、生姜、乌梅。

二妙丸（《丹溪心法》）：黄柏、苍术。

丁香散（《中藏经》）：丁香、柿蒂、高良姜、炙甘草。

十灰散（《十药神书》）：大蓟、小蓟、侧柏叶、荷叶、茜草根、山栀子、茅根、大黄、牡丹皮、棕榈皮。

十全大补汤（《太平惠民和剂局方》）：熟地黄、白芍、当归、川芎、人参、白术、茯苓、炙甘草、黄芪、肉桂、生姜、大枣。

十枣汤（《伤寒论》）：芫花、大戟、甘遂、大枣。

七味白术散（《小儿药证直诀》）：人参、茯苓、白术、甘草、木香、葛根、藿香叶。

七味都气丸（《症因脉治》）：地黄、山茱萸、山药、茯苓、泽泻、牡丹皮、五味子。

七福饮（《景岳全书》）：人参、熟地黄、当归、炒白术、炙甘草、酸枣仁、远志。

人参败毒散（《太平惠民和剂局方》）：柴胡、甘草、桔梗、人参、川芎、茯苓、枳壳、前胡、羌活、独活。

人参胡桃汤（《济生方》）：人参、胡桃。

人参养荣汤（《太平惠民和剂局方》）：人参、熟地黄、当归、白芍、白术、茯苓、炙甘草、黄芪、陈皮、五味子、肉桂、炒远志。

人参蛤蚧散（《御药院方》引《博济方》）：人参、蛤蚧、茯苓、知母、贝母、杏仁、桑白皮、炙甘草。

八正散（《太平惠民和剂局方》）：车前子、瞿麦、萹蓄、滑石、山栀子、炙甘草、木通、大黄、灯心草。

八珍汤（《瑞竹堂方》）：人参、白术、白茯苓、当归、白芍、川芎、熟地黄、炙甘草。

三画

三才封髓丹（《医学发明》）：天冬、熟地黄、人参、黄柏、砂仁、甘草。

三子养亲汤（《韩氏医通》）：紫苏子、白芥子、莱菔子。

三仁汤（《温病条辨》）：杏仁、白蔻仁、薏苡仁、厚朴、半夏、通草、滑石、竹叶。

三甲复脉汤（《温病条辨》）：牡蛎、鳖甲、龟甲、炙甘草、生地黄、生白芍、麦冬、麻仁、阿胶。

三圣散（《儒门事亲》）：防风、瓜蒂、藜芦。

三补丸（《丹溪心法》）：黄芩、黄连、黄柏。

三拗汤（《太平惠民和剂局方》）：麻黄、杏仁、甘草、生姜。

大七气汤（《女科百问》）：青皮、陈皮、桔梗、藿香、官桂、甘草、三棱、莪术、香附、益智仁、生姜、大枣。

大半夏汤（《金匮要略》）：半夏、人参、白蜜。

大补元煎（《景岳全书》）：人参、炒山药、熟地黄、杜仲、枸杞子、当归、山茱萸、炙甘草。

大补阴丸（《丹溪心法》）：知母、黄柏、熟地黄、龟甲、猪脊髓。

大青龙汤（《伤寒论》）：麻黄、桂枝、杏仁、炙甘草、生石膏、生姜、大枣。

大定风珠（《温病条辨》）：白芍、阿胶、生龟甲、生地黄、火麻仁、五味子、生牡蛎、麦冬、鸡子黄、生鳖甲、炙甘草。

大建中汤（《金匮要略》）：川椒、干姜、人参、饴糖。

大承气汤（《伤寒论》）：大黄、枳实、厚朴、芒硝。

大柴胡汤（《伤寒论》）：柴胡、黄芩、大黄、枳实、半夏、白芍、大枣、生姜。

大黄甘草汤（《金匮要略》）：大黄、甘草。

大黄牡丹汤（《金匮要略》）：大黄、牡丹皮、桃仁、冬瓜子、芒硝。

大黄附子汤（《金匮要略》）：大黄、附子、细辛。

大黄黄连泻心汤（《伤寒论》）：大黄、黄连。

大黄硝石汤（《金匮要略》）：大黄、硝石、黄柏、栀子。

大黄䗪虫丸（《金匮要略》）：大黄、䗪虫、水蛭、虻虫、蛴螬、干漆、桃仁、杏仁、黄芩、干地黄、芍药、甘草。

上中下痛风通用方（《丹溪心法》）：黄柏、苍术、姜制南星、威灵仙、防己、神曲、桂枝、桃仁、红花、龙胆草、羌活、白芷、川芎。

小半夏加茯苓汤（《金匮要略》）：半夏、生姜、茯苓。

小半夏汤（《金匮要略》）：半夏、生姜。

小青龙汤（《伤寒论》）：麻黄、芍药、细辛、炙甘草、干姜、桂枝、五味子、半夏。

小青龙汤加石膏汤（《金匮要略》）：麻黄、桂枝、芍药、细辛、干姜、甘草、五味子、半夏、生石膏。

小建中汤（《伤寒论》）：桂枝、芍药、饴糖、炙甘草、生姜、大枣。

小承气汤（《伤寒论》）：大黄、厚朴、枳实。

小柴胡汤（《伤寒论》）：柴胡、黄芩、半夏、人参、炙甘草、生姜、大枣。

小陷胸汤（《伤寒论》）：黄连、半夏、瓜蒌。

小蓟饮子（《济生方》）：生地黄、小蓟、滑石、木通、炒蒲黄、藕节、淡竹叶、当归、山栀子、炙甘草。

川芎茶调散（《太平惠民和剂局方》）：川芎、荆芥、薄荷、羌活、细辛、白芷、防风、甘草。

门冬清肺饮（《证治准绳》）：天冬、麦冬、知母、贝母、桔梗、款冬花、甘草、牛蒡子、杏仁、马兜铃、桑白皮、地骨皮。

己椒苈黄丸（《金匮要略》）：防己、椒目、葶苈子、大黄。

四画

天王补心丹（《校注妇人良方》）：人参、玄参、丹参、茯苓、五味子、远志、桔梗、当归身、天冬、麦冬、柏子仁、酸枣仁、生地黄、辰砂。

天台乌药散（《医学发明》）：乌药、木香、小茴香、青皮、高良姜、槟榔、川楝子、巴豆。

天麻钩藤饮（《杂病证治新义》）：天麻、钩藤、石决明、川牛膝、桑寄生、杜仲、山栀、黄芩、益母草、朱茯神、首乌藤。

无比山药丸（《太平惠民和剂局方》）：山药、肉苁蓉、熟地黄、山茱萸、茯神、菟丝子、五味子、赤石脂、巴戟天、泽泻、杜仲、牛膝。

木防己汤（《金匮要略》）：木防己、石膏、桂枝、人参。

木香顺气散（《沈氏尊生书》）：木香、青皮、橘皮、甘草、枳壳、川朴、乌药、香附、苍术、砂仁、桂心、川芎。

五子衍宗丸（《摄生众妙方》）：枸杞子、菟丝子、覆盆子、五味子、车前子。

五仁丸（《世医得效方》）：桃仁、杏仁、柏子仁、松子仁、郁李仁、陈皮。

五生饮（《世医得效方》）：生南星、生半夏、生白附子、川乌、黑豆。

五汁安中饮（《新增汤头歌决》）：水梨汁、莲藕汁、甘蔗汁、韭菜汁、芦根汁。

五皮饮（《三因极一病证方论》）：桑白皮、陈皮、生姜皮、大腹皮、茯苓皮。

五苓散（《伤寒论》）：泽泻、白术、茯苓、猪苓、桂枝。

五味消毒饮（《医宗金鉴》）：金银花、野菊花、蒲公英、紫花地丁、紫背天葵。

五磨饮子（《医便》）：木香、沉香、槟榔、枳实、乌药。

不换金正气散（《太平惠民和剂局方》）：厚朴、藿香、甘草、半夏、苍术、陈皮、生姜、大枣。

止嗽散（《医学心悟》）：荆芥、桔梗、甘草、白前、陈皮、百部、紫菀。

少腹逐瘀汤（《医林改错》）：小茴香、干姜、延胡索、当归、川芎、肉桂、赤芍、蒲黄、五灵脂、没药。

中和汤（《丹溪心法》）：苍术、半夏、黄芩、香附。

中满分消丸（《兰室秘藏》）：白术、人参、炙甘草、猪苓、姜黄、茯苓、干姜、砂仁、泽泻、陈皮、知母、黄芩、黄连、半夏、枳实、厚朴。

水陆二仙丹（《洪氏经验集》）：芡实、金樱子。

升阳益胃汤（《内外伤辨惑论》）：黄芪、半夏、人参、炙甘草、独活、防风、白芍、羌活、橘皮、茯苓、柴胡、泽泻、白术、黄连。

升阳散火汤（《内外伤辨惑论》）：生甘草、防风、炙甘草、升麻、葛根、独活、白芍、羌活、人参、柴胡。

升降散（《伤暑全书》）：白僵蚕、蝉蜕、姜黄、川大黄。

升陷汤（《医学衷中参西录》）：生黄芪、知母、柴胡、桔梗、升麻。

化虫丸（《太平惠民和剂局方》）：胡粉、鹤虱、槟榔、苦楝根、白矾。

化肝煎（《景岳全书》）：青皮、陈皮、白芍、丹皮、栀子、泽泻、贝母。

化积丸（《杂病源流犀烛》）：三棱、莪术、阿魏、海浮石、香附、雄黄、槟榔、苏木、瓦楞子、五灵脂。

化斑汤（《温病条辨》）：石膏、知母、生甘草、玄参、犀角（用水牛角代）、白粳米。

月华丸（《医学心悟》）：天冬、麦冬、生地黄、熟地黄、山药、百部、沙参、川贝母、茯苓、阿胶、三七、獭肝、菊花、桑叶。

丹参饮（《时方歌括》）：丹参、檀香、砂仁。

乌头汤（《金匮要略》）：麻黄、芍药、黄芪、甘草、川乌。

乌头赤石脂丸（《金匮要略》）：蜀椒、乌头、炮附子、干姜、赤石脂。

乌头桂枝汤（《金匮要略》）：乌头、桂枝、芍药、甘草、生姜、大枣。

乌梅丸（《伤寒论》）：乌梅、黄连、黄柏、附子、干姜、桂枝、细辛、蜀椒、人参、当归。

六一散（《宣明论方》）：滑石、甘草。

六君子汤（《医学正传》）：人参、炙甘草、茯苓、白术、陈皮、制半夏。

六味地黄丸（《小儿药证直诀》）：熟地黄、山药、茯苓、丹皮、泽泻、山茱萸。

六磨汤（《世医得效方》）：沉香、木香、槟榔、乌药、枳壳、大黄。

孔圣枕中丹（《医方集解》）：远志、石菖蒲、龟甲、龙骨。

双合汤（《万病回春》）：当归、川芎、生地黄、白芍、桃仁、红花、白芥子、茯苓、法半夏、陈皮、竹沥、甘草。

五画

玉女煎（《景岳全书》）：石膏、熟地黄、麦冬、知母、牛膝。

玉枢丹（《麻科活人全书》）：山慈菇、续随子、大戟、麝香、雄黄、朱砂、五倍子。

玉泉丸（《万病回春》）：黄连、葛根、天花粉、知母、麦冬、人参、五味子、生地黄汁、莲子、乌梅、当归、甘草、人乳汁、牛乳汁、甘蔗叶、梨汁、藕汁。

玉屏风散（《究原方》）：防风、黄芪、白术。

玉真散（《外科正宗》）：白附子、防风、白芷、天南星、天麻、羌活。

玉液汤（《医学衷中参西录》）：生山药、生黄芪、知母、葛根、五味子、天花粉、生鸡内金。

正气天香散（《医学纲目》引刘完素方）：乌药、香附、陈皮、紫苏、干姜。

甘麦大枣汤（《金匮要略》）：甘草、小麦、大枣。

甘草干姜汤（《伤寒论》）：甘草、干姜。

甘草泻心汤（《伤寒论》）：炙甘草、黄芩、人参、干姜、黄连、大枣、半夏。

甘姜苓术汤（《金匮要略》）：甘草、干姜、茯苓、白术。

甘遂半夏汤（《金匮要略》）：甘遂、半夏、芍药、甘草。

甘露消毒丹（《医效秘传》）：滑石、茵陈、黄芩、石菖蒲、川贝母、木通、藿香、射干、连翘、薄荷、白蔻仁。

左归丸（《景岳全书》）：熟地黄、山药、枸杞子、山茱萸、川牛膝、菟丝子、鹿角胶、龟甲胶。

左金丸（《丹溪心法》）：黄连、吴茱萸。

右归丸（《景岳全书》）：熟地黄、山药、山茱萸、枸杞子、菟丝子、鹿角胶、杜仲、肉桂、当归、制附子。

右归饮（《景岳全书》）：熟地黄、山药、枸杞子、山茱萸、甘草、肉桂、杜仲、制附子。

石韦散（《外台秘要》引《集验方》）：石韦、冬葵子、瞿麦、滑石、车前子。

龙荟丸（《杂病源流犀烛》）：龙胆草、芦荟、当归、黑山栀、广木香、黄连、黄芩、麝香。

龙胆泻肝汤（《医方集解》）：龙胆草、黄芩、栀子、泽泻、木通、车前子、当归、生地黄、柴胡、生甘草。

平胃散（《简要济众方》）：苍术、厚朴、陈皮、甘草、生姜、大枣。

平喘固本汤（验方）：党参、五味子、冬虫夏草、胡桃肉、沉香、灵磁石、坎炁、苏子、款冬花、法半夏、橘红。

归芍六君子汤（《笔花医镜》）：归身、白芍、人参、白术、茯苓、陈皮、半夏、炙甘草。

归脾汤（《济生方》）：白术、茯神、黄芪、龙眼肉、酸枣仁、人参、木香、炙甘草、当归、远志、生姜、大枣。

四七汤（《太平惠民和剂局方》）：苏叶、制半夏、厚朴、茯苓、生姜、大枣。

四君子汤（《太平惠民和剂局方》）：人参、白术、茯苓、炙甘草。

四妙丸（《成方便读》）：黄柏、苍术、牛膝、薏苡仁。

四苓散（《丹溪心法》）：茯苓、猪苓、白术、泽泻。

四味回阳饮（《景岳全书》）：人参、制附子、炮姜、炙甘草。

四物汤（《仙授理伤续断秘方》）：当归、白芍、川芎、熟地黄。

四逆加人参汤（《伤寒论》）：附子、干姜、炙甘草、人参。

四逆汤（《伤寒论》）：炙甘草、干姜、附子。

四逆散（《伤寒论》）：柴胡、芍药、枳实、炙甘草。

四神丸（《内科摘要》）：肉豆蔻、补骨脂、五味子、吴茱萸、大枣、生姜。

四海舒郁丸（《疡医大全》）：海蛤粉、海带、海藻、海螵蛸、昆布、陈皮、青木香。

生脉地黄汤（《医宗金鉴》）：人参、麦冬、五味子、地黄、山萸肉、山药、茯苓、丹皮、泽泻。

生脉散（又名生脉饮）（《医学启源》）：人参、麦冬、五味子。

生姜甘草汤（《备急千要金方》）：生姜、人参、甘草、大枣。

生姜泻心汤（《伤寒论》）：生姜、炙甘草、人参、干姜、黄芩、半夏、黄连、大枣。

生铁落饮（《医学心悟》）：天冬、麦冬、胆南星、贝母、橘红、远志、石菖蒲、连翘、茯苓、茯神、玄参、钩藤、丹参、辰砂、生铁落。

失笑散（《证类本草》引《近效方》）：蒲黄、五灵脂。

代抵当丸（《证治准绳》）：大黄、当归尾、生地黄、穿山甲（用替代品）、芒硝、桃仁、肉桂。

仙方活命饮（《校注妇人良方》）：白芷、贝母、防风、赤芍药、当归尾、甘草、皂角刺、穿山甲（用替代品）、天花粉、乳香、没药、金银花、陈皮。

白头翁汤（《伤寒论》）：白头翁、黄柏、黄连、秦皮。

白虎加人参汤（《伤寒论》）：知母、石膏、甘草、粳米、人参。

白虎加桂枝汤（《金匮要略》）：知母、石膏、甘草、粳米、桂枝。

白虎汤（《伤寒论》）：知母、石膏、甘草、粳米。

白金丸（《外科全生集》）：白矾、郁金。

白通加猪胆汁汤（《伤寒论》）：葱白、干姜、附子、人尿、猪胆汁。

半夏白术天麻汤（《医学心悟》）：天麻、半夏、茯苓、橘红、甘草、白术、生姜、大枣。

半夏泻心汤（《伤寒论》）：半夏、人参、干姜、炙甘草、黄连、黄芩、大枣。

半夏厚朴汤（《金匮要略》）：半夏、厚朴、茯苓、生姜、紫苏。

半硫丸（《太平惠民和剂局方》）：半夏、硫黄。

加味二妙散（《寿世保元》）：苍术、黄柏、牛膝、当归尾、赤芍、桃仁、南星、龙胆草、黄芩、连翘、羌活、红花、木通、金银花、甘草。

加味不换金正气散（验方）：厚朴、苍术、陈皮、藿香、佩兰、草果、半夏、槟榔、菖蒲、荷叶、甘草。

加味四君子汤（《三因极一病证方论》）：人参、茯苓、白术、炙甘草、黄芪、白扁豆。

加味四物汤（《金匮翼》）：白芍、当归、生地黄、川芎、菊花、蔓荆子、黄芩、甘草。

加味桔梗汤（《医学心悟》）：桔梗、甘草、贝母、橘红、金银花、薏苡仁、葶苈子、白及。

加味逍遥散（丹栀逍遥散）（《内科摘要》）：牡丹皮、栀子、当归、白药、茯苓、白术、柴胡、甘草、生姜、薄荷。

加味清胃散（《校注妇人良方》）：生地黄、牡丹皮、当归、黄连、连翘、犀角（用水牛角代）、升麻、生甘草。

加味温胆汤（《医宗金鉴》）：陈皮、半夏、茯苓、甘草、枳实、竹茹、黄芩、黄连、麦冬、芦根。

加减泻白散（《医学发明》）：桑白皮、地骨皮、粳米、甘草、知母、黄芩、桔梗、青皮、陈皮。

加减复脉汤（《温病条辨》）：炙甘草、干地黄、生白芍、麦冬、阿胶、麻仁。

加减葳蕤汤（《重订通俗伤寒论》）：玉竹、葱白、桔梗、白薇、淡豆豉、薄荷、炙甘草、大枣。

圣愈汤（《兰室秘藏》）：生地黄、熟地黄、白芍、川芎、人参（亦可用党参）、当归、黄芪。

瓜蒌薤白半夏汤（《金匮要略》）：瓜蒌、薤白、半夏、白酒。

六画

地黄饮子（《宣明论方》）：熟地黄、巴戟天、山茱萸、肉苁蓉、石斛、炮附子、五味子、官桂、白茯苓、麦冬、石菖蒲、远志、生姜、大枣、薄荷。

地榆散（《太平圣惠方》）：地榆、黄芩、黄连、栀子、犀角屑（用水牛角代）、茜根。

芍药甘草汤（《伤寒论》）：芍药、甘草。

芍药汤（《素问病机气宜保命集》）：芍药、槟榔、大黄、黄芩、黄连、当归、官桂、甘草、木香。

芎芷石膏汤（《医宗金鉴》）：川芎、白芷、石膏、菊花、藁本、羌活。

百合固金汤（《慎斋遗书》）：生地黄、熟地黄、麦冬、贝母、百合、当归、白芍、生甘草、玄参、桔梗。

达原饮（《温疫论》）：槟榔、厚朴、草果、知母、黄芩、白芍、甘草。

至宝丹（《太平惠民和剂局方》）：朱砂、麝香、安息香、金银箔、犀角（用水牛角代）、牛黄、琥珀、雄黄、玳瑁（用代用品）、龙脑。

当归六黄汤（《兰室秘藏》）：当归、生地黄、熟地黄、黄芩、黄柏、黄连、黄芪。

当归龙荟丸（《丹溪心法》）：当归、龙胆、栀子、黄连、黄芩、黄柏、大黄、青黛、芦荟、木香、麝香。

当归四逆汤（《伤寒论》）：当归、桂枝、芍药、细辛、炙甘草、通草、大枣。

当归芍药散（《金匮要略》）：当归、芍药、川芎、茯苓、白术、泽泻。

当归补血汤（《内外伤辨惑论》）：黄芪、当归。

回阳救急汤（《伤寒六书》）：附子、干姜、肉桂、人参、白术、茯苓、陈皮、甘草、五味子。

朱砂安神丸（《内外伤辨惑论》）：朱砂、黄连、生地黄、炙甘草、当归。

竹叶石膏汤（《伤寒论》）：竹叶、石膏、半夏、麦冬、人参、炙甘草、粳米。

华盖散（《博济方》）：麻黄、桑白皮、紫苏子、杏仁、赤茯苓、陈皮、炙甘草。

血府逐瘀汤（《医林改错》）：当归、生地黄、桃仁、红花、枳壳、赤芍药、柴胡、甘草、桔梗、川芎、牛膝。

交泰丸（《韩氏医通》）：黄连、肉桂。

安宫牛黄丸（《温病条辨》）：牛黄、郁金、犀角（用水牛角代）、黄连、朱砂、冰片、珍珠、山栀、雄黄、黄芩、麝香、金箔衣。

安神定志丸（《医学心悟》）：人参、茯苓、茯神、石菖蒲、姜远志、龙齿。

导水茯苓汤（《奇效良方》）：茯苓、麦冬、泽泻、白术、桑白皮、大腹皮、紫苏、槟榔、陈皮、木瓜、木香、砂仁。

导赤散（《小儿药证直诀》）：生地黄、木通、生甘草梢、竹叶。

导痰汤（《校注妇人良方》）：半夏、胆南星、枳实、茯苓、橘红、甘草、生姜。

防己茯苓汤（《金匮要略》）：防己、黄芪、桂枝、茯苓、甘草。

防己黄芪汤（《金匮要略》）：防己、黄芪、白术、甘草、生姜、大枣。

防风汤（《圣济总录》）：防风、当归、赤茯苓、杏仁、黄芩、秦艽、葛根、麻黄、肉桂、甘草、生姜、大枣。

如金解毒散（《痈疽神秘验方》）：桔梗、甘草、黄芩、黄连、黄柏、栀子。

七画

麦门冬汤（《金匮要略》）：麦冬、半夏、人参、甘草、粳米、大枣。

麦味地黄丸（《医部全录》引《体仁汇编》）：熟地黄、山茱萸、干山药、泽泻、茯苓、丹皮、麦冬、五味子。

赤石脂禹余粮汤（《伤寒论》）：赤石脂、禹余粮。

苇茎汤（《外台秘要》引《古今录验》）：苇茎、薏苡仁、桃仁、冬瓜子。

苍术二陈汤（《杂病源流犀烛》）：苍术、白术、茯苓、陈皮、甘草、半夏。

苏子降气汤（《太平圣惠和剂局方》）：苏子、半夏、当归、前胡、厚朴、肉桂、甘草、生姜、大枣、苏叶。

苏合香丸（《外台秘要》引《广济方》）：白术、青木香、犀角（用水牛角代）、香附、朱砂、诃子、檀香、安息香、沉香、麝香、丁香、荜茇、苏和香油、乳香、冰片。

杜仲丸（《医学入门》）：杜仲、龟甲、黄柏、知母、枸杞子、五味子、当归、芍药、黄芪、补骨脂、猪脊髓。

杏苏二陈丸（验方）：杏仁、苏子、半夏、陈皮、茯苓、甘草。

杏苏散（《温病条辨》）：苦杏仁、紫苏叶、橘皮、半夏、生姜、枳壳、桔梗、前胡、茯苓、甘草、大枣。

杞菊地黄丸（《医级》）：熟地黄、山茱萸、茯苓、山药、丹皮、泽泻、枸杞子、菊花。

更衣丸（《先醒斋医学广笔记》）：芦荟、朱砂。

还少丹（《医方集解》）：熟地黄、山药、山茱萸、白茯苓、枸杞子、巴戟天、牛膝、五味子、肉苁蓉、杜仲、远志、楮实子、石菖蒲、小茴香、续断、菟丝子。

连朴饮（《霍乱论》）：制厚朴、黄连、石菖蒲、制半夏、香豉、焦山栀、芦根。

连理汤（《秘传证治要诀及类方》）：人参、白术、炙甘草、干姜、茯苓、黄连。

吴茱萸汤（《伤寒论》）：吴茱萸、生姜、人参、大枣。

何人饮（《景岳全书》）：何首乌、人参、当归、陈皮、煨姜。

身痛逐瘀汤（《医林改错》）：秦艽、川芎、桃仁、红花、甘草、羌活、没药、当归、五灵脂、香附、牛膝、地龙。

皂荚丸（《金匮要略》）：皂荚。

龟鹿二仙膏（《医便》）：鹿角、龟甲、人参、枸杞子。

冷哮丸（《证治宝鉴》）：麻黄、川乌、细辛、牙皂、蜀椒、白矾、半夏曲、胆星、杏仁、紫菀、款冬花、生甘草、生姜。

羌活胜湿汤（《内外伤辨惑论》）：羌活、独活、川芎、蔓荆子、甘草、防风、藁本。

沙参麦冬汤（《温病条辨》）：沙参、麦冬、玉竹、桑叶、甘草、天花粉、生扁豆。

沙参清肺汤（验方）：北沙参、黄芪、太子参、合欢皮、白及、桔梗、薏苡仁、甘草、冬瓜子。

沉香散（《金匮翼》）：沉香、石韦、滑石、当归、橘皮、白芍、冬葵子、甘草、王不留行。

良附丸（《良方集腋》）：高良姜、香附。

启阳娱心丹（《辨证录》）：人参、远志、茯神、菖蒲、甘草、橘红、砂仁、柴胡、菟丝子、白术、酸枣仁、当归、白芍、山药、神曲。

启膈散（《医学心悟》）：沙参、茯苓、丹参、川贝、郁金、砂仁壳、荷叶蒂、杵头糠。

补天大造丸（《医学心悟》）：人参、白术、当归、酸枣仁、黄芪、远志、白芍、山药、茯苓、枸杞子、紫河车、龟甲胶、鹿角胶、熟地黄。

补中益气汤（《内外伤辨惑论》）：黄芪、人参、白术、炙甘草、当归、橘皮、升麻、柴胡。

补气运脾汤（《统旨方》）：人参、白术、茯苓、甘草、黄芪、陈皮、砂仁、半夏曲、生姜、大枣。

补阳还五汤（《医林改错》）：黄芪、当归尾、赤芍、地龙、川芎、红花、桃仁。

补肝汤（《医宗金鉴》）：当归、熟地黄、白芍、川芎、酸枣仁、木瓜、炙甘草。

补肺汤（《永类钤方》）：人参、黄芪、熟地黄、五味子、紫菀、桑白皮。

阿胶鸡子黄汤（《重订通俗伤寒论》）：陈阿胶、生白芍、石决明、双钩藤、大生地黄、清炙草、生牡蛎、络石藤、茯神木、鸡子黄。

附子理中丸（《太平惠民和剂局方》）：炮附子、人参、白术、炮姜、炙甘草。

附子理苓汤（《内经拾遗》）：附子、干姜、人参、白术、猪苓、泽泻、茯苓、挂枝、甘草。

附子粳米汤（《金匮要略》）：制附子、半夏、甘草、大枣、粳米。

妙香散（《太平惠民和剂局方》）：人参、黄芪、山药、甘草、茯神、茯苓、远志、辰砂、木香、桔梗、麝香。

八画

青娥丸（《太平惠民和剂局方》）：补骨脂、杜仲、胡桃肉、大蒜头。

青麟丸（《中药成方配本》）：大黄、黄柏、黄芩、猪苓、赤苓、泽泻、木通、车前子、薏苡仁、萆薢、生侧柏、玄参、陈皮、薄荷、制香附。

抵当汤（丸）（《伤寒论》）：水蛭、虻虫、大黄、桃仁。

苓甘五味姜辛汤（《金匮要略》）：茯苓、甘草、五味子、干姜、细辛。

苓桂术甘汤（《金匮要略》）：茯苓、桂枝、白术、甘草。

虎潜丸（《丹溪心法》）：黄柏、龟甲、知母、熟地黄、陈皮、白芍、锁阳、虎骨（用替代品）、干姜。

固冲汤（《医学衷中参西录》）：炒白术、生黄芪、煅龙骨、煅牡蛎、萸肉、生杭芍、海螵蛸、茜草、棕边炭、五倍子。

知柏地黄丸（《医宗金鉴》）：知母、熟地黄、黄柏、山茱萸、山药、牡丹皮、茯苓、泽泻。

金水六君煎（《景岳全书》）：当归、熟地黄、陈皮、半夏、茯苓、炙甘草。

金匮肾气丸（《金匮要略》）：桂枝、附子、干地黄、山茱萸、薯蓣、茯苓、牡丹皮、泽泻。

金锁固精丸（《医方集解》）：沙苑子、芡实、莲子、莲须、煅龙骨、煅牡蛎。

炙甘草汤（《伤寒论》）：炙甘草、生姜、桂枝、人参、生地黄、阿胶、麦冬、火麻仁、大枣。

河车大造丸（《活人方》）：紫河车、熟地黄、人参、白术、当归、枸杞、茯苓、白芍、黄芪、川芎、杜仲、牛膝、山药、肉桂、甘草。

泻心汤（《金匮要略》）：大黄、黄连、黄芩。

泻白散（《小儿药证直决》）：桑白皮、地骨皮、炙甘草、粳米。

泻青丸（《小儿药证直诀》）：当归、龙脑、川芎、山栀子仁、川大黄、羌活、防风。

泻黄散（《小儿药证直诀》）：藿香叶、山栀子仁、石膏、甘草、防风。

定喘汤（《摄生众妙方》）：白果、麻黄、桑白皮、款冬花、半夏、杏仁、苏子、黄芩、甘草。

定痫丸（《医学心悟》）天麻、川贝母、半夏、茯苓、茯神、胆南星、石菖蒲、全蝎、甘草、僵蚕、真琥珀、陈皮、远志、丹参、麦冬、辰砂、生姜、竹沥。

实脾散（《济生方》）：厚朴、白术、木瓜、木香、草果仁、大腹子、附子、白茯苓、干姜、甘草、生姜、大枣。

建瓴汤（《医学衷中参西录》）：怀山药、怀牛膝、生赭石、生龙骨、生牡蛎、生地黄、生白芍、柏子仁。

参苏饮（《太平惠民和剂局方》）：人参、紫苏叶、葛根、前胡、半夏、茯苓、甘草、桔梗、枳壳、木香、陈皮、生姜、大枣。

参附龙牡汤（验方）：人参、制附子、龙骨、牡蛎、生姜、大枣。

参附汤（《济生方》）：人参、炮附子、生姜。

参苓白术散（《太平惠民和剂局方》）：莲子肉、薏苡仁、砂仁、桔梗、白扁豆、茯苓、人参、甘草、白术、山药、大枣。

参赭培气汤（《医学衷中参西录》）：潞党参、天冬、生赭石、清半夏、淡苁蓉、知母、当归身、柿霜饼。

驻车丸（《备急千金要方》）：黄连、炮姜、当归、阿胶。

九画

春泽汤（《医方集解》）：白术、桂枝、猪苓、泽泻、茯苓、人参。

荆防达表汤（《时氏处方》）：荆苏、防风、苏叶、白芷、橘红、杏仁、赤苓、生姜、葱头、炒建曲。

荆防败毒散（《摄生众妙方》）：荆芥、防风、茯苓、独活、柴胡、前胡、川芎、枳壳、羌活、桔梗、甘草。

茜根散（《济生方》）：茜根、黄芩、阿胶、侧柏叶、生地黄、炙甘草。

茵陈五苓散（《金匮要略》）：茵陈、桂枝、茯苓、白术、泽泻、猪苓。

茵陈术附汤（《医学心悟》）：茵陈、白术、附子、干姜、炙甘草、肉桂。

茵陈四苓散（《杏苑生春》）：茵陈、茯苓、白术、泽泻、猪苓、栀子。

茵陈蒿汤（《伤寒论》）：茵陈、栀子、大黄。

茯苓甘草汤（《伤寒论》）：茯苓、桂枝、炙甘草、生姜。

枳术丸（《内外伤辨惑论》）：枳实、白术。

枳实导滞丸（《内外伤辨惑论》）：大黄、枳实、神曲、茯苓、黄芩、黄连、白术、泽泻。

枳实消痞丸（《兰室秘藏》）：干生姜、炙甘草、麦芽曲、白茯苓、白术、半夏曲、人参、厚朴、枳实、黄连。

枳实薤白桂枝汤（《金匮要略》）：枳实、厚朴、薤白、桂枝、瓜蒌。

柏叶汤（《金匮要略》）：柏叶、干姜、艾叶。

栀子豉汤（《伤寒论》）：栀子、香豉。

栀子清肝汤（《类证治裁》）：栀子、丹皮、柴胡、当归、白芍、茯苓、川芎、牛蒡子、甘草。

厚朴麻黄汤（《金匮要略》）：厚朴、麻黄、石膏、杏仁、半夏、五味子、干姜、细辛。

牵正散（《杨氏家藏方》）：白附子、僵蚕、全蝎。

星蒌承气汤（《实用中医内科学》）：胆南星、全瓜蒌、生大黄、芒硝。

胃苓汤（《丹溪心法》）：茯苓、猪苓、泽泻、白术、官桂、苍术、陈皮、厚朴、甘草、生姜、大枣。

香连丸（《证类本草》）：黄连、木香。

香附旋覆花汤（《温病条辨》）：生香附、旋覆花、苏子霜、广皮、半夏、茯苓、薏苡仁。

香茸丸（《证治准绳》）：鹿茸、麋茸、麝香、肉苁蓉、熟地黄、沉香、五味子、龙骨、茯苓。

香砂六君子汤（《古今名医方论》）：木香、砂仁、陈皮、半夏、人参、白术、茯苓、炙甘草。

香砂平胃散（《医宗金鉴》）：木香、砂仁、苍术、陈皮、厚朴、甘草。

复元活血汤（《医学发明》）：柴胡、瓜蒌根、当归、红花、甘草、穿山甲（用替代品）、大黄、桃仁。

保元汤（《博爱心鉴》）：人参、黄芪、肉桂、甘草、生姜。

保和丸（《丹溪心法》）：山楂、神曲、半夏、茯苓、陈皮、连翘、莱菔子。

保真汤（《十药神书》）：人参、黄芪、白术、甘草、赤茯苓、白茯苓、五味子、当归、生地黄、熟地黄、天冬、麦冬、赤芍、白芍、柴胡、厚朴、地骨皮、黄柏、知母、莲心、陈皮、生姜、大枣。

独活寄生汤（《备急千金要方》）：独活、桑寄生、秦艽、防风、细辛、当归、芍药、川芎、干地黄、杜仲、牛膝、人参、茯苓、甘草、桂心。

独参汤（《景岳全书》）：人参。

养心汤（《证治准绳》）：黄芪、茯苓、茯神、当归、川芎、炙甘草、半夏曲、柏子仁、酸枣仁、远志、五味子、人参、肉桂。

首乌延寿丹（又名延寿丹）（《世补斋医书》）：何首乌、豨莶草、桑椹子、黑芝麻、金樱子、墨旱莲、菟丝子、杜仲、牛膝、女贞子、桑叶、金银藤、生地黄。

洗心汤（《辨证录》）：人参、甘草、半夏、陈皮、石菖蒲、附子、茯神、枣仁、神曲。

济川煎（《景岳全书》）：当归、牛膝、肉苁蓉、泽泻、升麻、枳壳。

济生肾气丸（《济生方》）：熟地黄、山茱萸、牡丹皮、山药、茯苓、泽泻、官桂、附子、川牛膝、车前子。

宣痹汤（《温病条辨》）：防己、杏仁、滑石、连翘、山栀、薏苡仁、半夏、蚕沙、赤小豆、姜黄、海桐皮。

神术散（《医学心悟》）：苍术、陈皮、厚朴、藿香、砂仁。

解语丹（《妇人大全良方》）：白附子、石菖蒲、远志、天麻、全蝎、羌活、白僵蚕、胆南星、木香。

十画

秦艽鳖甲散（《卫生宝鉴》）：地骨皮、柴胡、鳖甲、秦艽、知母、青蒿、乌梅、当归。

真人养脏汤（《太平惠民和剂局方》）：人参、当归、白术、肉豆蔻、肉桂、炙甘草、白芍、木香、诃子、罂粟壳。

真方白丸子（《瑞竹堂方》）：法半夏、制白附子、制天南星、天麻、全蝎、木香、枳壳、川乌。

真武汤（《伤寒论》）：茯苓、芍药、生姜、炮附子、白术。

桂枝甘草龙骨牡蛎汤（《伤寒论》）：桂枝、炙甘草、龙骨、牡蛎。

桂枝甘草汤（《伤寒论》）：桂枝、炙甘草。

桂枝加龙骨牡蛎汤（《金匮要略》）：桂枝、芍药、生姜、甘草、大枣、龙骨、牡蛎。

桂枝加葛根汤（《伤寒论》）：桂枝、芍药、生姜、炙甘草、大枣、葛根。

桂枝芍药知母汤（《金匮要略》）：桂枝、芍药、炙甘草、麻黄、生姜、白术、知母、防风、炮附子。

桂枝汤（《伤寒论》）：桂枝、芍药、甘草、生姜、大枣。

桂枝茯苓丸（《金匮要略》）：桂枝、茯苓、芍药、丹皮、桃仁。

桔梗白散（《外台秘要》）：桔梗、贝母、巴豆。

桔梗汤（《伤寒论》）：桔梗、甘草。

桔梗杏仁煎（《景岳全书》）：桔梗、杏仁、甘草、银花、贝母、枳壳、红藤、连翘、夏枯草、百合、麦冬、阿胶。

栝楼桂枝汤（《金匮要略》）：栝楼根、桂枝、芍药、甘草、生姜、大枣。

桃仁红花煎（《陈素庵妇科补解》）：红花、当归、桃仁、香附、延胡索、赤芍、川芎、乳香、丹参、青皮、生地黄。

桃仁承气汤（《温病条辨》）：桃仁、大黄、芒硝、当归、芍药、丹皮。

桃红四物汤（《医宗金鉴》）：桃仁、红花、当归、白芍、熟地黄、川芎。

桃花汤（《伤寒论》）：赤石脂、干姜、粳米。

桃核承气汤（《伤寒论》）：桃仁、大黄、芒硝、甘草、桂枝。

柴苓汤（《丹溪心法附余》）：柴胡、半夏、黄芩、人参、甘草、白术、猪苓、茯苓、泽泻、桂枝。

柴胡桂枝干姜汤（《伤寒论》）：柴胡、桂枝、干姜、栝楼根、黄芩、牡蛎、炙甘草。

柴胡疏肝散（《证治准绳》）：陈皮、柴胡、川芎、香附、枳壳、芍药、炙甘草。

柴枳半夏汤（《医学入门》）：柴胡、半夏、黄芩、瓜蒌仁、枳壳、桔梗、杏仁、青皮、甘草。

逍遥散（《太平惠民和剂局方》）：柴胡、白术、白芍、当归、茯苓、炙甘草、薄荷、煨姜。

射干麻黄汤（《金匮要略》）：射干、麻黄、细辛、紫菀、款冬花、半夏、五味子、生姜、大枣。

脏连丸（《中国药典》）：黄连、黄芩、地黄、赤芍、当归、槐角、槐花、荆芥穗、地榆炭、阿胶。

凉膈散（《太平惠民和剂局方》）：川大黄、朴硝、甘草、山栀子仁、薄荷、黄芩、连翘、竹叶。

益气聪明汤（《东垣试效方》）：黄芪、人参、炙甘草、升麻、葛根、蔓荆子、黄柏、芍药。

益胃汤（《温病条辨》）：沙参、麦冬、冰糖、生地黄、玉竹。

消渴方（《丹溪心法》）：黄连末、天花粉末、生地黄汁、藕汁、人乳汁、姜汁、蜂蜜。

消瘰丸（《医学心悟》）：玄参、牡蛎、浙贝母。

海藻玉壶汤(《外科正宗》):海藻、昆布、海带、半夏、陈皮、青皮、连翘、贝母、当归、川芎、独活、甘草。

涤痰汤(《奇效良方》):制半夏、制南星、橘红、枳实、茯苓、人参、石菖蒲、竹茹、生姜、甘草、大枣。

润肠丸(《丹溪心法》):当归、生地黄、麻仁、桃仁、枳壳。

调胃承气汤(《伤寒论》):大黄、甘草、芒硝。

调营饮(《证治准绳》):莪术、川芎、当归、延胡索、赤芍、瞿麦、大黄、槟榔、陈皮、大腹皮、葶苈子、赤茯苓、桑白皮、细辛、官桂、炙甘草、白芷、生姜、大枣。

通关散(《中国药典》):猪牙皂、细辛、鹅不食草。

通幽汤(《兰室秘藏》):生地黄、熟地黄、桃仁泥、红花、当归、炙甘草、升麻。

通窍活血汤(《医林改错》):赤芍、桃仁、川芎、红花、麝香、老葱、鲜姜、大枣、黄酒。

通瘀煎(《景岳全书》):归尾、山楂、香附、红花、乌药、青皮、泽泻、木香。

桑白皮汤(《景岳全书》):桑白皮、半夏、苏子、杏仁、贝母、黄芩、黄连、山栀。

桑杏汤(《温病条辨》):桑叶、杏仁、沙参、象贝、香豉、栀子、梨皮。

桑菊饮(《温病条辨》):桑叶、菊花、苦桔梗、杏仁、连翘、芦根、薄荷、生甘草。

桑螵蛸散(《本草衍义》):桑螵蛸、远志、菖蒲、龙骨、人参、茯神、当归、龟甲。

十一画

理中汤(丸)(《伤寒论》):人参、白术、干姜、甘草。

控涎丹(《三因极一病证方论》):甘遂、大戟、白芥子、生姜。

黄土汤(《金匮要略》):灶心黄土、黄芩、阿胶、附子、白术、地黄、甘草。

黄芩汤(《伤寒论》):黄芩、芍药、炙甘草、大枣。

黄芪汤(《金匮翼》):黄芪、陈皮、火麻仁、白蜜。

黄芪建中汤(《金匮要略》):黄芪、芍药、桂枝、生姜、大枣、炙甘草、饴糖。

黄芪桂枝五物汤(《金匮要略》):黄芪、白芍、桂枝、生姜、大枣。

黄连上清丸(《饲鹤亭集方》):黄连、栀子、连翘、姜黄、玄参、当归尾、葛根、黄芩、菊花、薄荷、大黄、黄柏、桔梗、川芎、天花粉。

黄连阿胶汤(《伤寒论》):黄连、黄芩、阿胶、白芍、鸡子黄。

黄连清心饮(《内经拾遗》):黄连、生地黄、当归、酸枣仁、茯神、远志、人参、石莲肉、甘草。

黄连温胆汤(《六因条辨》):半夏、陈皮、茯苓、甘草、枳实、竹茹、黄连、大枣、生姜。

黄连解毒汤(《外台秘要》):黄连、黄柏、黄芩、栀子。

菖蒲郁金汤(《温病条辨》):石菖蒲、郁金、炒栀子、鲜竹叶、牡丹皮、连翘、灯心、木通、淡竹沥、紫金片。

银翘散(《温病条辨》):金银花、连翘、竹叶、芦根、桔梗、甘草、牛蒡子、荆芥、豆豉、薄荷。

猪苓汤(《伤寒论》):猪苓、茯苓、泽泻、滑石、阿胶。

麻子仁丸(《伤寒论》):麻子仁、芍药、枳实、大黄、厚朴、杏仁。

麻杏石甘汤(《伤寒论》):麻黄、杏仁、石膏、炙甘草。

麻黄汤(《伤寒论》):麻黄、桂枝、杏仁、炙甘草。

麻黄连翘赤小豆汤(《伤寒论》):麻黄、连翘、杏仁、赤小豆、生梓白皮(桑白皮代)、生姜、甘草、大枣。

麻黄附子细辛汤（《伤寒论》）：麻黄、附子、细辛。

旋覆代赭汤（《伤寒论》）：旋覆花、代赭石、人参、半夏、炙甘草、生姜、大枣。

旋覆花汤（《金匮要略》）方：旋覆花、新绛、葱。

羚角钩藤汤（《通俗伤寒论》）：羚羊角、桑叶、川贝、鲜生地黄、钩藤、菊花、白芍药、生甘草、鲜竹茹、茯神。

清中汤（《证治准绳》）：黄连、栀子、半夏、茯苓、陈皮、草豆蔻、甘草。

清气化痰丸（《医方考》）：陈皮、杏仁、枳实、黄芩、瓜蒌仁、茯苓、胆南星、制半夏、姜汁。

清心滚痰丸（《沈氏尊生书》）：大黄、黄芩、青礞石、沉香、犀角（用水牛角代）、皂角、麝香、朱砂。

清金化痰汤（《医学统旨》）：黄芩、栀子、桔梗、麦冬、桑白皮、贝母、知母、瓜蒌仁、橘红、茯苓、甘草。

清肺饮（《证治汇补》）：茯苓、黄芩、桑白皮、麦冬、车前子、栀子、木通、泽泻。

清胃散（《脾胃论》）：生地黄、当归身、牡丹皮、黄连、升麻。

清骨散（《证治准绳》）：银柴胡、胡黄连、秦艽、鳖甲、地骨皮、青蒿、知母、甘草。

清宫汤（《温病条辨》）：玄参、莲子心、竹叶卷心、连翘、犀角（用水牛角代）、麦冬。

清脏汤（《万病回春》）：当归、川芎、生地黄、白芍、炒黄连、炒黄芩、焦栀子、炒黄柏、地榆、炒柏叶、阿胶。

清营汤（《温病条辨》）：犀角（用水牛角代）、生地黄、玄参、竹叶心、麦冬、丹参、黄连、金银花、连翘。

清暑益气汤（《温热经纬》）：西洋参、石斛、麦冬、黄连、竹叶、荷梗、甘草、知母、粳米、西瓜翠衣。

清瘟败毒饮（《疫疹一得》）：生石膏、生地黄、玄参、犀角（用水牛角代）、黄连、栀子、桔梗、知母、连翘、丹皮、鲜竹叶、黄芩、甘草。

清燥救肺汤（《医门法律》）：桑叶、石膏、杏仁、甘草、麦冬、人参、阿胶、胡麻仁、枇杷叶。

十二画

越婢加术汤（《金匮要略》）：麻黄、石膏、生姜、炙甘草、白术、大枣。

越婢加半夏汤（《金匮要略》）：麻黄、石膏、生姜、大枣、炙甘草、半夏。

越婢汤（《金匮要略》）：麻黄、石膏、甘草、大枣、生姜。

越鞠丸（《丹溪心法》）：川芎、苍术、香附、神曲、栀子。

葛根汤（《伤寒论》）：葛根、麻黄、桂枝、生姜、炙甘草、芍药、大枣。

葛根黄芩黄连汤（《伤寒论》）：葛根、黄芩、黄连、炙甘草。

葶苈大枣泻肺汤（《金匮要略》）：葶苈子、大枣。

椒目瓜蒌汤（《医醇賸义》）：川椒目、瓜蒌仁、葶苈子、桑白皮、苏子、半夏、茯苓、橘红、蒺藜、生姜。

硝石矾石散（《金匮要略》）：硝石、矾石。

紫雪丹（《外台秘要》）：寒水石、石膏、滑石、磁石、朱砂、玄参、羚羊角、犀角（用水牛角代）、丁香、麝香、升麻、沉香、青木香、炙甘草、朴硝、黄金、硝石。

黑锡丹（《太平惠民和剂局方》）：黑锡、生硫黄、川楝子、胡芦巴、木香、制附子、肉豆蔻、阳起石、沉香、小茴香、肉桂、补骨脂。

程氏萆薢分清饮（《医学心悟》）：萆薢、黄柏、石菖蒲、茯苓、白术、莲子心、丹参、车前子。

痛泻要方（《医学正传》）：白术、白芍、陈皮、防风。

温胆汤（《备急千金要方》）：半夏、陈皮、茯苓、炙甘草、竹茹、枳实、生姜。

温脾汤（《备急千金要方》）：附子、干姜、人参、大黄、甘草、当归、芒硝。

滋水清肝饮（《医宗己任编》）：熟地黄、当归、白芍、枣仁、山萸肉、茯苓、山药、柴胡、山栀、丹皮、泽泻。

滋肾通关丸（《兰室秘藏》）：肉桂、黄柏、知母。

犀角地黄汤（《备急千金要方》）：犀角（用水牛角代）、生地黄、芍药、丹皮。

犀角汤（《备急千金要方》）：犀角（用水牛角代）、羚羊角、前胡、栀子仁、黄芩、射干、大黄、升麻、豆豉。

疏凿饮子（《济生方》）：泽泻、赤小豆、商陆、羌活、大腹皮、椒目、木通、秦艽、槟榔、茯苓皮、生姜。

十三画

蒿芩清胆汤（《通俗伤寒论》）：青蒿、竹茹、半夏、赤茯苓、黄芩、枳壳、陈皮、碧玉散（滑石、甘草、青黛）。

槐角丸（《太平惠民和剂局方》）：槐角、地榆、黄芩、当归、防风、枳壳。

暖肝煎（《景岳全书》）：当归、枸杞子、小茴香、肉桂、乌药、沉香、茯苓、生姜。

新加香薷饮（《温病条辨》）：香薷、银花、鲜扁豆花、厚朴、连翘。

十四画

酸枣仁汤（《金匮要略》）：酸枣仁、知母、茯苓、川芎、甘草。

膈下逐瘀汤（《医林改错》）：五灵脂、当归、川芎、桃仁、丹皮、赤芍、乌药、延胡索、甘草、香附、红花、枳壳。

膏淋汤（《医学衷中参西录》）：山药、芡实、龙骨、牡蛎、生地黄、党参、白芍。

缩泉丸（《严氏济生续方》）：天台乌药、益智仁、山药。

十五画

增液汤（《温病条辨》）：玄参、麦冬、生地黄。

增液承气汤（《温病条辨》）：玄参、麦冬、生地黄、大黄、芒硝。

镇肝熄风汤（《医学衷中参西录》）：怀牛膝、生赭石、生龙骨、生牡蛎、生龟甲、生杭芍、玄参、天冬、川楝子、生麦芽、茵陈、甘草。

十六画

薏苡仁汤（《奇效良方》）：薏苡仁、当归、麻黄、官桂、芍药、苍术、甘草。

薏苡附子败酱散（《金匮要略》）：薏苡仁、附子、败酱草。

橘皮竹茹汤（《金匮要略》）：橘皮、竹茹、大枣、生姜、甘草、人参。

十七画及以上

黛蛤散（《医说》）：青黛、海蛤壳。

礞石滚痰丸（《泰定养生主论》）：青礞石、沉香、大黄、黄芩、朴硝。

藿朴夏苓汤（《医原》）：藿香、川朴、姜半夏、赤苓、杏仁、生薏苡仁、白蔻仁、猪苓、淡豆豉、泽泻、通草。

藿香正气散（《太平惠民和剂局方》）：大腹皮、白芷、紫苏、茯苓、半夏曲、白术、陈皮、厚朴、苦桔梗、藿香、甘草、生姜、大枣。

鳖甲煎丸（《金匮要略》）：鳖甲、乌扇（射干）、黄芩、鼠妇、干姜、大黄、桂枝、石韦、厚朴、瞿麦、紫葳（凌霄花）、阿胶、柴胡、蜣螂、芍药、䗪虫、蜂房、赤硝、桃仁、人参、半夏、葶苈子、丹皮。

蠲痹汤（《医学心悟》）：独活、羌活、桂心、秦艽、当归、川芎、海风藤、桑枝、乳香、木香、炙甘草。

主要参考书目

[1] 吴勉华，石岩.中医内科学［M］.北京：中国中医药出版社，2021.

[2] 吴勉华，周学平.中医内科学［M］.北京：中国中医药出版社，2017.

[3] 王永炎，严世芸.实用中医内科学（第二版）［M］.上海：上海科学技术出版社，2009.

[4] 医师资格考试命题研究组.中医执业医师（含助理）实践技能考试题卡全集［M］.北京：中国医药科技出版社，2020.

[5] 吴春虎.中医执业助理医师资格考试拿分考典（医学综合）［M］.北京：中国中医药出版社，2021.

[6] 彭怀仁.中医方剂大辞典［M］.北京：人民卫生出版社，1996.

[7] 隋殿军，王迪.国家级名医秘验方［M］.长春：吉林科学技术出版社，2008.

[8] 李勇华，杨勤，杨德全.中医内科学522问［M］.北京：中医古籍出版社，2022.